心血管专科护士规范化培训手册

主　编　李庆印

副主编　马　艳　吴　荣

编　者（以姓氏笔画为序）

于　欣　于澍楠　马　艳　马玉珊　王　月　王　欢
王旖旎　石　丽　付　强　兰　俊　朱春芳　任　华
任正磊　庄菲斐　刘　争　刘　硕　刘　磊　关春燕
安育秀　许　宏　孙淑颖　李　健　李　娴　李　静
李永刚　李庆印　李佳佳　李瑶瑶　杨　秋　吴　荣
何　蕊　张　扬　张　茜　张　琳　张华峰　张琳彦
张雅慧　陆　凡　周丹薇　周妍研　孟　静　赵　健
赵　琳　赵　蕊　赵明晶　郝　甜　相　盈　徐　宁
徐　薇　徐安然　郭　平　席文杰　黄雨佳　梁　晶
彭川川　董　静　韩　宇　紫翠然　曾　威　曾丽华
温迎君　熊小峥　魏艳艳

人民卫生出版社

·北　京·

图书在版编目（CIP）数据

心血管专科护士规范化培训手册 / 李庆印主编．—北京：人民卫生出版社，2023.2（2024.8重印）
ISBN 978-7-117-33787-8

Ⅰ. ①心… Ⅱ. ①李… Ⅲ. ①心脏血管疾病－护理－技术规范－手册 Ⅳ. ①R473.5-65

中国版本图书馆 CIP 数据核字（2022）第 196611 号

人卫智网	**www.ipmph.com**	**医学教育、学术、考试、健康，购书智慧智能综合服务平台**
人卫官网	**www.pmph.com**	**人卫官方资讯发布平台**

心血管专科护士规范化培训手册
Xinxueguan Zhuankehushi Guifanhua Peixunshouce

主　　编：李庆印
出版发行：人民卫生出版社（中继线 010-59780011）
地　　址：北京市朝阳区潘家园南里 19 号
邮　　编：100021
E - mail：pmph @ pmph.com
购书热线：010-59787592　010-59787584　010-65264830
印　　刷：北京建宏印刷有限公司
经　　销：新华书店
开　　本：787 × 1092　1/16　**印张**：32　**插页**：8
字　　数：779 千字
版　　次：2023 年 2 月第 1 版
印　　次：2024 年 8 月第 2 次印刷
标准书号：ISBN 978-7-117-33787-8
定　　价：98.00 元
打击盗版举报电话：010-59787491　E-mail：WQ @ pmph.com
质量问题联系电话：010-59787234　E-mail：zhiliang @ pmph.com
数字融合服务电话：4001118166　E-mail：zengzhi @ pmph.com

主编简介

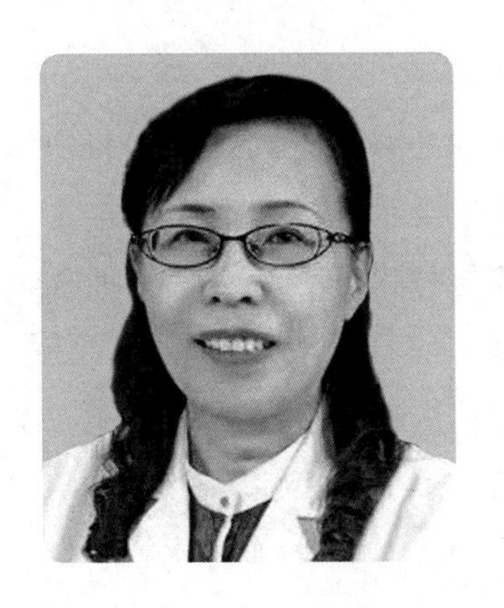

李庆印

硕士，主任护师，硕士研究生导师，现任中国医学科学院阜外医院副院长，北京协和医学院护理学院临床护理学系副主任，中华护理学会常务副秘书长、心血管专业委员会主任委员，北京护理学会副会长、心血管专业委员会主任委员，中国研究型医院学会护理分会副会长，国家护理专业质控中心专家委员会成员，《中华护理杂志》《中华现代护理杂志》《中国护理管理》副主编。

副主编简介

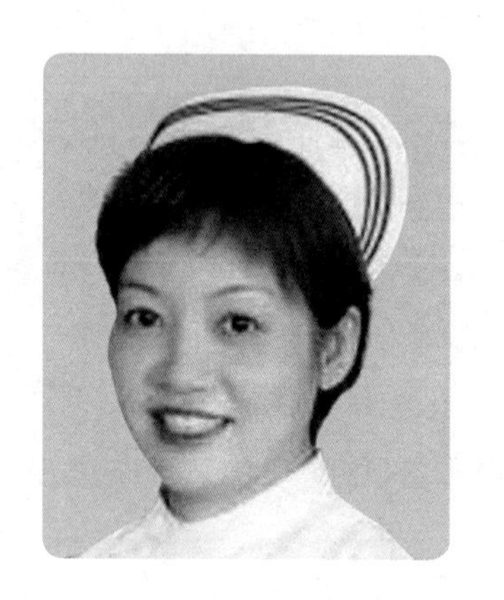

马　艳

中国医学科学院阜外医院护理部副主任、手术室 - 供应室区域一体化护士长，中华护理学会手术室专业委员会委员，中国医学装备协会护理装备与材料分会手术室专业委员会副主任委员。曾主持护理课题："UW 液外置时间及使用温度对供体心脏心肌的影响""医辅人员一体化智能工作分配系统的构建与效果评价"。参与编写专家共识、团队标准多部。

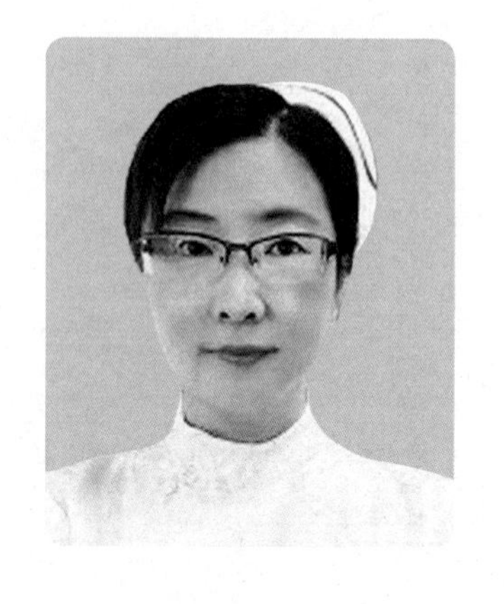

吴　荣

中国医学科学院阜外医院成人外科恢复室一区总护士长，具备丰富的临床护理管理经验和 24 年心血管重症护理经验，熟练应用及护理带有主动脉内球囊反搏、连续性肾脏替代治疗、体外膜肺等患者，能独立完成心脏移植术后监护；具备扎实的科研基础和良好的科研素质，共发表文章 7 篇，以第一作者发表文章 4 篇，主持完成院所科研项目 1 项。护理教学经验丰富，2006—2014 年担任科室总教学老师，2019 年至今担任中国医学科学院阜外医院护理部总教学老师、教学督导。

前　言

随着人民群众对健康需求的不断提升、现代诊疗技术的飞速发展、护理工作职责范围的日益拓宽，护理专业专科化已成为临床护理实践的发展方向。为进一步加强心血管专科护士队伍建设，根据心血管专科护理专业的特点以及对心血管专科护士在知识、技术和能力方面的特殊要求，我们在总结学习及实践经验的基础上编写了这本《心血管专科护士规范化培训手册》。

本书以我院"精护理、重素养、讲团队"的护理核心理念为指导思想，以临床需求为导向，以岗位胜任力为核心，旨在培养临床实用型心血管护理人才。针对不同阶段心血管从业护士的需求，结合我院心血管疾病临床护理工作情况，本书共编撰了四篇，内容全面，理论和技术由浅入深，具体涉及心血管基础理论、常见疾病护理、基本技能、工作流程及评价标准、科室仪器设备使用与维护流程以及综合能力的培养等。本书是我院新护士规范化培训的指导教材，是心血管专科护理理论知识与操作技术考核和评价的主要依据，也是心血管护理从业者临床工作中的重要参考工具，希望本书能够为广大心血管专科护士的教学培训和临床工作提供帮助，也为我国心血管专科护士队伍的建设略尽绵薄之力。

本书的编写得到了中国医学科学院阜外医院领导的高度重视和指导，以及参与编写手册的各位护理专家、科室骨干的大力支持和辛勤付出，在此表示衷心的感谢！本书虽经反复讨论、修改和审阅，但护理学科的发展日新月异，疏漏和不足之处在所难免，敬请各位同仁及读者批评指正。

中国医学科学院阜外医院护理部

2023 年 1 月

目　　录

第一篇　心血管专科护士第一阶段规范化培训

第二篇　心血管专科护士第二阶段规范化培训

第三篇　心血管专科护士第三阶段规范化培训

第四篇　心血管专科护士第四阶段规范化培训

第一篇　心血管专科护士第一阶段规范化培训

规范化培训是护士从高校毕业后进行继续教育的一种重要方式，对提高临床护理质量极为重要，而加强护士规范化培训管理对于保证培训质量至关重要。国内外经验表明，在医疗机构入职的新护士需要经过一定的培训才能更好地服务患者。为促进心血管专科护士尽快融入医院氛围，进入服务患者轨道，满足医院、科室动态调配人力资源需要，本篇介绍心血管专科护士第一阶段规范化培训的重点内容——基础理论及技能学习。

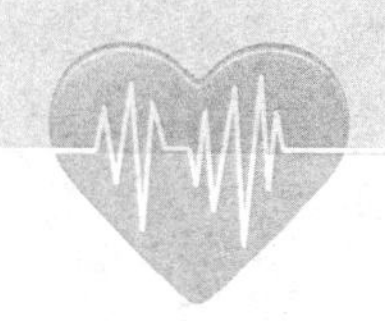

第一章　基础理论

第一节　心脏基本解剖及血流动力学基本知识

一、循环系统的组成和功能

1. 心脏和血管组成机体的循环系统（图 1-1-1-1，见文末彩插）

（1）体循环（大循环）：血液经左心室射出后经主动脉→大动脉→微动脉→毛细血管→微静脉→静脉→上、下腔静脉→右心房。

（2）肺循环（小循环）：右心房→三尖瓣→右心室→肺动脉瓣→肺动脉→肺毛细血管→肺静脉→左心房。

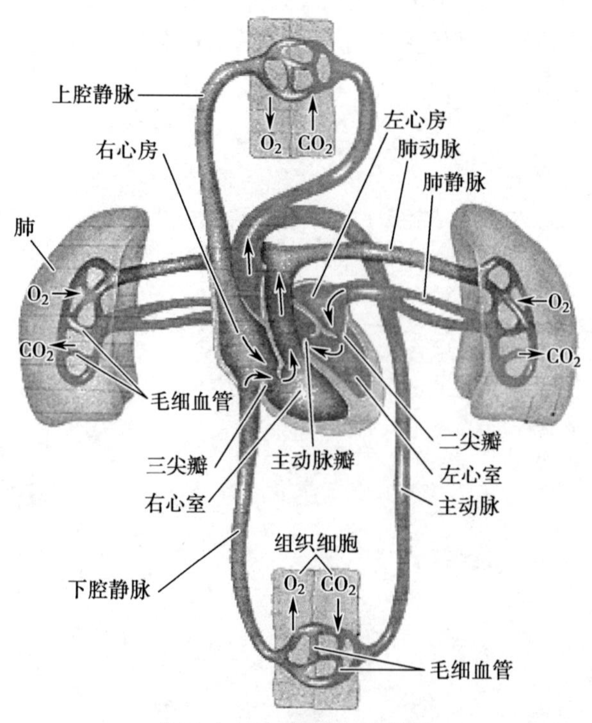

图 1-1-1-1　心脏血液循环

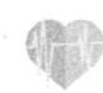

2. 循环系统的主要功能　循环系统的主要功能是完成体内物质的运输，使新陈代谢能不断进行；运输激素和生物活性物质，实现机体的体液调节；维持内环境的相对稳定；实现血液的防卫功能。

二、心脏的结构及工作原理

1. 心脏的结构

(1) 心脏的腔室：心脏由心肌细胞构成，有瓣膜及四个腔。心尖部主要由左心室构成，心底部由大动脉、静脉组成。心脏的四个腔包括左心房、左心室、右心房、右心室。

(2) 心脏的瓣膜（图 1-1-1-2，见文末彩插）：右心房室之间的瓣膜称三尖瓣，左心房室之间的瓣膜是二尖瓣。右心室与肺动脉之间的瓣膜称肺动脉瓣，左心室与主动脉之间的瓣膜称主动脉瓣。瓣膜的功能是防止心房和心室在收缩或舒张时出现血液反流。

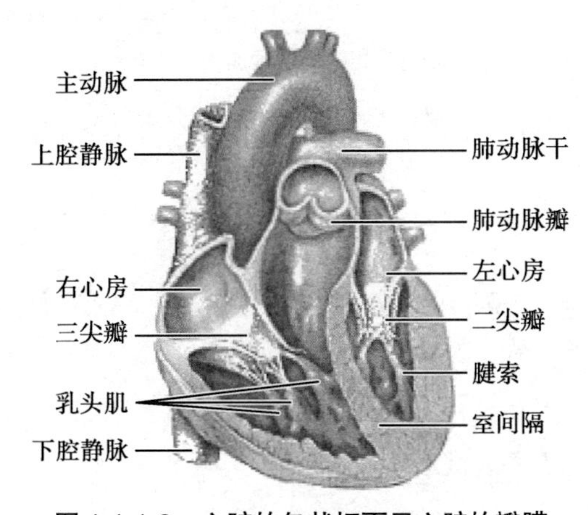

图 1-1-1-2　心脏的矢状切面示心脏的瓣膜

2. 心脏的工作原理　心脏由左、右两个心泵组成。右心将血液泵入肺循环，左心将血液泵入体循环。每个心泵均由一个心房（低压腔）和一个心室（高压腔）组成。心房接受静脉回流血，再经单向房室瓣帮助血流入心室；心室接受心房流入血，再经单向动脉瓣将血液射入动脉内。心脏和血管内的瓣膜保证血液在循环系统中以单方向流动。心动周期中舒张期 > 收缩期，使心脏得到了充分的休息，可终生跳动，永不疲劳。心动周期中有 0.4s 是全心舒张期，使房、室内压进一步降低，从而促进静脉血迅速回心。

三、心房、心室及瓣膜的作用

1. 心室的作用——主泵　心室收缩形成心室 - 动脉间的压力梯度是引起半月瓣开放和心室射血的直接动力。心室舒张形成的房 - 室压力梯度是引起房室瓣开放和心室充盈的主要动力。

2. 心房的作用——辅助泵　心房在心脏泵血中起初级泵的作用，表现在：

(1) 心房收缩使心室充盈量增加 1/4，心室舒张末期容积增大，心室肌收缩力加大，心室泵血效益提高。

(2) 心房容积大、舒张期长、压力低，有利于静脉血液回流入心。

3. 瓣膜的作用——闸门(图 1-1-1-3)

(1)决定了血流的方向,是心脏内血液单向流动的条件。

(2)与房室协同造就了心腔内压力的变化,是心腔内压力梯度形成的条件和泵血的动力来源。

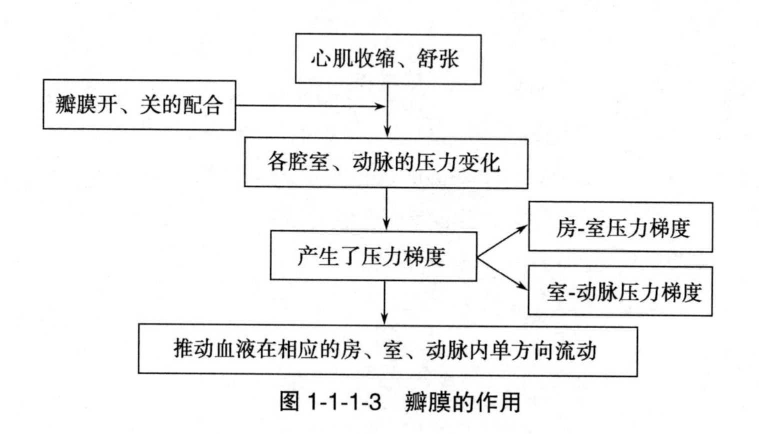

图 1-1-1-3　瓣膜的作用

第二节　临床检验危急值及常见检验值

一、临床常见检验危急值(表 1-1-2-1)

表 1-1-2-1　临床常见检验危急值

检测项目	报告范围	单位
WBC(白细胞计数)	<3.0 或>28	$10^9/L$
PLT(血小板计数)	<20 或>500	$10^9/L$
Hb(血红蛋白)	<60 或>200	g/L
APTT(活化部分凝血活酶时间)	>150	s
INR(国际标准化比值)	>4.0	
pH	<7.10 或>7.60	
K^+(钾离子)	<3.0 或>6.0	mmol/L
Na^+(钠离子)	<110 或>170	mmol/L
Glu(血糖)	<2.5 或>20	mmol/L
Ca^{2+}(钙离子)	<1.5 或>3.5	mmol/L
cTnI(心肌肌钙蛋白)	>0.5(首次检测)	ng/L

二、常用检验参考值及意义(表 1-1-2-2)

表 1-1-2-2 常用检验参考值及意义

项目名称			英文缩略语	参考值范围	单位	临床意义
血常规检查	红细胞	红细胞计数	RBC	成人 男 4.4~5.0 成人 女 3.8~5.1 儿童 4.0~5.2 新生儿 6.0~7.0	$10^{12}/L$	增多:真性红细胞增多症、严重脱水、烧伤、休克、先心病、肺心病、一氧化碳中毒、高血压、高原居住等 减少:贫血、白血病、大出血或持续少量出血、妊娠等
	白细胞	白细胞计数	WBC	3.5~9.5	$10^9/L$	增多:各种细菌感染引起的炎症、白血病、脾切除后等 减少:严重感染、败血症、病毒感染、白血病、使用抗生素、脾功能亢进、肿瘤化疗等
		中性粒细胞百分率	NEUT%	40~75	%	增多:急性化脓性感染、应激反应、粒细胞白血病等 减少:病毒感染、放化疗、某些血液病、脾功能亢进、自身免疫病等
		中性粒细胞淋巴细胞百分率	LYMPM%	20~50	%	增多:急性感染、淋巴瘤、淋巴细胞白血病等 减少:传染病急性期、放射病、免疫缺陷病等
	血小板	血小板计数	PLT	100~300	$10^9/L$	增多:急性失血、溶血、原发性血小板增多症、大手术后、白血病等 减少:肝素诱导血小板减少、辅助机械破坏、各种贫血、遗传疾病等
	血红蛋白	血红蛋白浓度	Hb	男 120~165 女 110~150	g/L	增减的临床意义与红细胞计数基本相同,血红蛋白浓度持续降低时应考虑有出血
凝血检查	国际标准化比值		INR	0.8~1.2		服用华法林时根据医嘱严密监控。INR 可以反映凝血功能状况,高于参考值范围,提示有出血的可能性;低于参考值范围,提示易形成血栓
	部分凝血活酶时间测定		APTT	28.5~43.5	s	当 APTT 高于参考值范围时,提示患者可能患有血友病 A、血友病 B、肝脏疾病等,或血中抗凝物质增多,如大量输注库存血等情况。当 APTT 低于参考值范围时,提示患者血液为高凝状态,有出现血栓栓塞疾病的风险

续表

项目名称		英文缩略语	参考值范围	单位	临床意义
红细胞沉降率		ESR	男 0~15 女 0~20	mm/h	加快：全身性感染、免疫相关疾病、各种炎症等 减慢：红细胞增多症、充血性心力衰竭等
生化检查	钾	K^{+}	血清钾：3.5~5.5	mmol/L	增高：肾脏疾病、摄入过多、挤压伤、溶血、组织缺氧、酸中毒、洋地黄中毒等 降低：醛固酮增多症、呕吐腹泻、胃肠引流、碱中毒等
			尿钾：25~125	mmol/24h	尿钾增高：利尿剂使用、原发性醛固酮增多症等
	钠	Na^{+}	137~147	mmol/L	增高：水摄入不足或丢失过多等 降低：心衰、酸中毒、尿崩症等
	氯	Cl^{-}	99~110	mmol/L	增高：代谢性酸中毒等 降低：代谢性碱中毒、持续呕吐、抽取大量胃液等
	钙	Ca^{2+}	2.20~2.80	mmol/L	增高：甲状旁腺功能亢进 降低：甲状旁腺功能减退、佝偻病、慢性肾功能不全等
	磷	P	0.97~1.62	mmol/L	增高：甲状旁腺功能减退、维生素 D 摄取过量、慢性肾功能不全等 降低：甲状旁腺功能亢进
	镁	Mg^{2+}	0.8~1.2	mmol/L	增高：慢性肾功能衰竭、甲状腺功能减退等 降低：摄入不足、丢失过多等
	葡萄糖	Glu	3.58~6.05	mmol/L	增高：糖尿病、甲状腺功能亢进、嗜铬细胞瘤、胰岛细胞瘤等 降低：饥饿、剧烈运动后、使用降糖药或胰岛素、甲状腺功能减退等
	淀粉酶	AMY	0~220	IU/L	增高：见于胰腺疾病等 降低：见于肝硬化、肝炎等
	总胆固醇	TCHO	3.64~5.98	mmol/L	增高：动脉粥样硬化、肾病综合征、胆总管阻塞、糖尿病、黏液性水肿等 降低：甲状腺功能亢进、恶性贫血、溶血性贫血等
	甘油三酯	TG	0.38~1.76	mmol/L	增高：冠心病、糖尿病、肾病综合征、先天性脂蛋白酶缺陷、脂肪肝等 降低：甲状腺功能亢进、肝功能严重衰竭等

续表

项目名称		英文缩略语	参考值范围	单位	临床意义
生化检查	高密度脂蛋白胆固醇	HDL-C	0.7~1.59	mmol/L	降低：冠心病、动脉粥样硬化等
	低密度脂蛋白胆固醇	LDL-C	1.8~3.4	mmol/L	增高：高脂血症、动脉粥样硬化等
	总胆红素	TBIL	5.1~19.0	μmol/L	增高：见于肝胆疾病等
	直接胆红素	DBIL	0~3.42	μmol/L	增高：见于肝胆疾病等
	总蛋白定量	TP	65~85	g/L	降低：营养不良、肝功能障碍、肾病综合征等
	血肌酐	CREA	44~133	μmol/L	增高：各种肾脏疾病等
	尿酸	URIC	148.8~416.5	μmol/L	增高：痛风等
	尿素氮	BUN	2.86~7.90	mmol/L	增高：各种肾脏疾病等
	天门冬氨酸氨基转移酶	AST	男 15~40 女 13~35	IU/L	心肌梗死发病 6~12h 显著升高，并在发作后 48h 达到最高值，3~5d 恢复正常
	丙氨酸氨基转移酶	ALT	男 9~50 女 7~40	IU/L	增高：心肌梗死、心肌炎、心力衰竭、肝胆疾病等
	肌酸激酶	CK	0~200	IU/L	增高：急性心肌梗死、病毒性心肌炎等
	肌酸激酶同工酶	CK-MB	0~24	IU/L	心肌梗死发作后 4~6h，12~36h 达峰值，多在 72h 内恢复正常
	乳酸脱氢酶	LDH	0~250	IU/L	心肌梗死发作后 9~20h 开始上升，36~60h 达峰值，持续 6~10d 恢复正常
	碱性磷酸酶	ALP	男：45~125 女 20~49 岁：35~100 女 50~79 岁：50~135	IU/L	增高：肝胆及骨骼疾病等 减低：心脏外科手术后、蛋白质-能量营养不良、低镁血症、甲状腺功能减退、恶性贫血及家族性磷酸酶过低等
	肌红蛋白	Myo	10~80	μg/L	心肌梗死发作后 1.5h 可增高，1~2d 内即恢复正常
	肌钙蛋白	TnI/TnT	TnT<0.5 TnI<0.3	μg/L	急性冠脉综合征症状发作后 2h 呈现阳性；也可用于微小心肌损伤的诊断
糖化血红蛋白		HbA1C	4.5~6.2	%	反映患者抽血前 2~3 个月血糖的平均水平

续表

项目名称		英文缩略语	参考值范围	单位	临床意义
血气分析	酸碱度	pH 值	7.35~7.45		增高：碱中毒 降低：酸中毒
	二氧化碳分压	PCO_2	35~45	mmHg	增高：通气不足、Ⅱ型呼衰等 降低：通气过度等
	氧分压	PO_2	80~100	mmHg	降低：肺通气不足、缺氧等
	血氧饱和度	SO_2	92%~98.5%		降低：肺换气或通气障碍性疾病等
	剩余碱	BE	-3~+3	mmol/L	BE 负值降低：代谢性酸中毒 BE 正值增高：代谢性碱中毒
尿液检查	尿比重	SG	1.003~1.030		增高：肾病、心功能不全、脱水、休克、未控制的糖尿病等 降低：尿毒症、恶性高血压等
	尿糖	GLUC	定性：阴性		病理性增高：糖尿病等
	潜血	ERY	阴性		阳性：肾 / 输尿管 / 膀胱 / 前列腺肿瘤、尿路结石、尿路感染等
粪便检查	便常规（颜色与性状）		成人：棕黄色、成形便 婴幼儿：金黄色		柏油便：上消化道出血 水样便：食物中毒、急性肠炎 绿色稀便：消化不良 黏液脓血便：阿米巴痢疾、结肠肿瘤 白陶土样便：完全性胆道阻塞、钡餐造影后 米汤样便：霍乱、副霍乱 鲜血便：小肠段或结肠段出血
	便潜血		阴性		可作为消化道出血及肿瘤等疾病的筛选指标，也可由一些导致粪便中出现较多红细胞的疾病，如痢疾、痔疮出血、直肠息肉等引起
痰液检查	颜色		白色或灰白色		黄色痰：呼吸系统感染 粉红色泡沫痰：急性肺水肿 红色或棕红色痰：肺癌、肺结核 绿痰：肺部铜绿假单胞菌感染 铁锈色痰：大叶性肺炎

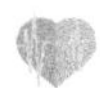

第三节 常用药物

一、常用心血管药物(表 1-1-3-1)

表 1-1-3-1 常用心血管药物的使用及护理

分类	药物	适应证	严重副作用	护理要点
儿茶酚胺类	盐酸肾上腺素	1. 松弛支气管平滑肌,控制哮喘发作 2. 兴奋心脏,增加心肌收缩力,用于心脏复苏、心搏骤停的复苏 3. 低心排血量综合征 4. 缓慢型心律失常 5. 过敏性休克	1. 血压骤升 2. 室速、室颤	1. 使用微量泵输注,心脏停搏时可经静脉推注 2. 严密监测心律 / 率和血压 3. 建议深静脉给药
	去甲肾上腺素	1. 各种休克 2. 低灌注引起的低血压	引起脏器(如消化系统、肾脏等)和肢体末梢缺血坏死	1. 使用微量泵输注,心脏停搏时可经静脉推注 2. 严密监测心律 / 率和血压 3. 注意观察有无应激性溃疡、少尿 / 无尿及皮肤发绀等表现 4. 建议深静脉给药
	多巴胺	1. 心力衰竭 2. 严重低血压 3. 心源性休克	1. 引起末梢缺血坏死和坏疽 2. 突然停药时可引发低血压	1. 使用微量泵输注,严重低血压时可稀释后经静脉推注 2. 严密监测心率和血压 3. 密切观察有无药物外渗或局部刺激作用
	多巴酚丁胺	1. 心力衰竭 2. 心源性休克后低血压	1. 心率加快、血压升高 2. 心律失常	1. 使用微量泵输注,严重低血压时可稀释后经静脉推注 2. 严密监测心律 / 率和血压 3. 密切观察有无药物外渗或局部刺激作用
硝酸酯类药物	1. 注射用硝酸甘油 2. 硝酸异山梨酯注射液 3. 单硝酸异山梨酯片	1. 冠心病、心绞痛 2. 高血压或充血性心力衰竭	1. 头痛、头胀、皮肤潮红 2. 心悸 3. 直立性低血压 4. 大量使用可能引起高铁血红蛋白血症	1. 评估患者,以下情况禁用 / 慎用:急性下壁 / 右室心肌梗死;严重贫血、血容量不足;青光眼、颅内压增高 2. 注意询问患者有无头痛、心悸等不适主诉 3. 静脉用硝酸甘油注意避光使用

续表

分类	药物	适应证	严重副作用	护理要点
扩血管药物	硝普钠（亚硝基铁氰化钠）	1. 高血压急症，也可用于外科麻醉期间进行控制性降压 2. 急性心力衰竭 3. 减轻心脏前后负荷	1. 低血压 2. 氰化物中毒 3. 硫氰酸盐中毒	1. 严密监测血压 2. 用5%葡萄糖溶液溶解，避光使用 3. 注意有无中毒症状 4. 使用微量泵输注 5. 建议深静脉给药 6. 严重肾衰患者慎用
α受体拮抗剂	盐酸乌拉地尔注射液（亚宁定）	重度、极重度高血压	血压骤降可使心脏停搏	监测血压，避免体位突然改变
钙通道阻滞剂	尼卡地平、盐酸地尔硫䓬	1. 高血压 2. 心绞痛 3. 心律失常 4. 脑血管疾病	1. 可产生瞬间低血压症状 2. 心率快 3. 心功能抑制	1. 严密监测血压，血压有下降趋势立即调整药物剂量 2. 监测心率，有无降低心率的变化 3. 心功能不全患者慎用
血管紧张素转换酶抑制剂（ACEI）	卡托普利、依那普利、福辛普利、培哚普利等	1. 各类高血压 2. 充血性心力衰竭	1. 低血压 2. 电解质紊乱（高钾血症） 3. 肾功能恶化 4. 咳嗽（刺激性干咳） 5. 血管神经性水肿，可表现为脸、唇或舌水肿，严重者可出现喉头水肿	1. 监测血压，嘱患者缓慢起床 2. 监测血钾水平和肾功能，注意高血钾症状和体征 3. 注意有无干咳症状 4. 注意有无如脸、唇、舌肿胀、喉鸣音或呼吸困难
血管紧张素Ⅱ受体拮抗剂（ARB）	坎地沙坦、缬沙坦、替米沙坦等	原发性高血压	1. 低血压 2. 肾功能不全 3. 高血钾	1. 用于应用ACEI干咳严重的患者 2. 监测血压 3. 监测肾功能和血钾

二、常用抗心律失常药物（表1-1-3-2）

表1-1-3-2　常用抗心律失常药物的使用及护理

分类	药物	适应证	严重副作用	护理要点
β受体拮抗剂	1. 阿替洛尔 2. 美托洛尔 3. 艾司洛尔注射液	心率过快	1. 低血压 2. 心动过缓和/或心脏传导阻滞 3. 体液潴留，诱发或加重心衰 4. 类低血糖反应 5. 可能诱发支气管哮喘	1. 监测心率、血压 2. 严密监测心率变化，纠正心率过快要及时停药 3. 支气管哮喘患者慎用
Na^+通道阻滞剂	利多卡因	室性心律失常	1. 惊厥，神志不清，呼吸抑制 2. 严重窦性心动过缓，心肌收缩力下降	1. 严密监测心律/率和血压变化 2. 注意神志变化

续表

分类	药物	适应证	严重副作用	护理要点
K^+通道阻滞剂	胺碘酮	1. 严重的室性心律失常 2. 降低房颤或房扑的心室率 3. 其他各种快速型心律失常 4. 除颤无效的室颤、心肺复苏	1. 严重窦性心动过缓或窦性停搏 2. 低血压 3. 静脉炎	1. 连接起搏器 2. 严密监测心律/率和血压 3. 建议深静脉给药 4. 注意监测血K^+水平，防止低钾 5. 用5%葡萄糖溶液溶解 6. Q-T间期延长时慎用 7. 监测肝功能
洋地黄类	西地兰 地高辛	1. 治疗急性心衰 2. 控制心室率过快的房颤，房扑	过量时可有洋地黄中毒： 1. 心脏毒性表现：各种类型的心律失常，如室性期前收缩、心动过速、房室传导阻滞等 2. 胃肠道反应：食欲不振、恶心、呕吐 3. 神经系统表现：头疼、视力模糊、黄视或绿视等	1. 识别导致洋地黄药物中毒的因素以及洋地黄中毒表现 2. 严密监测脉搏、心率/律变化 3. 定期监测血液地高辛浓度、电解质和肾功能水平，低钾血症时避免使用 4. 严格按时间、剂量服用，不可随意增减剂量

三、常用镇静、镇痛药物(表1-1-3-3)

表1-1-3-3 常用镇静、镇痛药物的使用及护理

分类	代表药物	作用机制及适应证	严重副作用	护理要点
短效静脉麻醉剂	丙泊酚注射液	1. 手术镇静 2. 一过性高血压	1. 血压骤降 2. 呼吸抑制/暂停 3. 心动过缓	1. 静推或泵入 2. 出现低血压应立即停药，可改变体位或迅速补液，也可使用升压药 3. 监测血气：PCO_2、PO_2，防止呼吸抑制、发生呼吸暂停
阿片受体激动剂	芬太尼	1. 诱导麻醉 2. 镇痛	低血压	与氟哌利多同用可使患者安静，对外界漠不关心，但仍能合作
α_2肾上腺素受体激动剂	右美托咪啶	1. 镇静作用 2. 中枢神经系统药物	1. 低血压 2. 心动过缓 3. 窦性停搏 4. 一过性高血压	1. 监测血压的变化 2. 监测呼吸、血气指标 3. 监测心率/律，心动过缓/过速
阿片类镇静剂	吗啡 地佐辛	1. 镇痛 2. 中枢神经系统药物	1. 呼吸抑制 2. 恶心、呕吐，嗜睡、眩晕 3. 严重时可出现呼吸衰竭	1. 支气管哮喘、呼吸梗阻等患者慎用或减量 2. 肝肾功能不全者应减量

续表

分类	代表药物	作用机制及适应证	严重副作用	护理要点
苯二氮䓬类	咪达唑仑（口服或静脉注射）	1. 镇静、催眠、抗惊厥药 2. 中枢神经系统药物	1. 嗜睡，镇静过度，幻觉，共济失调 2. 呼吸抑制 3. 血压下降	1. 重症肌无力、精神分裂、严重抑郁状态患者禁用此药 2. 保持呼吸道通畅
丁酰苯类（抗精神病药）	氟哌啶醇 氟哌利多	1. 中枢神经系统药物 2. 抗幻觉妄想 3. 抗兴奋躁动 4. 抗精神病药	1. 急性肌张力障碍 2. 吞咽困难 3. 静坐不能	1. 用药后注意患者安全，防坠床等意外事件发生 2. 因吞咽困难防止误吸的发生 3. 肌内注射本品可迅速控制兴奋躁动、敌对情绪和攻击行为

四、常用降肺动脉压药物（表 1-1-3-4）

表 1-1-3-4 常用降肺动脉压药物的使用及护理

分类	代表药物	作用机制及适应证	严重副作用	护理要点
血小板活化抑制剂	伊洛前列素（万他维）	1. 扩张小动脉、小静脉及肺动脉血管 2. 增加毛细血管密度 3. 抑制血小板聚集 4. 用于原发性肺动脉高压	1. 低血压 2. 抑制血小板功能	1. 严密监测有无出血倾向 2. 监测血压
磷酸二酯酶抑制剂	西地那非	可增加硝酸酯类的降压作用	1. 头痛，潮红 2. 低血压、直立性低血压 3. 心悸、心动过速	1. 严密监测血压及肺动脉压力 2. 改变体位前询问患者有无不适及低血压症状

五、常用离子药物（表 1-1-3-5）

表 1-1-3-5 常用离子药物的使用及护理

分类	代表药物	适应证	严重副作用	护理要点
钾离子补充剂	氯化钾（口服或静脉滴注）	1. 低钾血症 2. 低钾引起的心律失常	1. 高钾血症 2. 心搏骤停	1. 按补钾公式合理补钾 2. 补钾原则：见本章第四节 3. 及时复查 K^+ 浓度，防止因高钾出现心搏骤停 4. 外周补钾稀释浓度，速度宜慢，易刺激静脉引起疼痛 5. 出现高钾血症时应立即：①泵入高糖胰岛素；②利尿；③泵入钙剂；④输入碳酸氢钠注射液

续表

分类	代表药物	适应证	严重副作用	护理要点
钙离子补充剂	葡萄糖酸钙	1. 低钙血症，以控制手足抽搐的发作 2. 过敏性疾病 3. 镁中毒时的解救 4. 心脏复苏时应用	静脉给药时可能出现全身发热感，静脉输注速度过快时，可产生心律失常，恶心和呕吐	监测血钙浓度、血压
镁离子补充剂	硫酸镁	1. 低镁血症 2. 抑制中枢神经系统，松弛骨骼肌，具有镇静、抗痉挛以及降低颅内压等作用 3. 高血压危象的救治 4. 导泻剂和十二指肠引流剂	1. 快速静脉注射时可引起恶心、呕吐、心慌、头晕，个别出现眼球震颤 2. 血镁浓度达 6mmol/L 时可发生呼吸停止和心律失常，心脏传导阻滞，浓度进一步升高，可使心跳停止 3. 便秘 4. 低钙	注射需缓慢，并注意患者的呼吸与血压。如有中毒现象（如呼吸肌麻痹等），可用 10% 葡萄糖酸钙注射液 10ml 静脉注射
复合剂	门冬氨酸钾镁片	用于低钾血症，亦可用于心肌炎、心肌梗死、心力衰竭等心肌代谢障碍病症的辅助治疗	偶见恶心，停药后即恢复	1. 高血钾、高血镁、严重肾功能障碍及严重房室传导阻滞患者禁用 2. 用药期间应定期检查血钾、血镁的浓度 3. 不宜与保钾利尿药合用

六、常用利尿剂（表 1-1-3-6）

表 1-1-3-6 常用利尿剂的使用及护理

分类	代表药物	适应证	严重副作用	护理要点
髓袢利尿剂	呋塞米、托拉塞米、布美他尼	少尿或无尿	1. 电解质紊乱（低钾 / 高钾血症） 2. 低血压 3. 高血糖 / 高尿酸血症	1. 尽量在白天服用 2. 准确记录出入量 3. 每日定时监测体重 4. 鼓励进食含钾高的食物 5. 教会患者识别低血钾、高血钾的表现 6. 注意观察患者有无口干、口渴症状
醛固酮受体拮抗剂	螺内酯	少尿或无尿	1. 高血钾 2. 男性乳房增生症	监测血钾和肾功能

七、常用肌松药物(表 1-1-3-7)

表 1-1-3-7　常用肌松药物的使用和护理

分类	代表药物	适应证	不良反应	护理要点
非去极化型神经肌肉阻断剂	顺苯磺酸阿曲库铵、罗库溴铵(爱可松)、哌库溴铵(阿端)	1. 缓解与外科操作、创伤或医疗等有关的疼痛和焦虑 2. 患者对机械通气引起的精神痛苦不能耐受 3. 严重的气流阻塞伴显著的动态肺过度充气 4. 实行"允许高碳酸血症"策略	1. 过敏反应 2. 呼吸肌麻痹 3. 低血压 4. 心动过缓	1. 加强肺部护理 2. 监测血压防止低血压的发生 3. 防止发生支气管痉挛

八、常用抗凝药物(表 1-1-3-8)

表 1-1-3-8　常用抗凝药物的使用及护理

分类	代表药物	适应证	严重副作用	护理要点
抗血小板药	硫酸氢氯吡格雷、阿司匹林肠溶片、替格瑞洛	1. 预防心肌梗死 2. 脑卒中的二级预防 3. 动脉外科手术或介入手术后 4. 预防大手术后深静脉血栓和肺栓塞	1. 胃肠道反应 2. 胃出血 3. 皮肤、黏膜出血	1. 评估患者,以下情况禁用:①活动性溃疡病;②消化道出血;③血友病或血小板减少症;④具有潜在出血倾向 2. 询问患者有无鼻、牙龈出血、黑便或胃肠道不适反应 3. 观察有无恶心、呕吐伴有呼吸增快、躁动等水杨酸中毒表现 4. 监测血小板计数、血红蛋白、大便潜血、血糖、血尿酸等实验室检验指标 5. 外科手术前 5~7d 停用该类药物
香豆素类抗凝剂	华法林钠	1. 预防深静脉血栓及肺栓塞 2. 房颤 3. 心脏瓣膜病 4. 人工瓣膜置换术后引起的栓塞并发症	出血	注意皮肤反应:有出血倾向时应警惕用药
抗凝剂	肝素	1. 其他体内外抗凝血,如心导管检查、心脏手术体外循环、血液透析等 2. 预防血栓形成和栓塞 3. 治疗各种原因引起的弥散性血管内凝血(DIC)	出血	1. 用药期间应定时测定凝血时间 2. 注意监测用药后的出血症状:如皮下、皮肤黏膜、胃肠道、脑出血等 3. 与其他抗凝药物联用时注意出血症状 4. 对肝素过敏、有自发出血倾向、血液凝固迟缓(如血友病、紫癜、血小板减少)、溃疡病、创伤、产后出血及严重肝功能不全者禁用

续表

分类	代表药物	适应证	严重副作用	护理要点
凝血酶抑制剂	阿加曲班	用于与肝素引起血小板减少有关的血栓形成	出血	1. 肝功能不全者使用阿加曲班时，应减少剂量并监测 APTT 2. 使用中需监测 APTT，阿加曲班过量，无特效药物纠正
凝血酶直接抑制剂	比伐卢定	成人择期经皮冠状动脉介入治疗	出血	1. 不能用于肌内注射 2. 肾功能损伤的患者应监测 ACT 3. 注意过敏反应

九、常用胰岛素（表 1-1-3-9）

表 1-1-3-9 常用胰岛素的使用及护理

分类	代表药物	适应证	严重副作用	护理要点
双胍类	盐酸二甲双胍片	糖尿病	低血糖	1. 餐中或餐后即刻服用，可减轻胃肠道反应 2. 维生素 B_{12}、叶酸和铁缺乏的患者禁用 3. 用药期间经常检查空腹血糖、尿糖及尿酮体，定期监测血肌酐、血乳酸浓度
α- 糖苷酶抑制剂	阿卡波糖片	糖尿病	1. 低血糖 2. 大剂量时会发生无症状的肝酶升高 3. 腹泻	1. 用餐前立即整片吞服或与前几口食物一起咀嚼服用 2. 严重肾功能损害（肌酐清除率<25ml/min）的患者禁用
超短效胰岛素	门冬胰岛素 赖脯胰岛素	糖尿病控制高血糖	低血糖	1. 餐前立即注射 2. 注意血糖监测
短效胰岛素（R）	普通胰岛素 诺和灵 R			1. 餐前 30min 注射 2. 可以用于静脉注射
中效胰岛素（N）	诺和灵 N 甘舒霖 N			1. 一般睡前给药 2. 注意血糖监测
超长效胰岛素	诺和平 来得时 长秀霖			1. 一天任何时间均可注射 2. 注意血糖检测
预混胰岛素（超短效 + 中效）	诺和锐 30 优泌乐 25 优泌乐 50			1. 餐前立即注射 2. 注意血糖监测
预混胰岛素（短效 + 中效）	诺和灵 30R 诺和灵 50R 优泌林 70/30 甘舒霖 30R 甘舒霖 50R			1. 餐前 30min 注射 2. 注意血糖监测

十、其他常用药物(表 1-1-3-10)

表 1-1-3-10 常用特殊药物的使用及护理

分类	代表药物	适应证	严重副作用	护理要点
钙离子增敏剂	左西孟旦	1. 可舒张冠脉阻力血管及静脉容量血管 2. 增加心肌收缩力的急性失代偿心衰 3. 降低心脏前后负荷	1. 低血压 2. 室性心动过速 3. 低钾、室性期前收缩 4. 心衰、心肌缺血 5. 头痛	1. 治疗过程中监测心电图、血压、心率 / 律等 2. 测尿量 3. 使用前纠正血容量不足及低钾等问题
非苷类强心药	冻干重组人脑利钠肽(新活素)	1. 可提高肾小球滤过率 2. 治疗心功能不全 3. 作用于循环系统的药物	1. 低血压 2. 室性心动过速 3. 头痛 4. 恶心 5. 血肌酐升高	1. 监测血压变化,出现低血压时应减少药物剂量 2. 严禁与肝素、胰岛素等药物在同一条静脉导管中输注
磷酸二酯酶抑制剂	米力农注射液	适用于对洋地黄、利尿剂、血管扩张剂治疗无效或效果欠佳的各种原因引起的急、慢性顽固性充血性心力衰竭	过量时可有低血压、心动过速	1. 严密监测心律 / 率和血压 2. 使用微量泵输注 3. 建议深静脉给药

第四节 静脉补钾公式及原则

一、补钾的原因

钾对心肌、横纹肌等电兴奋组织的应激性有着重要作用。血钾的参考值范围为 3.5~5.5mmol/L,当低于 3.5mmol/L 时为低钾血症,心脏术后血钾过低容易产生室性期前收缩,甚至诱发室颤等恶性心律失常,如不及时提高血钾水平会危及患者生命。

静脉途径是最常用的补钾方式,适用于重症患者。多通过中心静脉补钾,可以精准控制补钾剂量,同时避免过多液体进入患者体内,可及时、快速地纠正低钾血症,降低并发症的发生。

二、补钾前的评估

1. 有无因大汗、大量呕吐、使用排钾性利尿剂导致电解质丢失的情况。
2. 有无电解质紊乱,如碱中毒的发生。
3. 是否使用钙剂或大剂量胰岛素导致钾离子由细胞外转移至细胞内。
4. 血钾检验结果。
5. 摄入不足,如禁食、进食不足、吸收障碍。

三、补钾公式及常用浓度

1. 补钾公式

补钾量(mmol/L)=(4.5- 实际血清钾值)×0.3× 体重(kg)+尿中排出钾量。

尿中排出钾量:成人风湿性心脏病一般每 100ml 含钾 2~3mmol/L,先天性心脏病一般每 100ml 含钾 1~2mmol/L。

2. 常用浓度(氯化钾 1.5g/10ml)

49ml 生理盐水+1ml 氯化钾,即为 3‰(每 10ml 含钾离子 0.4mol/L)

48ml 生理盐水+2ml 氯化钾,即为 6‰(每 10ml 含钾离子 0.8mol/L)

47ml 生理盐水+3ml 氯化钾,即为 9‰(每 10ml 含钾离子 1.2mol/L)

46ml 生理盐水+4ml 氯化钾,即为 12‰(每 10ml 含钾离子 1.6mol/L)

45ml 生理盐水+5ml 氯化钾,即为 15‰(每 10ml 含钾离子 2.0mol/L)

40ml 生理盐水+10ml 氯化钾,即为 30‰(每 10ml 含钾离子 4.0mol/L)

四、静脉补钾的原则

1. 浓度不宜过高,外周静脉补钾浓度不超过 6‰,中心静脉补钾浓度不超过 30‰,必须使用微量泵泵入,要求标识明确。

2. 速度不宜过快,中心静脉补钾速度不超过 20mol/L。

3. 见尿补钾,补钾前须了解肾功能,尿量必须在 30~40ml/h 以上。

4. 总量不宜过多,每日补钾量<3~6g。

5. 遵医嘱配制液体,及时复查血钾。

6. 严禁静脉推注,以免血钾突然升高,导致心搏骤停。

7. 伴有碱中毒时,应先纠正碱中毒,以利于纠正低血钾。

第五节 心电图基本知识

一、心电图的基本原理

1. 心脏在每次机械收缩前先产生电激动,心房和心室的电激动可经人体传到体表。心电图是利用心电图机从体表将这种生物电的变化记录下来所获得的一条变化的曲线图形。

2. 由体表测得的心脏电位强度、波形大小与下列因素有关:①与心肌细胞数量(心肌厚度)成正比;②与探查电极位置和心肌细胞之间的距离成反比;③与探查电极的方位与心肌除极的方向所构成的角度有关,夹角越大,心电位在导联上的投影越小,电位越弱。

二、心电图的导联体系

将电极置于体表不同位置,并通过导联线连至心电图机的正、负两端,构成电路,这种连接方式称为导联。目前临床应用最普遍的是由 Eintyoven 创设的国际通用的导联体系,称为常规导联体系。

1. 肢体导联包括双极肢体导联(或标准肢体导联)即Ⅰ、Ⅱ、Ⅲ导联及加压肢体导联即aVR、aVL、aVF导联。为了便于表明这六个导联轴之间的关系,可将Ⅰ、Ⅱ、Ⅲ导联轴平行移动,使与aVR、aVL、aVF的导联轴一同通过轴心0点,构成所谓的“六轴系统”(图1-1-5-1)。

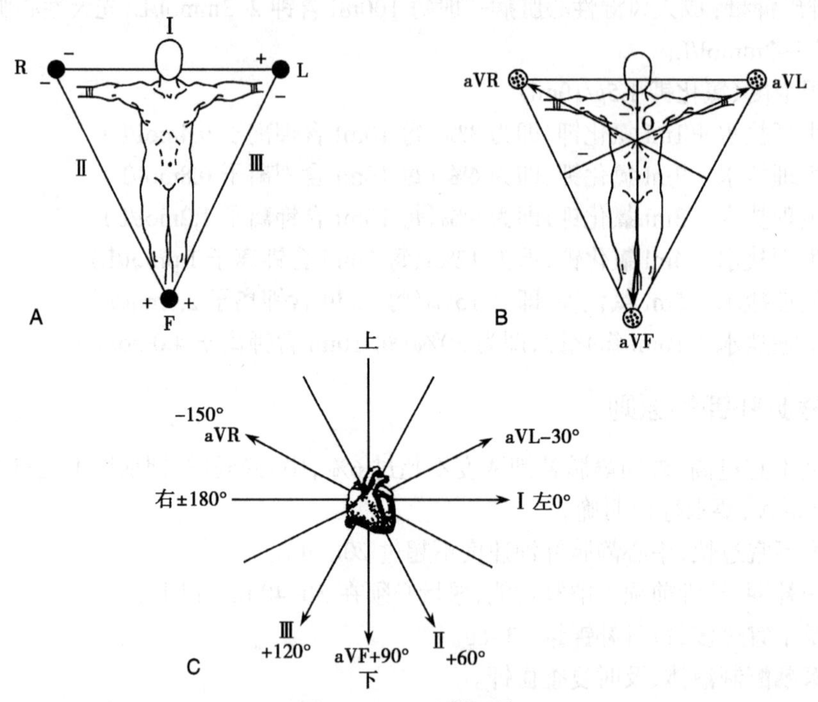

图1-1-5-1　六轴系统

A. 标准双极肢体导联的导联轴;B. 单极加压肢体导联的导联轴;C. 肢体导联六轴系统

2. 胸前导联　把电极放在心脏前方上方胸壁的六个不同点(图1-1-5-2)。

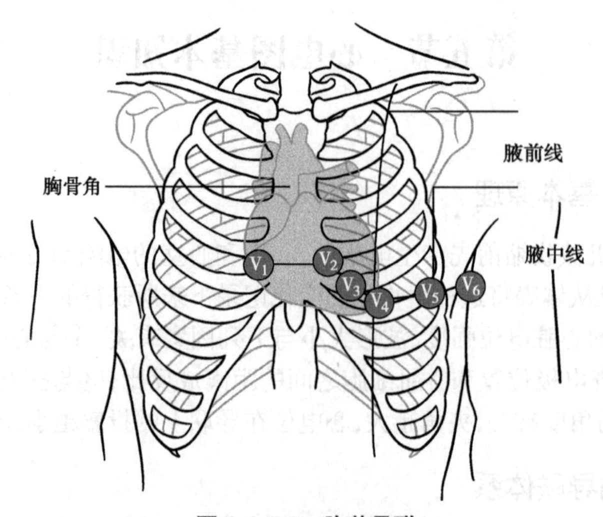

图1-1-5-2　胸前导联

V_1:胸骨右缘第4肋间;V_2:胸骨左缘第4肋间;V_3:V_2与V_4连线中点;
V_4:左锁骨中线与第5肋相交处;V_5:左腋前线V_4水平处;V_6:左腋中线V_4水平处

三、正常心电图

正常心电图各波段的形成、命名、持续时间及异常的意义如下(图 1-1-5-3):

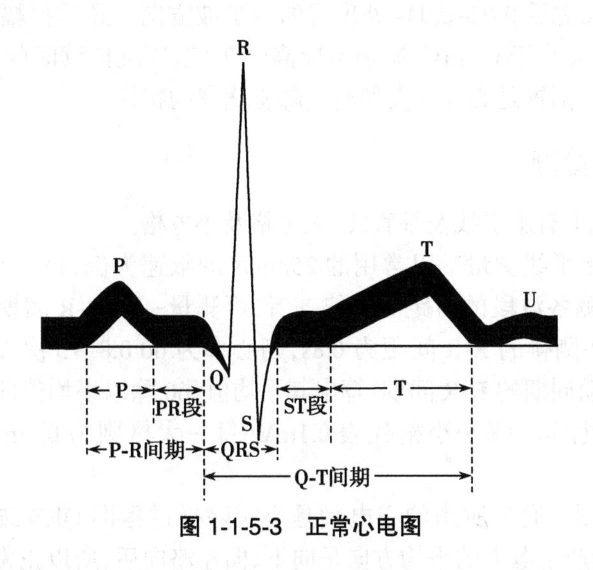

图 1-1-5-3 正常心电图

1. P 波 为最早出现的幅度较小的波,代表左、右心房除极时产生的心电波。正常 P 波的持续时间为 0.06~0.11s。肢体导联不超过 0.25mV,胸前导联不超过 0.2mV,振幅增高见于肺心病、肺动脉高压等;振幅减低、时间延长见于高血钾;P 波异常或消失表示有异位起搏点。

2. P-R 间期 为心房开始除极并经房室结、希氏束、束支传导至心室开始除极的时间,即 P 波与 P-R 段的时间总和,为心电图中 P 波起点至 QRS 波起点间距。持续时间:0.12~0.20s。P-R 间期<0.11s 见于短 P-R 间期、预激综合征等,P-R 间期>0.21s 见于房室传导阻滞。

3. P-R 段 为 P 波终末至心室除极开始的一段无电位影响的直线,反映心房复极过程及房室结、希氏束、束支的电活动。

4. QRS 波群 代表室间隔、左右心室除极产生的心电波。第一个出现的正向波称为 R 波;R 波之前的负向波称为 Q 波,R 波之后的负向波称为 S 波。振幅大于 0.5mV,分别用大写英文字母 Q、R、S 代表;振幅小于 0.4mV,分别用小写字母 q、r、s 代表。持续时间为 0.06~0.11s。QRS 波延长代表不正常的传导或传导阻滞及室性心律。

5. J 点 为 QRS 波群终末与 ST 段交界点,一般 J 点位于基线上,J 点可随 ST 段移位而发生上下移位。

6. ST 段 QRS 波群终末点至 T 波起点间距,是心室除极结束至心室复极开始的一段时间。持续时间为 0.05~0.15s。延长时见于低钙血症。ST 段有无抬高或压低,多以 J 点后 80ms 处为测量点,ST 段的升高或压低在诊断有无心肌缺血、心肌梗死、电解质紊乱中有重要意义。

7. T 波 代表心室复极过程产生的电位变化,方向与 QRS 主波方向一致,持续时间为 0.05~0.25s。T 波倒置代表心肌缺血或梗死。

8. Q-T 间期　QRS 起点至 T 波结束的时间，包括心室除极和复极的过程，一般在 0.36~0.44s 之间，Q-T 间期受心率影响较大。Q-T 间期明显延长见于心率慢、低血钙、长 Q-T 综合征；心率加快时 Q-T 间期明显缩短。

9. U 波　为 T 波之后 0.02~0.04s 处出现的与 T 波方向一致的振幅低小的波，代表心室后继电位，正常 U 波应小于 0.1mV，振幅不应高于 T 波，U 波持续时间为 0.16~0.25s。U 波增大见于低血钾；U 波倒置是心绞痛发作时前降支病变的特征。

四、心电图的检测

心电图的坐标纸上有水平线及垂直线，大方格及小方格。

1. 持续时间以水平线测量　以常用的 25mm/s 的纸速为例，每一小格代表 0.04s，每一大格则为 0.2s，可检测各波段的时距。心律齐者，可测量一个 R-R 间期，60s 除以 R-R 间期即可求出心率数。如测得的 R-R 间距为 0.8s，则心率为 60/0.8=75 次 /min。心律明显不齐者，一般测量 5 个心动周期的 R-R 间期，算出其平均值，60 除以平均值即可求出心率数。

2. 垂直线代表电压　每一小格代表 0.1mV，每一大格则为 0.5mV，可检测各波段的振幅。

3. 心电轴的检测　通常所指的心电轴是心室除极过程即 QRS 波群在前额面上的电轴。正常心室除极所产生电力的平均方向是向下、向左略向后，所以正常人前额面上的 QRS 波群平均电轴在 0° ~ +90°。电轴在 −30° ~ 0° 为“电轴轻度左偏”；电轴在 −90° ~ −30° 为“电轴显著左偏”，常见于横位心、肥胖、妊娠晚期、腹水；电轴在 +90° ~ +110° 为“电轴轻度右偏”；电轴大于 +110° 为“电轴显著右偏”，常见于垂位心、右室肥厚等（图 1-1-5-4）。

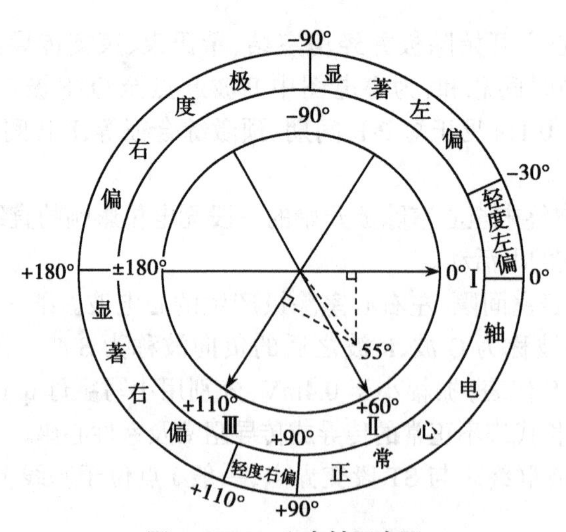

图 1-1-5-4　心电轴示意图

4. 心电图的分析方法和步骤　进行分析之前，先总体把握各导联，注意 P 波、QRS 波群及 T 波各波群的有无及其相互间的关系，然后按以下步骤分析：

（1）分析节律：可用纸笔法或分规法来判断房性或室性节律。通过测量 P-P 间期、R-R 间期来判断房性或室性节律是否正常，若不正常，是否存在某种规律。

（2）分析速率：通过心电图可以准确得出心房或心室的速率，但是在评价患者时，还应同

时进行脉搏计数，因为心电图只反映心电活动，不表示心脏的机械活动，所以当心电图上显示心室发生除极时并不意味心室已经发生收缩，如房颤患者的脉搏短绌或电 - 机械分离。

(3)分析 P 波：观察 P 波，注意以下几点：P 波是否存在，P 波形态是否正常，是否所有 P 波的形态和大小都形同，是否每一个 QRS 波前都有 P 波。

(4)分析 P-R 间期：P-R 间期持续时间是否在正常范围 0.12~0.20s 之间，P-R 间期是否恒定。

(5)分析 QRS 复合波：QRS 间期是否在正常范围 0.06~0.11s 之间，是否所有的 QRS 复合波形态和大小相同，如有异常的 QRS 复合波应逐一进行测量和计算，是否每一个 QRS 波前都有 P 波。

(6)分析 T 波：T 波是否存在，是否所有 T 波的形态和振幅均正常，T 波方向是否和 QRS 主波方向一致。

(7)分析 Q-T 间期：注意 Q-T 间期是否在正常范围 0.36~0.44s 之间。

(8)分析其他部分：注意有无逸搏或异位节律，观察 S-T 段是否改变，有无 U 波及其他异常。

第六节 水电解质平衡

一、体液的组成及调节

1. 内环境的概念 人体内环境是维系细胞和各器官生理功能的基本保证。内环境的稳定主要由体液、电解质和渗透压所决定。

2. 体液的组成及分布

(1)体液的主要成分是水和电解质。

(2)体液分为细胞内液和细胞外液。

(3)细胞外液中阳离子以 Na^+ 为主，主要阴离子为 Cl^-、HCO_3^-；细胞内液中的主要阳离子为 K^+ 和 Mg^{2+}，主要阴离子是 HPO_4^{2-}。

3. 体液平衡及调节

(1)水平衡：正常人每日水的摄入量和排出量处于动态平衡，约 2 500ml。

(2)电解质平衡：与维持体液电解质平衡相关的主要电解质为 Na^+ 和 K^+。

(3)体液平衡的调节：体液平衡主要通过神经 - 内分泌系统和肾进行。

二、水及电解质的代谢紊乱

(一) 水和钠的代谢紊乱

1. 血清钠浓度参考值范围 135~145mmol/L。水和钠在体液平衡中密切相关，脱水和缺钠常同时存在。

2. 水钠代谢紊乱分型

1)高渗性失水(原发性缺水)：水和钠同时缺失，但缺水多于缺钠。

2)等渗性失水(急性缺水或混合型缺水)：水和钠成比例丢失，为外科患者最常见的缺水类型。

3）低渗性失水（慢性缺水或继发性缺水）：水、钠同时丢失，但失水少于失钠，血清钠低于正常范围，细胞外液呈低渗状态。

4）水中毒（稀释性低钠血症）：机体摄入水的总量超过了排出水量，以致水分在体内潴留，引起血浆渗透压下降和循环血量增多。

（二）钾代谢紊乱

细胞内的主要阳离子是 K^+。钾代谢异常包括低钾血症和高钾血症，以前者为多见。血清钾浓度参考值范围：3.5~5.5mmol/L。

1. 低钾血症

（1）病因：摄入量不足、损失过多及钾离子向细胞内转移（见于代谢性碱中毒时使用大量葡萄糖，特别是同时使用胰岛素）。

（2）临床表现

1）肌无力：以四肢肌明显，后延及呼吸肌和躯干肌。

2）消化道功能障碍：胃肠蠕动减慢，出现恶心、呕吐、腹胀和肠麻痹。

3）心脏功能异常：主要为传导阻滞和节律异常。

4）代谢性碱中毒：表现为头晕、躁动、昏迷、面部及四肢肌抽动、手足搐搦、口周及手足麻木、有时可伴有弛缓性瘫痪。

（3）治疗：治疗原发病；摄入高钾食物，如香蕉、干果和橘汁；备好除颤器和抢救设备，密切监护观察；遵医嘱补钾。

（4）静脉补钾时注意事项：见本章第四节相关内容。

2. 高钾血症

（1）病因：肾功能减退、入量过多及分解代谢增强。

（2）临床表现

1）神志淡漠，弛缓性瘫痪，肌无力。

2）心率减慢，室性心律失常，心电图示T波高尖、QRS波增宽以及P-R间期延长，严重者心搏骤停于舒张期。

3）恶心、呕吐，麻痹性肠梗阻。

4）循环障碍的表现，如皮肤苍白、湿冷、青紫、低血压等。

（3）治疗

1）积极治疗原发病、改善肾功能。

2）立即停止输注或口服含钾药物，避免进食含钾量高的食物。

3）对抗 K^+ 对心肌的毒性作用：静脉注射葡萄糖酸钙。

4）降低血清钾的浓度

①促使 K^+ 进入细胞内：输注5% $NaHCO_3$ 或25%葡萄糖加胰岛素（每5g葡萄糖加入胰岛素1单位）。

②促进 K^+ 排泄：如口服阳离子交换树脂、保留灌肠及使用排钾利尿剂等。

③进行血液净化或腹膜透析（简称腹透）治疗。

3. 心血管外科患者血清钾离子浓度的维持原则

1）先天性心脏病患者：3.5~4.0mmol/L。

2)风湿性瓣膜病患者:4.5~5.0mmol/L。

3)冠心病、主动脉疾病患者:4.0mmol/L 左右。

(三)镁代谢紊乱

1. 血清镁浓度参考值范围:0.8~1.2mmol/L。

2. 低镁血症

(1)病因:应用渗透性利尿剂;酒精中毒、静脉输入大量不含镁的液体、胃肠减压、厌食、腹泻等;应用大剂量维生素 D 或钙盐、输血、静脉营养、体温过低、糖尿病酮症酸中毒等。

(2)临床表现:手足搐搦、震颤、强直;对声、光反应过强,焦虑,易激动,耳鸣;呕吐,腹泻以及厌食;心律失常,心室颤动,血压下降。

(3)治疗:治疗原发病;采取安全预防措施;备好抢救设备,密切监护观察;遵医嘱静脉补镁:静脉微量泵缓慢泵入或滴注硫酸镁。

3. 高镁血症

(1)病因:肾衰竭、滥用利尿剂;过量使用镁制品。

(2)临床表现:血压下降,面部潮红;嗜睡,呼吸暂停;腱反射减弱、麻痹;心搏骤停。

(3)治疗:治疗原发病;备好抢救设备,密切监护观察;遵医嘱使用药物,如静脉注射葡萄糖酸钙,以对抗镁对心脏和肌肉的抑制作用;停用含镁抗酸剂、泻药等;药物治疗无效者可准备行血液净化治疗。

(四)钙、磷代谢紊乱

1. 血清钙浓度参考值范围:2.20~2.80mmol/L,低于该范围表现为低钙血症;高于该范围表现为高钙血症。

(1)高钙血症

1)临床表现:与血钙升高幅度和速度有关。可见软弱无力、厌食、便秘、恶心、呕吐、腹泻等。

2)治疗:应根据血钙升高的程度采取不同的治疗对策。

轻度高钙血症是指血钙在 2.8~3.0mmol/L 之间。轻度高钙血症患者应避免使用所有的利尿药,因利尿药虽可增加尿钙排泄,但也使细胞外液减少而增加钙从肾小管重吸收,从而使血钙升高。禁用噻嗪类利尿药,此类利尿药可减少尿钙排泄。双磷酸盐对甲状旁腺功能亢进症引起轻度高钙血症降血钙的作用不大。

中度高钙血症指血钙浓度在 3.0~3.4mmol/L 之间。患者症状与血钙升高的速率有关。除治疗引起高钙血症的原发疾病外,可采取的治疗措施包括:静脉滴注生理盐水扩容,使患者轻度“水化”。如果欲使血钙下降快些,可用袢利尿药(但禁用噻嗪类利尿药)。如有肾功能不全,袢利尿药剂量要大些。静脉滴注生理盐水加用袢利尿药可使血钙在 1~2 天内下降 0.25~0.75mmol/L,如果血钙下降不理想,可再加用双磷酸盐口服。

重度高钙血症指血钙在 3.75mmol/L(13.5mg/dl)以上,即高钙危象。不管有无症状均应紧急处理,扩充血容量可使血钙稀释,增加尿钙排泄。只要患者心脏功能可以耐受,在监测血钙和其他电解质、血流动力学变化情况下,可输入较大量的生理盐水。用袢利尿剂可增加尿钙排泄。用双磷酸盐以减少骨的重吸收,使血钙不被动员进入血液。

(2)低钙血症

1)临床表现:手足搐搦、癫痫样发作、低钙击面征(Chvostek 征)和低钙束臂征(Trousseau

征)阳性、喉鸣(喉肌痉挛)、情绪不稳、颅内压增高、视盘水肿、脱发、皮肤干燥、角膜炎、结膜炎和白内障等。

2)治疗:当发生低钙血症临床急症时,需要快速处理低钙血症,以纠正手足搐搦等急症危象;对于合并低镁血症患者,应当及时纠正血镁,否则很难纠正血钙;针对继发性低钙血症,应积极治疗原发病。

2. 血清磷浓度参考值范围:0.97~1.62mmol/L,低于该范围表现为低磷血症;高于该范围表现为高磷血症。

(1)低磷血症

1)临床表现:低磷血症一般无症状,严重者表现为:

①中枢神经系统症状:感觉异常、构音障碍、反射亢进、震颤、共济失调和昏迷。

②血液系统表现:球形红细胞、易发生溶血;白细胞吞噬功能障碍,易发生感染;血小板聚集能力降低,血小板功能障碍。

③其他表现:乏力、肌肉软弱、疼痛、骨痛,甚至瘫痪。

2)治疗:去除诱因,治疗原发病。当血磷水平降低至0.32mmol/L(1mg/dl)时,应该补充磷。由于大量口服含磷化合物易引起腹泻,因此,磷的补充多采用静脉途径,常用磷酸钾。在补充磷的过程中应注意补钙,预防严重低钙血症的发生。

(2)高磷血症

1)临床表现:大多数高磷血症患者无症状,如同时有低钙血症,可表现为缺钙症状,包括手足搐搦等。当GFR<20ml/min时血磷开始升高,高磷血症是严重肾衰的特征之一,可导致软组织中磷酸钙沉积,血钙降低,反馈性刺激甲状旁腺功能亢进,PTH持续分泌,加重高鳞血症。可诱发心律失常,引起动脉壁、心肌、心瓣膜钙化,是慢性肾脏病患者心血管疾病的独立危险因子。

2)治疗:对于慢性肾功能衰竭的患者,可用血浆透析或腹膜透析来控制血浆磷酸盐水平。应增加透析时间及次数,慢性高磷血症通过延长血透时间(每周6~7次,夜间睡眠时血透8~10小时)也能有效控制血磷。

第七节　酸碱平衡及血气分析

一、酸碱平衡的调节

1. 酸碱平衡的概念　人体调节体液pH维持在一定范围的过程称为酸碱平衡。病理情况下,机体可出现酸碱超负荷、严重不足和调节机制障碍,导致体液内环境酸碱稳态破坏,造成酸碱平衡紊乱。

酸碱平衡是人体维持正常的代谢与生理功能所必需,缓冲系统维持血浆正常pH 7.35~7.45。

体内酸碱物质的代谢如下:

酸	挥发酸：碳酸→由肺排出
	固定酸：硫酸、磷酸、尿酸→由肾排出
碱	主要来源于氨基酸和食物中有机酸盐的代谢

2. 酸碱平衡的调节途径

（1）体液缓冲系统：由弱碱及其相对应的缓冲碱组成。有三大主要的缓冲对：碳酸氢盐缓冲对（H_2CO_3/HCO_3^-）、磷酸盐缓冲对（H_2PO_4/HPO_4^-）和蛋白质缓冲对（HPr/Pr^-）。其中 H_2CO_3/HCO_3^- 占总量的 1/2 以上，并可通过肺排出二氧化碳和肾重吸收 HCO_3^- 进行开放调节。

（2）肺的调节：通过改变肺泡通气量来控制 CO_2 的排出量，以进行酸碱调节。

（3）肾的调节：主要通过肾小管上皮细胞分泌 H^+、重吸收 HCO_3^- 和排 NH_4^+（谷氨酰胺）进行调节。

（4）细胞内外离子交换：主要通过 H^+、K^+ 与 HCO_3^- 和 Cl^- 的离子交换进行调节。

当机体发生酸碱失衡时首先启动的是体液缓冲系统，然后再通过肺脏和肾脏进行调节。就代偿速率而言机体具有"肺快肾慢"的特点。体液缓冲系统反应迅速，但作用不能持久；肺调节作用效能最大，30min 达高峰；细胞缓冲在 3~4h 后发挥作用；肾的调节作用最慢，数小时后起作用，3~5d 达高峰。

二、血气分析的常用指标及临床意义

1. pH 反映体内酸碱平衡的综合情况。参考值范围 7.35~7.45。

2. 碱剩余（base excess，BE） 帮助诊断是否有酸碱平衡的紊乱，用酸或碱将 1L 全血滴定至 pH=7.4 时所用的量。参考值范围 –3~3mmol/L。

3. 碳酸氢根（HCO_3^-） 可由标准碳酸氢盐（standard bicarbonate，SB）和实际碳酸氢盐（actual bicarbonate，AB）表示。参考值范围 22~27mmol/L。HCO_3^- 降低：代谢性酸中毒或呼吸性碱中毒代偿期；HCO_3^- 升高：代谢性碱中毒或呼吸性酸中毒代偿期。

4. 动脉二氧化碳分压（$PaCO_2$） 主要反映酸碱平衡中的通气情况，是衡量呼吸性酸、碱中毒的唯一指标。参考值范围 35~45mmHg。

5. 动脉氧分压（PaO_2） 指动脉血中物理溶解的氧分子所产生的分压。它不仅反映了血浆中物理溶解的氧含量，而且影响血氧饱和度，是决定氧运输量的重要因素。参考值范围 80~100mmHg。随着年龄的增大，PaO_2 会有所下降。60 岁以上者，每增长一岁，正常 PaO_2 的低限会降低 1mmHg。临床上根据 PaO_2 的数值将缺氧分为轻、中、重度低氧血症三种类型：

（1）轻度低氧血症：PaO_2 60~79mmHg（8.0~10.5kPa）。

（2）中度低氧血症：PaO_2 40~59mmHg（5.3~7.8kPa）。

（3）重度低氧血症：PaO_2 <40mmHg（<5.3kPa）。

6. SaO_2 指动脉血中血红蛋白实际结合的氧量与所能结合的最大氧量之比。SaO_2 = 氧合血红蛋白 / 血红蛋白 ×100%，正常值为 95%~98%。

三、影响血气分析结果的因素

1. 心理因素 因精神紧张所致的快速呼吸会造成过度通气，导致 $PaCO_2$ 下降。

2. 进行氧疗时　在血气分析前需停止吸氧 30min 后再采血，以保证血气数值的客观性。

3. 空气进入血气标本　在留取血气标本时，如果空气进入标本中，会使血中 PaO_2 升高而 $PaCO_2$ 下降。

4. 标本送检时间　采集血气标本后如果不能及时送检，应将血标本放入冰箱内冷藏，最长不能超过 2h。在室温存放过久，会由于血细胞的代谢导致 PaO_2 下降而 $PaCO_2$ 上升。

四、酸碱失衡的判断

血液酸碱度测定指标很多，最重要的是 pH、$PaCO_2$ 和 BE（或 HCO_3^-），它们被称为酸碱平衡三要素。对这 3 项指标的分析在诊断中具有重要地位，其中 pH 反映体内酸碱平衡的综合情况，$PaCO_2$ 反映呼吸性酸碱失衡情况，BE（或 HCO_3^-）反映代谢性酸碱失衡情况。

五、简易的血气分析判读

第一步：分析 pH，<7.35 为酸中毒；>7.45 为碱中毒。

第二步：分析 $PaCO_2$，<35mmHg 为呼吸性碱中毒；>45mmg 为呼吸性酸中毒。

第三步：分析 HCO_3^-，<22mmol/L 为代谢性酸中毒；>27mmol/L 为代谢性碱中毒。

第四步：分析 BE，<-3mmol/L 为代谢性酸中毒；>3mmol/L 为代谢性碱中毒。

第五步：分析 PaO_2，判断缺氧程度见本节“二、血气分析的常用指标及临床意义”。

第六步：综合分析，得出结论。

第八节　健 康 教 育

一、儿科患者健康教育

1. 入院指导

（1）介绍病房医务人员情况：如病房主任、主管医生、护士长、责任护士。

（2）病房安全宣教：具体见护理单元要求。

（3）介绍病房环境：如医生办公室、护士站、药疗、治疗室；活动区域；厕所；病房综合板使用；床单位：物品摆放；医用、生活垃圾处理；护理级别；衣服：病号服合体，有污染及时更换。

（4）订餐制度：办理饭卡、当日加餐、第二日订餐、送饭时间。

（5）探视制度：儿科病区无探视，可分时间段请家属送餐。

2. 出院指导

（1）责任护士发放相应出院指导材料，为患儿及家属进行讲解。

（2）对需口服抗凝药患儿家属重点讲解：患儿如何调整抗凝药、观察用药后的不良反应等。

（3）为患儿及家属进行用药指导（根据患儿出院带药情况讲解，如服用利尿药的患儿如何记录 24h 尿量等）。

（4）告知患儿家属如何做好患儿的自我监测，如：观察胸腔积液、心衰等的早期表现，出现不适及时就诊。

(5)生活知识宣教：如休养环境应保持舒适安静，室内温湿度适宜和空气新鲜；注意饮食搭配，禁忌刺激性食物；保持大便通畅；洗澡问题等。

(6)指导患儿复诊。

(7)告知患儿家属办理出院流程，膳食退费。

(8)告知患儿家属病历复印及邮寄事宜。

(9)请患儿或家属填写满意度调查问卷。

(10)患儿出院时剪掉手腕带，叮嘱带好个人物品，不要遗漏。

二、成人患者健康教育

1. 入院指导

(1)介绍病房医务人员情况：如病房主任、主管医生、护士长、责任护士。

(2)病房安全宣教：具体见护理单元要求。

(3)介绍病房环境：如医生办公室、护士站、药疗、治疗室；活动区域；厕所；病房综合板使用；床单位：物品摆放；医用、生活垃圾处理；护理级别；衣服：病号服合体，有污染及时更换。

(4)订餐制度：办理饭卡(已取消饭卡办理)订餐方式、当日加餐、第二日订餐、送饭时间、特殊饮食。

2. 出院指导

(1)责任护士发放相应出院指导材料，为患者及家属进行讲解。

(2)对需口服抗凝药的患者家属重点讲解：患者如何调整抗凝药、观察用药后的不良反应等。

(3)为患者进行用药指导(根据患者出院带药情况讲解，如服用利尿药的患者如何记录24小时尿量等)。

(4)告知患者家属如何观察胸腔积液、心衰等的早期表现，出现不适及时就诊。

(5)生活知识宣教：如休养环境应舒适安静，室内温湿度适宜和空气新鲜；注意饮食搭配，禁忌刺激性食物；保持大便通畅；洗澡问题等。

(6)指导患者复诊。

(7)告知患者办理出院流程，膳食退费。

(8)告知患者病历复印及邮寄事宜。

(9)请患者或家属填写满意度调查问卷。

(10)患者出院时剪掉手腕带，叮嘱带好个人物品，不要遗漏。

第九节　成人常见心血管疾病的护理

一、高血压

高血压是指在静息状态下以体循环动脉收缩压和/或舒张压持续增高为主要表现的临床综合征。高血压定义为：在未使用降压药物的情况下，非同日3次测量诊室血压，收缩压(systolic blood pressure,SBP)≥140mmHg和/或舒张压(diastolic blood pressure,DBP)≥90mmHg。患者既往有高血压病史,目前正在使用降压药物,血压虽然低于140/90mmHg,仍应诊断为高血压。

1. 高血压的分类

(1)按血压水平分类

分类	收缩压/mmHg	舒张压/mmHg
正常血压	<120	<80
正常高值	120~139	80~89
高血压	≥140	≥90
1级高血压(轻度)	140~159	90~99
2级高血压(中度)	160~179	100~109
3级高血压(重度)	≥180	≥110
单纯收缩期高血压	≥140	<90

(2)按病因分为原发性高血压和继发性高血压。

2. 高血压相关辅助检查

(1)实验室检查

1)血浆肾素、血管紧张素和血浆醛固酮测定

2)血、尿儿茶酚胺测定

3)甲状腺功能

4)血、尿皮质醇测定

(2)相关检查

1)动态血压监测(ambulate blood pressure monitoring,ABPM)

2)四肢血压及动脉硬度测量

3. 原发性高血压的治疗方法

(1)治疗目标:治疗目的是降低发生心脑肾及血管并发症和死亡的总危险。降压治疗的目标:一般患者<140/90mmHg;能耐受者和部分有糖尿病、蛋白尿等的高危及以上的患者可进一步降至130/80mmHg。

(2)高血压的非药物治疗

1)减少钠盐摄入,增加钾摄入。

2)合理膳食:饮食以水果、蔬菜、低脂奶制品、富含食用纤维的全谷物、植物来源的蛋白质为主,减少饱和脂肪酸和胆固醇摄入。

3)控制体重

4)戒烟限酒

5)增加运动

6)减轻精神压力,保持心理平衡。

(3)药物治疗:根据血压水平和心血管风险选择一种或多种药物联合应用。

1)利尿剂:氢氯噻嗪、呋塞米、螺内酯、比索洛尔等。

2)β受体拮抗剂:美托洛尔、阿替洛尔、氨氯地平等。

3）钙通道阻滞剂（calcium channel blocker，CCB）：维拉帕米、硝苯地平等。

4）血管紧张素转换酶抑制剂（angiotensin converting enzyme inhibitor，ACEI）：卡托普利、培哚普利等。

5）血管紧张素Ⅱ受体拮抗剂（angio tensin Ⅱ receptor blocker，ARB）：氯沙坦、缬沙坦、厄贝沙坦等。

6）α受体拮抗剂：哌唑嗪、特拉唑嗪等。

4. 高血压的护理要点

（1）密切观察患者的生命体征变化，监测血压、心率。

（2）了解患者的近期血压情况，每日测量血压2~3次，避免入院后血压波动过大。

（3）遵医嘱服用降压药物，嘱患者切勿自行增减或停用降压药物。

（4）观察用药后反应及副作用，嘱患者体位改变时应缓慢，以免出现直立性低血压导致患者跌倒。

（5）完善相关检查和检验，保证各项结果的准确性。

（6）低盐、低脂、低胆固醇、高纤维素饮食。

（7）保持大便通畅。

（8）做好高血压患者自我保健相关健康宣教。

（9）做好高血压急症的抢救准备及护理配合。

5. 出院时的健康指导

（1）保持愉快、平稳的心情，避免紧张、惊慌、激动、忧郁、悲伤或过度兴奋。

（2）每日应有充足的休息与睡眠，保持适当的运动，如散步、慢跑；运动时发生胸痛、气喘、面部潮红时应立即停止，休息后症状仍无法改善者，应立即到医院就诊。

（3）洗澡采用淋浴方式，避免使用过热的洗澡水。

（4）尽量维持标准体重。

（5）避免抽烟、喝酒。

（6）食物摄取均衡，多吃水果、蔬菜，以供给丰富的纤维素，保持排便通畅。

（7）减少动物性脂肪、海鲜类、动物内脏及蛋黄的摄入，尽量避免过咸、过油的食物，餐馆口味较重应适当减少摄入量。

（8）居家正确监测血压，做好健康记录。

（9）按医师指导服药，严禁任意停药或自行增加药量。

（10）服药时需坐着或躺着，且服药前半小时尽量减少运动，以免发生直立性低血压。

（11）血压急剧上升的症状：头痛、头晕、面色潮红、耳鸣、恶心，此时应立即休息并测量血压，按医师指导服药，若未能缓解应立即就医。

二、心律失常

心律失常（cardiac arrhythmia）是指心脏冲动的频率、节律、起源部位、传导速度或激动顺序的异常。

1. 分类　按其发生原理，分为冲动形成异常和冲动传导异常两大类。

（1）冲动形成异常

1）窦性心律失常：窦性心动过速、窦性心动过缓、窦性心律不齐、窦性停搏。

2)异位心律

①被动性异位心律：逸搏心律(房性、房室交界区性、室性)。

②主动性异位心律：期前收缩(房性、房室交界区性、室性)；阵发性心动过速(房性、房室交界区性、房室折返性、室性)；扑动、颤动(心房、心室)。

(2)冲动传导异常

1)生理性干扰及房室分离。

2)病理性：窦房传导阻滞、房内传导阻滞、房室传导阻滞、室内传导阻滞(左、右束支及左束支分支传导阻滞)。

3)房室间传导途径异常(又称捷径传导)：预激综合征。

此外，临床根据心律失常发作时心率的快慢可分为：快速心律失常和缓慢心律失常。前者包括期前收缩、心动过速、扑动和颤动；后者包括窦性心动过缓、房室传导阻滞等。

2. 治疗方法

(1)药物治疗

(2)非药物治疗：主要包括体外电复律和电除颤、导管消融术、器械植入及直接针对心律失常的外科手术。

3. 护理评估要点

(1)一般资料：包括年龄、性别、工作性质、经济情况、家族史、既往史、过敏史、生活方式等。

(2)健康史

1)评估患者引起心律失常的原因。

2)以前有关心律失常的记录，包括发作时间、次数、就医及转复情况。

3)近期所服抗心律失常药物的名称、效果及副作用等。

4)是否行电复律、起搏器植入术、射频消融术及外科手术治疗等，效果如何。

(3)临床表现及体征：观察和询问患者心律失常引起的症状(心悸、心脏漏跳感、头晕、乏力、黑矇、晕厥、胸痛、胸闷、心绞痛、呼吸困难)的程度、持续时间及给患者生活带来的影响。患者对心律失常的感受因人而异，需结合其他的症状、体征加以分析。

(4)辅助检查：主要包括心电图、持续心电监测、24h动态心电图及一些特殊检查(食管内心电图、经食管心脏调搏检查、心内电生理检查)、实验室检查(血气分析、电解质、血药浓度、风湿因子、心肌酶等)。

(5)心理社会评估：评估焦虑、恐惧及挫败感的程度。另外还需评估患者的应激能力及适应情况。

4. 护理要点

(1)心理护理

(2)休息：维持规律的生活和工作，注意劳逸结合。严重心律失常患者疾病发作时，嘱患者绝对卧床休息。

(3)饮食：避免饱食、饮用刺激性饮料(浓茶、咖啡等)、吸烟、酗酒等诱发心律失常的因素。指导患者少食多餐，选择清淡、易消化、低脂和富于营养的饮食。心功能不全的患者应根据心衰指南控制钠盐的摄入，对服用利尿剂的患者应鼓励多进食富含钾的食物，如橘子、香蕉等，避免出现低血钾而诱发心律失常。

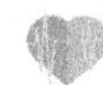

(4)吸氧：缺氧可诱发或加重心律失常，应根据血氧饱和度调节氧气浓度和流量。

(5)病情观察：监测脉搏、心律、心率和血压等。

(6)心电监护：对心律失常患者行心电监护有助于诊断、治疗、观察疗效及判断预后。

(7)对各种心律失常均应积极查找病因及诱因，进行针对性治疗。

(8)抢救配合：准备抢救仪器(如除颤器、心电图机、心电监护仪、临时心脏起搏器等)及各种抗心律失常药物和其他抢救药品，做好抢救准备。

(9)用药护理：

1)了解不同抗心律失常药物的作用及不良反应。

2)严格遵医嘱给予抗心律失常药物，注意给药途径、剂量、给药速度等。口服给药时应按时按量服用；静脉注射时应在心电监护下进行。

3)观察用药中及用药后的心率、心律、血压、脉搏、呼吸、意识变化，观察疗效和药物不良反应，及时发现因药物引起的心律失常。

(10)介入治疗的护理：见射频消融术及永久起搏器植入术的护理。

5. 健康指导

(1)避免心律失常的原因及常见诱发因素，如情绪紧张、过度劳累、急性感染、寒冷刺激、不良生活习惯(吸烟、饮浓茶和咖啡)等。

(2)指导患者劳逸结合，规律生活。无器质性心脏病者应积极参加体育锻炼。保持情绪稳定，避免精神紧张、激动。保持大便通畅，避免排便用力而加重心律失常。

(3)向患者说明所用药物的名称、剂量、用法、作用及不良反应，嘱患者坚持服药，不得随意增减药物的剂量或种类。

(4)教会患者及家属测量脉搏的方法，心律失常发作时的应对措施及心肺复苏术，以便于自我监测病情和自救。对安置心脏起搏器的患者，讲解自我监测与家庭护理方法。

(5)定期复查心电图并定期随访，发现异常及时就诊。

三、冠心病

冠状动脉粥样硬化性心脏病简称冠心病，也称缺血性心脏病，是由于冠状动脉粥样硬化使管腔狭窄或阻塞，导致心肌缺血、缺氧或坏死性损害引起的心脏病。冠心病是多种因素作用于不同环节所致，主要因素有年龄、性别、血脂异常、高血压、吸烟、糖尿病、肥胖、遗传因素等。

(一)临床表现

1. 典型胸痛

1)因体力活动、情绪激动等诱发，突感心前区疼痛，多为发作性绞痛或压榨痛，也可为憋闷感。

2)疼痛从胸骨后或心前区开始，向上放射至左肩、臂，甚至小指和无名指，休息或含服硝酸甘油可缓解。胸痛放射的部位也可涉及颈部、下颌、牙齿及腹部等。

3)如疼痛出现在安静状态下或夜间，由冠脉痉挛所致，也称变异型心绞痛。

4)如胸痛性质发生变化，如新近出现的进行性胸痛，痛阈逐步下降，稍事体力活动或情绪激动甚至休息或熟睡时亦可发作。疼痛逐渐加剧、变频，持续时间延长，去除诱因或含服硝酸甘油不能缓解，此时往往怀疑不稳定型心绞痛。

2. 需要注意的心绞痛相关症状　一部分患者的症状并不典型，仅仅表现为心前区不适、心悸或乏力，或以胃肠道症状为主。某些患者可能没有疼痛，如老年人和糖尿病患者。

3. 猝死　约有 1/3 的冠心病患者首次发作表现为猝死。

4. 其他　可伴有全身症状，如发热、出汗、惊恐、恶心及呕吐等，合并心力衰竭的患者常可出现以上症状。

（二）主要治疗方法

(1) 依照冠心病二级预防治疗原则即戒烟、减轻体重、增加体力活动、合理安排膳食、控制高血压和糖尿病、降低血脂等。

(2) 药物治疗：包括硝酸盐类、β 受体拮抗剂、钙通道阻滞剂、血管紧张素转换酶抑制剂、他汀类药物、抗血小板药物和抗凝药物等。

(3) 经皮冠状动脉介入治疗。

(4) 外科手术治疗

1) 可分为体外循环下冠状动脉旁路移植术和非体外循环下冠状动脉移植术。

2) "一站式"杂交手术、冠状动脉移植术（Hybrid procedure）。

（三）心绞痛患者的护理要点

(1) 心绞痛发作时应立即卧床休息，并给予吸氧，通知医生，遵医嘱及时给予作用较快的硝酸酯类制剂含服或静脉泵入。这类药物除了可以扩张冠状动脉增加冠状动脉血流量外，还可扩张外周血管减轻心脏负荷，从而缓解心绞痛。

(2) 严密观察病情变化，床旁 24h 心电监护，床旁多导联心电图，观察心肌缺血状况。定时测量血压、心率、血氧饱和度，特别观察有无血压下降及心率 / 律的变化、有无疼痛不缓解的现象，剧烈疼痛时应迅速通知医生，可考虑应用镇静、镇痛剂。

(3) 心绞痛患者饮食需少食多餐，限制总热量、动物脂肪、胆固醇，宜进食易消化富含纤维素的饮食，并控制体重，忌烟酒等。

(4) 保持大便通畅，防止便秘，必要时需使用缓泻剂。

(5) 心理护理：安抚患者，消除紧张情绪，以减少心肌耗氧。

（四）经皮冠状动脉介入治疗

经皮冠状动脉介入治疗（percutaneous coronary intervention，PCI）是指经心导管技术疏通狭窄甚至闭塞的冠状动脉管腔，从而改善心肌血流灌注的治疗方法。

1. 术前护理要点

1) 做好术前指导。

2) 记录生命体征，完善术前检查。

3) 根据情况备皮，右上肢及会阴部。

4) 根据需要做碘过敏试验。

5) 遵医嘱给予术前口服药。

6) 手术当天留置外周静脉套管针，遵医嘱给予术前用药。

2. 术后护理要点

(1) 生命体征监测：测量血压，持续心电监测 24h，密切观察心率 / 律的变化。

(2) 穿刺部位观察

出血：立即于穿刺点近心端压迫，同时呼叫医生。

疼痛：轻中度胀痛正常，刺痛、触痛可能异常。

皮温、皮肤颜色与感觉：凉、黑、无感觉应警觉。

血肿（前臂或股动脉）：张力、杂音、粗细等与对侧比较。

体位：经股动脉穿刺者需卧床，关节勿弯；经桡动脉穿刺者术后立即拔除鞘管，局部加压包扎，不需绝对卧床，但必须严密观察前臂有无肿胀及手掌血流循环情况。

（3）适当进食水：除心功能不全患者外，早期适当补液对于维持血压、加速造影剂的排泄及减少迷走反射的发生均有重要意义。

（4）术后当日记录24h出入量：应用造影剂的患者术后4h排尿量应>800ml，以减少造影剂对肾脏的损害，第一次排尿要及时留取尿常规标本送检。

（5）经股动脉穿刺者术后3h测活化部分凝血活酶时间（activated partial thrombopla stin time，APTT），APTT<100s时拔除动脉鞘管。加压压迫30min后弹力绷带加压包扎，并沙袋压迫。沙袋置于穿刺点上方，检查双侧足背动脉搏动及皮肤温度情况，若出现足背动脉搏动减弱或消失，或皮温异常，应及时报告医生处理，6~10h后如无渗血可取下沙袋。包扎24h后可拆除绷带，拆除绷带之后可适当活动，定时检查穿刺部位的伤口情况。

（6）给予患者易消化的食物，做好生活护理。

（7）术后遵医嘱给予抗血小板、抗凝药物治疗。

3. 介入术后常见并发症及护理

（1）出血

1）经桡动脉穿刺出血

①原因：压迫位置不当或加压止血器绑扎过松。

②护理：术后1h，每15分钟观察一次，观察皮肤颜色、温度、手指活动情况，有出血时应调整加压止血器的位置和松紧度。如出现前臂肿胀，系导丝划破血管壁所致，应用弹力绷带加压包扎，松紧适宜，观察有无继续出血倾向。

2）经股动脉穿刺出血

①原因：因反复穿刺致动脉管壁受损、渗血引起血肿。

②护理：小血肿对血管产生轻度压迫有一定的止血作用，一般不做处理，但大血肿应及时清除，否则压迫股动脉易致下肢缺血。腹膜后出血者应及时处理，防止发生失血性休克等严重后果。

（2）迷走神经反射

1）原因：疼痛、精神紧张或循环血量不足；疼痛阈值较低者；穿刺部位肿胀明显或伴有血肿者、局部浸润麻醉不够充分者；入量不足及缓慢心率者。

2）预防及护理

a. 加强健康教育，帮助患者了解疾病知识、检查情况、药物知识、饮食与活动、手术过程、术前术后指导，使患者身心两方面具备良好的应对能力，减轻或消除紧张焦虑和恐惧心理。

b. 加强术中监护，术中主动询问患者的感受，分散其注意力，指导患者与术者配合，如在行右冠状动脉造影时指导患者先憋气，然后咳嗽，可增强冠状动脉显影效果，预防胸闷不适、低血压现象的发生。

c. 处理原则：心率明显减慢时，立即静脉注射阿托品0.5~1mg，血压明显下降时可静脉注射多巴胺，继而以多巴胺静脉泵入。循环血量不足者应加快补液速度。

(3)心脏压塞

1)原因:多见于导引钢丝穿透血管壁或由于球囊选择过大,导致管壁撕裂穿孔。心脏超声是最有效、最敏感的诊断方法,心包腔内有液性暗区,可明确诊断。

2)急性心脏压塞症状:胸闷和气促是心脏压塞的首发症状,若患者出现出冷汗、烦躁、颈静脉怒张、心率增快或减慢、脉压差逐渐减小、心音低钝伴血压下降时,应警惕心脏压塞的发生。

3)急救原则:一旦出现必须争分夺秒地进行抢救治疗。应紧急做心包穿刺,排血减压、缓解压塞,暂时改善血流动力学,争取抢救时间,并补液及输血以纠正失血性休克的同时准备紧急开胸手术探查。

(五)外科手术

1. 术前护理要点

(1)完善术前检查,了解患者的全身状况和重要脏器功能。

(2)监测生命体征,监测血糖,维持在适宜手术的最佳状态。

(3)给患者介绍疾病、手术的相关知识,缓解患者紧张焦虑的情绪。

(4)做好术前准备,包括备皮、交叉配血、肠道清洁、禁食水及正确服用术前镇静剂。

(5)术前功能训练:呼吸功能训练(指导患者深呼吸训练,有效咳嗽训练),床上大小便训练,床上腿部肌肉训练等。

2. 术后护理要点

(1)体外循环下冠状动脉旁路移植术术后护理

1)心电图的监测:术后即刻并于每日清晨做多导联心电图,观察有无心肌缺血等异常变化。当心电图出现异常时,及时复查心肌梗死相关实验室检查指标。

2)心率/律的监测:维持心率在60~100次/min,避免心率过快,增加心肌耗氧量;维持水电解质平衡,预防心律失常的发生。

3)血压的监测:冠状动脉旁路移植术后早期保持有效血压,以保证心、脑、肾重要脏器的灌注。

4)中心静脉压(central venous pressure,CVP)监测:维持CVP在6~12cmH_2O,依据尿量和胸腔引流液量进行补液;心功能不好的患者要注意补液速度,可以参照肺毛细血管楔压(pulmonary artery wedge pressure,PCWP)、CVP等指标进行补液。

5)体温的监测:术后维持体温于36~37℃,避免体温过低或过高。

6)呼吸系统的监测:术后常规呼吸机辅助呼吸,观察呼吸形态,了解胸片情况。持续监测血氧饱和度及动脉血气变化,加强呼吸道的管理,注意湿化。术后抬高床头大于30°。拔除气管插管后,听诊双肺呼吸音,加强体疗,给予雾化吸入。

7)胃肠道监护:术后常规留置胃管,遵医嘱给予胃肠减压及促进肠蠕动的药物。拔除气管插管后4~6h可给予少量饮水并半流食,可给予高蛋白、高维生素、高纤维素饮食。保持大便通畅,避免用力排便。鼓励患者床上活动,增加肠蠕动。

8)血糖监测:术后控制血糖,对伤口愈合、预防感染尤为重要。

9)肢体护理:观察取血管侧肢体末梢颜色、温度、有无肿胀等情况,注意伤口有无渗血、渗液。术后24h可以拆除弹力绷带,抬高患肢促进静脉回流。

10)抗凝:术后早期胸腔积液量≤30ml/h时可遵医嘱给予肝素,每6小时1次。术后第

一天遵医嘱给予阿司匹林和/或硫酸氢氯吡格雷(波立维)抗凝。

11)镇痛与心理护理:适当给予镇痛、镇静,关注心理护理,促进早日康复。

(2)非体外循环下冠状动脉旁路移植术术后护理

1)根据术中失血量,术后监测 CVP 补足血容量、电解质。避免发生血容量不足。

2)其他方面的护理同体外循环冠状动脉旁路移植术后护理。

(3)外科术后的健康指导

1)手术切口护理:指导患者自我观察切口有无渗血、渗液、红、肿、热、痛等炎症表现,及时发现,及时就诊。恢复期可使胸带固定胸廓,保护切口,减轻牵张力。合并糖尿病的患者应保持血糖稳定。

2)饮食及生活指导:戒烟、酒、咖啡及刺激性食物,少食多餐,进食易消化、含丰富蛋白质和维生素的食物;保持心情愉快,避免过度激动;运动量根据自身情况逐渐增加,注意劳逸结合;保持大便通畅,必要时可使用缓泻剂。

3)用药指导:用药时应注意自我观察和药物的副作用,服用阿司匹林时应警惕皮肤黏膜及胃肠道出血症状;服用β受体拮抗剂如出现心率减慢应遵医嘱减量或逐渐停药。

4)复查:3~6个月复查心电图、超声心动图、X线胸片等。

四、心脏瓣膜病

心脏瓣膜病(valvular heart disease,VHD)是临床上最常见的三大心脏病之一,目前,我国以风湿性和感染性瓣膜病变为主。

心脏瓣膜病是由于炎症、缺血性坏死、退行性改变、黏液样变性、先天性发育畸形、风湿性疾病及创伤等原因造成的心脏瓣膜(瓣叶)及其附属结构(包括瓣环、腱索及乳头肌等)的结构或功能异常,以单个或多个心脏瓣膜狭窄和/或关闭不全,导致血液前向流动障碍和/或反流为主要临床表现的一组心脏疾病。二尖瓣和主动脉瓣承受左心室和主动脉根部的压力,压力高容易病变。三尖瓣和肺动脉瓣承受右心室和肺动脉的压力,正常情况下压力低,不容易病变。因此本部分着重介绍二尖瓣、主动脉瓣的病变。

(一)临床表现

(1)二尖瓣狭窄

1)症状:呼吸困难、咳嗽、咯血、声音嘶哑、房颤。

2)体征:心尖区可闻及舒张期隆隆样杂音。

(2)二尖瓣关闭不全

1)症状:劳累后呼吸困难、咳嗽、心悸等症状,严重者会出现端坐呼吸或夜间阵发性呼吸困难;急性肺水肿、咯血和右心衰竭时可出现肝脏淤血肿大、有触痛,腹胀,食欲下降,黄疸,双下肢水肿,胸/腹腔积液等。

2)体征:心尖区可闻及收缩期高调吹风样杂音。

(3)主动脉瓣狭窄

1)临床三联症:劳累性呼吸困难、心绞痛和晕厥。

2)体征:主动脉瓣区闻及收缩期喷射性杂音。

(4)主动脉瓣关闭不全

1)症状:心绞痛;呼吸困难:劳力性呼吸困难最早出现,严重者可出现端坐呼吸和夜间阵发性呼吸困难；其他症状：心悸、疲乏、晚期右心衰竭时可出现肝脏淤血肿大、水肿；急性主动脉瓣关闭不全时，可迅速引发急性左心衰竭或出现肺水肿。

2）体征：主动脉瓣区可闻及舒张期吹风样杂音。

（二）主要治疗方法

（1）一般治疗

（2）介入治疗：对狭窄病变可行经皮球囊瓣膜成形术。

（3）外科瓣膜手术。

1）瓣膜成形（包括瓣膜修复和放成形环）。

2）瓣膜置换术（包括生物瓣、机械瓣、同种瓣、自体瓣）。

（三）围手术期护理要点

1. 术前护理

（1）护理评估：术前护理重点在于评估患者的心肺功能及心理状态。

（2）护理措施：

①改善心功能：遵医嘱应用强心、利尿、补钾及扩血管药物等治疗。

②预防上呼吸道感染：进行呼吸功能锻炼。

③改善营养不良患者的营养状况。

④配合医生完成各项辅助检查。

⑤安全保护：嘱咐患主动脉瓣狭窄的患者减少活动，避免情绪激动，值班护士加强巡视，防止跌倒甚至猝死的发生。

⑥心理指导工作：进行术前宣教，遵医嘱术前给予镇静剂。

⑦遵医嘱配血、备皮；协助患者做好个人卫生清洁工作；术前宣教：如ICU概况，术后管路、疼痛、口渴、饮食、体疗、排便、何时回病房及使用。

2. 术后护理

（1）护理评估：术后重点评估心肺功能指标，电解质及出凝血情况，抗凝指标及预防感染的发生。

（2）护理措施：按全麻、低温、体外循环术后的护理常规。

（3）护理重点：强心、利尿、补钾、抗凝、抗感染。

（4）瓣膜置换术后的护理

1）血流动力学监测：关键是早期维持最佳血压、心率/律，控制出入量：

①密切监测心率/律：心率最好控制在90~100次/min，必要时应用临时起搏器；预防心律失常的发生。

②了解患者的术前血压，维持血压控制在90~120/60~80mmHg；脉压差大于20mmHg。

③监测患者出入量：早期在医嘱规定的入量下，观察尿量，维持负平衡；监测胸腔引流液量，适当补液。

④配合药物治疗。

⑤配合抢救技术：使用除颤器等。

2）呼吸功能维护：术后以配合控制肺动脉高压及预防肺部并发症为主。

①控制肺动脉高压，术后遵循肺动脉高压的护理原则及呼吸机的使用原则。

②预防肺部感染。

③体位：术后循环稳定，给予床头抬高30°，每2小时进行翻身。肺不张患者卧位时患侧肺在上。

④带气管插管患者：期间每日行口鼻咽腔冲洗，定时吸痰，监测套囊压，防止鼻咽腔分泌物逆流及误吸。

⑤术后加强体疗：使用体疗仪排痰、呼吸功能锻炼器加强呼吸功能锻炼。

⑥术后拔管后观察患者的呼吸形态，有无呼吸急促、鼻翼扇动、三凹征等，结合胸片及血气（PCO_2、PO_2）结果，若术后发生严重的低氧血症，应尽早行气管插管。

3）引流液的观察：关键是预防术后出血，遵循引流管的护理原则。

4）心理护理：清醒患者做好解释工作，消除患者的恐惧感。

（5）术后抗凝的护理：关键是严防用药过量或不足，预防出血和血栓栓塞的发生。

1）术后24h开始抗凝治疗。房颤、机械瓣患者需终生抗凝；生物瓣、瓣膜成形（放置成形环）需抗凝3~6个月。

2）每日测定凝血酶原时间（prothrombin time）及活动度（PTT/PTA），国际标准化比值（international normalize ratio，INR），及时调整华法林用量。抗凝目标值（INR）：二尖瓣（2.0~2.5）；主动脉瓣（1.8~2.2）；三尖瓣（2.5）。

3）抗凝治疗过程中并发症的观察与护理

①出血的观察与护理：注意观察患者有无皮肤瘀斑、牙龈出血、鼻出血，注意观察患者的痰液、尿液、大便的颜色，女性患者注意观察月经量的多少。如有异常及时复查凝血功能（例如PT），通知医生减少抗凝药物剂量，慎用维生素K_1治疗。

②栓塞的观察与护理：观察患者有无四肢活动障碍，局部疼痛，感觉异常，末梢循环不良，动脉搏动减弱或消失；或出现头痛、呕吐、偏瘫、昏迷等，及时发现栓塞症状做好抢救工作。

4）用药指导

①向患者及家属交待抗凝治疗的重要性，服药方法及注意事项。

②定期复查PT。

③服用抗凝药物更换批号或改用另一种抗凝药物时，均要及时复查PT，严密观察，调整剂量。注意有无抗凝过量的征象。必要时急查PT。

④按时服药，剂量准确，认真记录。

⑤尽量避免外伤。

⑥凡遇特殊情况，如拔牙、择期手术应在医生指导下调减抗凝药。

（四）重症瓣膜病患者的术后护理要点

（1）大左室瓣膜病的护理：以严重室性心律失常及左心功能不全为主要特征，关键是预防并及时配合医生纠正恶性心律失常。

1）密切监测心律/率的变化，维持电解质的平衡。

2）了解患者的术前血压，维持合适的灌注压，保证心、脑、肾等脏器的良好灌注。

3）保持适宜的容量，术后需逐渐补充有效循环血量，术后早期略呈负平衡状态。

4）加强左心功能维护，严密监测血流动力学的改变，预防低心排血量综合征的发生。

5）术后保持患者安静，避免应激状态引发的循环波动。

（2）小左室瓣膜病的护理：术后极易发生急性左心功能衰竭，应重点关注，左室破裂是术后最严重的并发症，严格控制出入量，维持最佳血压、心率。

1）密切监测心率变化，心率最好控制在 100 次 /min 左右，必要时应用临时起搏器辅助，避免心室过度膨胀，同时保证有效的心脏排血量。

2）术后严格控制出入量，静脉压维持在正常范围内，维持术后早期出入量负平衡。

3）维持电解质平衡（同大左室标准）。

4）根据病情使用正性肌力药及血管扩张剂，维持收缩压 90~110mmHg，避免血压过高，减轻心脏后负荷，维护左心功能，预防低心排血量综合征的发生。

（3）大左房瓣膜病的护理：术后以肺循环高压及易并发肺部感染为主要特征。

1）术后结合临床特点、检验结果、血气、肺部听诊等重点预防肺不张、肺部感染、呼吸衰竭。

2）术后遵循肺动脉高压的护理原则及呼吸机的使用原则。

3）术后充分镇静，避免患者烦躁，减少刺激，控制体温等，减少一切耗氧因素，充分供氧，预防肺动脉高压。

4）预防术后肺部感染。

5）术后加强体疗，预防肺不张的发生。

6）若术后发生严重的低氧血症，不能撤除呼吸机的患者，应尽早行气管切开术。

7）警惕巨大左房压迫左主支气管导致的呼吸困难，巨大左房压迫左喉返神经可导致声音嘶哑。体位上可左侧半卧位防止左房对左肺及支气管的压迫。

（4）全心型瓣膜病的护理：结合左房、左室型瓣膜病的特点，加强右心功能的观察和护理，预防多脏器功能衰竭。

1）维护心功能，预防低心排血量综合征，术后出现严重低心排血量，或术后由于有难以控制的心脏和 / 或肺功能障碍，需要维持较长时间的循环、呼吸支持。

2）维持电解质平衡（同瓣膜置换护理常规）。

3）呼吸功能维护（同大左房护理）。

4）严密监测肝肾功能、胆红素等生化指标，观察尿量、尿色，保持尿量 > 1ml/（kg·h），慎用对肝肾功能损害的药物。

5）合并恶病质的患者，应监测胃肠功能，遵医嘱注意胃肠道营养和静脉高营养的使用。

（5）瓣膜置换术后瓣周漏患者的护理：由于瓣膜周围组织松脆、钙化、感染、水肿，导致人工瓣膜与心脏的瓣环组织固定不牢固，人工心脏瓣膜置换术后瓣周漏是瓣膜置换术后一种少见而严重的并发症。

1）按瓣膜置换术后护理常规，维护心功能、预防低心排血量综合征，多脏器功能不全监测。

2）由于瓣周漏的患者是二次手术，术后感染机会也会相应增加，故应严密监测体温、血常规，积极预防术后心内膜炎及肺部感染。如出现体温增高、白细胞增高，应查血培养、痰培养，遵医嘱使用抗生素。

（6）机械瓣膜失灵（卡瓣）的抢救配合

1）机械瓣失灵的常见原因有：内膜组织过度生长侵入瓣环卡住瓣叶，新鲜血栓形成，机械瓣本身故障。

2）抢救配合：立即给予心脏叩击或胸外按压，观察抢救过程中监测血流动力学指标及引

流液情况，同时快速在胸外按压的情况下进入手术室准备再次手术。如患者无法立即送入手术室，应立即进行床旁开胸建立体外循环紧急手术。

(7) 自体肺动脉瓣瓣位移植术后的护理

1) 自体肺动脉瓣主动脉瓣瓣位移植术（ROSS 手术），具有良好的血流动力学特点和生长潜能，且不必抗凝，成为治疗儿童主动脉瓣膜病变主要手术方式之一。

2) 护理措施

①按瓣膜置换术后常规护理。

②术后监测心律变化，观察有无心律失常及围手术期心肌梗死的发生。

③因为是大血管手术，术后早期控制血压、预防出血非常重要，通常收缩压为 100mmHg 左右，临床以尿量足够多、不出现酸中毒为宜。

④监测血压及超声观察有无主动脉瓣反流的发生。

（五）瓣膜病术后的健康指导

(1) 休息和活动量：休息 3~6 个月，活动从轻度开始，适当延长时间。

(2) 饮食及禁忌：提倡高蛋白、高营养、低盐、低脂、清淡饮食，科学进餐，定时定量，少食多餐，禁烟酒及刺激性食物。

(3) 服用药物指导：服用强心、利尿剂及华法林的用药指导。

(4) 预防指导：避免疲劳、感冒、受凉，注意有无牙龈、口腔黏膜、大便及鼻出血等。

(5) 定期复查：术后 3~6 个月复查胸片、超声等。

五、主动脉疾病

（一）概念

主动脉疾病包括主动脉瘤和主动脉夹层。

(1) 主动脉瘤：由于主动脉壁中层损伤，管壁变薄，在管腔内高压血流的冲击下，局部向外膨胀、扩张形成。

(2) 主动脉夹层：由于主动脉中层囊性坏死、弹力纤维和平滑肌断裂，形成纤维化和玻璃样变性，主动脉内膜与中层的附着力下降，在内外力的作用下血流经撕裂内膜由主动脉腔（真腔）进入主动脉壁中层（假腔）形成。

（二）分类

1. 主动脉瘤的分类

(1) 按部位分类：主动脉根部动脉瘤，升主动脉瘤，主动脉弓部瘤，胸降主动脉瘤，腹主动脉瘤。

(2) 按病因分类：动脉粥样硬化性动脉瘤，先天性动脉瘤，感染性动脉瘤，遗传性疾病造成的动脉瘤，外伤性疾病造成的动脉瘤。

(3) 按病理分类：真性动脉瘤和假性动脉瘤。

2. 主动脉夹层分类

(1) DeBakey 分型

Ⅰ型：原发破口位于升主动脉或主动脉弓部，夹层累及升主动脉、主动脉弓部、胸降主动脉、腹主动脉大部或全部。

Ⅱ型：原发破口位于升主动脉，夹层累及升主动脉。少数可累及部分主动脉弓。

Ⅲ型：原发破口位于左锁骨下动脉开口远端，根据夹层累及范围又分为Ⅲa、Ⅲb。Ⅲa型夹层累及胸降主动脉；Ⅲb型夹层累及胸降主动脉、腹主动脉大部或全部。

⑵Stanford分型

A型：夹层累及升主动脉，无论远端范围如何。

B型：夹层累及左锁骨下动脉开口以远的胸降主动脉和腹主动脉。

（三）临床表现

1. 主动脉瘤的临床表现

1）疼痛：一般不剧烈，多为胀痛或跳痛，呈间歇性或持续性，有时因瘤体压迫侵蚀骨质及神经时，疼痛可加重，并出现放射痛，如动脉瘤有感染，夹层形成或趋于破裂时，疼痛则骤然加重至撕裂样。

2）压迫症状：动脉瘤逐渐增大时可压迫邻近的组织和脏器。升弓部动脉瘤压迫气管导致咳嗽、呼吸困难，压迫喉返神经引起声音嘶哑，压迫膈神经导致膈肌麻痹，弓降部动脉瘤可压迫食管引起吞咽困难，压迫交感神经出现Horner综合征，压迫上腔静脉导致上半身血液回流受阻。

3）局部组织缺血：由动脉瘤囊内形成附壁血栓、血栓脱落、动脉本身狭窄或闭塞所致。脑缺血可有昏厥、耳鸣、眼花、昏迷甚至瘫痪，冠状动脉缺血可引起心绞痛、心肌梗死等。

4）心功能不全的表现：长期高血压心肌受累、主动脉瘤造成主动脉瓣关闭不全出现心慌、气短及心力衰竭等。

5）出血：主动脉瘤突然破裂出血，胸主动脉瘤破入气管可引起大量咯血、窒息，破入食管可出现大量呕血，升主动脉瘤破裂可出现心脏压塞，出现腹主动脉瘤破入十二指肠可引起上消化道出血。

2. 主动脉夹层的临床表现　约90%的患者有突发的前胸、后背和/或腹部剧烈疼痛，为刺痛、撕裂样或刀割样，难以忍受。患者烦躁不安，大汗淋漓。疼痛可沿动脉走行反射传导。累及冠状动脉者可出现心绞痛和心肌梗死，累及头臂动脉者出现脑供血不足甚至昏迷，累及肋间动脉者出现截瘫，个别病例出现腹部脏器供血不足的症状。急性主动脉瓣关闭不全，可导致急性左心衰竭。

（四）治疗原则

⑴主动脉瘤的治疗：当主动脉直径>5cm时扩张速度增快，主动脉直径>6cm时，5年内胸主动脉破裂的危险增加5倍。因此主动脉直径≥5cm的患者应进行手术治疗。对于未达上述标准的主动脉根部瘤，如有明显的主动脉关闭不全或引起心绞痛，也应手术治疗。

⑵主动脉夹层的治疗：DeBakey Ⅰ、Ⅱ型主动脉夹层手术治疗的效果好于药物治疗。DeBakey Ⅰ、Ⅱ型主动脉夹层破裂和主动脉瓣关闭不全的患者致死的危险性较大，因此对于DeBakey Ⅰ、Ⅱ型主动脉夹层的患者，无论是急性期或慢性期均应采取以手术治疗为主的综合治疗，在积极药物治疗（应用β受体拮抗剂或其他药物控制血压及心率）的同时尽快施行外科手术，可降低主动脉夹层破裂和急性左心衰竭的发生率。

DeBakey Ⅲ型主动脉夹层急性期手术治疗效果与药物治疗大致相同，急性期的主动脉夹层应采用积极的药物治疗和介入治疗。出现以下情况应立即行急诊手术：有主动脉破裂征象；有主动脉破裂倾向且药物不能控制的高血压，疼痛不能缓解，主动脉直径在短期内迅速增大；重要脏器供血障碍。慢性如主动脉直径不断增大，或有局部隆起也应采用手术

治疗。

（五）药物治疗

药物治疗是主动脉夹层非手术治疗的一种方法，同时在手术准备期间药物治疗也非常关键。一旦确诊为主动脉夹层，甚至高度怀疑主动脉夹层而伴有高血压时，即应给予适当的药物治疗。目的是控制血压和心脏排血量，防止主动脉破裂和夹层继续发展。

急性主动脉夹层一般以静脉持续输入硝普钠为主，同时配合应用β受体拮抗剂或钙通道阻滞剂，慢性主动脉夹层可采用口服降压药及其他口服药物。对于长期血压较高者，在降压过程中要注意观察患者的神志、尿量情况，防止血压降低后造成重要脏器供血不足。根据患者症状给予相应的药物治疗；减少引起胸、腹腔压力突然增高的因素；应用吗啡缓解疼痛，使患者保持镇静状态；主动脉瓣大量反流的患者要维护左心功能；咳嗽的患者应用止咳剂。

适于药物治疗的主动脉夹层患者，在1周内逐渐由静脉用药改为口服用药。在药物治疗过程中，严密监测患者的病情，包括：神志、呼吸、脉搏、四肢动脉压、中心静脉压、尿量、血氧饱和度及胸、腹部体征。

（六）手术治疗

1. 外科手术　根据患者主动脉瘤及主动脉夹层累及部位的不同采取不同的手术方式。

（1）主动脉瘤及主动脉夹层累及主动脉根部及升主动脉的手术。

David手术：保留主动脉瓣的主动脉根部替换手术。

Bentall手术：以带瓣人工管道行主动脉根部替换，左右冠状动脉开口修剪为“钮扣样”分别与人工血管端侧吻合。

Cabrol手术：与Bentall手术的不同处仅在于左右冠状动脉吻合方法。取一根10mm人工血管，一端与左冠状动脉吻合，另一端与右冠状动脉吻合，再行10mm人工血管与主人工血管的侧侧吻合。

Wheat手术：升主动脉置换的同时置换主动脉瓣。

（2）主动脉瘤及主动脉夹层累及主动脉弓部的手术——部分主动脉弓/全主动脉弓置换术：用四分支人工血管将主动脉弓及无名动脉、左颈总动脉、左锁骨下动脉吻合、替换。

（3）主动脉瘤及主动脉夹层累及主动脉弓及胸降主动脉的手术——主动脉全弓置换+支架象鼻手术：主动脉弓替换，同期将支撑型人工血管插入降主动脉真腔，并将支撑型人工血管与用于主动脉弓置换的人工血管进行吻合。

（4）主动脉瘤及主动脉夹层累及胸降主动脉及胸腹主动脉的手术——全胸腹主动脉置换术：用四分支人工血管分别与腹腔干、肠系膜上动脉、左右肾动脉、髂动脉替换吻合。

（5）主动脉瘤及主动脉夹层累及主动脉全程的手术——全主动脉置换术：从主动脉根部、升部、弓部至降主动脉全程及各个主要分支血管、各重要脏器几乎均涉及。

2. 介入手术（主动脉夹层腔内带膜支架修复术）　急性主动脉B型夹层可以采用以介入支架治疗为主的治疗方法，适应证是主动脉弓部和左锁骨下动脉的开口未受夹层累及。在动脉造影下，用导丝将附带支架的导管经皮切口插入股动脉或髂动脉，将导管缓慢送入主动脉，直到穿过主动脉瘤夹层部位与其重叠，支架释放并自膨胀后覆盖于血管壁上。其原理是封闭内膜撕裂口，阻断真假腔之间的血流交通，从而使假腔血栓化，压缩假腔，扩张真腔，促进主动脉重塑。

3. “一站式杂交”手术　目前开展的“一站式杂交”手术是外科手术和介入治疗同期完成的新手术方式。手术方式为预先在体外循环下用四分支人工血管行升主动脉替换，再分别用人工血管分支行升主动脉至颈总动脉、左锁骨下动脉以及无名动脉搭桥。心脏复跳后，在X线透视下逆行或顺行植入主动脉覆膜支架，覆盖动脉弓头臂血管开口，隔绝主动脉弓部病变。

（七）护理要点

1. 术前准备　急性主动脉夹层药物治疗主要是镇痛及降血压治疗，原则包括：降低左心室收缩速度（dp/dt）、SBP及心率，推荐5~10min之内迅速使患者SBP维持120mmHg以下，心率降低至60次/min以下，为进一步诊治（手术或介入）赢得时机并预防破裂及其他并发症。避免血压大的波动。

(1)确诊后患者需要卧床休息，自理能力受限，护士需要给予相应的生活护理。

(2)尽可能保持患者安静状态，减少剧烈动作，避免情绪激动。保持患者大、小便通畅，必要时应用镇静剂。

(3)严密观察病情变化，监测患者重要脏器的功能，监测血压水平，记录尿量。主动脉弓部病变的患者注意观察神志的改变。

(4)积极治疗并发症，处理手术危险因素，包括：糖尿病、高血压、高血脂、冠心病、心功能不全、大动脉炎活动期等。

(5)调整患者全身状况，纠正营养不良、贫血、低蛋白血症、水及电解质紊乱；术前合并感染的患者，应用抗生素控制感染。

(6)备血及血小板，全身备皮。

(7)术前一日晚灌肠（腹主动脉瘤的患者除外）。术前一日晚12点后禁食、禁水。

(8)呼吸功能锻炼，指导患者练习腹式呼吸，术前4周必须戒烟。

(9)指导患者练习床上大小便。

(10)护理人员向患者及家属介绍手术及术后有关事项，对患者及家属进行心理指导。

2. 术后主要监护要点

(1)心电监测：24h实时监测心率/律、T波、ST段改变。保证导联波形准确、清晰，监护电极片24h更换。合并冠状动脉移植者，每日做心电图，必要时查心肌肌钙蛋白T（cardiac troponin T，cTnT）、心肌肌钙蛋白I（cardiac troponin I，cTnI，帮助判断冠状动脉是否异常。

(2)血压监测：持续有创动脉血压监测，每6小时监测患者四肢血压，并与术前对比，间接判断各动脉分支血供情况，了解是否存在血管吻合口狭窄。观察患者肢体的温度、颜色以及动脉血中的乳酸水平，动态了解远端血供是否充足。大血管手术吻合口多、创面大，适当控制血压对术后出血有重要作用。在控制血压的同时，要保证患者的肾灌注及脑灌注，保证有尿，四肢末梢暖，乳酸水平稳定，特别是术前高血压、动脉粥样硬化、老年患者。推荐早期每6小时监测1次四肢血压，优点在于可测量同一时间点四肢血压的差异，以确定有无差异性改变，病情稳定后可减少次数。

(3)引流液的观察：主动脉术后引流液比其他心脏手术量多。保证引流管的通畅，胸腔、腹腔引流液分别记录。术后早期引流液多，积极补充凝血因子及止血药物。当引流液持续增多、颜色鲜红、浓稠时立即上报。当患者血红蛋白迅速下降、容量不足，但引流液不多时，应高度注意是否有大量的液体存于胸腔或腹膜后，及时行B超或X线确诊。胸腹联合切口

的患者，术后血性引流液减少后，浆性引流液仍较多，注意补充丢失体液。术后早期检测血栓弹力图及凝血五项（凝血酶原时间、凝血酶原活动度、活化部分凝血活酶时间、凝血酶时间、纤维蛋白原），有助于对出凝血做出针对性治疗。

（4）循环系统的管理：主动脉手术创面大、渗液多，多数患者不合并同期的心内手术，术后需要积极补充循环血量，以维持循环的稳定，胶体血液制品占较大比例。对术前心功能差者，应用血管活性药物维持血压的平稳。

（5）呼吸系统的支持：呼吸机参数的设定应根据血气结果进行动态调整。通过肺部X线片，观察肺部有无渗出、膨胀不全等，给予对症处理。长时间行呼吸机辅助的患者应注意肺部并发症的发生，加强雾化及体疗。主动脉夹层患者常合并低氧血症，这与夹层本身的炎症反应相关，在排除气胸、血胸等合并症的情况下，肺复张治疗大多可改善患者的低氧状况。

（6）中枢神经、脊髓的监测：主动脉术后截瘫的发生率较高。截瘫分为即发型和迟发型，即发型为苏醒后即发现截瘫或下肢瘫，预后差，恢复的可能小；迟发型为清醒后脊髓功能正常，数小时或者数天后出现，预后相对较好，及时发现，尽早处理，脊髓功能可以恢复。

患者初醒后，首先应判定其意识状态、四肢活动情况及病理征等。控制血压，一般应比发病前血压低10~20mmHg，避免血压忽高忽低。深低温停循环术后，常规遵医嘱给予脱水药物。遵医嘱应用糖皮质激素如甲强龙。充分镇静，减少皮层氧耗，维持血压水平，防止脑缺血缺氧。发现患者意识障碍，遵医嘱应用促进神经系统恢复的药物（醒脑静等），降低体温至36~37℃，尤其是头部温度。行呼吸机辅助呼吸的患者纯氧吸入2h，每日2次。充分镇静的过程中间断停药，以判定神志恢复的情况。

发现患者肢体活动障碍后，遵医嘱进行抗凝，维持适当高灌注压，如平均压（mean arterial pressure，MAP）≥90mmHg，做好脑脊液引流护理。如发生截瘫，脑脊液引流目标压力10~12mmHg，如截瘫为难修复型，可以在8~10mmHg。刚开始>10mmHg可引流10ml，如仍高，再引流10ml。如4h引流>40ml或1h单次30ml，医护需警惕风险性增加。将平均动脉压提高到80~90mmHg，于术后48~72h给予轻度利尿降低中心静脉压。术后72h内每小时做一次神经系统物理检查，脑脊液引流持续72h，尽量不超过7天。

（7）肾功能监护：观察每小时尿量、尿液排出量、颜色，尽快查尿常规，观察尿比重、肌酐及红细胞的情况。血液肌酐帮助判断肾脏状态。对于术前肾动脉供血障碍，或术中移植肾动脉的患者，要特别注意维持循环和内环境稳定，减少对肾脏的损害；补充容量，避免肾前性肾衰竭。防止低血压，增加肾灌注，保证肾脏血供和氧供；减少一切导致肾脏损害的药物和因素。对于肾衰患者采用持续床旁血液滤过，清除代谢产物，等待肾脏功能的恢复。

（8）内环境及酸碱平衡：术中深低温停循环导致缺氧，部分患者随血供增加，动脉血中的乳酸会一过性升高。单纯的乳酸升高应用碳酸氢钠纠正无效，应当维持有效循环血量，氧分压至少在80mmHg以上或更高，尿量至少维持1~2ml/（kg·h），降低血液中的二氧化碳分压到30mmHg，维持pH在正常范围。只要患者循环稳定，尿量满意，内环境紊乱多可有效纠正。应用胰岛素控制血糖在7~9mmol/L之间，对降低乳酸有益。由于大量应用胰岛素、补钾，要注意后期低血糖及高钾血症。内环境紊乱的患者，即使手术当晚内环境得以纠正，术后第一天拔管也应当谨慎，需在内环境彻底稳定后再脱机拔管。

（9）消化系统的护理：未涉及腹部手术的患者，肠鸣音恢复后尽早给予流质饮食，帮助胃肠道功能恢复正常。胃肠胀气者可以留置胃管进行减压。胃肠功能紊乱者应用促胃肠动力药物并且增加肠道正常菌群。当老年患者发生反流和误吸时,可以应用螺旋型胃十二指肠管。涉及腹部手术的患者术后禁食水,术中常规留置胃管,术后给予持续胃肠减压。保证胃管的通畅,观察胃液的颜色和性质。每6小时监测腹围,观察有无腹胀情况。待肠鸣音恢复后逐渐给予流质饮食。禁食的患者应积极给予静脉营养支持。适当增加患者活动,以增加肠蠕动促进胃肠功能恢复。要警惕缺血坏死性肠炎,其表现为极度腹胀、血便、白细胞高、乳酸高、休克等,死亡率极高。腹主动脉手术腹膜后出血不易引出,要监测腹围以及血红蛋白含量、容量变化,评价有无腹膜后出血。

(10)肢体观察:术后要积极监测四肢血压,足背动脉搏动、腿围、肢体张力。如果腿部张力异常增高,清醒患者会有剧烈疼痛,要警惕是否出现骨-筋膜室综合征,一旦发生应当尽早切开减压。骨-筋膜室综合征可使局部肌肉坏死,肌红蛋白释放入血,沉积在肾小管造成肾功能衰竭,应当积极水化、碱化尿液,但大部分患者仍需床旁连续性肾脏替代治疗。此外,还应注意肌肉坏死后肌肉内钾离子释放入血造成高钾血症及坏死物质入血造成休克。下肢缺血与血栓形成或血栓脱落有关。典型表现为"5P"(患肢疼痛、无脉、苍白、感觉异常、麻痹),但并非所有患者均出现所有典型表现。肢体观察中还有肢体水肿的情况,上腔静脉梗阻导致头部及双上肢水肿。

(11)实验室检查:动脉血气监测可以掌握患者的呼吸状况和内环境的酸碱度,早期监测应1~2h/次,稳定后可减少次数。依据患者电解质的变化及补充电解质的情况进行检查。每日查血常规1~2次,了解血红蛋白、白细胞、血小板的情况。尿常规检查每日1次,观察肾功能情况。深低温停循环的患者,生化检查每天1次持续3天。每日查心肌梗死相关实验室指标1次,合并瓣膜置换的患者,术后一日开始查APTT与PT、INR。

(12)皮肤及伤口的护理:深低温停循环及侧卧位手术的患者,皮肤损伤较重。术后出现水疱或压红,应给予减压措施,避免再受压,保持皮肤的完整。胸腹联合切口的患者手术伤口渗液较多,应及时更换伤口敷料,保持干燥、清洁。应用腹带可以减少活动时伤口牵拉引起的疼痛。

(13)术后谵妄的护理:由于术中伴随不同程度的脑缺氧,或因突发急诊手术对患者打击较大,主动脉瘤患者发生谵妄的概率大于其他心脏病手术患者。对谵妄患者做好管路的妥善固定,遵医嘱适当使用镇静、镇痛药物,适当约束,预防意外脱管及坠床。术前做好健康宣教,与患者进行有效沟通。镇静期间做好肺部护理、皮肤护理,避免并发症的发生。

(14)术后镇静、镇痛护理:每小时评估RASS(Richmond agitation sedation scale)及镇痛评分,对需要镇静、镇痛的患者进行指导治疗。

(八)健康指导

(1)保持心情舒畅,避免情绪过于激动。

(2)根据天气加减衣物,避免受凉感冒,保持室内空气清新。

(3)注意饮食搭配,高血脂患者应以低脂饮食为主,高血压患者应坚持低盐饮食。多进食水果蔬菜,不暴饮暴食,禁烟酒辛辣食物,保持良好的生活习惯。

(4)保持大便通畅,必要时可服用缓泻剂或使用肠润剂。

(5)适当活动,循序渐进,劳逸结合。

(6)遵医嘱服药,自我观察服药后反应,不可随意中途停药、换药或增减药量。

(7)制定心脏康复计划,出院后继续执行。

(8) 如有不适迅速就医，定期复查。

六、糖尿病

糖尿病是一组由遗传和环境因素相互作用所致的代谢性疾病，由于胰岛素分泌缺乏和/或其生物作用障碍导致的糖代谢紊乱，同时伴有脂肪、蛋白质、水、电解质等的代谢障碍，以慢性高血糖为主要特征。慢性高血糖常导致眼、肾、神经和心血管等多脏器的长期损害、功能不全或衰竭。

(一) 分类

1. 1型糖尿病　1型糖尿病的病因和发病机制尚不清楚，其显著的病理学和病理生理学特征是由于胰岛β细胞数量显著减少或消失所导致的胰岛素分泌显著下降或缺失。

2. 2型糖尿病　2型糖尿病的病因和发病机制目前亦不明确，其显著的病理生理学特征为胰岛素调控葡萄糖代谢能力下降（胰岛素抵抗）伴随胰岛β细胞功能缺陷所导致的胰岛素分泌减少（或相对减少）。

3. 妊娠糖尿病　主要是由于妊娠期母体发生了一系列生理变化。通过胎盘从母体获取葡萄糖是胎儿能量的主要来源，随着孕周的增加，胎儿对葡萄糖的需求量增加，且孕期肾血浆流量及肾小球滤过率均增加，但肾小管对糖的再吸收率不能相应增加，导致部分孕妇排糖量增加；另外，妊娠中晚期，孕妇体内拮抗胰岛素的物质增多，使得孕妇机体对胰岛素的敏感性随孕周增加而下降，使得胰岛素分泌相对不足。对于胰岛素分泌受限的孕妇，妊娠期不能代偿这一生理变化而使血糖升高，使原有糖尿病加重或出现妊娠期糖尿病。

4. 特殊类型糖尿病　指除了1型糖尿病、2型糖尿病以及妊娠期糖尿病以外的其他所有病因引起的糖尿病。

(二) 临床表现

糖尿病患者临床上表现为“三多一少”，即多尿、多饮、多食和消瘦的典型症状，但绝大多数糖尿病患者无典型的临床表现。随着病程的延长，糖尿病患者可出现各系统、器官、组织受累的表现。

(三) 主要治疗方法

1. 糖尿病教育和自我管理　绝大多数的糖尿病病情变化与患者的饮食、运动和情绪等明显相关，严格的糖尿病病情控制是延缓和预防慢性并发症的最关键方法和最有效的措施。

糖尿病教育的基本内容：

(1) 糖尿病的自然进程、临床表现。

(2) 糖尿病的危害及如何防治急慢性并发症。

(3) 个体化的治疗目标、生活方式干预措施和饮食计划。

(4) 规律运动和运动处方。

(5) 口服药、胰岛素治疗及规范的胰岛素注射技术。

(6) 自我血糖监测 (self-monitoring of blood glucose, SMBG) 和尿糖监测（当血糖监测无法实施时），血糖测定结果的意义和应采取的干预措施。

(7) 口腔护理、足部护理、皮肤护理的具体技巧。

(8) 特殊情况应对措施（如疾病、低血糖、应激和手术）。

(9) 糖尿病妇女受孕必须做到有计划，并全程监护。

(10)糖尿病患者的社会心理适应。

(11)糖尿病自我管理的重要性。

2. 医学营养治疗　医学营养治疗是糖尿病的基础治疗手段，包括对患者进行个体化营养评估、营养诊断、制定相应的营养干预计划，并在一定时期内实施及监测。此治疗通过调整饮食总能量、饮食结构及餐次分配比例，有利于血糖控制，有助于维持理想体重并预防营养不良发生，是糖尿病及其并发症的预防、治疗、自我管理以及教育的重要组成部分。

医学营养治疗的目标：

(1)维持健康体重：超重/肥胖患者减重的目标是3~6个月减轻体重的5%~10%。消瘦者应通过合理的营养计划达到并长期维持理想体重。

(2)供给营养均衡的膳食，满足患者对微量营养素的需求。

(3)达到并维持理想的血糖水平，降低糖化血红蛋白(hemoglobin A_{1c}，HbA_{1c})水平。

(4)减少心血管疾病的危险因素，包括控制血脂异常和高血压。

(5)控制添加糖的摄入。

3. 运动治疗　运动锻炼在2型糖尿病患者的综合管理中占重要地位。规律运动有助于控制血糖，减少心血管危险因素，控制体重，提升幸福感，而且对糖尿病高危人群一级预防效果显著。

2型糖尿病患者运动时应遵循以下原则：

(1)运动治疗应在医师指导下进行。运动前要进行必要的评估，特别是心肺功能和运动功能的医学评估(如运动负荷试验等)。

(2)运动项目要与患者的年龄、病情及身体承受能力相适应。

(3)定期评估运动方案，适时调整运动计划。运动前后要加强血糖监测，运动量大或激烈运动时应建议患者临时调整饮食及药物治疗方案，以免发生低血糖。

(4)养成健康的生活习惯。培养活跃的生活方式，如增加日常身体活动，减少静坐时间，将有益的体育运动融入到日常生活中。

(5)空腹血糖>16.7mmol/L、反复低血糖或血糖波动较大、有糖尿病酮症酸中毒(diabetic ketoacidosis，DKA)等急性代谢并发症、合并急性感染、增殖性视网膜病变、严重肾病、严重心脑血管疾病(不稳定型心绞痛、严重心律失常、一过性脑缺血发作)等情况下禁忌运动，病情控制稳定后方可逐步恢复运动。

4. 口服降糖药　临床常用口服降糖药应用如下：

(1)磺脲类

1)作用机制：直接刺激胰岛β细胞分泌胰岛素。

2)不良反应：使用不当可导致低血糖，特别是合并肝肾功能不全的老年糖尿病患者；体重增加。

3)禁忌证：1型糖尿病患者，糖尿病急性并发症者，妊娠或哺乳期妇女，严重感染、手术、创伤，急性心肌梗死、脑血管意外等应激状态。

4)注意事项：按医生指导剂量服用，服药期间要做好血糖监测和记录。平时要常备糖果以备低血糖时使用，如果经常在每天的同一时间发生低血糖，且持续3d以上，并排除饮食和运动影响，应及时就医。

(2)格列奈类

1)作用机制：刺激胰岛素的早时相分泌而降低餐后血糖。

2)不良反应：低血糖和体重增加，但低血糖的风险和程度较磺脲类轻。

3)禁忌证：1 型糖尿病患者，急性严重感染、手术、创伤或糖尿病急性并发症。

4)注意事项：此药需要餐前即刻服用，按医生指导剂量服用，服药期间要做好血糖监测和记录。平时要常备糖果以备低血糖时使用，如果经常在每天的同一时间发生低血糖，且持续 3d 以上，并排除饮食和运动影响，应及时就医。

(3) 二肽基肽酶 4(dipeptidyl peptidase 4, DPP-4)抑制剂：如西格列汀、沙格列汀、维格列汀、利格列汀和阿格列汀。

1)作用机制：通过减少体内胰升糖素样肽 1(glucagon-like peptide 1, GLP-1)的分解、增加 GLP-1 浓度促进胰岛 β 细胞分泌胰岛素。

2)不良反应：体重轻度或中度增加，胃肠道反应，感染，与皮肤相关的不良反应如皮肤干燥、过敏、接触性皮炎和皮疹等，肝肾功能损害，急性胰腺炎。

3)禁忌证：心血管疾病高风险患者中，沙格列汀慎用；肾功能不全患者中，西格列汀、沙格列汀、维格列汀和阿格列汀应按照药物说明书减少药物剂量使用。

4)注意事项：此药不受进餐影响，服药时间应尽可能固定并做好血糖监测和记录。

(4)双胍类：二甲双胍、二甲双胍缓释片。

1)作用机制：减少肝脏葡萄糖的输出，改善外周胰岛素抵抗。

2)不良反应：胃肠道反应，如腹胀、腹泻、恶心等，罕见乳酸酸中毒。

3)禁忌证：肾功能不全[血肌酐水平男性>132.6μmol/L(1.5mg/dl)，女性>123.8μmol/L(1.4mg/dl)或预估肾小球滤过率(estimated glomerular filtration rate, eGFR)<45ml/(min·1.73m^2)]，肝功能不全，严重感染、缺氧或接受大手术的患者，使用碘化造影剂时，应暂停服用二甲双胍。

4)注意事项：请按医生指导剂量服用，服药期间要做好血糖监测和记录，限制饮酒，从小剂量开始服用可减轻胃肠道反应；肠溶片可减轻胃肠道反应。每天服药的时间和间隔尽可能固定，长期使用二甲双胍者，应注意维生素 B_{12} 缺乏的可能性。

(5)噻唑烷二酮类(thiazolidinedione, TZDs)：包括罗格列酮、吡格列酮等。

1)作用机制：改善胰岛素抵抗。

2)不良反应：增加体重和水肿，尤其与胰岛素联用时更加明显；骨折、心衰风险。

3)禁忌证：有心力衰竭(纽约心脏学会心功能分级Ⅱ级以上)；活动性肝病或者转氨酶升高超过正常上限的 2.5 倍及严重骨质疏松和有严重骨折病史的患者。

4)注意事项：请严格按医生指导剂量服用，服药期间要做好血糖监测和记录，服药时间要尽可能固定。

(6)α- 糖苷酶抑制剂：包括阿卡波糖、伏格列波糖、米格列醇等。

1)作用机制：抑制碳水化合物在小肠上部的吸收而降低餐后血糖。

2)不良反应：胃肠道反应，如腹胀、排气等。从小剂量开始，逐渐加量可减少不良反应。

3)禁忌证：明显消化吸收障碍的慢性胃肠功能紊乱者，肝肾功能损害者。

4)注意事项：使用 α- 糖苷酶抑制剂的患者如果出现低血糖，治疗时应使用葡萄糖或蜂蜜，食用蔗糖或淀粉类食物纠正低血糖效果差。

(7)钠葡萄糖协同转运蛋白 2(sodium-glucose co-transporter 2, SGLT2)抑制剂：如达格列

净、卡格列净、恩格列净。

1）作用机制：通过减少肾小管对葡萄糖的重吸收来增加肾脏葡萄糖的排出。

2）不良反应：常见的不良反应是生殖泌尿道感染，罕见的不良反应有酮症酸中毒（主要发生在1型糖尿病患者），可能的不良反应包括急性肾损伤（罕见）、骨折风险（罕见）和足趾截肢（见于卡格列净）。

3）禁忌证：在中度肾功能不全者中可以减量使用，在重度肾功能不全者中因降糖效果显著下降不建议使用。

5. 胰岛素　按作用时间分为以下几类：

（1）餐时胰岛素

1）短效人胰岛素：包括普通胰岛素（动物胰岛素，目前临床基本不用了），生物合成人胰岛素（诺和灵R），重组人胰岛素注射液（优泌林R和甘舒霖R）。应于餐前15~30min注射。

2）速效胰岛素类似物：包括门冬胰岛素（诺和锐）、赖脯胰岛素（优泌乐），应于餐前5~15min内注射。

（2）基础胰岛素

1）中效人胰岛素（neutral protamine hagedorn，NPH）按医嘱定时注射：精蛋白生物合成人胰岛素注射液（诺和灵N），精蛋白锌生物合成人胰岛素注射液（优泌林N），精蛋白重组人胰岛素注射液（甘舒霖N）。

2）长效胰岛素类似物按医嘱定时注射：地特胰岛素（诺和平），甘精胰岛素（来得时）。

（3）预混胰岛素

1）预混人胰岛素：包括精蛋白生物合成人胰岛素注射液预混30R（诺和灵30R），精蛋白生物合成人胰岛素注射液（预混50R、诺和灵50R），精蛋白锌重组人胰岛素混合注射精蛋白锌重组人胰岛素（优泌林70/30），30/70混合重组人胰岛素注射液（甘舒霖30R），50/50混合重组人胰岛素注射液（甘舒霖50R）。应于餐前15~30min注射。

2）预混胰岛素类似物：包括门冬胰岛素30注射液（诺和锐30），精蛋白锌重组赖脯胰岛素混合注射液（优泌乐25），精蛋白锌重组赖脯胰岛素注射液（优泌乐50），门冬胰岛素50注射液（诺和锐50）。应于餐前5~15min注射。

6. 一般监测　血糖监测是糖尿病管理中的重要组成部分，其结果有助于评估糖尿病患者糖代谢紊乱的程度、制定合理的降糖方案、反映降糖治疗的效果并指导治疗方案的调整。

（1）血糖监测时段

1）餐前血糖：血糖水平很高、有低血糖风险的老年人需测三餐前血糖。

2）餐后血糖：空腹血糖控制良好，但糖化血红蛋白仍不达标，应关注餐后2h血糖。

3）睡前血糖：注射胰岛素者，特别是晚餐前注射胰岛素的糖尿病患者。

4）夜间血糖：了解有无夜间低血糖，尤其出现不可解释的空腹高血糖。

5）平时：平时出现低血糖症状或怀疑低血糖时。

6）运动：剧烈运动前后。

7）其他情况：尝试新的饮食或不能规律进餐时，突然的情绪激动，患其他急性疾病，如感染、糖尿病酮症、腹泻等；漏服药物或者在注射胰岛素时错误用药。

（2）不同情况下的血糖监测方案

1）血糖控制较差或病情危重者：根据需要，每天监测4~7次，直到血糖得到控制。

2)单纯生活方式干预者：有目的的通过血糖监测了解饮食控制和运动对血糖的影响，从而调整饮食和运动。

3)使用口服降糖药者：每周测2~4次空腹或餐后血糖或就诊前一周内连续监测3天7点血糖谱(三餐前后+睡前)。

4)使用胰岛素治疗者根据胰岛素治疗方案进行相应的血糖监测：使用基础胰岛素者应监测空腹血糖，根据空腹血糖调整睡前胰岛素剂量；使用预混胰岛素者，应监测空腹血糖和晚餐前血糖，根据空腹血糖调整晚餐前胰岛素剂量，根据晚餐前血糖调整早餐前胰岛素剂量，空腹血糖达标后，注意监测餐后血糖以优化治疗方案。

5)特殊人群(围手术期患者、低血糖高危人群、危重症患者、老年患者、1型糖尿病、妊娠糖尿病等)的监测，应遵循以上血糖监测的基本原则，实行个体化监测方案。

(3)做好各种试验前的宣教工作(如馒头餐试验、24h尿液检查)，以得到患者的配合，准确留取各种试验标本，保证试验的顺利进行。

(4)按时按量注射胰岛素，观察患者有无血糖过高及过低的表现，并及时通知医师予以处理。

(5)予以糖尿病饮食，观察患者是否遵医嘱正常饮食，按时按量进餐。

7. 健康指导

(1)进行糖尿病的自然进程、症状及并发症防治的宣教。

(2)指导患者口服降糖药及胰岛素治疗的适应证、不良反应、服用药物的方法及注意事项。

(3)指导患者正确掌握胰岛素的注射及储存方法。

(4)指导患者自我血糖监测的方法。

(5)指导患者正确的饮食观念，向患者介绍饮食的重要性。在饮食方面要灵活掌握膳食种类的选择，进餐要定时定量，病情变化时及时更改膳食量。

(6)为患者制定个体化的运动方式，体力活动要适度，积极参加力所能及的劳动和适当的体育锻炼，并根据病情调整运动方式和运动量。

(7)指导患者发生紧急情况如低血糖等应如何应对。

(8)病情好转出院时提醒患者注意劳逸结合，积极控制危险因素。

(9)定期门诊复查。

第十节　儿童常见心血管疾病的护理

一、先天性心脏病护理总论

先天性心脏病是常见先天性畸形之一，发病率居出生缺陷首位。

1. 先天性心脏病的分类

(1)非发绀型(左至右分流，肺血多)：包括房间隔缺损、室间隔缺损和动脉导管未闭等。

(2)发绀型(右至左分流，肺血少)：包括法洛四联症、肺动脉闭锁、三尖瓣闭锁、单心室、大血管异位和右室双出口等。

(3)无发绀型(无分流):包括肺动脉狭窄、主动脉缩窄。

2. 常见的先天性心脏病

(1)动脉导管未闭(patent ductus arteriosus,PDA):因各种原因造成婴儿时期的动脉导管未能正常闭合。大多没有明显症状,部分PDA粗大的患儿易引起反复肺炎合并心力衰竭。

手术方法:

1)外科手术:常温手术直接结扎或切断缝合术。

2)内科介入(封堵)治疗。

(2)室间隔缺损(ventricular septal defect,VSD):胚胎期室间隔发育不全而形成单个或多个缺损,产生左、右两心室的异常交通。VSD分流量小的可无症状;中等量分流可出现反复肺部感染及充血性心力衰竭;分流量大的可出现中、重度肺动脉高压的表现。

手术方法:

1)外科手术:全麻低温体外循环下,根据VSD的大小直接缝合或涤纶片修补。

2)内科介入(封堵)治疗。

(3)房间隔缺损(atrial septal defect,ASD):胚胎期由于房间隔的发育异常,左右心房间残留未闭的房间孔,造成心房之间的左向右分流。婴幼儿期可表现为肺充血或反复呼吸道感染。少数儿童期易患感冒。成人劳累后可出现心悸气短、心律失常等,严重者出现发绀、咯血等症状。

手术方法:

1)外科手术:全麻低温体外循环下,直接缝合或涤纶片修补。

2)内科介入(封堵)治疗。

(4)法洛四联症(tetralogy of fallot,TOF):包括四种不同的病变,分别为右室流出道梗阻、室间隔缺损、主动脉骑跨、右心室肥厚组成的心脏畸形。临床常见症状为发绀、蹲踞、杵状指(趾),X-ray表现为靴形心。

手术方法:

1)姑息手术(体 - 肺动脉转流术)

2)根治手术

3)杂交手术(侧支封堵 + 根治)

3. 入院宣教

(1)介绍病房医务人员情况:如病房主任、主管医生、护士长、责任护士。

(2)病房安全宣教:根据各病房护理要求进行介绍。

(3)介绍病房环境:如医生办公室、护士站、药疗、治疗室;活动区域;厕所;病房综合板使用;床单位:物品摆放;医用、生活垃圾处理;护理级别;衣服:病号服合体,有污染及时更换。

(4)订餐制度:当日加餐、第二日订餐、送饭时间。

(5)探视制度:儿科病区无探视,可分时间段请家属送餐。

4. 术前护理要点

(1)一般护理

1)清洁、消毒病室,保持温湿度适宜、空气清新。

2）入院时做好一般情况及相关疾病的评估。

3）患儿入院后，每日测4次体温，体温高者应复测体温。患儿测体温时，要安排专人看护以免发生意外。

4）新生儿每日固定时间测体重1次，其他患儿每周测体重1次。

5）观察患儿的生命体征。如有呼吸困难、心慌气短、心衰等表现，应报告医生并严密监测。

6）落实基础护理，保持患儿卫生清洁。一般患儿可洗澡，病重或卧床患儿进行床上擦浴。

7）根据患者病情安排相应膳食。

8）预防便秘。每日应诱导患儿坐便盆，必要时可使用开塞露。

9）保证安全，防止烫伤、坠床等意外事故的发生。刀剪等利器及玻璃用品应妥善保管。

10）重视患儿的心理护理：应用交谈、抚摸等方式，减少患儿的生疏及恐惧感。积极宣教以消除家属顾虑，使其能充满信心地接受手术，并做好术后的护理配合。

(2)特殊护理

1）左向右分流肺血多的患儿，容易感冒并发肺部感染。在感冒流行季节可采取开窗通风等方法进行预防，通风的同时应注意保暖。

2）术前合并肺部感染的患儿应保证氧气供给。定时雾化吸入及进行抗炎治疗以尽快控制感染。

3）术前合并肺动脉高压的患儿应定时持续低流量吸氧，加强呼吸道护理。

4）发绀型患儿需防止缺氧发作。应多次喂水降低血液黏稠度、防止脱水；遵医嘱定时吸氧；适当控制进餐量，防止过饱增加心脏负担；减少患儿剧烈运动；警惕哭闹等诱发的急性缺氧。静脉穿刺、抽取血标本或特殊治疗时，应在治疗室进行，便于抢救。

(3)常规准备：完善术前各项检查，备术中用血，术前禁食、禁水。

5. 术后的护理评估

(1)基础评估

1）术前是否有反复呼吸道炎症；贫血、营养不良；心衰、EF值较低；合并其他先天畸形（唐氏综合征等）。

2）术中的转机时间、次数；转机后各项指标：尿量、血钾。心内回血情况、测压情况。特殊事件：出血、再次转机、心律失常、心搏骤停等。

3）术式及畸形矫治情况。

(2)循环系统评估

1）心率/律评估

①心率：自主、起搏。

②心律失常（期前收缩、房室传导阻滞、室上性心动过速、室速等）。

③心动过速的原因：药物反应、发热、麻醉清醒后躁动、疼痛、低心排血量综合征、血容量不足、电解质紊乱等。

④心动过缓的原因：低温、缺氧、二氧化碳麻醉、高钾血症、药物等。

⑤安装起搏器导线：连接是否正常、参数是否适宜、电池工作是否正常；起搏信号是否正常。

2）动脉血压评估：依据各单病种的病理生理特点，确定需要维持的适宜血压。

3）心房压的评估

①右房压：术后维持在6~8mmHg（非发绀）；或8~12mmHg（发绀）；通常不超过18mmHg（姑息手术）。

②左房压：术后维持在5~10mmHg之间。

4）血氧饱和度：术后范围95%~100%。姑息术式75%~95%之间。

5）温度：肛温维持在36~37℃；末梢温暖。

（3）呼吸系统评估

1）呼吸音评估

①痰鸣音：大气道内有分泌物。

②湿啰音：左心衰竭。

③哮鸣音：喉头水肿、气道狭窄，拔管后常见。

④干鸣音：小气道痉挛，气道高反应。

⑤喘鸣音：哮喘。

a. 呼吸音低：气管插管过深、单侧肺通气、气胸、胸腔积液、肺不张。

b. 管状呼吸音：肺泡萎陷、实变。

2）呼吸形态、速率、节律评估

①呼吸急促：高热。

②呼吸浅促：肺间质渗出。

③三凹征：呼吸困难，肺通气、换气功能障碍。

④呼吸慢、深大：膈神经损伤。

3）呼吸机参数评估：吸气压力、呼出潮气量、吸入氧浓度、呼气末正压、呼吸次数、温度等。

4）先天气道畸形：气管狭窄、喉软骨软化（插管困难、CT、纤维支气管镜）。

（4）管路评估

1）管路规范管理：是否清洁、无菌；固定是否牢固；是否通畅；无打折、无阻塞。标识正确、字迹清晰。

2）气管插管评估：双肺呼吸音是否对称；胸廓起伏情况；胶布粘贴是否妥善；插管外露长度。高危因素是有无先天气道畸形。

3）深静脉置管评估：每班测量外露长度，管路回抽有无回血，观察穿刺处有无血肿、红肿；血管活性药物浓度与剂量；各三通接口及方向；延长管内有无气泡、微血栓；是否妥善固定。

4）动脉测压管评估：置管是否固定牢靠；穿刺点有无红肿、渗血；延长管内有无气泡、微血栓；换能器位置与心脏平齐、校零是否正常。

5）胸腔引流管评估：手柄负压装置是否正常；固定是否牢固。引流液颜色、性质、量；有无气体逸出。

6）尿管评估：通畅程度；膀胱有无尿液潴留；尿液颜色、性质、量；导尿过程是否顺利；有无黏膜损伤、水肿、出血。

7）胃管评估：位置是否正确；是否通畅；有无打折、阻塞；胃液颜色、性质、量。

(5)皮肤评估

1)枕后、肩胛、脊柱、骶尾、双足外踝等术中易受压部位。

2)胶布 / 电极片粘贴、有创操作穿刺部位(胸前、深静脉、动脉、尿管等)。

3)颈下、肛周等皮肤易发生淹红的部位。

(6)辅助检查结果评估

1)血气分析

①合并肺动脉高压患儿:PCO_2 23~35mmHg(过度通气)。

② SO_2 :75%~95%。

③新生儿:PO_2 80mmHg。

④其他:维持在 pH 7.35~7.45;PCO_2 30~35mmHg;PO_2 > 80mmHg。

2)电解质:钾、钠、钙、镁、血糖等。

3)乳酸:反映组织氧运送、氧供、氧耗是否平衡的重要指标,变化趋势间接反映病情。正常值<1.5mmol/L。

4)血常规:血红蛋白、白细胞、中性粒细胞、血小板等。

5)凝血功能:术后凝血相关指标检查,床旁即时检测 ACT 和 APTT 等。

6)床旁 X 线胸片:了解心脏大小;肺部膨胀情况;有无肺间质水肿、胸腔积液;各管路(气管插管、深静脉、引流管等)位置是否正常。

(7)神经系统评估

1)意识评估:瞳孔是否等大、等圆;对光反射强弱程度;球结膜水肿程度。

2)肢体运动评估:肌力、肌张力、运动幅度。

6. 先天性心脏病患儿术后的护理要点 返室后主动了解手术方法、机器运转、心肌阻断时间、术中有无特殊情况并核对带回药物的浓度、维持量,检查皮肤及各管道情况。

(1)循环系统监测

1)监测生命体征(心率、血压、呼吸、体温)、左右房压、血氧饱和度并记录。

2)遵医嘱定时抽取血气分析标本。

3)观察记录尿量及性质。

4)应用大剂量血管活性药时,需泵对泵更换以减少对循环的影响。

(2)呼吸系统监测

1)呼吸机辅助患儿观察胸廓起伏,听诊呼吸音,记录呼吸机参数。

2)保持呼吸道通畅,按需吸痰。观察痰量、性状及颜色。

3)预防肺部并发症。

(3)管路维护

1)气管插管:每班测量长度,避免打折、移位、脱出。

2)胸腔引流管:观察引流液的性质和量,发现异常及时通知医生。

3)尿管:粘贴牢固,准确记录性质及量。

4)深静脉置管:每班测量置管外露长度和回血情况。防止堵塞、打折、脱出。

5)胃管:粘贴牢固,观察抽取胃液的量、性质及有无消化道出血征象。

(4)喂养

1)遵医嘱定时、定量喂养。奶具严格消毒避免腹泻及交叉感染。

2)拔管后4h可进食少量糖水,无不良反应可逐渐恢复进食。

3)喂奶时,取侧卧位、头偏向一侧,喂奶后将患儿托起轻拍背防止溢奶、误吸。

4)留置胃管的患儿每次喂养前回抽滞留胃液,采用重力滴注喂养,速度不宜过快,喂后用少量温水冲洗胃管。

5)喂养前后观察消化功能:出现胃潴留、腹胀、腹泻、咖啡色或血性胃液及时通知医生酌情喂养。

6)进食前后1小时内避免刺激性强的操作,避免呕吐、误吸。

(5)皮肤护理

1)随时整理床单位避免各种管线压伤皮肤。

2)营养不良及消瘦患儿提前应用褥疮垫,骨凸处贴水胶体敷料,四肢垫水囊预防皮肤压伤。

3)患儿皮肤皱褶处保持干燥。每次便后及时清洗擦干,防止臀红。

4)循环稳定的患儿每2小时变换体位和指夹的部位。

5)动、静脉置管穿刺处敷料3~5日更换一次,如有污染及时更换。手术切口每日碘伏消毒、更换敷料并记录更换时间。

7. 常见先心术后并发症

(1)动脉导管未闭(PDA):高血压、喉返神经损伤、乳糜胸。

(2)房间隔缺损(ASD):心律失常。

(3)室间隔缺损(VSD):心律失常、房室传导阻滞、残余分流。

(4)法洛四联症(TOF):灌注肺、低心排血量综合征。

8. 患儿的出院宣教

(1)责任护士发放先天性心脏病术后出院指导材料,为患儿及家属进行讲解。

(2)对需口服抗凝药的患儿家属重点讲解:患儿如何调整抗凝药用量、观察用药后的不良反应等。

(3)为患儿及家属进行用药指导(根据患儿出院带药情况讲解,如服用利尿剂的患儿如何记录24h尿量等)。

(4)告知患儿家属如何观察胸腔积液、心衰等的早期表现,出现不适及时就诊。

(5)生活指导:休养环境应舒适安静、室内温湿度适宜以及空气清新;注意饮食搭配,禁忌刺激性食物;保持大便通畅;洗澡问题等。

(6)指导患儿复诊。

(7)告知患儿家属办理出院流程。

(8)告知患儿家属病历复印及邮寄事宜。

(9)请患儿或家属填写满意度调查问卷。

(10)患儿出院时剪掉手腕带,叮嘱带好个人物品,不要遗忘。

二、动脉导管未闭术后的护理

1. 动脉导管未闭的概念　动脉导管是胎儿期连接肺动脉与主动脉的生理性血流通道。一般出生后即闭合。由于各种原因造成婴儿时期的动脉导管未能正常闭合,称为动脉导管未闭。依形态分为管型、漏斗型、窗型、哑铃型、动脉瘤型。

2. 病因　本病与遗传及孕母患风疹、流行性感冒、腮腺炎等有关。

3. 临床表现

(1)分流量小者,没有明显症状。

(2)分流量大者,有心悸、气短、乏力、反复呼吸道感染的症状。

(3)合并严重肺动脉高压者,有发绀、咯血及腹胀、下肢水肿等右心功能不全的表现。

4. 主要治疗方法　动脉导管未闭确诊后可行外科手术或经皮导管封堵器封堵治疗。

(1)导管结扎术:适用于导管直径 1cm 以下且无中度以上肺动脉高压的患儿。

(2)动脉导管切断缝合术:可避免术后导管再通或结扎线切透管壁发生动脉瘤的风险。

(3)体外循环下导管闭合术:适用于合并严重、肺动脉高压、患者年龄大或动脉导管粗大的患者。

(4)介入封堵术。

5. 术后早期的监护要点

(1)按常温或低温全麻术后护理。

(2)术后常规不输注血或血浆制品。

(3)观察上下肢血压及足背动脉搏动,避免误伤导管周围重要血管。

(4)预防高血压

1)术后静脉泵入硝酸甘油、硝普钠等扩张血管药物,拔管后可口服卡托普利。

2)术后血压轻度偏高,可不予处理,或给镇静剂、镇痛药、利尿剂。

(5)预防术后出血:控制血压防止吻合口出血。

(6)预防肺膨胀不全、肺不张

1)每小时听诊呼吸音评估肺部情况。

2)加强呼吸道护理,定时翻身、体疗。

3)加强雾化吸入,防止痰液黏稠堵塞呼吸道,必要时行气管内吸痰。

(7)喉返神经损伤的观察:拔除气管插管后若有声音嘶哑、饮水呛咳等喉返神经损伤症状时,可给予激素治疗 3d。同时应用维生素 B_1、维生素 B_{12}、谷维素等营养神经药物。饮食上应特别注意,防止患者饮水时误吸,继发肺部感染。

(8)乳糜胸的观察:若术中损伤胸导管,术后 2~3d 可出现乳糜胸。胸腔积液呈白色浑浊,也可呈浅黄色或粉红色,可行乳糜定性试验确诊。延迟拔除胸腔引流管,禁食含脂肪食品。静脉高营养治疗,口服补充葡萄糖液或营养液。给予低脂肪、高蛋白饮食。严密观察引流液的颜色、性状及引流量的变化。如保守治疗无效,应手术结扎胸导管。

6. 出院以后的健康指导

(1)按时服药,预防感冒。

(2)6 个月内严禁剧烈活动,注意劳逸结合,保证充足的休息。

(3)术后 3~6 个月复查。

三、房间隔缺损术后的护理

1. 房间隔缺损的概念　房间隔缺损指在胚胎期由于房间隔的发育异常,左、右心房间残留未闭的房间孔,造成心房之间左向右分流的先天性心脏病。

2. 病因　本病是胚胎发育期心房间隔上残留未闭的缺损。

3. 临床表现　单纯房间隔缺损的临床症状不典型，大多数患者因为查体时发现心脏杂音而就诊。部分患者有活动后心悸、气短、多数在成年期发生。极少数患者在婴幼儿期会出现呼吸急促、多汗、活动受限，充血性心力衰竭罕见。部分患者由于并发房性心律失常而就诊，多为室上性期前收缩或房扑、房颤。发绀罕见。

4. 主要治疗方法　确诊后行外科手术治疗，包括房间隔缺损修补术和经皮介入导管房间隔缺损封堵术。

5. 术后早期的监护要点

(1) 遵从体外循环下术后护理常规。

(2) 注意观察心律的变化，定时查血气，及时补充电解质。

(3) 监测左心房压力（left artial pressure，LAP），维持在 5~10cmH_2O，高于正常值时警惕肺水肿的发生。

(4) 加强心功能的维护：强心利尿，应用血管活性药物。

6. 出院时的健康指导

(1) 拔管后，鼓励患者自主咳痰，降低肺部并发症的发生。

(2) 耐心向患者解释术后需遵医嘱严格控制出入量的原因。

(3) 嘱患者术后注意保暖，适当锻炼，预防感冒的发生。

(4) 对于需要终身服用抗凝药物的患者，嘱其定时进行复查并调整抗凝药物的用量。

四、室间隔缺损术后的护理

1. 室间隔缺损的概念　室间隔缺损是心室的间隔部分因组织缺损而引起心室间血流交通的一种先天性心脏病，依组织解剖学分为膜周室间隔缺损、肌部室间隔缺损、动脉干下室间隔缺损。

2. 病因　室间隔在胚胎时期发育不全。

3. 临床表现　症状取决于分流量的大小。分流量小的 VSD 患者可能没有任何症状，在查体时发现心脏杂音；分流量大的患者表现为多汗、呼吸急促、喂养困难，反复的上呼吸道感染，生长发育迟缓和活动量受限，甚至合并充血性心力衰竭。本病的晚期，在器质性肺血管病变形成后，肺动脉压力增高，最终导致心内右向左分流，患儿出现发绀，出现艾森曼格综合征。

4. 主要治疗方法　VSD 经确诊后可行外科手术或经皮导管室间隔缺损封堵器封堵治疗。VSD 较小者可直接缝合。缺损边缘为肌肉或直径大于 1cm 者，适合补片缝合。

5. 术后早期的监护要点

(1) 密切观察患儿的生命体征、心率变化，有无房室传导阻滞及阵发性室上性心动过速（简称室上速）等心律失常的发生。

(2) 加强呼吸道护理，定时听诊呼吸音，给患儿翻身、拍背、雾化治疗，必要时可行气管内吸痰，减少肺部并发症的发生。

(3) 肺动脉高压的护理。

(4) 控制血压平稳，维护左心功能，强心利尿，维持 CVP 在 6~8mmHg。

(5) 调节前后负荷、补充血容量；应用血管活性药，维护心肌功能，防止低心排血量综合征的发生。

 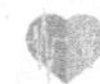

⑹术后警惕残余漏的发生，及时请示医生进行超声会诊。

⑺年龄较小的患儿，应加强心理引导给予安慰和关爱。

⑻对于能够进行沟通的患儿，应鼓励主动排痰，减少被动咳痰（鼻导管刺激等）带来的不适及肺部并发症。

6. 出院时的健康指导

⑴向家属及患儿解释应严格按照医嘱服药，尤其是合并肺动脉高压的患儿，并定期进行复查。

⑵告知家长应帮助患儿建立良好心态，增强信心，适当锻炼。

⑶嘱家长及患儿，若术后出现呼吸困难、胸痛或其他不适，应及时就医。

⑷由于患儿为特殊人群，应加强安全的管理，对家属及患儿进行安全宣教。

⑸避免感冒、肺炎。

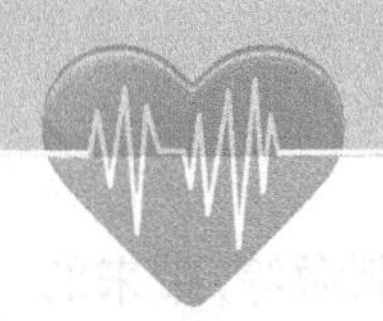

第二章　基本护理技能

第一节　床单位的清洁及准备

一、一般病房床单位的清洁及准备

1. 概念　患者床单位是指医疗机构内提供给患者使用的家具与设备。它是患者住院期间用以休息、睡眠、饮食活动与治疗等的最基本的生活单位。床单位是患者住院期间接触最多的环境，加强床单位感染的控制，是医院感染控制的重要环节之一。

2. 目的　保持病室整洁，减少交叉感染，为患者创造良好的住院环境。

3. 评估

(1)检查病床功能是否完好及床单位是否符合安全舒适的要求。

(2)检查被褥是否安全、舒适、符合季节要求。

(3)确认病区内其他患者有无进餐、治疗、休息等。

4. 用物　病床、床垫、褥子、棉被、枕芯、大单、被罩、枕套、床刷(湿扫巾)。

5. 操作步骤

(1)新入院患者床单位准备(以暂空床为例)

1)保洁员清洁。

2)传染病患者床单位终末消毒：保洁人员用含氯消毒液，擦拭患者床单位三遍，后用清水擦拭一遍。

3)护士对各仪器设备进行清洁备用。

4)遵循标准预防、节力、安全的原则更换床单、被罩、枕套。

5)为新入院患者悬挂标识。

(2)住院患者床单位的清洁整理

1)保洁员清洁后护士整理床单位。

2)根据患者的病情、年龄、体重、意识、活动和合作能力，有无引流管、伤口，有无大小便失禁等，采用与病情相符的床单位整理方法。

3)操作过程中，注意避免管路牵拉或滑脱，密切观察患者病情变化，保护患者安全。

4)采用湿扫法清洁并整理床单位，避开患者进食、治疗、休息时间。

5)整理好床单位后，协助患者取舒适卧位，特殊患者拉好床挡。

6. 注意事项

(1)遵循床单位的清洁方法

1)清洁消毒床头柜(清洁顺序：由内到外，由清洁到污染，由上到下全方位立体式进行彻底清洁)。

2)清洁消毒病床床板、床垫。

3)清洁消毒病床餐板、床头、床尾、床扶手、床边；注意事项：床头、床尾及餐板均要拆下来彻底清洁消毒。

4)清洁消毒病床底部及轮子；注意事项：床底及两头要摇起来清洁消毒。

5)地面干、湿拖清洁消毒：拖地时从半污染区至污染区，采用"S"形方式进行。

(2)传染病患者出院后需按要求进行特殊终末消毒。

二、重症病房床单位的清洁及准备

1. 床单位内容　一个床单位配置包括病床、仪器设备、电源、气源等。

(1)病床：病床也可称为医疗床、护理床等，是患者在休养时使用的病床，按功能分可分为电动病床和手动病床，其中电动病床又可分为五功能电动病床和三功能电动病床等，手动病床又可分为双摇病床、单摇病床和平板病床。

病床的特点是：

1)可进行体位的调节，同时减轻护理人员的体力负荷。

2)预防患者产生压力性损伤，配有防压力性损伤气垫。

3)配有床头桌，存放治疗用物与患者用品。

4)配有单独电源插排。

5)配有标识卡放置槽。

(2)仪器设备

1)监护仪：配备多导联心电监护线、有创血压监测传感线、中心静脉压监测传感线、肺动脉压力监测传感线、无创血压袖带、抗干扰线。

2)呼吸机

3)微量泵

4)输液泵

5)心排血量测量仪

6)变温毯机器与变温毯

7)电脑及扫码系统

(3)电源：插座分为普通插座与大功率插座(图 1-2-1-1)，病区中应进行标识区分。普通插座一般是指 10A(功率 2 200W)的插座；而大功率插座，无论从插孔结构到配线、插头都严格满足 16A(功率 4 000W)配置，能够全面满足大功率电器使用的承载要求。

(4)空气源、氧气源与中心负压系统。

(5)其他：压力包、膜肺、听诊器、治疗盘等。

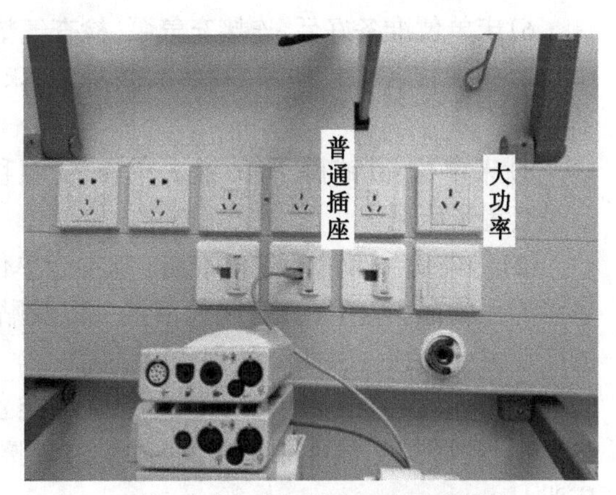

图 1-2-1-1　普通插座及大功率插座

2. 床单位的清洁

(1)非传染病患者床单位的清洁

1)保洁员负责清洁：地面、床头桌、吊塔及治疗带顶面、微量泵架子及底部、负压吸引架、呼吸机底座及脚刹、床体(气垫床)。

2)护士负责清洁：用含氯消毒湿巾清洁各仪器设备表面后再用清水擦拭一遍，监测仪等仪器屏幕只需清水擦拭，禁用消毒液。

要求：着重擦拭与患者接触部位。

内容：多功能监护仪各条线缆(心电、压力、温度、血氧等)、膜肺表面、压力包及听诊器；监测仪表面、呼吸机表面、微量泵表面、电脑、键盘、扫码枪等；负压吸引装置、氧气流量表；气垫床气泵。

(2)传染病患者床单位的清洁

1)保洁员负责清洁地面、床头桌、吊塔及治疗带顶面、微量泵架子及底部、负压吸引架、呼吸机底座及脚刹、床体(气垫床)。用含氯消毒液擦拭三遍后用清水擦一遍。

2)护士负责用含氯消毒湿巾清洁各仪器设备三遍后再用清水擦拭一遍。监测仪及呼吸机屏幕只需清水擦拭，禁用消毒液。

要求：着重擦拭与患者接触部位。

内容：多功能监护仪各条线缆(心电、压力、温度、血氧等)、膜肺表面、压力包及听诊器；监测仪表面、呼吸机表面、微量泵表面、电脑、键盘、扫码枪等；负压吸引装置、氧气流量表；气垫床气泵等。

3)传染病患者专用物品(膜肺、听诊器、目镜)消毒后放置ICU固定位置。

3. 床单位的准备

(1)普通床单位的准备

1)监测仪的线缆整理好后挂置床头输液杆上(心电导联线与电极片连接)，如线缆过长用寸带绑好。

2)膜肺、压力包、听诊器、压力监测线挂置对侧床头杆处。

3)床头备无菌盘、患者用物盘、呼吸机管道、简易呼吸器。

4)患者护理记录单、交接班单、床头卡。

5)一套新的负压吸引装置。

6)床单位准备好后，连接充气泵，检查气垫床充气状况。

7)监护仪各个模块和导联线、微量泵、床单位、呼吸机、心排血量测量仪、变温毯、除颤器等。

8)床单位：a. 铺褥子；b. 铺大单；c. 变温毯用大单包裹好后放置患者头、背部(外科)；d. 被套置于床尾。

(2)传染病患者的床单位准备：基本床单位准备同普通患者床单位准备，需另备传染病患者专用物品，包括无针密闭输液接头以及贴红色标识的护目镜、膜肺、听诊器。需在铺好的床单位上加铺一次性床罩、中单及尿垫。

(3)危重患者的床单位：基本床单位准备同普通患者床单位准备，需另备凝胶海绵垫，将凝胶海绵垫放在中单中间，放于患者腰部到骶尾部的位置；头枕用治疗巾包裹放于床头。

三、儿科重症床单位的清洁与准备

1. 床单位的清洁

(1)使用 500mg/L 的含氯消毒液清洁地面、玻璃墙面、床体。传染病患儿床单位由保洁员负责用 1 000mg/L 的含氯消毒液清洁。

(2)床单位的准备

1)儿童床：依次铺床单、中单、棉垫。对于感染患儿更新成已消毒的床垫、褥子。上面依次铺床单、中单、棉垫。

2)婴儿辐射台：用两块治疗巾包裹床垫，上铺棉垫。感染患儿更新成已消毒的软垫后用两块治疗巾包裹，上铺棉垫。

3)使用含氯消毒纸巾擦拭床头桌、微量泵架、负压吸引器及架、心电监护仪台面、呼吸机架、输液加压袋、书写桌各一遍。感染患儿各擦三遍。

4)使用含氯消毒纸巾擦拭与患儿重点接触部位一遍：包括心电监护仪导线(心电、压力、血氧等)；听诊器；微量泵；呼吸机屏幕(只需清水擦拭，禁用消毒液)。感染患儿使用含氯消毒纸巾擦拭与患儿重点接触部位三遍，其余与普通患儿相同。

2. 床单位的准备(以麻醉暂空床为例)

(1)婴儿辐射台床单位的准备(体重 ≤ 6kg 或月龄 ≤ 6 个月)

1)床头备无菌盘。

2)微量泵不少于 2 台。

3)准备一次性负压吸引装置并连接。

4)心电监护仪的各条导线整理妥当固定于床头两侧：

a. 婴幼儿专用心电导联线按白 - 右上、黑 - 左上、红 - 左下放置并与电极片连接。

b. 动脉压力传感线放置于水囊枕左侧。

c. 末梢血氧监测导线放置于右侧。

5)帽子、被子、包被及病号服放于床上置物台。

6)输液加压袋、听诊器挂在输液杆上，简易呼吸器放置于心电监护仪台面上，连接一次性氧气流量瓶。

7)调试呼吸机连接膜肺在备用状态，心电监护仪待机。

8)特别护理记录单、化验粘贴单、床头卡置于书写桌。

9)水囊枕置于床头；危重患儿准备褥疮垫放置于白垫下；婴儿辐射台禁用变温毯。

10)开启床温设置，预热。

11)用物准备齐全后于紫外线灯照射 30min。

(2)非感染患儿床单位的准备

1)床头备无菌盘。

2)微量泵不少于 2 台。

3)准备一次性负压吸引装置并连接。

4)心电监护仪各导线整理妥当固定于床头两侧，仪器摆放和导线连接同“婴儿辐射台床单位的准备”。

5)被子、病号服、约束带放于床尾。

6)输液加压袋、听诊器挂在输液杆上，简易呼吸器放置于心电监护仪台面上，连接一次性氧气流量瓶。

7)调试呼吸机连接膜肺在备用状态，心电监护仪待机。

8)特别护理记录单、化验粘贴单、床头卡置于书写桌。

9)治疗巾包裹4个水囊做成水囊枕待用。

10)危重患儿准备变温毯放置在中单下，褥疮垫放在中单上、棉垫下。

11)用物准备齐全后于紫外线灯照射30min。

(3)感染患儿床单位的准备

1)感染患儿的医疗垃圾、生活垃圾及被服等均使用双层黄色垃圾袋放置。

2)利器桶与非感染患儿分开放置。

3)隔离衣两件。

4)其余床单位准备同非感染患儿床单位准备。

(4)传染病患儿的床单位准备

1)除心电监护仪的各个模块及导线，微量泵、床单位、呼吸机外，准备特殊患儿专用箱。箱内用物包括无针密闭输液接头、肛温线、一次性饱和度指夹、一次性中单、一次性餐具、护目镜、手套、隔离衣、贴红色标识的输液加压袋、听诊器、手电筒、文具。

2)床单位准备：依次铺大单、一次性中单、自备护理垫(60cm×80cm)。

3)传染病患儿的医疗垃圾、生活垃圾及被服等均使用双层黄色垃圾袋放置。

4)利器桶与非传染病患儿分开放置。

5)使用专用箱中所有物品替换所需床单位用物。

第二节　基础生命体征监测

1. 目的　生命体征是体温、脉搏、呼吸、血压的总称，通过对生命体征的观察可以了解疾病的发生、发展和转归情况，为诊断、治疗提供准确依据。

2. 评估

(1)评估患者年龄、病情、治疗和自理能力，选择适宜的方法测量体温、脉搏。

(2)评估环境是否存在影响体温、脉搏和呼吸测量准确性的因素。

(3)评估患者是否存在影响血压测量准确性的因素：

1)病情和基础血压值；意识状态及合作程度。

2)患者30min内有无热敷、沐浴、活动、情绪波动。

3)被测量患者肢体有无偏瘫、功能障碍，测量部位皮肤有无损伤。

3. 用物　体温计(将水银柱甩至35℃以下)、2个弯盘(清洁、污染各一个)、75%酒精纱布、表(有秒针)、血压计、听诊器、记录单、手消液、个人数字助理(personal digital assistant, PDA)。

4. 操作步骤

(1)接到医嘱并核对。

(2)向患者解释测量目的,取得患者合作。

(3)洗手、戴口罩。

(4)携用物至床旁,使用 PDA 核对患者信息。

(5)摆放舒适体位,注意保暖。

(6)正确测量体温:

1)测腋温时应擦干腋下汗液(偏瘫患者应选择健侧肢体),将体温计水银端放于患者腋窝深处并贴紧皮肤,屈臂过胸,夹紧体温计,测量 10min。

2)测肛温时应先在肛温计前端涂润滑剂,将肛温计的水银端轻轻插入肛门 3~4cm,测量 3min。

(7)将患者手臂置于床上或桌面,以示指、中指、无名指的指端按压桡动脉,以能感觉到脉搏搏动为宜,正确测量脉搏:

1)一般患者可以每次计数 30s,计数 2 次;脉搏异常者,测量 1min。

2)脉搏短绌的患者应按要求测量脉搏,即一名护士测脉搏,另一名护士听心率,同时测量 1min。

(8)诊脉后手仍做诊脉状,眼睛观察患者胸或腹部起伏,正确测量呼吸:

1)一起一伏为 1 次呼吸,一般患者可以计数 30s × 2;呼吸不规则者及婴儿应测 1min。

2)危重患者呼吸不易观察时,用少许棉絮置于患者鼻孔前,观察棉花吹动次数,计数 1min。

(9)取出体温计,手不接触水银端读数;用酒精纱布擦拭体温计后,放入弯盘内。

(10)测量血压:协助患者采取坐位或者卧位,保持血压计零点、肱动脉与心脏同一水平;暴露被测量肢体(瘫痪患者测量健侧肢体);打开血压计开关,驱尽袖带内空气,平整地缠于患者上臂中部,松紧以能放入一指为宜,下缘距肘窝 2~3cm;听诊器置于肱动脉位置;匀速向袖带内充气至肱动脉搏动音消失后,血压计水银柱再升高 20~30mmHg;匀速缓慢放气,使汞柱每秒下降 4mmHg;当从听诊器上听到第一次搏动,汞柱所指刻度为收缩压;搏动声突然变弱或消失,汞柱所指刻度为舒张压;协助患者安全、舒适卧位,告知患者测量数值及注意事项。

(11)正确处理用物

1)将水银柱甩至 35℃以下,放回消毒液容器中,30min 后取出。

2)清水冲洗体温计,擦干后放入清洁容器内备用。

3)排尽袖带余气,关闭血压计。

(12)洗手,记录体温、脉搏、呼吸和血压的数值。

5. 注意事项

(1)婴幼儿、意识不清或者不合作的患者测体温时,护理人员应当守候在患者身旁。

(2)如患者不慎咬破汞温度计,应当立即清除口腔内的玻璃碎片,再口服蛋清或者牛奶延缓汞的吸收。

(3)发现体温与病情不符时应重复测温。

(4)测量脉搏、呼吸前,应使患者安静,如有剧烈活动,应先休息 20min。

(5)需要长期观察血压的患者,做到"四定":定时间、定部位、定体位、定血压计。

(6)充气不可过急、过高,防止水银外溢;放气不可过快、过慢,以免读值误差。

(7)如血压需要重测时,应先将袖带内气体驱尽,使汞柱降至“0”点后再进行测量。

(8)成人血压计袖带应注意宽窄合适(长约 24cm,宽约 12cm):袖带太宽,测量血压值偏低;袖带太窄,测量血压值偏高。

6. 评分标准(表 1-2-2-1)

表 1-2-2-1　基础生命体征监测评分标准

项目	技术操作要求	权重				实得分
		A	B	C	D	
目的	了解疾病的发生、发展和转归的情况,为诊断、治疗提供准确的依据	5	3	0	0	
评估	评估患者年龄、病情、治疗和自理能力,选择适宜的测量体温、脉搏方法	4	2	1	0	
	评估是否存在影响体温、脉搏、呼吸、血压测量准确性的因素	4	2	1	0	
用物	用物准备齐全	5	3	0	0	
操作步骤	接到医嘱并核对	2	1	0	0	
	洗手,戴口罩	2	0	0	0	
	备齐并检查用物物品、放置合理	3	1	0	0	
	携用物至床旁,PDA 核对患者信息,向患者解释测量目的,取得患者合作	3	2	1	0	
	患者体位舒适、安全,注意保暖	2	0	0	0	
操作步骤	1. 测腋温时应擦干腋下汗液(偏瘫患者应选择健侧肢体),将体温计水银端放于患者腋窝深处并贴紧皮肤,屈臂过胸,夹紧体温计,测量 10min 2. 测肛温时应先在肛表前端涂润滑剂,将肛温计的水银端轻轻插入肛门 3~4cm,测量 3min	5	3	0	0	
	告知患者在体温计使用过程中的安全要点	2	1	0	0	
	将患者未测量体温一侧的手臂置于床上或桌面	2	0	0	0	
	以示指、中指、无名指的指端按压桡动脉,以能感觉到脉搏搏动为宜,正确测量脉搏: 1. 一般患者可以计数 30s × 2;脉搏异常者,测量 1min 2. 脉搏短绌的患者,按要求测量脉搏,即一名护士测脉搏,另一名护士听心率,同时测量 1min	5	3	0	0	
	诊脉后手仍做诊脉状,眼睛观察患者胸或腹部起伏,正确测量呼吸: 1. 一起一伏为 1 次呼吸,一般患者可以计数 30s × 2;呼吸不规则者及婴儿应测 1min 2. 危重患者的呼吸不易观察时,用少许棉絮置于患者鼻孔前,观察棉花吹动次数,计数 1min	5	3	0	0	

续表

项目	技术操作要求	权重				实得分
		A	B	C	D	
操作步骤	取出体温计,手不接触水银端读数	2	1	0	0	
	用酒精纱布擦拭体温计后,放入弯盘内	2	1	0	0	
	协助患者采取坐位或者卧位,保持血压计零点、肱动脉与心脏同一水平,暴露被测量肢体(瘫痪患者测量健侧肢体)	3	1	0	0	
	打开血压计开关,驱尽袖带内空气,平整地缠于患者上臂中部,松紧以能放入一指为宜,下缘距肘窝 2~3cm	2	1	0	0	
操作步骤	听诊器置于肱动脉位置,匀速向袖带内充气至肱动脉搏动音消失后,血压计水银柱再升高 20~30mmHg	3	1	0	0	
	匀速缓慢放气,使汞柱以每秒下降 4mmHg,当从听诊器上听到第一次搏动,汞柱所指刻度为收缩压;搏动声突然变弱或消失,汞柱所指刻度为舒张压	3	1	0	0	
	测量结束后,排尽袖带余气,关闭血压计	2	1	0	0	
	再次核对,协助患者安全、舒适卧位,告知患者测量数值及注意事项	3	1	0	0	
	洗手,记录体温、脉搏、呼吸和血压的数值体温计放置方法、部位正确(口表、腋表、肛表)	5	3	0	0	
	整理用物,整理床单位,患者安置妥当	3	1	0	0	
	洗手、记录、签字(先洗手后记录签字)	3	1	0	0	
注意事项	以下注意事项选择四项提问: 1. 根据患者的病情、自理程度选择合适的测温方法及部位,口鼻手术、不合作者、呼吸困难、儿童不用口表测量温度;测腋温时要擦干腋窝,极度消瘦的患者不用腋表测温。腹泻、直肠或肛门手术、心肌梗死患者不宜用直肠测温法 2. 测量脉搏时不可用拇指诊脉,因拇指小动脉波动较强,易与患者的脉搏相混淆 3. 患者的情绪、运动会影响血压的准确性,如有紧张、剧烈运动、哭闹等情况需等患者稳定下来再测量 4. 呼吸速率会受到意识的影响,测量时不必告知患者 5. 测量血压前患者应休息 30 分钟 6. 肢体血液循环有无障碍会影响血压的准确性,所以偏瘫患者和有动静脉瘘的患者应测监测健侧肢体	20	15	10	5	
合计		100				

第三节 无菌技术

一、洗手

⑴目的:洗去污垢、皮屑及暂存细菌,减少将病原体带给患者、物品及个人的机会。每次护理患者前后、执行无菌操作前、取用清洁物品前及接触污物后均应洗手。

⑵用物:洗手液、擦手纸、流动自来水及水池设备。

⑶操作步骤

1)洗手前取下手表及饰物,卷袖过肘。

2)打开水龙头,接取无菌皂液或取洁净肥皂。

3)按七步洗手法洗手,注意指尖、指缝、指关节等处,范围为双手、手腕及腕上10cm。搓洗时间不少于15s。

4)用流动水冲洗干净。

5)擦干或烘干双手。

二、戴无菌手套法

⑴操作要点

1)洗净、擦干双手(手指甲要剪短)。

2)选择大小合适的消毒手套。检查消毒日期及有无破损、潮湿。

3)打开手套包,使手套袋平展于清洁干燥的桌面上。

4)左手捏起左手袋上层,右手伸入左手袋内,夹住手套反褶外侧取出,左手伸入手套内。

5)右手捏起右手袋上层,以戴手套的左手伸入手袋内,插入反褶内侧,取出,右手伸入手套内。

6)脱手套:右手夹住左手套外面,将手套翻转,同时脱下。左手从右手内面,将手套翻转,同时脱下,洗手。

⑵注意事项

1)未戴手套的手不可触及手套外面,戴手套的手不能触及未戴手套的手及手套的里面。

2)戴手套或操作无菌技术时,如发现手套有破损,应立即更换。

3)戴上无菌手套的双手,应保持在腰部以上、视线范围内。

⑶评分标准(表1-2-3-1)

三、无菌物品保管原则

⑴无菌物品与非无菌物品必须严格分开放置,防止混淆。

⑵无菌物品应放在清洁、干燥的柜橱或专放清洁物品的房间中,并应每日进行清洁或消毒。

⑶各种无菌物品应有固定的地点。并定期检查无菌物品的灭菌日期及保存情况。

表 1-2-3-1　戴无菌手套法评分标准

项目	技术操作要求	权重				实得分
		A	B	C	D	
操作前	操作区域是否清洁、宽敞	6	3	0	0	
	服装整洁、仪表大方	6	3	0	0	
	核对医嘱,备齐用物	6	3	0	0	
	洗手戴口罩、口罩须盖住口鼻	6	3	0	0	
操作步骤	选择消毒手套的型号,并检查手套包	8	3	0	0	
	打开手套包,使手套袋平展于清洁干燥的桌面上	8	3	0	0	
	左手捏起左手袋上层,右手伸入左手袋内,夹住手套反褶外侧取出,左手伸入手套内	10	8	4	0	
	右手捏起右手袋上层,以戴手套的左手伸入手袋内,插入反褶内侧,取出,右手伸入手套内	10	8	4	0	
	脱手套:右手夹住左手套外面,将手套翻转,同时脱下;左手从右手内面,将手套翻转,同时脱下,洗手	10	8	4	0	
注意事项	脱手套时应严格遵循无菌原则、避免污染	6	3	0	0	
	戴上手套的双手,应保持在腰部以上、视线范围内	8	3	0	0	
	戴手套时或操作无菌技术时,若有破损,应立即更换	8	3	0	0	
	未戴手套的手不可触及手套外面,戴手套的手不能触及未戴手套的手及手套的里面	8	3	0	0	
合计		100				

(4)无菌包或无菌容器要注明灭菌日期,并应按日期的先后顺序排列,摆放要清楚整齐,以便于保管和取用。未打开的无菌包或无菌容器有效期为:夏季一周消毒一次(5 月 1 日 ~ 10 月 31 日);冬季两周消毒一次(11 月 1 日 ~ 4 月 30 日)。当化学指示带变色时应随时进行消毒处理。

四、无菌包的使用方法

(1)核对无菌包的名称、有效灭菌日期、化学指示带颜色变化情况,包布干燥、完整方可使用。

(2)按包布外角、右角、左角、近侧角的顺序打开。

(3)若包内有两块治疗巾,应使用无菌持物钳夹取上层的一块,并将包内剩余的一块按原痕迹包起来,注明开包日期、时间,超过 24h 不能使用。

(4)若包内只剩一块治疗巾,可将包托在一只手中打开,另一只手将包布四角抓住,使包内物品妥善置于无菌区域内。

五、铺注射盘

(1)目的：为了短期存放无菌物品和便于无菌操作，将无菌治疗巾铺在洁净、干燥的治疗盘内，设立无菌区域，放置无菌物品。

(2)操作要点

1)洗手戴口罩。

2)用含氯消毒液清洁治疗盘。

3)核对无菌治疗巾的名称、无菌有效期，包装干燥、完整方可使用。

4)打开一次性治疗巾包装，取出治疗巾置于清洁治疗盘中。

5)将治疗巾打开后分两等份向右侧对折，边缘对齐。将治疗巾上两层打开，注射器刻度朝上沿治疗巾长边靠内侧放置于治疗巾内。注射器放入后，治疗巾底边向上折起封口。

6)注明铺盘日期及时间(24h制)。

(3)注意事项

1)铺巾时不可触及无菌面。

2)注射盘有效时间为4h。

(4)评分标准(表1-2-3-2)

表1-2-3-2　铺注射盘评分标准

项目	技术操作要求	权重				实得分
		A	B	C	D	
操作前	操作区域是否清洁、宽敞	5	3	0	0	
	服装整洁，仪表端庄	5	3	0	0	
	洗手，戴口罩	5	3	3	0	
	物品准备：治疗盘、一次性治疗巾、注射器、消毒洗手液等	7	4	0	0	
操作过程	含氯消毒液清洁治疗盘	8	4	0	0	
	核对无菌包的名称、有效灭菌日期，包装是否干燥、完整无破损	10	5	3	0	
	打开一次性治疗巾包装，取出治疗巾置于清洁治疗盘中	10	5	0	0	
	将治疗巾打开后分两等份向右侧对折，边缘对齐	10	0	0	0	
	将治疗巾上两层打开，注射器刻度朝上沿治疗巾长边靠内侧放置于治疗巾内	10	0	0	0	
	注射器放入后，治疗巾底边向上折起封口	10	0	0	0	
	注明铺盘日期及时间	10	0	0	0	
注意事项	铺巾时不可触及无菌面	5	3	0	0	
	注射盘有效时间为4h	5	3	0	0	
合计		100				

第四节　口服给药法

口服给药是药物经口服后，被肠胃道吸收，起到局部或全身作用，以达到防治和诊疗疾病的目的，是最常用、最方便且较安全的给药方法。但口服给药吸收慢，急救、意识不清、呕吐不止、禁食等患者不适用此法给药。

1. 目的　防治疾病，协助诊断，维持生理功能。

2. 评估

(1)病史评估：评估患者有无药物过敏史、既往史，实验室检查及心电图有无异常。

(2)患者评估：评估患者病情、意识状态、配合程度及口腔情况。有无留置胃管及吞咽障碍等。

(3)环境评估：环境清洁、光线适宜、用物清洁。

3. 用物

(1)ICU 口服给药用物：扫码枪、药品、药品清单条码、小药杯、研钵。

(2)PDA 发放口服药用物：PDA、袋装药品、用药清单、必要时准备吸水管及研钵。

4. 操作程序

(1)ICU 口服给药流程

1)核对、转抄医嘱。

2)评估患者。

3)洗手、戴口罩。

4)按智能药柜机取药流程取药。

5)携药品至床旁，双人核对纸质医嘱、药品及药品清单信息。

6)进入患者床旁护士站扫码执行医嘱系统，扫描患者腕带条码，核对界面信息是否与患者信息一致。

7)扫描药品清单上的药物条码，与纸质医嘱核对药物名称、剂量。不能扫码的药物核对无误后手动确认。

8)协助患者服药，摆舒适体位。

9)核对或修改“护士执行时间”，点击“执行”。

10)退出扫码执行医嘱系统，将扫码枪归位，备用。

11)取药条与纸质医嘱核对，无误后在对应的纸质医嘱上打勾。

12)观察患者用药后反应。

13)洗手，签字、记录。

(2)使用 PDA 发放口服药流程

1)PDA 开机进入移动护士系统，进入分类执行单，根据具体情况选择执行医嘱的范围并确认。

2)评估患者。

3)洗手、戴口罩。

4)将药品、药袋上药品名称及剂量与执行单核对,并执行双人核对。

5)推药疗车至床旁,核对患者信息,使用PDA扫患者腕带条码,进入患者界面,核对界面是否与患者信息及药袋上姓名相一致。

6)使用PDA扫药袋二维码,确认执行医嘱,对于不能扫码的药物与PDA核对无误后手动确认。

7)若PDA出现报警,必须进行原因查找。如:PDA显示的药品名称、剂量与药袋内药物不一致;患者姓名与药袋上标注不相符等。

8)再次核对患者信息,协助患者服药,摆舒适体位。

9)手消液消毒手。

10)PDA清洁、归位,备用。

11)再次核对患者信息并观察患者用药后反应。

12)洗手、记录。

5. 注意事项

(1)药物注意事项:对牙齿有腐蚀作用或使牙齿染色的药物,可用吸管吸入,避免与牙齿接触,服后漱口;铁剂服用时忌饮茶;健胃药物宜饭前服用;助消化药和对胃有刺激性的药物宜饭后服用;磺胺类和发汗类药物服用后需根据病情适量饮水;止咳糖浆类服后不宜饮水,同时服多种药时应最后服用止咳糖浆;服用强心苷类药物前应测脉率和脉律(或心率和心律)。

(2)勿将药品锡纸外包装发放给患者,防止误服。对没有立即服药的患者再次巡视,防止患者漏服。

(3)药袋内药物更改后需注明变更信息,并重新密封好。

(4)为确保给药安全,PDA给药不可手工执行。

(5)PDA给药时发现药袋破损,需再次将药袋内药品与PDA或用药清单信息进行核查,无误后发药。

(6)腕带不清晰、破损、丢失或扫码有误时需及时更换腕带。

6. 评分标准(表1-2-4-1、表1-2-4-2)

表1-2-4-1　ICU口服给药的评分标准

项目	技术操作要求	权重				实得分
		A	B	C	D	
目的	防治疾病、协助诊断、维持生理功能	2	0	0	0	
评估	病史评估:评估患者有无药物过敏史、既往史,实验室检查及心电图有无异常	8	6	2	0	
	患者评估:评估患者病情、意识状态、配合程度及口腔情况。有无留置胃管及吞咽障碍等	8	6	2	0	
	环境评估:环境清洁、光线适宜、用物清洁	3	2	1	0	
用物	扫码枪、药品、药品清单条码、小药杯、研钵	2	1	0	0	

续表

项目	技术操作要求	权重				实得分
		A	B	C	D	
操作步骤	核对、转抄医嘱	2	1	0	0	
	洗手、戴口罩	4	2	0	0	
	按智能药柜机取药流程取药	10	8	4	0	
	携药品至床旁,双人核对纸质医嘱、药品及药品清单信息	4	2	0	0	
	进入患者床旁护士站扫码执行医嘱系统,扫描患者腕带条码,核对界面信息是否与患者信息一致	10	8	4	0	
	扫描药品清单上的药物条码,与纸质医嘱核对药物名称、剂量。对不能扫码的药物核对无误后手动确认	10	8	4	0	
	协助患者服药,摆舒适体位	5	3	1	0	
	核对或修改“护士执行时间”,点击“执行”	2	1	0	0	
	退出扫码执行医嘱系统,将扫码枪归位,备用	2	0	0	0	
	取药条与纸质医嘱核对,无误后在对应的纸质医嘱上打勾	5	3	1	0	
	观察患者用药后反应	5	3	1	0	
	洗手,签字、记录	3	2	1	0	
注意事项	为确保给药安全,给药时一定使用扫码枪扫码	3	2	1	0	
	掌握服药物注意事项	3	1	0	0	
	腕带不清晰、破损、丢失或扫码有误时需及时更换腕带	3	0	0	0	
	对没有立即服药的患者再次巡视,防止患者漏服	3	0	0	0	
	勿将药品锡纸外包装发放给患者,防止误服	3	0	0	0	
合计		100				

表 1-2-4-2 使用 PDA 发放口服药的评分标准

项目	技术操作要求	权重				实得分
		A	B	C	D	
目的	防治疾病、协助诊断、维持生理功能	2	0	0	0	
评估	病史评估:评估患者有无药物过敏史、既往史,实验室检查及心电图有无异常	10	6	2	0	
	患者评估:评估患者病情、意识状态、配合程度及口腔情况。有无留置胃管及吞咽障碍等	10	6	2	0	
	环境评估:环境清洁、光线适宜、用物清洁	3	2	1	0	
用物	PDA、袋装药品、用药清单、必要时准备吸水管及研钵	2	1	0	0	

续表

项目	技术操作要求	权重				实得分
		A	B	C	D	
操作步骤	PDA开机进入移动护士系统，进入分类执行单，根据具体情况选择执行医嘱的范围并确认	2	1	0	0	
	洗手、戴口罩	4	2	0	0	
	将药品、药袋上的药品名称及剂量与执行单核对	5	4	3	0	
	双人核对药品及药品清单	4	2	0	0	
	药品携至患者床旁，核对患者信息	5	0	5	0	
	使用PDA扫描患者腕带条码，核对患者界面信息是否与患者信息及药袋信息相一致	14	10	5	0	
	使用PDA扫描药品清单上的药物条码后，确认执行医嘱，对不能扫码的药物与PDA核对无误后手动确认	10	8	5	0	
	再次核对患者信息，协助患者服药，摆舒适体位	5	3	0	0	
	手消液消毒手	2	0	0	0	
	PDA清洁、归位，备用	2	0	0	0	
	观察患者用药后反应	2	0	0	0	
	洗手、记录	3	2	1	0	
注意事项	为确保给药安全，给药时一定使用PDA扫码，不可手工执行	3	2	1	0	
	掌握服用药物注意事项	3	1	0	0	
	药袋内药物更改后需注明变更信息，并重新密封好。发现药袋破损，需再次将药袋内药品与PDA或用药清单信息进行核查，无误后发药	3	0	0	0	
	腕带不清晰、破损、丢失或扫码有误时需及时更换腕带	3	0	0	0	
	勿将药品锡纸外包装发放给患者，防止误吞。对没有立即服药的患者再次巡视，防止患者漏服	3	0	0	0	
合计		100				

第五节　注　射　法

一、皮内注射法

1. 目的　用于药物过敏试验（以青霉素皮试为例）。

2. 评估

（1）评估病情、注射部位皮肤。

(2)询问有无青霉素、酒精过敏史,解释操作方法并取得配合。

3. 用物　治疗盘,无菌治疗巾,棉签,安尔碘,75% 酒精(对酒精过敏的患者需备生理盐水),污物碗,青霉素皮试液,1ml 注射器,5ml 注射器,急救药品:肾上腺素 1 支、手消液。

4. 操作步骤

(1)接到医嘱,评估患者并解释皮试的目的及注意事项。

(2)洗手、戴口罩。

(3)核对医嘱,检查用物有效期和完整性。

(4)铺无菌盘。

(5)消毒瓶盖 2 遍,正确配制皮试液。

(6)抽取 0.2ml 青霉素皮试液,双人核对医嘱,将皮试液置于治疗盘中。

(7)核对患者,协助患者取合适体位。

(8)选择注射部位,以 75% 酒精(酒精过敏者选用生理盐水)消毒皮肤 2 遍,范围大于 5cm × 5cm,待干。

(9)排气。再次核对患者信息,针尖斜面向上与皮肤呈 5° 角刺入皮内。

(10)左手拇指固定针栓,右手推药 0.1ml,局部可见半球形隆起,隆起的皮肤变白并显露毛孔。

(11)注射完毕后快速拔针,嘱患者不可按揉注射部位,以防影响结果观察。

(12)记录皮试时间,告知患者 20min 后看结果,期间若有不适,及时呼叫护士。

(13)整理衣物和床单位,消毒双手,再次核对患者。

(14)整理用物,洗手,签字并记录。

(15)严密巡视,观察患者反应,20min 后观察皮试结果,记录并通知医生。

5. 注意事项

(1)青霉素皮试液的配制方法,以 160 万 U/ 瓶为例:

1)取青霉素 1 瓶(160 万 U/ 瓶)→稀释至 8ml(20 万 U/ml)。

2)从 8ml 中取 0.1ml →稀释至 1ml(2 万 U/ml)。

3)从 1ml 中取 0.1ml →稀释至 1ml(2 000U/ml)。

4)将 1ml(2 000U/ml)稀释液加入 3ml 生理盐水(用 5ml 注射器)中,此时浓度为:500U/ml。

5)从 4ml 中取 0.1ml(50U)做皮试。

注:应用生理盐水配制青霉素皮试液。

(2)皮试注意事项

部位:前臂掌侧下 1/3 处,注入皮试液 0.1ml(50U/0.1ml)后观察 20min。

结果:阴性——皮丘无改变,周围不红肿,无自觉症状。

阳性——局部皮丘隆起,并出现红晕硬块,直径大于 1cm,或红晕周围有伪足、痒感。严重者可发生过敏性休克。

(3)药物过敏试验前应确定有无过敏史,如有酒精过敏史者,应选用生理盐水消毒。

(4)选择皮肤应遵循皮肤薄而色淡,易于注射和观察的部位。

(5)按规定时间双人观察试验结果,并在临时医嘱上签字,填写试验结果。

6. 评分标准(表 1-2-5-1)

表 1-2-5-1 皮内注射法的评分标准

项目	技术操作要求	权重				实得分
		A	B	C	D	
目的	用于药物过敏试验	3	1	0	0	
评估	评估病情,药物过敏史,局部皮肤状况	3	2	1	0	
	询问有无青霉素、酒精过敏史,解释操作方法并取得患者配合	3	2	1	0	
用物	用物准备齐全,按顺序放置,检查用物有效期和完整性	5	3	1	0	
操作步骤	接到医嘱并核对	2	0	0	0	
	洗手、戴口罩	3	1	0	0	
	铺无菌盘	5	2	0	0	
	消毒瓶盖 2 遍,正确配制皮试液,将抽吸好的皮试注射器放于治疗盘中	8	3	0	0	
	抽取 0.2ml 青霉素皮试液,双人核对,将皮试液置于治疗盘中	5	3	0	0	
	核对患者信息,协助患者取合适体位	4	2	0	0	
	选择注射部位,以 75% 酒精(酒精过敏者选用生理盐水)消毒皮肤 2 遍,范围大于 5cm × 5cm,待干	5	3	0	0	
	排气,核对患者信息,绷紧皮肤,针尖斜面向上与皮肤呈 5° 角刺入皮内	6	3	0	0	
	左手拇指固定针栓,右手推药 0.1ml,局部可见半球形隆起,隆起的皮肤变白并显露毛孔	6	3	2	0	
	注射完毕,快速拔针,嘱患者不可按揉注射部位,以防影响结果观察	5	3	1	0	
	记录皮试时间,告知患者 20min 后看结果,期间若有不适,及时呼叫护士	5	2	0	0	
	整理衣物和床单位,消毒双手,核对患者	4	2	0	0	
	整理用物,洗手,签字并记录	3	1	5	0	
	严密巡视,观察患者反应,20min 后观察皮试结果,记录并通知医生携用物至床旁,向患者解释并核对	5	3	0	0	
注意事项	药物过敏试验前应确定有无过敏史,如有酒精过敏史者,应选用生理盐水消毒	5	3	0	0	
	选择皮肤应遵循皮肤薄而色淡,易于注射和观察的部位。按规定时间双人观察试验结果,并在临时医嘱上签字,填写试验结果	5	3	0	0	

续表

项目	技术操作要求	权重				实得分
		A	B	C	D	
提问	问：过敏性休克的抢救程序 答：1. 立即停药，使患者平卧。 2. 立即皮下注射 0.1% 肾上腺素 1ml，小儿酌减。症状如不缓解，可每隔半小时皮下或静脉注射该药 0.5ml，直至脱离危险期。 3. 给予氧气吸入，改善缺氧症状。呼吸受抑制时，应立即进行人工呼吸，并使用呼吸兴奋剂。喉头水肿引致窒息时，应尽快实行气管切开。 4. 根据医嘱静脉注射地塞米松 5~10mg，应用抗组胺类药，如盐酸异丙嗪等。 5. 静脉滴注 10% 葡萄糖溶液或平衡液扩充血容量。血压仍不回升，可按医嘱加入多巴胺等。 6. 若心搏骤停，则立即进行复苏抢救。 7. 密切观察病情，记录患者呼吸、脉搏、血压、神志和尿量等变化。	4	2	0	0	
	问：青霉素皮试液的配制方法及浓度？ 答：见上文注意事项。	3	1	0	0	
	问：皮试部位及结果判断方法？ 答：于前臂掌侧下 1/3 处注入皮试液 0.1ml(50U)，注射后观察 20min 结果：阴性——皮丘无改变，周围不红肿，无自觉症状 阳性——局部皮丘隆起，并出现红晕硬块，直径大于 1cm，或红晕周围有伪足、痒感。严重者可发生过敏性休克	3	1	0	0	
合计		100				

7. 操作并发症

(1)疼痛

1)发生原因：注射前患者紧张、恐惧；配制药物浓度过高、药物注射速度过快或速度不均匀；注射针头过粗、欠锐利或有倒钩、或操作手法欠熟练；注射时消毒剂随针头进入皮内，消毒剂刺激引起疼痛。

2)临床表现：注射部位疼痛感尖锐，推注药物加重。有时伴全身疼痛反应，如肌肉收缩、呼吸加快、出汗、血压下降，严重者出现晕针、虚脱。

3)预防及处理：给予心理护理，向患者说明注射的目的，取得患者配合。

原则上选择无菌生理盐水作为溶媒对药物进行溶解。准确配制药物，避免药液浓度过高对机体产生刺激。

选用神经末梢分布较少的部位进行注射。

选用口径较小、锋利无倒钩的针头进行注射。

注射应在皮肤消毒剂干燥后进行。

疼痛剧烈者，予以止痛剂对症处理。

(2)局部组织反应

1)发生原因：药物本身对机体的刺激，导致局部组织发生的炎症反应；药物浓度过高、推注药量过多；违反无菌操作原则，使用已污染的注射器、针头；皮内注射后，患者搔抓或揉按局部皮丘；机体对药物敏感性高，局部发生变态反应。

2)临床表现：注射部位红肿、疼痛、瘙痒、水疱、溃烂、破溃及色素沉着。

3)预防及处理：避免使用对组织刺激性较强的药物；正确配制药液，推注药液剂量准确，避免因剂量过大而增加局部组织反应；严格执行无菌操作；让患者了解皮内注射的目的，不可随意搔抓或揉按局部皮丘，如有异常不适可随时告知医务人员；详细询问药物过敏史，避免使用可引起机体过敏反应的药物。

对已发生局部组织反应者，进行对症处理，预防感染。出现局部皮肤瘙痒者，告诫患者勿抓、挠，并用5%碘伏溶液外涂；局部皮肤有水疱者，先用5%碘伏溶液消毒，再用无菌注射器将水疱内液体抽出，注射部位出现溃烂、破溃，则进行外科换药处理。

(3)虚脱

1)发生原因：主要由心理、生理、药物、物理等因素引起。心理原因主要是由于患者过度紧张及对护士的不了解产生恐惧。生理原因主要是由于患者身体虚弱，对各种外来刺激敏感性增强。

护理人员操作粗暴、注射速度过快、注射部位选择不当，如注射在硬结上、瘢痕处等，引起患者剧烈疼痛而发生虚脱。

2)临床表现：头晕、面色苍白、心悸、出汗、乏力、眼花、耳鸣。心率加快、脉搏细弱、血压下降，严重者意识丧失。

3)预防及处理：注射前应向患者做好解释工作，并且态度热情，有耐心，使患者消除紧张心理，从而配合治疗；询问患者饮食情况，避免在饥饿状态下进行。

选择合适的注射部位，避免在硬结、瘢痕等部位注射，并且根据注射药物的浓度、剂量，选择合适的注射器，做到二快一慢。

对以往有晕针史及体质衰弱、饥饿、情绪紧张的患者，注射时宜采用卧位。

注射过程中随时观察患者情况。如有不适，及时停止注射，立即做出正确判断，区别是药物过敏还是虚脱。如患者发生虚脱现象，护理人员首先镇静，给患者及家属以安全感；将患者取平卧位，保暖，以针刺人中、合谷等穴位，患者清醒后给予口服糖水等，数分钟后即可恢复正常。少数患者通过给氧或呼吸新鲜空气，必要时静推50%葡萄糖等措施，症状可逐渐缓解。

(4)过敏性休克

1)发生原因：操作者在注射前未询问患者的药物过敏史，患者对注射的药物产生速发型超敏反应。

2)临床表现：由于喉头水肿、支气管痉挛、肺水肿而引起胸闷、气促、哮喘与呼吸困难；因周围血管扩张而导致有效循环血量不足，表现为面色苍白、出冷汗、口唇发绀、脉搏细弱、血压下降；因脑组织缺氧，可表现为意识丧失、抽搐、二便失禁等；其他过敏反应表现有荨麻疹、恶心、呕吐、腹痛及腹泻。

3）预防及处理：注射前仔细询问患者有无药物过敏史，尤其是青霉素、链霉素等易引起过敏的药物，如有过敏史者则停止该项试验。有其他药物过敏史或变态反应疾病史者应慎用。

皮试观察期间，嘱患者不可随意离开。注意观察患者有无异常不适反应，正确判断皮试结果，阴性者可使用该药，若为阳性结果则不可使用。

注射盘内备有0.1%盐酸肾上腺素、尼可刹米、洛贝林注射等急救药物，另备氧气、吸痰设施等。

一旦发生过敏性休克，立即组织抢救：

①立即停药，使患者平卧。

②立即皮下注射0.1%肾上腺素1ml，小儿剂量酌减。症状如不缓解，可每隔半小时皮下或静脉注射肾上腺素0.5ml，直至脱离危险期。

③给予氧气吸入，改善缺氧症状。呼吸受抑制时，立即进行人工呼吸，并肌内注射尼可刹米、洛贝林等呼吸兴奋剂。有条件者可插入气管导管，借助人工呼吸辅助或控制呼吸。喉头水肿引起窒息时，应尽快实施气管切开。

④根据医嘱静脉注射地塞米松5~10mg或琥珀酸氢化可的松200~400mg加入5%~10%葡萄糖溶液500ml内静脉滴注；应用抗组胺类药物，如肌内注射盐酸异丙嗪25~50mg或苯海拉明40mg。

⑤静脉滴注10%葡萄糖溶液或平衡溶液扩充血容量。如血压仍不回升，可按医嘱加入多巴胺或去甲肾上腺素滴注。

⑥若心搏骤停，则立即进行复苏抢救。如实施体外心脏按压、气管内插管、人工呼吸等。

⑦密切观察病情，记录患者呼吸、脉搏、血压、神志和尿量等变化；不断评价治疗与护理效果，为进一步处置提供依据。

二、皮下注射法

1. 目的

(1)需迅速达到药效和不能或不宜经口服给药时采用。

(2)预防接种。

(3)局部麻醉用药。

(以中性胰岛素上臂三角肌下缘注射为例)

2. 评估　病情、合作程度、注射部位皮肤，向患者解释操作方法并取得配合。

3. 用物　治疗盘，无菌治疗巾，棉签，75%酒精，污物碗，1ml注射器，中性胰岛素，手消液。

4. 操作步骤

(1)接到并核对医嘱。

(2)洗手、戴口罩。

(3)检查用物有效期和完整性。

(4)铺无菌盘。

(5)75%酒精消毒瓶盖2遍。

(6)遵医嘱抽取药液，放入治疗盘的内侧。

(7)双人核对。

(8)核对患者,选择注射部位,注射部位:上臂三角肌下缘、臂外侧、股外侧位、腹部等。

(9)消毒皮肤2遍,待干。

(10)排气后,再次核对。绷紧皮肤,注射器针头与皮肤呈30°~45°(过瘦者可将皮肤捏起,适当减小进针角度)进针,抽吸无回血后即可注入药液。

(11)注射完毕,等待几秒钟,棉签轻压针刺处,迅速拔针。

(12)整理衣物和床单位,消毒双手,再次核对患者。

(13)整理用物,洗手,签字并记录。

5. 注意事项

(1)长期注射胰岛素的患者应有计划地更换注射部位。

(2)针尖斜面与皮肤角度不宜超过45°,以免刺入肌层。

6. 评分标准(表1-2-5-2)

表1-2-5-2　皮下注射法的评分标准

项目	技术操作要求	权重				实得分
		A	B	C	D	
目的	需迅速达到药效和不能或不宜经口服给药时采用	2	1	0	0	
	预防接种	2	1	0	0	
	局部麻醉用药	2	1	0	0	
评估	了解患者病情	3	1	0	0	
	合作程度及注射部位状况	3	1	0	0	
	向患者讲解操作目的、方法和如何配合	3	1	0	0	
用物	备齐用物	5	3	1	0	
操作步骤	接到医嘱并核对	3	1	0	0	
	洗手,戴口罩	3	1	0	0	
	准备和检查用物	3	1	0	0	
	铺无菌盘	3	1	0	0	
	75%酒精消毒瓶盖2遍,遵医嘱抽取药液,放入无菌盘内	6	4	2	0	
	双人核对	3	1	0	0	
	携用物至患者床旁,核对患者,协助患者取正确、舒适体位,注意保暖	5	3	0	0	
	选择注射部位,注射部位:上臂三角肌下缘、臂外侧、股外侧位、腹部等	6	3	0	0	
	消毒皮肤2遍,待干	5	3	1	0	
	排气后,向患者解释并核对	3	1	0	0	

续表

项目	技术操作要求	权重				实得分
		A	B	C	D	
操作步骤	绷紧皮肤，注射器针头与皮肤呈 30°~45°（过瘦者可将皮肤捏起，适当减小进针角度）进针，抽吸无回血后即可注入药液	6	3	0	0	
	注药速度适宜，关心患者，密切观察并询问患者反应	4	2	0	0	
	注射完毕，等待几秒钟，棉签轻压针刺处，迅速拔针	5	3	0	0	
	整理衣物和床单位，协助患者恢复舒适体位	4	2	0	0	
	消毒双手，核对患者	3	1	0	0	
	整理用物，洗手，签字并记录	3	1	0	0	
注意事项	长期注射胰岛素的患者应有计划地更换注射部位	5	3	1	0	
	针尖斜面与皮肤角度不宜超过 45°，以免刺入肌层	5	3	1	0	
提问	胰岛素皮下注射的并发症	5	3	1	0	
合计		100				

7. 操作并发症　注射胰岛素的常见并发症为低血糖反应。

(1) 发生原因：低血糖是指由多种原因引起的血糖浓度过低所致的综合征，一般以血浆血糖浓度小于 3.9mmol/L（70mg/dl）为糖尿病患者低血糖的诊断标准。

1) 胰岛素应用不当。胰岛素剂量过大或病情好转时未及时减少胰岛素剂量；注射混合胰岛素时，长效胰岛素剂量的比例不当，长效胰岛素比例过大等，易出现夜间低血糖。

2) 注射胰岛素的部位对胰岛素的吸收不好，使胰岛素吸收的量时多时少易产生低血糖。

3) 注射胰岛素没有按时进餐，或因食欲不好未能达到正常的饮食量。

4) 临时性体力活动量过大，没有事先减少胰岛素的剂量或增加食量。

5) 脆性糖尿病患者病情不稳定，易出现低血糖。

6) 肾功能不全患者在使用中长效胰岛素时易出现低血糖。

(2) 临床表现：交感神经兴奋的表现包括心慌、出汗、饥饿、无力、手抖、视力模糊、面色苍白等。中枢神经系统症状包括头痛、头晕、定向力下降、吐字不清、精神失常、意识障碍直至昏迷。部分患者在多次低血糖发作后出现无警觉性低血糖，患者无心慌、出汗，视力模糊、饥饿、无力等先兆，直接进入昏迷状态。持续时间长（一般认为大于 6h）且症状严重的低血糖可导致中枢神经系统损害，甚至不可逆转。

(3) 预防及处理

1) 密切观察患者情况，及时识别低血糖症状以及熟悉处理低血糖症状的方法。

2) 严格遵守给药剂型、剂量、时间、方法，严格执行技术操作规程，准确抽吸药液剂量。

3) 按轮换原则交替更换注射部位。

4) 病情较重，无法预料患者餐前胰岛素用量时，可先进餐，然后再注射胰岛素。

5) 根据患者的营养状况，把握进针深度，避免误入肌肉组织。如患者体质消瘦、皮下脂肪少，应捏起注射部位皮肤并减少进针角度注射。

6）避免注射在皮下小静脉血管中。推药前抽回血，无回血方可注射。

7）注射后勿剧烈运动、按摩、热敷、日光浴、洗热水澡等，并准时用餐。

8）怀疑低血糖时，立即测定血糖水平，无法测定血糖时按低血糖处理。意识清楚者口服15~20g 糖类食品（葡萄糖为佳），意识障碍者给予 50% 葡萄糖 20~40ml 静推，每 15 分钟监测血糖 1 次，根据血糖情况遵医嘱予相应处理。

9）实施糖尿病健康教育，对使用胰岛素的患者多次反复进行有关糖尿病知识、胰岛素注射有关知识的宣教，直到患者掌握为止，让患者携带糖尿病急救卡；儿童及老年患者的家属要进行相关培训。

三、肌内注射法

1. 目的

（1）不宜采用口服或静脉的药物，且要求比皮下注射更迅速发生疗效时采用。

（2）用于注射刺激性较强或药量较大的药物。

2. 评估　病情、合作程度、注射部位皮肤，向患者解释操作方法并取得配合。

3. 用物　无菌盘、安尔碘、棉签、污物碗、5ml 注射器，按医嘱备好药液、手消液。

4. 操作步骤

（1）接到并核对医嘱。

（2）洗手、戴口罩。

（3）检查所备用物有效期和完整性。

（4）铺无菌盘。

（5）抽取药液，放入无菌盘内。

（6）双人核对。

（7）核对患者，选择注射部位（臀大肌、臀中肌、臀小肌、腹外侧肌及上臂三角肌），消毒皮肤 2 遍，待干。

（8）排气后，再次核对。绷紧皮肤，迅速垂直刺入皮肤 2~3cm（瘦者及病儿酌减），抽吸无回血后，注入药液。

（9）注射完毕，用棉签按压针刺处，迅速拔针。

（10）整理衣物和床单位，再次核对患者。

（11）整理用物，洗手，签字，记录。

5. 注意事项

（1）选择合适的注射部位，以免刺伤神经及血管，不能在有炎症、硬结及瘢痕等部位注射。

（2）需要 2 种以上药液同时注射时，应注意配伍禁忌。

（3）同时注射多种药液时，应先注射刺激性较弱的药液，后注射刺激性较强的药液。

（4）注射时做到二快一慢（进针、拔针快，推药慢）。

（5）切勿将针梗全部刺入，以刺入针头长度的 2/3 为宜，以防针梗从根部焊接处折断。

（6）2 岁以下婴幼儿应选用臀中肌或臀小肌进行注射。

（7）长期注射的患者，应轮流交替注射部位。

6. 评分标准(表 1-2-5-3)

表 1-2-5-3　肌内注射法的评分标准

项目	技术操作要求	权重				实得分
		A	B	C	D	
目的	不宜采用口服或静脉的药物,且要求比皮下注射更迅速发生疗效时采用	5	3	1	0	
	用于注射刺激性较强或药量较大的药物	5	3	1	0	
评估	了解患者病情、合作程度及注射部位状况	6	4	2	0	
	向患者讲解操作目的、方法和如何配合	6	4	2	0	
用物	用物准备齐全	5	3	0	0	
操作步骤	接到并核对医嘱	2	0	0	0	
	洗手,戴口罩	3	2	0	0	
	准备并检查用物	5	3	0	0	
	铺无菌盘	5	3	1	0	
	正确抽吸药液,放入无菌盘内	5	3	1	0	
	双人核对	3	0	0	0	
	携用物至床旁,核对患者	3	1	0	0	
	向患者解释,并摆舒适体位	3	1	0	0	
	选择注射部位(臀大肌、臀中肌、臀小肌、腹外侧肌及上臂三角肌),注意保暖	3	1	0	0	
	消毒皮肤 2 遍,待干	5	3	1	0	
	排气后,向患者解释并核对	3	0	0	0	
	绷紧皮肤,迅速垂直刺入皮肤 2~3cm(瘦者及病儿酌减),抽吸无回血后,注入药液	5	3	1	0	
	注药速度适宜,关心患者,密切观察并询问患者反应	3	1	0	0	
	注射完毕,用棉签按压针刺处,迅速拔针	3	1	0	0	
	整理衣物和床单位,协助患者恢复舒适体位,核对患者信息	5	3	1	0	
	整理用物,洗手,记录	3	1	0	0	
注意事项	选择合适的注射部位,以免刺伤神经及血管,不能在有炎症、硬结及瘢痕等部位注射	2	0	0	0	
	需要 2 种以上药液同时注射时,应注意配伍禁忌	2	0	0	0	
	同时注射多种药液时,应先注射刺激性较弱的药液,后注射刺激性较强的药液	2	0	0	0	
	注射时做到二快一慢(进针、拔针快,推药慢)	2	0	0	0	
	切勿将针梗全部刺入,以刺入针头的 2/3 为宜,以防针梗从根部焊接处折断	2	0	0	0	
	2 岁以下婴幼儿应选用臀中肌或臀小肌注射	2	0	0	0	
	长期注射的患者,应轮流交替注射部位	2	0	0	0	
合计		100				

7. 操作并发症　肌内注射可并发神经性损伤。

(1)发生原因：主要是药物直接刺激和局部高浓度药物毒性引起神经粘连和变性坏死。

(2)临床表现：注射时即出现神经支配区麻木、放射痛、肢体无力和活动范围减少。约一周后疼痛减轻。但留有固定麻木区伴肢体功能部分或完全丧失，发生于下肢者行走无力，易跌跤。局部红肿、疼痛，肘关节活动受限，手部有运动和感觉障碍。受累神经及神经损伤程度：根据受累神经支配区运动、感觉障碍程度，分为完全损伤、重度损伤、中度损伤和轻度损伤。区分标准如下：

完全损伤：神经功能完全丧失。

重度损伤：部分肌力、感觉降至1级。

中度损伤：神经支配部分肌力和感觉降至2级。

轻度损伤：神经支配区部分肌力和感觉降至3级。

(3)预防及处理

1)周围神经药物注射伤是一种医源性损伤，应在慎重选择药物、正确掌握注射技术等方面严格把关。

2)注射药物应尽量选用刺激性小、等渗、pH接近中性的药物，不能毫无科学根据地选用刺激性很强的药物进行肌内注射。

3)注射时应全神贯注，注意注射处的解剖关系，准确选择臀部、上臂部的肌内注射位置，避开神经及血管。为儿童注射时，除要求进针点准确外，还应注意进针的深度和方向。

4)在注射药物过程中若发现神经支配区麻木或放射痛，应考虑刺入神经内的可能性，须立即改变进针方向或停止注射。

5)对中度以下不完全神经损伤要用非手术治疗法，行理疗、热敷，促进炎症消退和药物吸收，同时使用神经营养药物治疗，将有助于神经功能的恢复。对中度以上完全性神经损伤，则应尽早手术探查，做神经松解术。

四、静脉注射法

1. 目的

(1)较肌内注射更快地发挥作用。

(2)药物因浓度高、刺激性大、量多而不宜采用其他注射方法。

2. 评估　病情、血管情况、自理程度。

3. 用物　治疗盘，无菌治疗巾，安尔碘，棉签，止血带，一次性垫巾，手消液，污物碗，5(或10、20)ml注射器，头皮针，输液贴，按医嘱备好药液。

4. 操作步骤

(1)接到医嘱并核对，向患者解释静脉注射的方法及目的，协助排尿。

(2)洗手、戴口罩。

(3)备齐用物，检查完整性及有效期。

(4)铺无菌盘。

(5)按照无菌原则配制药液。

(6)将注射器套上针帽，刻度朝上，放入治疗巾内1/3处。

(7)双人核对医嘱后，推治疗车至患者床旁。

(8)核对患者信息,垫一次性垫巾,扎止血带,选择静脉后松开止血带。

(9)第一次消毒皮肤,范围直径大于5cm,消毒棉签与皮肤呈40°~45°螺旋消毒,待干。

(10)撕开输液贴外包装,置于垫巾上。

(11)在穿刺点上6cm处扎止血带,嘱患者握拳。

(12)第二次消毒皮肤,拔掉注射器针帽,第二次排气至注射器斜面。

(13)再次核对,绷紧皮肤,穿刺,见回血后将针头送入少许,左手固定针柄,右手松开止血带,嘱患者松拳,输液贴固定。

(14)缓慢注入药液。

(15)注射完毕,迅速拔出针头,嘱患者按压穿刺点。

(16)清理用物,呼叫器放置患者可及处,摆舒适体位,向患者交代注意事项。

(17)再次核对患者信息、医嘱。

(18)如需为下一位患者注射或推治疗车,应先用手消液进行手消毒。

(19)全部操作完毕后,整理用物。

(20)洗手,签字,记录。

5. 注意事项

(1)如需长期给药者,为了保护血管,每次由远端到近端选择使用血管。

(2)根据病情及药物性质,掌握推注药物的速度并观察注射局部及患者反应。

(3)对组织有强烈刺激的药物,应另备盛有生理盐水的注射器和头皮针,注射时先做穿刺,并注入少量生理盐水,证实针头确定在血管内后,调换有药液的注射器进行注射,以防止药物外溢于组织而发生组织坏死。

6. 评分标准(表1-2-5-4)

表1-2-5-4 静脉注射法的评分标准

项目	技术操作要求	权重				实得分
		A	B	C	D	
目的	较肌内注射更快发挥作用	3	1	0	0	
	药物因浓度高、刺激性大、量多而不宜采用其他注射方法	3	1	0	0	
评估	了解患者病情、合作程度及注射部位状况	3	2	1	0	
	了解医嘱及药物对血管的影响程度	4	2	0	0	
	向患者解释静脉注射的方法及目的,协助排尿	4	2	0	0	
用物	备齐用物、放置合理	5	3	1	0	
操作过程	接到并核对医嘱	3	0	0	0	
	洗手、戴口罩	2	0	0	0	
	准备并检查用物	3	2	0	0	
	铺无菌盘	3	1	0	0	
	按照无菌原则配制药液	5	3	1	0	

续表

项目	技术操作要求	权重				实得分
		A	B	C	D	
操作过程	将注射器套上针帽，刻度朝上，放入治疗巾内 1/3 处	2	0	0	0	
	双人核对，推治疗车至患者床旁	3	1	0	0	
	核对患者信息	3	1	0	0	
	垫一次性垫巾，扎止血带，选择静脉后松开止血带	2	0	0	0	
	第一次消毒皮肤，范围直径大于 5cm，待干	3	1	0	0	
	撕开输液贴外包装，置于垫巾上	3	1	0	0	
	在穿刺点上 6cm 处扎止血带，嘱患者握拳	3	1	0	0	
	第二次消毒皮肤，拔掉注射器针帽，第二次排气至注射器斜面	5	3	1	0	
	核对，绷紧皮肤，穿刺，见回血后将针头送入少许，左手固定针柄，右手松开止血带，嘱患者松拳，用输液贴固定	5	3	1	0	
	缓慢注入药液，操作中关心患者，密切观察并询问患者反应	4	2	0	0	
	注射完毕，迅速拔出针头，嘱患者按压穿刺点	3	1	0	0	
	清理用物，呼叫器放置患者可及处，摆舒适体位，向患者交待注意事项	3	1	0	0	
	核对	3	2	1	0	
	协助患者恢复舒适体位	3	2	1	0	
	如需为下一位患者注射或推治疗车，应先用手消液消毒手	2	1	0	0	
	全部操作完毕后，整理用物，按垃圾分类处理医疗用品	3	2	1	0	
	洗手，签字，记录	3	2	1	0	
注意事项	如需长期给药者，为了保护血管，每次由远端到近端选择使用血管	3	0	0	0	
	根据病情及药物性质，掌握推注药物的速度并观察注射局部及患者反应	3	2	1	0	
	对组织有强烈刺激的药物，应另备盛有生理盐水的注射器和头皮针，注射时先做穿刺，并注入少量生理盐水，证实针头确定在血管内后，调换有药液的注射器进行注射，以防止药物外溢于组织而发生组织坏死	3	2	1	0	
合计		100				

五、静脉输液法

1. 目的

(1)补充水和电解质,调节或维持酸碱平衡。

(2)补充血容量,改善微循环,维持血压。

(3)补充营养,维持热量,修复组织。

(4)利尿消肿,控制感染,治疗疾病。

2. 评估　评估病情、血管情况、过敏史,向患者解释操作方法并取得配合。向患者解释输液方法及目的,协助排尿。

3. 用物　治疗盘,安尔碘,棉签,止血带,一次性垫巾,手消液,一次性输液器,输液贴按医嘱备好药液,输液条码。

4. 操作步骤

(1)接到并核对医嘱。

(2)洗手、戴口罩。

(3)备齐用物,检查完整性及效期。

(4)按照无菌原则配制药液。

(5)将输液条码与医嘱核对后贴于输液袋上。

(6)撕开输液器,关闭水止,与液体连接。

(7)双人核对医嘱后,推治疗车至患者床旁。

(8)核对患者信息及医嘱。

(9)排气至输液器乳头,妥善放置头皮针。

(10)垫一次性垫巾,扎止血带,选择静脉后松开止血带。

(11)以穿刺点为圆心第一次消毒皮肤,范围直径大于5cm,消毒棉签与皮肤呈40°~45°螺旋消毒,待干。

(12)撕开输液贴外包装,置于垫巾上。

(13)在穿刺点上6cm处扎止血带,嘱患者握拳。

(14)第二次消毒皮肤,拔掉头皮针帽,第二次排气至头皮针斜面。

(15)再次核对,绷紧皮肤,穿刺,见回血后将针头送入少许,嘱患者松拳,固定针柄,松止血带,缓慢将水止放开,输液贴固定,调节滴速。

(16)整理用物,呼叫器放置于患者可及处,摆舒适体位,向患者交代注意事项。

(17)再次核对患者信息、医嘱。

(18)输液完毕,放慢水止,迅速拔针后反折,按压穿刺点。

(19)清理用物。

(20)洗手,签字、记录。

5. 注意事项

(1)严格执行无菌操作及查对制度,注意配伍禁忌。

(2)对需要长期输液的患者,合理使用静脉。

(3)配制药液时间小于30min,不提前配制。

(4)不在静脉输液的肢体抽取血液标本、测量血压。

(5)加强巡视,观察输液情况及用药后反应,发现异常及时通知医生。

(6)输液滴速调节:成人40~60滴/min,儿童、老年人、心肺疾病患者调至20~40滴/min。

6. 评分标准(表1-2-5-5)

表1-2-5-5　静脉输液法的评分标准

项目	技术操作要求	权重				实得分
		A	B	C	D	
目的	补充水和电解质,调节或维持酸碱平衡	2	0	0	0	
	补充血容量,改善微循环,维持血压	2	0	0	0	
	补充营养,维持热量,修复组织	2	0	0	0	
	利尿消肿,控制感染,治疗疾病	2	0	0	0	
评估	评估患者:局部皮肤及血管情况、病情及年龄、意识状态及合作、自理能力	4	2	0	0	
	告知患者:操作方法及目的,取得患者配合,协助患者排尿	4	2	0	0	
用物	用物准备齐全	5	3	1	0	
操作步骤	接到并核对医嘱	2	0	0	0	
	洗手,戴口罩	2	0	0	0	
	检查用物完整性及有效期	3	4	2	0	
	按照无菌原则配制药液	5	3	1	0	
	将输液条码与医嘱核对后贴于输液袋上	3	1	0	0	
	撕开输液器,关闭水止,与液体连接	3	1	0	0	
	双人核对,推治疗车至患者床旁	3	1	0	0	
	核对患者,协助患者取舒适体位,并解释	3	1	0	0	
	排气至输液器乳头,妥善放置头皮针	4	2	0	0	
	垫一次性垫巾,扎止血带,选择静脉后松开止血带	3	1	0	0	
	以穿刺点为圆心第一次消毒皮肤,范围大于5cm,待干	5	2	0	0	
	撕开输液贴外包装,置于垫巾上	2	0	0	0	
	在穿刺点上6cm处扎止血带,嘱患者握拳	3	1	0	0	
	第二次消毒皮肤,拔掉头皮针帽,第二次排气至头皮针斜面	5	2	0	0	
	核对,绷紧皮肤,穿刺,见回血后将针头送入少许,嘱患者松拳,固定针柄,松止血带,缓慢将水止放开,输液贴固定,调节滴速	5	3	1	0	
	整理用物,呼叫器放置于患者可及处,摆舒适体位,向患者交代注意事项	3	0	0	0	

续表

项目	技术操作要求	权重				实得分
		A	B	C	D	
操作步骤	核对	3	0	0	0	
	输液结束： 1. 输液完毕，放慢水止，迅速拔针后反折，按压穿刺点 2. 清理用物	4	3	0	0	
	整理治疗车及用物，按垃圾分类处理用物	3	0	0	0	
	洗手，签字、记录	2	0	0	0	
注意事项	严格执行无菌操作及查对制度，注意配伍禁忌，配制药液时间小于30min，不提前配制	2	0	0	0	
	对长期输液的患者，合理使用静脉	2	0	0	0	
	不在静脉输液的肢体抽取血液标本、测量血压	2	0	0	0	
	加强巡视，观察输液情况及用药后反应，发现异常及时通知医生，输液滴速调节：成人40~60滴/min，儿童、老年人、心肺疾病患者调至20~40滴/min	2	0	0	0	
提问	选择其中一项： 1. 根据哪些因素调节输液的速度？ 答：药物种类、年龄、病情。 2. 发生热源反应的应急处理方法是什么？ 答： ①立即停止输液，及时更换液体及输液器并开放静脉通路，报告医生。 ②遵医嘱给药，配合医生抢救。 ③向患者及家属做好心理疏导。 ④严密观察病情变化。 ⑤及时报告感染控制科、护理部及药剂科，并对输液器具进行封存。	5	3	1	0	
合计		100				

7. 操作并发症

(1)静脉炎

1)发生原因

a. 无菌操作不严格，可引起局部静脉感染。

b. 输入药液过酸或过碱，引起血浆pH改变，可以干扰血管内膜的正常代谢功能而发生静脉炎。

c. 输入高渗液体，使血浆渗透压升高，导致血管内皮细胞脱水发生萎缩、坏死，进而局部血小板凝集，形成血栓并释放组织胺，使静脉收缩、变硬。

d. 由于较长时间在同一部位输液，微生物由穿刺点进入或短时间内反复多次在同一血管周围穿刺、静脉内放置刺激性大的塑料管或静脉留置针放置时间过长、各种输液微粒的输入均可以因机械刺激和损伤而发生静脉炎。

e. 输液速度与药物浓度的影响：刺激性较大的药物，如抗癌药物（多系化学及生物碱类制剂）。

f. 输入高浓度刺激性强的药物，如青霉素，浓度过高可使局部抗原抗体结合，释放大量的过敏毒素，最终引起以围绕在毛细血管周围的淋巴细胞和单核巨噬细胞浸润为主的渗透性炎症；长期使用，引起血管扩张，通透性增加，形成红肿型静脉炎。

2）临床表现：沿静脉走向出现条索状红线，局部组织发红、肿胀、灼热、疼痛，有时伴畏寒、发热等全身症状。发病后因炎症渗出、充分水肿、管腔变窄而致静脉回流不畅，甚至阻塞。

3）预防及处理

a. 严格执行无菌操作原则。避免操作中局部消毒不严密或者针头被污染。力争一次穿刺成功，穿刺后针头要固定牢固，长期静脉输液者应有计划地更换输液部位，注意保护血管。

b. 选用前臂静脉，输入刺激性强的药物时尽量选用较粗的血管。

c. 严格控制药物浓度和输液速度，输注刺激性药物的浓度要适宜，且输注的速度要均匀而缓慢，因药物浓度过高或输液速度过快都易刺激血管引起静脉炎。

d. 严格掌握药物的配伍禁忌。营养不良、免疫力低下的患者，应加强营养，增强机体对血管创伤的修复能力和对局部炎症的抗炎能力。

e. 选择水胶体透明敷料贴于所选血管上方的皮肤表面，达到预防静脉炎的效果。

f. 一旦发生静脉炎，停止在患肢静脉输液并将患肢抬高、制动。根据情况进行局部处理：①局部热敷；②用 50% 的硫酸镁湿敷；③多磺酸黏多糖乳膏外敷；④土豆片外敷等。

(2) 药液外渗性损伤

1）发生原因：药物因素；物理因素；血管因素；感染因素和静脉炎；穿刺不当致穿破血管，而使药液漏出血管外；患者躁动，针头固定不牢，致药液外渗；当患者长时间休克时，组织缺血缺氧致毛细血管通透性增高，特别是在肢端末梢循环不良部位处易出现外渗；血管弹性差、穿刺不顺利、血管过细，或在注射过程中药物推注过快。

2）临床表现：注射部位出现局部肿胀疼痛、皮肤温度低。血管收缩药物引起毛细血管平滑肌收缩，局部表现肿胀、苍白、缺血缺氧。高渗药液外渗，使细胞严重脱水死亡。阳离子溶液如氯化钙等外渗，对局部有强烈的刺激性，产生剧痛。

3）预防及处理

a. 认真选择有弹性的血管进行穿刺。

b. 选择合适的头皮针，针头无倒钩。

c. 妥善固定针头，避免在关节活动处进针。

d. 加强巡视，尽早发现采取措施，及时处理，杜绝外渗性损伤，特别是坏死性损伤的发生。

e. 推注药液不宜过快，一旦发生推药阻力，检查穿刺局部有无肿胀，如发生药液外渗，应终止注射。

f. 发生药液外渗后，根据外渗药液的性质及局部情况采取对症处理。

六、静脉留置针

1. 目的　建立静脉通路，便于静脉给药及抢救，适用于长期输液的患儿。

2. 评估

(1)评估患者病情、选用血管的状况、自理及合作程度。

(2)告知患者:操作目的和方法、指导配合、协助排尿。如患者为小儿需取得家属同意并指导家属配合。

3. 用物 治疗盘,安尔碘,棉签,止血带,一次性垫巾,手消液,静脉留置针,无针密闭输液接头,5ml 注射器(含封管液),自粘性外科伤口敷贴 / 透明敷料,胶布,输液备用液体(可根据病房不同情况准备)。

4. 操作步骤

(1)接到医嘱并核对,评估并向患者解释静脉留置针的目的。

(2)洗手、戴口罩。

(3)核对医嘱,备齐用物,检查完整性及有效期。

(4)双人核对医嘱后,推治疗车至患者床旁。

(5)核对患者信息及医嘱,协助患者取舒适体位。

(6)垫一次性垫巾,扎止血带,选择静脉后松开止血带。

(7)以安尔碘第一次消毒皮肤,以穿刺点为圆心,消毒范围直径大于 5cm,消毒棉签与皮肤呈 40°~45° 螺旋消毒后,待干。

(8)撕开美敷 / 透明敷料外包装,置于垫巾上。

(9)在穿刺点以上 6cm 处扎上止血带,嘱患者握拳,使静脉充盈。

(10)第二次消毒皮肤。

(11)再次核对。

(12)打开套管针,将套管针针头斜面朝上,穿刺见回血后将留置针平行送入血管,松开止血带,抽出针芯。左手拇指按压穿刺处前端的血管穿刺点防止出血,迅速连接无针密闭输液接头。

(13)嘱患者松拳,推注生理盐水 / 肝素盐水后固定,标记时间。

(14)整理用物,为患者摆舒适体位,呼叫器置于可及处,交代注意事项。

(15)再次核对患者信息及医嘱。

(16)清理用物;洗手,签字,记录。

5. 注意事项

(1)告知患者保护留置针侧的肢体,避免重力作用导致回血堵塞血管。

(2)观察穿刺处静脉有无红肿、疼痛,发现异常及时拔除针头。

6. 评分标准(表 1-2-5-6)

表 1-2-5-6 静脉留置针的评分标准

项目	技术实施要点	权重				实得分
		A	B	C	D	
目的	建立静脉通路,便于静脉给药及抢救	5	0	0	0	
评估	评估患者:病情、血管的状况、患者自理、合作程度	3	2	0	0	
	告知患者:操作目的和方法、指导配合、协助排尿	3	2	1	0	

续表

项目	技术实施要点	权重				实得分
		A	B	C	D	
用物	用物准备齐全	5	1	0	0	
操作步骤	接到并核对医嘱	2	1	0	0	
	洗手、戴口罩	2	1	0	0	
	检查用物并携用物至床旁	3	1	0	0	
	核对患者，协助取舒适体位，手消液进行手消毒	3	1	0	0	
	将一次性垫巾垫于患者手臂下，扎止血带，选择血管后松开止血带	3	2	1	0	
	消毒注射部位皮肤，消毒范围直径大于5cm，充分待干	3	2	1	0	
	撕开敷料包装，胶面冲上，放在垫巾上	2	1	0	0	
	在穿刺点以上10cm处扎上止血带，嘱患者握拳	3	2	1	0	
	第二次消毒皮肤，充分待干	3	1	0	0	
	抽取生理盐水，用非接触性无菌操作技术连接留置针、输液接头和注射器	5	2	1	0	
	拔掉留置针针帽，旋转针芯后，排气	3	2	1	0	
	核对	2	0	0	0	
	紧绷皮肤，穿刺，见回血后降低角度再进2mm，后撤针芯2~3mm，顺静脉将导管与针芯全部送入，抽回血确认，松开止血带	6	4	2	0	
	穿刺应一针见血	3	0	0	0	
	嘱患者松拳，抽出针芯放于利器盒	2	1	0	0	
	一手固定导管座，一手缓慢推注生理盐水，再次判断导管是否在血管内	3	2	1	0	
	贴膜固定： 一手固定导管座，一手无张力持膜，将穿刺点放于贴膜中心，延长管对准贴膜缺口，捏一抚一压，标签上注明日期时间	5	3	1	0	
	用脉冲法冲管，正压封管	3	1	0	0	
	导管固定：高举平台法固定输液接头高于穿刺点	4	2	0	0	
	整理用物，分类处理	3	2	1	0	
	协助患者取舒适体位，告知注意事项	2	1	0	0	
	核对，手消液消毒手	2	1	0	0	
	推输液车回治疗室，整理用物	2	0	0	0	
	洗手，记录，签字	3	2	1	0	

续表

项目	技术实施要点	权重				实得分
		A	B	C	D	
注意事项	告知患者保护留置针侧的肢体，避免重力作用导致回血堵塞血管	3	1	0	0	
	观察穿刺处静脉有无红肿、疼痛，发现异常及时拔除针头	3	1	0	0	
提问	1. 什么是导管维护三步骤（access-clear-lock，A-C-L）？ 答：评估—冲管—封管。	3	2	1	0	
	2. 患者宣教内容？ 答：1）保持穿刺部位干燥，沐浴时用保鲜膜包裹好，避免穿刺点感染。 2）留置期间穿刺侧手臂可适当活动，避免激烈运动、用力过度、肢体下垂或提重物。 3）穿脱衣物时，不要将导管勾出，先穿穿刺侧手臂，后脱穿刺侧手臂。睡眠时，注意不要压迫穿刺侧的血管。有留置针脱出，请压迫穿刺点并及时告诉医护人员前来处理。 4）出现皮肤瘙痒、出汗较多或贴膜不牢固卷边时要告知护士处理。	3	1	0	0	
合计		100				

第六节　输 血 技 术

一、目的

1. 纠正贫血，补充红细胞、凝血因子、血小板；改善凝血功能。
2. 补充血容量，改善血液循环。

二、评估

1. 评估患者病情及配合程度，与患者核对血型，了解有无输血史及不良反应史，包括患者血型、交叉配血结果、输血种类及输血量（输血治疗知情同意书）。
2. 评估患者输血静脉通路是否通畅，穿刺处的局部情况。
3. 告知患者操作方法及目的，指导患者配合。

三、用物

治疗盘、安尔碘、棉签、5ml注射器、止血带、输血器、一次性垫巾、“临床输血申请单”、紫色试管、手消液、污物碗、输液贴、PDA、专用取血箱。

四、操作步骤

1. 采集配血标本操作程序

(1)核对医嘱。

(2)评估患者。

(3)洗手、戴口罩、备齐用物并检查有效期及完整性。

(4)打印输血申请条码两张，分别粘贴到试管及“临床输血申请单”上并双人核对。

(5)携用物、“临床输血申请单”和试管至患者床旁，PDA扫码核对患者信息与申请单信息一致，采集血标本。

(6)核对条码与申请单信息，再次核对患者。

(7)洗手，记录。

(8)将血标本与“临床输血申请单”送交输血科。

2. 取血操作程序

(1)接到输血科通知后持“取血单”，使用专用取血箱取血(一人一箱)。

(2)取血护士与输血科工作人员共同核对如下内容：

1)“临床输血记录单”内容与血袋标签内容是否一致，包括：病区、床号、患者姓名、病案号、性别、血型、血袋血型、血袋条码号、血液种类、血量、血液有效期。

2)交叉配血试验结果是否合格。

3)血袋有无破损、血液有无凝聚，出现异常情况不能领取。

(3)以上信息核对无误后在“临床输血记录单”、取血单及相应登记本上签字。

3. 输血操作流程

(1)输血前双人核对“临床输血记录单”及血袋标签各项内容。检查血袋有无破损渗漏，血液颜色是否正常。

(2)生理盐水贴输液标签，连接输血器。

(3)两名护士携用物和“临床输血记录单”到患者床旁，核对患者手牌(姓名、性别、年龄、病案号、床号、血型)，确认与“临床输血记录单”、血袋标签内容相符，再次核对血液后，向患者解释输血的目的、方法及注意事项，准备输血。

(4)PDA扫描、核对，输注生理盐水。

(5)PDA扫描血袋相关信息，双人核对无误后开始输血。

(6)输注开始后，前15min输注速度宜慢，应严密观察：成人40~60滴/min，儿童酌减。

(7)再次核对患者信息，将呼叫器置于易取处。

(8)洗手、签字、书写记录、输血记录单放入病历保存。

(9)输血完毕，PDA核对确认，输入少量生理盐水，冲净管腔内血液，协助患者取舒适卧位，分类整理用物。

(10)将血袋装入黄色垃圾袋并粘贴患者信息，注明受血者姓名、病案号、血型和科室，尽快送至输血科。

五、注意事项

1. 应由有执业资格的护士取血并完成双人核对。

2. 出现以下情况严禁输注：血袋有破损、漏血；标签破损、字迹不清；血液出现溶血、血块；血浆呈暗红色、紫红色、暗灰色或乳糜状；管口封闭不严；过期血或其他须查证的情况。

3. 取血后勿震荡，以免引起溶血；血液常温复温，勿加温，防止血浆蛋白凝固变性；不可向血液及输液管路中加入药物。

4. 取回的血液应尽快输注，不得自行储存，输血时应于4h内输注完毕，未输注完毕应废弃。

5. 大量出血应尽快补充血容量，防止休克发生，为此常需加压快速输血，要求护士在输血过程中不离开患者。

6. 输血过程中听取患者主诉，观察有无局部疼痛及输血反应。一旦出现，立即终止输血，通知医师，向输血科报告并填写"输血不良反应回报单"，返还输血科保存，保留全血以备查明原因。

7. 输血过程中需记录危重护理记录，详细记录输血开始时间及结束时间、输液量。每小时记录生命体征直至输血完毕后4h。

8. 输血前后用生理盐水冲洗输血管道。连续输注不同供血者的血液时中间应输注少量生理盐水。

9. 掌握输血不良反应处理流程。

六、考核标准(表1-2-6-1)

表1-2-6-1 输血技术的考核标准

项目	技术操作要求	权重				实得分
		A	B	C	D	
目的	纠正贫血，补充红细胞、凝血因子、血小板；改善凝血功能	3	1	0	0	
	补充血容量，改善血液循环	2	1	0	0	
评估	病情，配合程度，与患者核对血型	3	1	0	0	
	了解有无输血史及不良反应史、患者血型、交叉配血结果、输血种类及输血量(输血治疗知情同意书)	3	1	0	0	
	评估患者输血静脉通路是否通畅，穿刺处的局部情况	3	1	0	0	
用物	治疗盘、安尔碘、棉签、5ml注射器、止血带、输血器、一次性垫巾、"临床输血申请单"、紫色试管、手消液、污物碗、输液贴、PDA、专用取血箱	5	3	1	0	
操作步骤	接到医嘱并核对患者	3	1	0	0	
	评估患者	2	0	0	0	
	洗手、戴口罩	3	1	0	0	
	双人核对"临床输血记录单"及血袋标签各项内容。检查血袋有无破损渗漏，血液颜色是否正常	3	1	0	0	
	生理盐水贴输液标签，连接输血器	3	1	0	0	

续表

项目	技术操作要求	权重				实得分
		A	B	C	D	
操作步骤	两名护士携用物和“临床输血记录单”到患者床旁，核对患者手牌(姓名、性别、年龄、病案号、床号、血型)，确认与“临床输血记录单”、血袋标签内容相符	8	5	1	0	
	告知患者解释输血注意事项	4	2	0	0	
	为患者取舒适体位	3	1	0	0	
	PDA 扫描、核对，输注生理盐水	5	3	1	0	
	PDA 扫描血袋相关信息，双人核对无误后开始输血	4	3	1	0	
	输注开始后，前 15min 速度宜慢，输注时滴速：成人 40~60 滴 /min，儿童酌减	6	3	1	0	
	再次核对患者信息，将呼叫器置于易取处	5	3	1	0	
	洗手、签字、记录，将输血记录单放入病历中	6	3	1	0	
	输血过程中加强巡视，密切观察穿刺部位及有无输血反应	5	3	1	0	
	输血完毕，输入少量生理盐水，冲净管腔内血液，协助患者取舒适卧位，分类整理用物	4	3	0	0	
	输注完毕将血袋装入黄色垃圾袋并粘贴患者信息，注明受血者姓名、病案号、血型和科室，尽快送至输血科	5	2	0	0	
提问	1. 输血注意事项？ 答：(1)输血前严格筛查患者的基本信息，如输血的血型、供血者的血型是否一致、输血的量等，在确保无误后方可输血。 (2)输血过程中密切监测患者的生命体征，如血压、脉搏、心率等。患者一旦出现发热、皮肤瘙痒等过敏症状，需要尽快使用地塞米松进行抗过敏治疗。 (3)如果患者输血过程中出现寒战、高热等细菌感染导致的症状，需要尽快停止输血，进行剩余血液涂片检查，明确有无细菌感染。 (4)对于年老的患者，输血一定要控制滴速和输血的量，避免加重心脏负荷。	6	4	2	0	
	2. 输血常见并发症？ 答：发热、过敏反应、溶血反应、循环负荷过重、出血、枸橼酸钠中毒反应、输血相关传染病、细菌污染反应。	6	4	2	0	
合计		100				

七、常见并发症

1. 过敏反应

(1) 发生原因

1) 输入血液中含有致敏物质。

2) 患者呈过敏体质，输入血液中的异体蛋白质同过敏机体组织细胞结合，形成完全抗原而致敏所致。

3) 多次输血的患者可产生过敏抗体，抗原和抗体相互作用而产生过敏反应。

(2) 临床表现

1) 多数患者发生在输液后期或即将结束时，也可在输血刚开始时发生。

2) 轻者出现皮肤局限性或全身性红斑、荨麻疹和瘙痒、轻度血管神经性水肿（眼睑、口唇水肿）。

3) 严重者出现咳嗽、呼吸困难、喘鸣、面色潮红、腹痛、腹泻、神志不清、休克。

(3) 预防及处理

1) 预防：询问过敏史，提醒主管医生，必要时，应输注洗涤红细胞或冰冻红细胞，输血前半小时遵医嘱口服抗组胺药或使用类固醇类药物。

2) 处理：①发生过敏反应立即停止输血，保持静脉通畅，严密观察患者的生命体征，根据医嘱给予肾上腺素；②保持呼吸道通畅，立即予以高流量吸氧；有呼吸困难或喉头水肿时，应及时做气管插管或气管切开，以防窒息。

2. 溶血反应（最严重的输血反应）

(1) 发生原因

1) 输入异型血：供血者和受血者血型不符，造成血管内溶血，一般输入 10~15ml 即可产生症状。

2) 输血前红细胞已被破坏发生溶血：如血液贮存过久、保存温度不当（4℃恒温）、血液震荡过剧、血液内加入高渗或低渗溶液或影响 pH 的药物、血液受到细菌污染等，均可导致红细胞大量破坏。

3) Rh 因子所致溶血，一般在输血后 1~2h 发生，也可延迟至 6~7d 后出现症状。

(2) 临床表现

1) 开始阶段，由于红细胞凝集成团，阻塞部分小血管，可引起头胀痛、面部潮红、恶心呕吐、心前区压迫感、四肢麻木、腰背部剧烈疼痛和胸闷等症状。中间阶段，由于凝集的红细胞发生溶解，大量血红蛋白散布到血浆中，可出现黄疸和血红蛋白尿，同时伴有寒战、高热、呼吸急促和血压下降等症状。最后阶段，由于大量的血红蛋白从血浆中进入肾小管，遇酸性物质变成结晶，致肾小管阻塞；又因为血红蛋白的分解产物使肾小管内皮缺血、缺氧而坏死脱落，也可导致肾小管阻塞。患者出现少尿、无尿等急性肾功能衰竭症状，可迅速死亡。

2) 溶血程度较轻的延迟性溶血反应可发生在输血后 7~14d，表现为不明原因的发热、贫血、黄疸和血红蛋白尿等。

3) 还可伴有出血倾向，引起出血。

(3) 预防及处理

1) 认真做好血型鉴定和交叉配血试验，严格三查七对。

2）采血时轻拿轻放，运送血液时不要剧烈震荡，不可采用变质血液。

3）一旦怀疑发生溶血，应立即停止输血，维持静脉通路以备抢救时静脉给药，及时报告医生。

4）核对受血者与供血者姓名和ABO血型、Rh血型。用保存于冰箱中的受血者与供血者血样、新采集的受血者血样、血袋中血样，重做ABO血型、Rh血型、不规则抗体及交叉配血试验。

5）抽取血袋中血液做细菌学检验，以排除细菌污染反应。

6）口服或静脉滴注碳酸氢钠，以碱化尿液，防止或减少血红蛋白结晶阻塞肾小管。

7）严密观察生命体征和尿量、尿色的变化并记录，对于少尿、无尿者，按急性肾功能衰竭护理。如出现休克症状，给予抗休克治疗。

第七节　实验室检查标本的采集

一、成人静脉血标本

1. 目的

(1) 协助临床诊断、提供诊断依据。

(2) 为患者采集，留取静脉血标本。

(3) 为临床治疗提供依据。

2. 用物　治疗车，临时医嘱，治疗盘，无菌治疗巾，安尔碘，棉签，止血带，一次性垫巾，手消液，污物碗，蝶翼采血双向针，采血管，化验单，条码。

3. 评估

(1) 局部皮肤及血管情况。

(2) 意识状态及合作程度。

(3) 询问患者是否按要求进行采血前的准备，如禁食。

4. 操作步骤（以肘正中静脉抽血为例）

(1) 核对医嘱，打印条码。

(2) 告知患者操作方法、目的，指导患者配合，协助排尿。

(3) 洗手、戴口罩。

(4) 备齐用物（根据实验室检查项目选择相应采血管）。检查完整性及有效期。

(5) 将条码粘贴在采血管上，双人核对医嘱，使用PDA的科室，核对采血管与电脑采血信息一致。

(6) 携用物至患者床旁。

(7) 核对患者信息及医嘱。核对患者姓名、床号、医嘱、化验单、采血管、条码。使用PDA的科室，用PDA扫患者腕带，核对患者信息，再次核对采血管与PDA采血内容是否一致。

(8) 抽血流程

1）协助患者于安全舒适卧位。

2）肘下垫一次性垫巾，上臂扎止血带，嘱患者握拳，选择合适的静脉后，嘱患者松拳，松止血带。

3）第一次消毒皮肤（消毒面积直径大于 5cm），待干。

4）在穿刺点上 6cm 处扎止血带，嘱患者握拳第二次消毒皮肤，待干。

5）持采血针穿刺静脉，见回血后用胶布妥善固定，将采血针另一端刺入真空管。采取至所需刻度，采血管内血液不流动后，单手固定持针器，另一只手拔出采血管，按照要求摇匀。

(9) 采血完毕，松止血带，嘱患者松拳，用棉签覆在穿刺部位，迅速拔针后按压穿刺处。

(10) 清理用物，呼叫器放置于患者可及处，摆舒适体位，向患者交代注意事项。

(11) 再次核对患者信息、医嘱。

(12) 若为集体抽血，为一位患者抽血后，护士用消毒液消毒双手，更换垫巾后再为下一个患者抽血。

(13) 全部抽血完毕后，整理用物。

(14) 操作完毕后洗手，在化验单上登记采血日期、时间，及时送检，并在医嘱上签字。使用 PDA 的科室，操作电脑进入条码打印，标本打包并送检，无需在化验单上登记采血时间。

5. 注意事项

(1) 如需采集多管血，应注意：

1）根据实验室检查项目选择相应颜色的采血管，按推荐采血顺序进行采集。

2）采血时应先将已采集的采血管充分摇匀后再插入另一根采血管。

3）更换采血管时应严格固定持针器。

4）为一位患者抽血后，护士用消毒液消毒双手，更换垫巾后再为下一个患者抽血。

(2) 一人粘贴化验单，一人核对。化验单与患者条码信息及检查项目一致。

(3) 如无法打印采血条码的化验单，正联与副联内容应一致，注明患者的床号、姓名。副联牢固粘贴于试管，不遮挡标准刻度线。

(4) 采血前、后应进行主动核对，让患者说出自己的姓名，然后再次呼叫患者全名。采血过程中注意跟患者沟通，了解感受。

(5) 使用标准试管架，不同患者的试管间隔一行。

(6) 推荐采血顺序：血培养瓶→血凝管（蓝色）、红细胞沉降率管（黑色）→血清分离胶管（黄色）、血清管（红色）→血浆管（绿色）→血常规管（紫色）。

6. 评分标准（表 1-2-7-1）

表 1-2-7-1　静脉血标本采集的评分标准

项目	技术操作要求	权重				实得分
		A	B	C	D	
目的	协助临床诊断、提供诊断、治疗依据	3	1	0	0	
	为患者采集、留取静脉血标本	3	1	0	0	
评估	局部皮肤及血管情况	3	1	0	0	
	意识状态及合作程度	3	1	0	0	
	询问患者是否按要求进行采血前的准备，如禁食	3	1	0	0	

续表

项目	技术操作要求	权重				实得分
		A	B	C	D	
用物	治疗车，临时医嘱，治疗盘，无菌治疗巾，安尔碘，棉签，止血带，一次性垫巾，手消液，污物碗，蝶翼采血双向针，采血管，化验单，条码	5	3	1	0	
操作步骤	接到医嘱并核对	3	0	0	0	
	告知患者操作方法、目的，指导患者配合	2	0	0	0	
	洗手，戴口罩	3	1	0	0	
	携用物至患者床旁	3	1	0	0	
	核对患者信息（患者姓名、床号、医嘱，化验单，采血管，条形码）。使用PDA的科室，用PDA扫患者腕带，核对患者信息，再次核对采血管与PDA采血内容是否一致	5	3	1	0	
	协助患者于安全舒适卧位	2	1	0	0	
	肘下垫一次性垫巾，上臂扎止血带，嘱患者握拳，选择合适的静脉后，嘱患者松拳，松止血带	5	3	1	0	
	第一次消毒皮肤（消毒面积直径大于5cm），待干	5	3	1	0	
	在穿刺点上6cm处扎止血带，嘱患者握拳第二次消毒皮肤，待干	5	3	1	0	
	持采血针穿刺静脉，见回血后用胶布妥善固定，将采血针另一端刺入真空管	4	3	1	0	
	采取至所需刻度，采血管内血液不流动后，单手固定持针器，另一只手拔出采血管，按照要求摇匀	8	3	1	0	
	采血完毕，松止血带，嘱患者松拳，用棉签覆在穿刺部位，迅速拔针后按压穿刺处	4	1	0	0	
	清理用物，呼叫器放至患者可及处，摆舒适体位，向患者交代注意事项	3	1	0	0	
	再次核对患者信息、医嘱	3	1	0	0	
	操作完毕洗手	3	1	0	0	
	在化验单上登记采血日期、时间，及时送检，并在医嘱上签字。使用PDA的科室，操作电脑进入条码打印，标本打包并送检，无需在化验单上登记采血时间	2	0	0	0	
注意事项	注意事项共六项： (1)如需空腹抽血，应提前通知患者禁食，以避免因进食而影响检验结果。 (2)根据检验目的的不同，选择标本容器，并计算所需的采血量。 (3)取血后，应回抽注射器活塞，以防血液凝固造成针头阻塞、注射器粘连。	20	15	10	5	

续表

项目	技术操作要求	权重				实得分
		A	B	C	D	
注意事项	(4)如同时抽取几个种类的血标本,应注意注入顺序:一般先将血液注入血培养瓶,再注入抗凝管,最后注入干燥管,动作应准确迅速。 (5)采集血培养标本,应严格执行无菌操作,防止污染;培养液的种类及量应符合要求,瓶塞保持干燥。 (6)血标本严禁在输血的针头处或同侧肢体抽取,应在对侧肢体采集血标本。					
合计		100				

二、婴幼儿静脉血标本

1. 目的　完成相关实验室检查,以及手术前的配血(手术前准备)。

2. 评估　评估患儿的局部皮肤、血管条件、意识状态及合作程度,与患儿家属宣教采血前的准备(如禁食)、操作方法和目的,取得家属配合。

3. 用物　安尔碘,棉签,无菌纱布,一次性垫巾,手消液,污物碗,5ml 注射器,化验单,血标本试管。

4. 操作步骤

(1)接到医嘱,了解患儿的病情、血管条件、患儿自理及合作程度。

(2)向患儿及其家属宣教采血的目的。

(3)洗手、戴口罩。

(4)核对医嘱,备齐用物并检查所备用物有效期和完整性。

(5)推治疗车至患儿床旁,再次核对医嘱及患儿信息。

(6)选择血管(婴幼儿选择颈外静脉或股静脉),颈下或腹股沟下垫一次性垫巾。

(7)采血

1)经颈外静脉采血:

a. 患儿侧卧,于患儿肩下垫小枕,头偏向一侧,头稍低于身体平面,左手固定头部,充分显露颈外静脉。

b. 安尔碘消毒皮肤,待干。纱布夹于左手小指与无名指间。

c. 选用一次性头皮针与一次性注射器连接,针尖斜面朝上,让患儿尽量啼哭使颈静脉怒张,若患儿颈外静脉不充盈,用左手示指压迫胸锁乳突肌后缘中点以下(颈外静脉三角区),待颈外静脉上段充分充盈后,以其中点为穿刺点,与皮肤平行进针,见回血后固定针头,抽取所需血量后拔出针头,应用纱布按压穿刺点 5min。

d. 采血完毕立即将患儿置头高位。

e. 采血时应一人充分固定头部,助手协助固定患儿四肢,防止患儿哭闹时针头断裂发生意外。

2)经股静脉采血:股静脉在股三角区,位于股鞘内,在腹股沟韧带下方紧靠股动脉内侧。在髂前上棘和耻骨结节之间划一连线,股动脉走向和该线的中点相交,股静脉在股动脉内侧 0.5cm 处。

a. 患儿仰卧，用小沙袋垫高穿刺侧臀部，尿布包裹好会阴部，避免尿液污染穿刺点。

b. 助手协助约束患儿躯干及上肢，穿刺侧髋部外展45°，固定对侧下肢及膝关节，充分暴露穿刺点。

c. 操作者用安尔碘消毒左手示指（包括甲沟）及患儿穿刺部位皮肤。

d. 在患儿腹股沟中、内1/3交界处，用左手示指触及股动脉搏动点后，右手持注射器，在股动脉搏动点内侧0.3~0.5cm处垂直刺入，然后慢慢向上提针，边提边抽回血。有回血时固定针头，按所需量采血。

e. 除垂直进针外还可斜刺，即在腹股沟下方1~3cm处，以30°~45°刺入，向搏动点内侧刺去，然后缓缓向后退针，边退边抽回血，见回血后可固定针头采血。

(8) 采血后迅速拔针，用无菌纱布加压按压颈外静脉或股静脉穿刺点5min。

(9) 若为集体采血，则为一位患儿采血后，护士应用消毒液消毒双手，更换垫巾后再为下一个患儿采血。

(10) 全部采血完毕后，清理用物，将带血注射器放入黄色垃圾袋，针头放进利器桶。

(11) 整理患儿衣物和床单位，再次核对患儿姓名、床号、医嘱。

(12) 操作完毕后洗手，及时在医嘱单上签字并填写护理记录。

5. 注意事项

(1) 经颈外静脉采血

1) 穿刺采血完毕应立即将患儿置头高位，一是可迅速恢复患儿头部的血液循环，减少哭闹；二是防止出血、血肿的发生。

2) 穿刺点要远离颈静脉窦（胸锁乳突肌前缘中点，甲状软骨上缘水平），避免迷走神经反射。因为当穿刺点距颈静脉窦较近时，易造成采血后因按压止血时用力过大或压迫不当刺激颈静脉窦，导致迷走神经受刺激，致使婴儿心率突然减慢，甚至出现暂时意识丧失。

(2) 经股静脉采血

1) 有出血倾向或凝血功能障碍者禁用此法，以免引起出血。

2) 腹股沟处易被大小便污染，穿刺前应充分消毒皮肤。

3) 如抽出鲜红色血液，提示穿刺误入动脉，应立即拔出针头，压迫10min至不出血为止。

4) 穿刺后观察局部有无活动性出血。

5) 若穿刺失败，不宜在同侧反复多次穿刺。

6. 评分标准（表1-2-7-2）

表1-2-7-2　婴幼儿静脉血标本采集的评分标准

项目	技术操作要求	权重				实得分
		A	B	C	D	
目的	完成相关实验室检查，以及手术前的配血（手术前准备）	5	0	0	0	
评估	患儿局部皮肤及血管情况	3	1	0	0	
	意识状态及合作程度	3	1	0	0	
	询问患儿家属是否按要求进行采血前的准备，如禁食	3	1	0	0	
	告知患儿家属操作目的、方法，指导家属配合	3	1	0	0	

续表

<table>
<tr><th rowspan="2">项目</th><th rowspan="2" colspan="2">技术操作要求</th><th colspan="4">权重</th><th rowspan="2">实得分</th></tr>
<tr><th>A</th><th>B</th><th>C</th><th>D</th></tr>
<tr><td>用物</td><td colspan="2">物品准备：治疗车，医嘱，采血管，5ml 注射器、止血带、一次性垫巾，消毒洗手液，试管架（必要时）</td><td>5</td><td>3</td><td>2</td><td>0</td><td></td></tr>
<tr><td rowspan="19">操作过程（颈外静脉和股静脉采血二选一）</td><td colspan="2">核对（医嘱，化验单，采血管，条形码，PDA）</td><td>3</td><td>0</td><td>0</td><td>0</td><td></td></tr>
<tr><td colspan="2">洗手，戴口罩</td><td>3</td><td>2</td><td>0</td><td>0</td><td></td></tr>
<tr><td colspan="2">携用物到患儿床旁，向家属解释并再次核对</td><td>3</td><td>2</td><td>0</td><td>0</td><td></td></tr>
<tr><td rowspan="8">经颈外静脉采血</td><td>患儿侧卧，颈下垫一次性垫巾</td><td>4</td><td>2</td><td>0</td><td>0</td><td></td></tr>
<tr><td>左手固定头部，使颈静脉充分暴露</td><td>4</td><td>2</td><td>0</td><td>0</td><td></td></tr>
<tr><td>以安尔碘消毒皮肤，待干</td><td>5</td><td>3</td><td>1</td><td>0</td><td></td></tr>
<tr><td>夹纱布于左小指和无名指之间，选用一次性头皮针与一次性注射器连接</td><td>5</td><td>3</td><td>0</td><td>0</td><td></td></tr>
<tr><td>核对患儿</td><td>4</td><td>2</td><td>0</td><td>0</td><td></td></tr>
<tr><td>让患儿尽量啼哭使颈静脉怒张，与皮肤平行进针，见回血后固定针头，抽取所需血量后拔出针头，应用纱布按压穿刺点 5min</td><td>6</td><td>4</td><td>2</td><td>0</td><td></td></tr>
<tr><td>采血时充分固定头部，助手协助固定四肢，防止患儿哭闹针头脱出</td><td>5</td><td>1</td><td>0</td><td>0</td><td></td></tr>
<tr><td>采血完毕立即将患儿置头高位</td><td>4</td><td>1</td><td>0</td><td>0</td><td></td></tr>
<tr><td rowspan="8">经股静脉采血</td><td>患儿仰卧，用小沙袋垫高臀部，纸尿裤包裹好会阴部，以免排尿污染穿刺点</td><td>3</td><td>1</td><td>0</td><td>0</td><td></td></tr>
<tr><td>另一人协助约束患儿躯干及上肢，穿刺侧髋部外展 45°，固定对侧下肢及膝关节，充分暴露穿刺点。</td><td>4</td><td>2</td><td>0</td><td>0</td><td></td></tr>
<tr><td>将一次性垫巾垫于患儿腹股沟下</td><td>3</td><td>1</td><td>0</td><td>0</td><td></td></tr>
<tr><td>操作者用安尔碘充分消毒左手示指（包括甲沟）及患儿穿刺点皮肤</td><td>5</td><td>3</td><td>0</td><td>0</td><td></td></tr>
<tr><td>在患儿腹股沟中，内三分之一交界处，用左手示指触及动脉搏动点</td><td>4</td><td>2</td><td>0</td><td>0</td><td></td></tr>
<tr><td>核对患儿</td><td>3</td><td>1</td><td>0</td><td>0</td><td></td></tr>
<tr><td>右手持注射器在搏动点内侧 0.3~0.5cm 处垂直进针（或在腹股沟下方 1~3cm 处，以 30°~45° 刺入，向搏动点内侧刺去）</td><td>5</td><td>3</td><td>0</td><td>0</td><td></td></tr>
<tr><td>然后慢慢向上提，边提边抽回血。操作者用安尔碘消毒左手示指（包括甲沟）及患儿穿刺部位皮肤</td><td>5</td><td>3</td><td>1</td><td>0</td><td></td></tr>
<tr><td>有回血时固定针头，抽取所需血量后拔出针头，应用纱布按压穿刺点 5min</td><td>5</td><td>3</td><td>0</td><td>0</td><td></td></tr>
</table>

续表

项目	技术操作要求	权重				实得分
		A	B	C	D	
操作过程(颈外静脉和股静脉采血二选一)	穿刺过程注意保护患儿安全	3	1	0	0	
	再次核对患儿	4	2	0	0	
	协助患儿取舒适体位,向患儿家属告知采血后注意事项	5	3	1	0	
	按要求正确处理血标本	5	3	2	0	
	整理治疗车,按垃圾分类处理用物	2	0	0	0	
	洗手,记录,签字	3	1	0	0	
注意事项	经颈外静脉或经股静脉采血的注意事项: (1)操作过程中应随时观察患儿面色及呼吸情况,如有异常,应立即停止操作。 (2)操作应迅速,避免患儿头部下垂时间过长,影响头部血液回流。 (3)因颈部软组织、血管较多,刺破后易引起血肿,若穿刺失败,应加压止血后再换对侧血管。	5	3	1	0	
	操作过程未违反无菌原则	5	3	1	0	
合计		100				

三、尿标本

1. 目的

(1)检验尿液的色泽、透明度、比重、尿量、尿蛋白、细胞核管型。

(2)检验尿液的细菌培养及计数。

(3)协助临床诊断和治疗。

(4)为临床治疗提供依据。

2. 评估

(1)患者病情、手术方式及治疗。

(2)评估患者自理、合作程度。

(3)向患者解释采集尿常规的目的。

3. 用物　PDA、一次性尿杯、清洁尿管、条码。

4. 操作步骤

(1)接到医嘱后先评估患者的自理、合作程度。女性患者是否为月经期,向患者解释采集尿液的目的。

(2)核对医嘱,打印条码,正确粘贴条码,不遮挡刻度线。

(3)准备用物:一次性尿杯,尿管。

(4)双人核对。使用PDA的科室,核对尿管信息与电脑化验信息一致。

(5)洗手,戴口罩。

(6)准备和检查用物。

(7)携用物至床旁,再次核对患者。使用 PDA 的科室,用 PDA 扫患者腕带,核对患者信息,再次核对化验信息。

(8)发放一次性尿杯及尿管,向患者说明尿液留取时间、尿管的使用方法及注意事项。

(9)标本留取后,再次核对患者姓名、床号、医嘱、化验单、尿管。

(10)在化验单上登记采集日期、时间。

(11)及时送检,洗手、记录。

5. 注意事项

(1)做尿常规检查时,留取尿标本一般应采用晨起第一次尿,其他随机时间的尿液也可,但应以中段尿为好。

(2)留取的尿液不少于 10ml。

(3)留取的尿液应使用清洁干燥的容器,以医院提供的一次性尿杯和尿试管为宜。

(4)女性留取尿液应避开月经期。

(5)女性应防止阴道分泌物混入尿液中,应留取中段尿。

(6)所留尿液应在 1h 内送检。

6. 评分标准(表 1-2-7-3)

表 1-2-7-3　尿标本采集的评分标准

项目	技术操作要求	权重				实得分
		A	B	C	D	
目的	检验尿液的色泽、透明度、比重、尿量、尿蛋白、细胞核管型	5	3	1	0	
	检验尿液的细菌培养及计数	5	3	1	0	
	协助临床诊断和治疗,为临床治疗提供依据	5	3	1	0	
评估	患者病情、手术方式及治疗	5	3	1	0	
	评估患者的自理、合作程度	5	3	1	0	
	向患者解释采集尿常规的目的	5	3	1	0	
用物	PDA、一次性尿杯、清洁尿管、条码	5	3	1	0	
操作步骤	接到医嘱后先评估患者的自理、合作程度。女性患者是否为月经期,向患者解释采集尿液的目的	5	3	1	0	
	核对医嘱,打印条码	3	1	0	0	
	正确粘贴条码,尽量不遮挡刻度线	3	1	0	0	
	双人核对	3	1	0	0	
	使用 PDA 的科室,核对尿管信息与电脑化验信息一致	3	1	0	0	
	洗手,戴口罩	3	1	0	0	
	准备和检查用物	3	1	0	0	
	携用物至床旁,再次核对患者。使用 PDA 的科室,用 PDA 扫患者腕带,核对患者信息,再次核对实验室检查信息	5	3	0	0	

续表

项目	技术操作要求	权重				实得分
		A	B	C	D	
操作步骤	发放一次性尿杯及尿管，向患者说明尿液留取时间、尿管的使用方法及注意事项	3	1	0	0	
	标本留取后，再次核对患者姓名、床号、医嘱、化验单、尿管	3	1	0	0	
	在化验单上登记采集日期、时间	3	1	0	0	
	及时送检，洗手、记录	3	1	0	0	
注意事项	做尿常规检查时，留取尿标本一般应采用晨起第一次尿，其他随机时间的尿液也可，但应以中段尿为宜	5	3	1	0	
	留取的尿液应使用清洁干燥的容器，以医院提供的一次性尿杯和尿试管为宜，留取的尿液应不少于 10ml	5	3	1	0	
	女性留取尿液应避开月经期	5	3	1	0	
	女性应防止阴道分泌物混入尿液中，应留取中段尿	5	3	1	0	
	所留尿液应在 1h 内送检	5	3	1	0	
合计		100				

四、粪便标本

1. 目的　通过检查粪便判断消化道有无炎症、出血和寄生虫感染，并根据其性状和组成了解消化道功能。

2. 评估

(1)患者病情、手术方式及治疗。

(2)评估患者的自理、合作程度。

(3)向患者解释采集粪便标本的目的。

3. 用物　PDA、粪便标本采集器、条码。

4. 操作步骤

(1)接到医嘱后先评估患者的自理、合作程度。

(2)核对医嘱，打印条码。

(3)正确粘贴条码，不遮挡刻度线。

(4)双人核对。使用 PDA 的科室，核对便管信息与电脑化验信息一致。

(5)洗手，戴口罩。

(6)准备并检查用物。

(7)双人核对。使用 PDA 的科室，用 PDA 扫患者腕带，核对患者信息，再次核对实验室检查信息。

(8)发放粪便采集器，并告知粪便留取时间、采集器使用方法及注意事项。

(9)标本留取后，再次核对患者姓名、床号、医嘱、化验单、粪便采集器。

(10)在化验单上登记采集日期、时间。

(11)及时送检。

(12)洗手,记录。

5. 注意事项

(1)应采取新鲜的粪便。

(2)要选取粪便的脓、血、黏液等异常成分进行检查,表面无异常时应从粪便表面、深处及粪端多处取材。

(3)不应留取混有尿液、植物、泥土、污水等异物的粪便。

(4)不应从卫生纸、衣裤、纸尿裤等物品上留取标本。

(5)不能用棉签棉絮端挑取标本。

(6)采取标本后应及时送检。

6. 评分标准(表 1-2-7-4)

表 1-2-7-4　粪便标本采集的评分标准

项目	技术操作要求	权重				实得分
		A	B	C	D	
目的	通过检查粪便判断消化道有无炎症、出血和寄生虫感染	5	3	1	0	
	根据粪便性状和组成了解消化道功能	5	3	1	0	
评估	患者病情、手术方式及治疗	5	3	1	0	
	评估患者的自理、合作程度	5	3	1	0	
	向患者解释采集粪便标本的目的	5	3	1	0	
用物	PDA、粪便标本采集器、条码	5	3	1	0	
操作步骤	接到医嘱并核对,评估患者	3	1	0	0	
	打印条码	3	1	0	0	
	正确粘贴条码,尽量不遮挡刻度线	3	1	0	0	
	双人核对。使用 PDA 的科室,核对便管信息与电脑化验信息一致	5	3	0	0	
	洗手,戴口罩	3	1	0	0	
	准备并检查用物	3	1	0	0	
	双人核对。使用 PDA 的科室,用 PDA 扫患者腕带,核对患者信息,再次核对化验信息	5	3	0	0	
	发放粪便采集器,并告知粪便留取时间、采集器使用方法及注意事项	5	3	0	0	
	标本留取后,再次核对患者姓名、床号、医嘱、化验单、粪便采集器	5	3	0	0	
	在化验单上登记采集日期、时间	4	1	0	0	
	及时送检	3	1	0	0	
	洗手,记录	4	1	0	0	

续表

项目	技术操作要求	权重				实得分
		A	B	C	D	
注意事项	应采取新鲜的粪便	4	3	1	0	
	要选取粪便的脓、血、黏液等异常成分进行检查，表面无异常时应从粪便表面、深处及粪端多处取材	4	3	1	0	
	不应留取混有尿液、植物、泥土、污水等异物的粪便	4	3	1	0	
	不应从卫生纸、衣裤、纸尿裤等物品上留取标本	4	3	1	0	
	不能用棉签棉絮端挑取标本	4	3	1	0	
	采取标本后应及时送检	4	3	1	0	
合计		100				

五、痰标本

痰培养是指对痰液进行定量培养和半定量培养，以此协助对呼吸道感染的病因诊断，可根据需要进行需氧菌培养、厌氧菌培养、结核分枝杆菌培养或真菌培养，常与药敏试验一起进行。

1. 目的

(1)协助诊断某些呼吸系统疾病。

(2)确诊某些呼吸系统疾病。

(3)观察预后和治疗效果。

2. 评估　患者病情、自理能力及合作程度。

3. 用物准备　化验单、痰液收集器、条码、PDA。

4. 操作步骤

(1)接到“痰培养”医嘱并核对。

(2)评估患者病情、自理能力及合作程度；向患者解释采集痰液的目的，并告知留取时间、方法及注意事项。

(3)进入条码打印系统，核对患者及医嘱，打印出两张条码。

(4)将一张条码贴于痰液收集器，另一张贴于空白化验单。

(5)双人核对。

(6)洗手、戴口罩。

(7)携用物至患者床旁，使用PDA再次核对患者姓名、床号、医嘱、化验单、痰液收集器。

(8)嘱患者用清水漱口清洁口腔，然后用力咳出气管深处的痰液，置于痰液收集器中。

(9)整理患者衣物和床单位，再次核对患者信息。

(10)操作完毕后洗手，在化验单上登记采集日期、时间，及时送检，并签字。

5. 注意事项

(1)应采集患者清晨的痰液。

(2)嘱患者不可将漱口液、唾液等混入。

6. 评分标准(表 1-2-7-5)

表 1-2-7-5　痰标本采集的评分标准

项目	技术操作要求	权重				实得分
		A	B	C	D	
目的	协助诊断某些呼吸系统疾病	5	1	0	0	
	确诊某些呼吸系统疾病	5	1	0	0	
	观察预后和治疗效果	5	1	0	0	
评估	患者病情、自理能力及合作程度	5	3	0	0	
用物	化验单,痰液收集器,条码,PDA	5	3	0	0	
操作步骤	接到“痰培养”医嘱并核对	5	3	0	0	
	评估患者病情、自理能力及合作程度;向患者解释采集痰液的目的,并告知留取时间、方法及注意事项	5	3	0	0	
	进入条码打印系统,核对患者及医嘱,打印出两张条码	5	3	0	0	
	将一条码贴于痰液收集器,另一张贴于空白化验单	5	3	0	0	
	双人核对	5	3	0	0	
	洗手、戴口罩	5	3	0	0	
	携用物至患者床旁,使用 PDA 再次核对患者姓名、床号、医嘱、化验单、痰液收集器	9	5	0	0	
	嘱患者用清水漱口清洁口腔,然后用力咳出气管深处的痰液,置于痰液收集器中	10	8	5	0	
	整理患者衣物和床单位,再次核对患者信息	8	5	1	0	
	操作完毕洗手	4	2	0	0	
	化验单上登记采集日期、时间,及时送检,并签字	4	2	0	0	
注意事项	应采集患者清晨的痰液	5	3	0	0	
	嘱患者不可将漱口液、唾液等混入	5	3	0	0	
合计		100				

第八节　快速血糖的测定

血糖测定是糖尿病诊断、治疗及随访的必要手段,其结果有助于评估糖尿病患者糖代谢紊乱的程度,制定合理的降糖方案,同时反映降糖治疗的效果并能指导治疗方案的调整,可以认为是糖尿病患者“生命体征”之一。

一、目的

监测患者的血糖水平，评价代谢指标，为临床治疗提供依据。

二、评估

1. 评估患者病情、年龄、意识状态及进餐时间、指间皮肤。
2. 评估患者的自理、合作程度，向患者解释操作目的以取得配合。

三、用物

治疗盘、75% 酒精（酒精过敏患者改用生理盐水）、无菌棉签、污物碗 / 利器桶、免洗手消毒液、信息化血糖仪、采血针头、血糖试纸及 PDA。

四、操作步骤

1. 核对医嘱及患者信息。
2. 评估患者，向患者解释操作方法及目的，指导患者配合。
3. 洗手、戴口罩。
4. 准备用物，检查用物是否符合使用要求。
5. 血糖仪开机，扫描操作者胸牌，自动更新，评估血糖仪性能、血糖试纸有效期及试纸与血糖仪编码是否一致。
6. 双人核对医嘱。
7. 携用物至患者床旁，请患者自述姓名，点击屏幕患者信息，血糖仪扫描患者腕带；无信息化血糖仪使用 PDA 核对患者信息。
8. 协助患者取舒适体位，嘱患者手心朝上。
9. 用 75% 酒精棉签消毒患者手指，消毒范围在第 1 指节掌面及双侧面，待干。
10. 将血糖试纸插入血糖仪，等待屏幕滴血显示。
11. 再次消毒（方法及范围同上），待干。
12. 取 1 根无菌棉签夹于左手小指与无名指间备用，取下采血针头保护帽。
13. 见血后弃去采血针，用无菌棉签擦拭掉第一滴血，再轻轻挤压手指，将试纸的吸血区域对准血滴进行采血，采血完毕（听到满血提示音）后将无菌棉签轻压在穿刺部位。
14. 待自动显示血糖数值后，护士读取数值，再次核对患者信息，将结果告知患者。
15. 整理患者衣物和床单位，免洗手消毒液消手。
16. 整理用物，垃圾分类处理。洗手，记录。

五、审核数据

第二名护士登录血糖信息管理系统，审核数据。

六、注意事项

1. 测试前可以轻轻按摩手指使其充血，血液流出不畅时，切不可用力挤压，以免组织液流出，影响测试结果。

2. 采血部位通常采用指尖末梢毛细血管全血，水肿或感染的部位不宜采血。测血糖时应注意轮换采血部位。

3. 仪器显示“High”表示血糖值非常高，超过 33.6mmol/L（华益）、33.3mmol/L（罗氏）；显示“Low”，表示血糖值非常低，低于 0.8mmol/L（华益）、0.6mmol/L（罗氏）。出现血糖异常结果时应当采取以下措施：重复检测一次；通知医生采取相应的干预措施；必要时复检静脉生化血糖。

4. 测量血糖前患者不可做剧烈活动。

5. 血糖试纸保存在干燥原装容器中。

6. 确认血糖数值异常应及时告知医生。

7. 定期清洁血糖仪，仪器低电量时，请及时充电。

8. 科室应按照仪器要求进行定期检测血糖仪质控，每半年在检验科的指导下进行血糖仪质控。

七、评分标准（表 1-2-8-1）

表 1-2-8-1　快速血糖测定的评分标准

项目	技术操作要求	权重				实得分
		A	B	C	D	
目的	监测患者的血糖水平，评价代谢指标，为临床治疗提供依据	5	3	1	0	
评估	评估患者病情、年龄、意识状态及进餐时间，指间皮肤	2	1	0	0	
	评估患者的自理、合作程度，向患者解释操作目的以取得配合	2	1	0	0	
用物	用物准备齐全（75% 酒精、棉签、信息化血糖仪、血糖试纸、一次性指尖采血针、无菌治疗盘、利器桶）	5	2	0	0	
操作步骤	洗手、戴口罩	5	3	0	0	
	血糖仪开机，扫描操作者胸牌，自动更新，评估血糖仪性能、血糖试纸有效期，试纸与血糖仪编码是否一致	2	1	0	0	
	双人核对医嘱	4	2	0	0	
	携用物至患者床旁，请患者自述姓名，点击屏幕上的患者信息，血糖仪扫描患者腕带	5	3	2	0	
	协助患者取舒适体位，嘱患者手心朝上	4	2	0	0	
	用 75% 酒精棉签消毒患者手指，消毒范围在第 1 指节掌面及双侧面，待干	5	0	0	0	
	将血糖试纸插入血糖仪，等待屏幕滴血显示	3	2	1	0	
	再次消毒（方法及范围同上），待干	5	0	0	0	
	取 1 根无菌棉签夹左手小指与无名指间备用，取下采血针头保护帽	3	1	0	0	

续表

项目	技术操作要求	权重				实得分
		A	B	C	D	
操作步骤	再次核对患者	2	0	0	0	
	左手轻捏患者的手指以减轻疼痛，右手将采血针贴紧患者皮肤，按压弹簧按钮	5	3	0	0	
	见血后弃去采血针，用无菌棉签擦拭掉第一滴血，再次轻轻挤压手指，将试纸的吸血区域对准血滴进行采血，采血完毕(听到满血提示音)后，取无菌棉签轻压在穿刺部位	8	6	3	0	
	待自动显示血糖数值后，护士读取数值，再次核对患者信息，将结果告知患者	5	5	0	0	
	整理患者衣物及床单位，免洗手消毒液消手	3	0	0	0	
	整理用物，洗手，记录	2	1	0	0	
审核数据	第二名护士登录血糖信息管理系统，审核数据	5	0	0	0	
注意事项	注意事项 1. 测定前的准备：注意测定血糖前需要进行手指消毒，通常选用酒精擦拭，等待挥发干燥后再测定，否则酒精与指尖血混合会稀释指尖血，可能会影响结果的准确性。注意测血糖采血时的第一滴血应擦拭，选择第二滴血检测，较为准确。 2. 测定部位的选取：注意选择手指的无名指或小指，这些手指的功能性不强，有助于减少手指再发感染的风险。测定部位最好选择手指指腹的两侧，手指指腹两侧神经较少，痛感相对较小。 3. 测定时的挤压手法：应避免在一个手指同一部位反复采血。注意避免过度挤压采血，可能导致组织液渗出，血清稀释血液，出现测量误差。	20	20	15	5	
合计		100				

第九节　雾化吸入法

一、目的

1. 治疗呼吸道感染，消除炎症和水肿。
2. 解痉。
3. 稀化痰液，帮助祛痰。

二、评估

1. 了解患者的过敏史、用药史、用药目的、患者呼吸状况及配合能力。
2. 向患者解释雾化吸入的目的、药物名称，取得患者合作。

三、用物

雾化泵、雾化面罩、10ml 生理盐水、雾化药、PDA。

四、操作步骤

1. 接到医嘱并核对，向患者解释操作目的和方法，指导患者配合。
2. 洗手，戴口罩。
3. 核对医嘱，准备用物。
4. 携用物至患者床旁，使用 PDA 核对患者信息，摇高床头至 45°。
5. 取下鼻塞氧气，连接雾化面罩，检查面罩是否良好。
6. 取下加药液的小壶放于治疗车上，加入生理盐水和雾化药物，连接小壶。
7. 打开氧气流量 6~8L/min，查看雾化流量，再次核对患者信息。
8. 戴好面罩，调节面罩位置。
9. 再次核对患者，询问患者的舒适度。
10. 整理用物，按垃圾分类处理用物。
11. 洗手，记录，签字。

五、注意事项

1. 指导患者雾化时做深呼吸，用口吸气、鼻呼气的方法。若在过程中感觉憋气或感觉嗓子有痰液可先取下咬嘴，休息后再继续。

2. 告知患者如雾化过程中有任何不适应立即通知医务人员。

六、评分标准（表 1-2-9-1）

表 1-2-9-1　雾化吸入法的评分标准

项目	技术操作要求	权重				实得分
		A	B	C	D	
目的	治疗呼吸道感染，消除炎症和水肿	5	3	1	0	
	解痉	5	3	1	0	
	稀化痰液，帮助祛痰	5	3	1	0	
评估	了解患者的过敏史、用药史、用药目的、患者呼吸状况及配合能力	5	3	1	0	
	向患者解释雾化吸入的目的、药物名称，取得患者合作	5	3	1	0	
用物准备	雾化泵、雾化面罩、10ml 灭菌注射用水、雾化药物、PDA	5	3	1	0	

续表

项目	技术操作要求	权重				实得分
		A	B	C	D	
操作步骤	接到医嘱并核对	5	3	1	0	
	洗手，戴口罩	5	3	0	0	
	携用物至患者床旁，使用 PDA 核对患者信息	5	3	0	0	
	摇高床头至 45°	3	1	0	0	
	取下鼻塞氧气，连接雾化面罩，检查面罩是否良好	10	8	6	0	
	取下加药液的小壶放于治疗车上，加入生理盐水和雾化药物，连接小壶	8	4	2	0	
	打开氧气流量 6~8L/min，查看雾化流量	6	5	3	0	
	再次核对患者信息	4	2	0	0	
	戴好面罩，调节面罩的位置	5	3	0	0	
	再次核对，询问患者的舒适度	3	1	0	0	
	整理用物，按垃圾分类处理用物	3	1	0	0	
	洗手，记录，签字	3	1	0	0	
注意事项	指导患者雾化时做深呼吸，用口吸气、鼻呼气的方法。若在过程中感觉憋气或感觉嗓子有痰液可先取下咬嘴，休息后再继续	5	3	1	0	
	告知患者如雾化过程中有任何不适应立即通知医务人员	5	3	1	0	
合计		100				

第十节　吸　氧　法

一、目的

提高血氧含量及动脉血氧饱和度，纠正缺氧。

二、评估

患者信息、病情、呼吸状态、血氧饱和度、缺氧程度、鼻腔状况、意识状态及合作程度。

三、用物

流量表、鼻氧水、双腔鼻导管、10ml 生理盐水、棉签、手消液、PDA、污物碗。

四、操作步骤

1. 核对医嘱。

2. 评估患者,向患者解释操作方法及目的,指导患者配合。

3. 七步洗手、戴口罩,准备用物,检查用物是否符合使用要求。

4. 携用物至患者床旁,核对患者信息。包括询问患者姓名、PDA扫腕带、确认医嘱。

5. 协助患者取安全舒适卧位。

6. 快速手消,清洁患者鼻腔。

7. 安装流量表,回拉流量表检查牢固性,连接鼻氧水和一次性吸氧管,打开流量表开关,检查是否通畅。

8. 根据医嘱调节氧流量,常规2~3L/min。

9. 再次核对患者。

10. 将鼻导管放置在患者鼻前庭,轻轻插入鼻腔并妥善固定,防止鼻腔和耳郭上段挤压伤。

11. 观察患者缺氧的改善情况。

12. 向患者告知注意事项。

13. 协助患者取安全舒适卧位,将呼叫器置于患者伸手可及处。

14. 操作结束核对患者,快速手消。

15. 停止吸氧时,先取下鼻导管,再关闭流量表。

16. 整理物品、按垃圾分类处理用物。

17. 洗手,记录。

五、注意事项

1. 氧浓度计算公式为:氧浓度=(21+4×氧流量)%。

2. 若因病情需要再次调节流量时,须先将鼻导管取下,调节好氧流量后,再为患者连接好。

3. 吸氧管、流量表为专人专用,患者停止吸氧后应做医疗垃圾处理。流量表用酒精纱布或手消液擦拭待干后备用。

六、评分标准(表1-2-10-1)

表1-2-10-1 吸氧法的评分标准

项目	技术操作要求	权重				实得分
		A	B	C	D	
目的	提高血氧含量及动脉血氧饱和度,纠正缺氧	3	0	0	0	
评估	患者病情、年龄、呼吸状态、血氧饱和度、缺氧程度	4	1	0	0	
	患者鼻腔状况	4	1	0	0	
	患者意识及合作程度	3	1	0	0	

续表

项目	技术操作要求	权重				实得分
		A	B	C	D	
用物	流量表、鼻氧水、双腔鼻导管、10ml 生理盐水、棉签、手消液、PDA、污物碗	5	2	1	0	
操作步骤	接到并核对医嘱	3	0	0	0	
	洗手,戴口罩	3	2	1	0	
	携用物至患者床旁,核对患者信息。包括询问患者姓名、PDA 扫腕带、确认医嘱	5	2	0	0	
	协助患者取安全舒适卧位	3	1	0	0	
	快速手消,清洁患者鼻腔	3	2	0	0	
	安装流量表,向外轻轻下拉接头,证实已接紧	5	2	0	0	
	安装好一次性湿化瓶	3	2	0	0	
	连接好一次性吸氧管,打开流量表开关,检查是否通畅	5	3	0	0	
	遵医嘱调节氧流量,常规 2~3L/min	5	3	0	0	
	再次核对患者	3	0	0	0	
	将鼻导管放置在患者鼻前庭,轻轻插入鼻腔并妥善固定,防止鼻腔和耳郭上段挤压受伤	5	2	0	0	
	给氧过程中观察患者缺氧改善情况	3	0	0	0	
	向患者告知注意事项	3	2	1	0	
	协助患者取安全舒适卧位,将呼叫器置于患者伸手可及处	2	0	0	0	
	操作结束核对患者,快速手消	4	3	0	0	
	停止吸氧时,先取下鼻导管,再关闭流量表	6	2	0	0	
	协助患者取安全、舒适卧位	4	2	0	0	
	整理物品,按垃圾分类处理用物	3	1	0	0	
	洗手、记录	3	4	2	0	
提问	1. 鼻导管低流量给氧,氧浓度如何计算? 答:患者吸氧浓度的计算公式是氧浓度 =(4 × 氧流量 + 21)%。	5	3	0	0	
	2. 在吸氧过程中,应如何如正确调节氧流量 答:患者吸氧过程中,需要调节氧流量时,应当先将患者鼻导管取下,调节好氧流量后,再与患者连接。	5	3	2	0	
合计		100				

第十一节　导　尿　术

一、目的

1. 解除尿潴留。

2. 协助临床诊断，如留取未受污染的尿标本，测量膀胱容量、压力及检查残余尿量或膀胱造影等。

3. 治疗膀胱、尿道等疾病，如为膀胱肿瘤患者进行膀胱腔内化疗。

4. 昏迷、尿失禁的患者，保留尿管以保持局部干燥、清洁。

5. 持续或定时行膀胱引流和冲洗。

6. 手术前准备。

7. 监测肾功能。

二、评估

1. 评估患者的病情、膀胱充盈度。

2. 评估患者的局部皮肤情况。

3. 评估患者的自理、合作程度。

三、用物

一次性导尿包，一次性尿垫，治疗车。

四、操作步骤

1. 女性患者导尿

(1) 接到医嘱并核对。

(2) 评估患者病情及自理程度，解释并取得合作。

(3) 洗手，戴口罩，备齐用物，置于治疗车上推至床边。

(4) 核对患者，站在患者右侧帮助脱去对侧裤脚，注意保暖。患者取仰卧屈膝位。

(5) 将一次性尿垫垫于臀下。打开一次性导尿包，将上层消毒包置于外阴附近，打开消毒包，将络合碘溶液棉球打开，倒入托盘内，左手戴手套，右手持镊子夹络合碘棉球消毒阴阜和大阴唇，接着以左手分开大阴唇，消毒小阴唇和尿道口，顺序为由外向内、自上而下，每只棉球用一次。污染棉球放在络合碘棉球袋上，完毕后将用物移至床尾。

(6) 将无菌导尿包置于患者两腿内侧，打开导尿包，戴无菌手套，铺洞巾。嘱患者切勿移动肢体保持体位。

(7) 按操作顺序排列无菌用物。检查尿管是否通畅及气囊是否完好。用石蜡油润滑导尿管前端，将无菌纱布放于阴唇上方，左手分开并固定小阴唇，右手用镊子夹络合碘棉球自上而下、由内向外分别消毒尿道口及双侧小阴唇，尿道口再加强消毒一次。每只棉球限用一次。

(8)左手继续固定小阴唇,右手将托盘置于洞巾口旁,嘱患者缓慢呼吸,用另一镊子持导尿管对准尿道口轻轻插入尿道4~6cm,见尿液流出再插入1cm左右,松开左手,将尿液引入托盘内,向气囊内注入无菌生理盐水5~10ml,轻拉导尿管以证实导管已固定。夹闭导尿管,将导尿管末端与无菌尿袋相连,妥善固定。

(9)拔出导尿管时,用注射器抽出导尿管气囊内的液体,拔出导尿管,擦净外阴部,撤去用物,脱下手套,协助患者穿好裤子,整理床单位。再次核对患者信息。

(10)清理物品。

(11)记录尿量。

2. 男性患者导尿

(1)接到医嘱并核对。

(2)评估患者病情及自理程度,解释并取得合作。

(3)洗手,戴口罩,备齐用物置于治疗车上推至床边。

(4)核对患者,协助患者仰卧,两腿平放略分开,露出阴部。一次性尿垫垫于臀部。打开一次性导尿包,取出上层消毒包,置于两腿之间,将络合碘溶液棉球打开,倒入托盘内,左手戴手套,右手持镊子夹络合碘棉球消毒阴囊及阴茎(自阴茎根部向尿道口擦拭)。用无菌纱布裹住阴茎将包皮向后推,以显露尿道口,自尿道口由内向外旋转擦拭消毒,并注意包皮和冠状沟的消毒,每只棉球限用一次。污染棉球放在络合碘棉球袋上,完毕后将用物移至床尾。

(5)无菌导尿包置于患者两腿之间,打开导尿包,戴无菌手套,铺洞巾,检查尿管是否通畅及气囊是否完好。用石蜡棉球润滑导尿管,左手提起阴茎使之与腹壁成60°,将包皮向后推以露出尿道口,用消毒棉球如前法消毒尿道口及龟头2次。

(6)右手持镊子夹导尿管,对准尿道口轻轻插入20~22cm(相当于导尿管长度的1/2),见尿液再插入约2cm,将尿液引入托盘内,向气囊内注入无菌生理盐水5~10ml,轻拉导尿管以证实导管已固定。固定后,留取尿标本。

(7)因膀胱颈部肌肉收缩而产生阻力,可稍停片刻,嘱患者张口缓慢深呼吸,再徐徐插入导尿管,切忌暴力。

(8)将导尿管末端与无菌尿袋相连,妥善固定。

(9)导尿完毕,用注射器抽出导尿管气囊内的液体,拔出导尿管,擦净外阴部,撤去用物。协助患者穿好裤子,整理床单位。再次核对。

(10)清理物品,将标本送检。

(11)记录尿量。

五、注意事项

1. 为女性患者导尿时切勿将导尿管插入阴道口。如插入阴道,应更换尿管重新插入。
2. 每根导尿管只使用一次,应选择粗细适宜的导尿管,插管时动作要轻柔。
3. 为男性患者插管发生困难时可调整阴茎角度。
4. 若为膀胱高度膨胀或处于极度衰弱的患者导尿时,一次放尿量不能超过1 000ml。
5. 保护患者隐私。

6. 保持引流通畅，防止引流管受压或扭曲，防止尿液逆流而引起感染。尿袋及引流管位置应低于耻骨联合。

7. 长期留置导尿的患者，导尿管应定时夹闭。

8. 患者活动时，导尿管及尿袋应妥善安置。

六、评分标准（表 1-2-11-1、表 1-2-11-2）

表 1-2-11-1 男性患者导尿评分标准

项目	技术操作要求	权重				实得分
		A	B	C	D	
目的	解除尿潴留，留取尿标本，术前准备，保持会阴部干燥，治疗尿道或膀胱疾病等	3	1	0	0	
评估	评估患者：病情，膀胱充盈度，局部皮肤情况，自理、合作程度	4	3	2	1	
	告知患者操作目的、方法、注意事项，指导患者配合	4	2	0	0	
用物准备	一次性导尿包，检查导尿包有效性；一次性尿垫；治疗车	2	1	0	0	
操作步骤	核对医嘱及患者信息	2	0	0	0	
	洗手，戴口罩	2	0	0	0	
	治疗车推至床旁	2	0	0	0	
	关闭门窗，遮挡患者	2	0	0	0	
	再次核对并帮助患者脱去一侧裤脚；协助患者摆好体位，暴露外阴；将一次性尿垫垫于臀下	3	2	1	0	
	打开一次性导尿包及上层消毒包，进行初步消毒。消毒顺序为阴阜 - 阴茎背侧 - 阴茎两侧	4	2	1	0	
	用无菌纱布裹住阴茎消毒阴茎腹侧；阴囊	4	2	0	0	
	将阴茎包皮向后推，以显露尿道口，自尿道口由内向外旋转擦拭消毒龟头和冠状沟	4	0	0	0	
	每只棉球限用一次。污染棉球放在弯盘上，完毕将用物移至床尾	4	0	0	0	
	将无菌导尿包置于患者两腿内侧，打开导尿包，戴无菌手套，铺洞巾，使洞巾和导尿包内包布形成一无菌区	6	3	0	0	
	按操作顺序排列无菌用物	1	0	0	0	
	用石蜡油润滑导尿管前端，将弯盘置于近外阴侧	2	0	0	0	
	用注射器试注气以检查导尿管是否通畅、气囊是否漏气	3	0	0	0	
	打开络合碘溶液棉球包，左手用纱布包裹阴茎，提起阴茎使之与腹壁成 60°，将包皮向后推，露出尿道口，螺旋擦拭消毒尿道口、龟头至冠状沟 2 次	8	5	0	0	

续表

项目	技术操作要求	权重				实得分
		A	B	C	D	
操作步骤	用过的棉球放置在弯盘内,每只棉球限用一次。将使用过的镊子、弯盘、棉球移出无菌区	2	0	0	0	
	将盛放导尿管的托盘置于洞巾口旁,嘱患者缓慢呼吸,右手持镊子夹导尿管,对准尿道口轻轻插入,见尿液再插入约2cm,抽出导丝,将少量尿液引放至托盘内	11	6	5	2	
	向气囊内注入无菌生理盐水,轻拉导尿管以证实导管已固定	3	2	1	0	
	根据需要正确留取尿标本	1	0	0	0	
	用卡子卡住导尿管,将导尿管末端与无菌尿袋相连。引流管要留出足够长度以便患者翻身,再以安全别针固定在床单上	4	2	0	0	
	导尿完毕,用注射器抽出导尿管气囊内的液体,拔出导尿管	2	0	0	0	
	擦净外阴部,撤去用物,脱下手套,协助患者穿好裤子,整理床单位,核对信息	2	0	0	0	
	整理治疗车和物品,按垃圾分类处理,将标本送检	3	2	1	0	
	洗手,签字,记录	2	1	0	0	
注意事项	操作中严格遵循无菌技术原则	4	3	2	1	
	操作过程注意与患者沟通,嘱患者配合	2	0	0	0	
	患者舒适、安全	2	0	0	0	
	操作过程流畅、熟练	2	0	0	0	
合计		100				

表 1-2-11-2 女性患者导尿的评分标准

项目	技术操作要求	权重				实得分
		A	B	C	D	
目的	解除尿潴留,留取尿标本,术前准备,保持会阴部干燥,治疗尿道或膀胱疾病等	3	1	0	0	
评估	评估患者:病情,膀胱充盈度,局部皮肤情况,自理、合作程度	4	3	2	1	
	告知患者操作目的、方法、注意事项,指导患者配合	4	2	0	0	
用物准备	一次性导尿包,检查导尿包有效性;一次性尿垫;治疗车	2	1	0	0	

续表

项目	技术操作要求	权重				实得分
		A	B	C	D	
操作步骤	洗手，戴口罩	2	0	0	0	
	治疗车推至患者床旁，核对患者	2	0	0	0	
	关闭门窗，遮挡患者	2	0	0	0	
	再次核对并帮助患者脱去一侧裤脚；协助患者摆好体位，暴露外阴；将一次性尿垫垫于臀下	3	2	1	0	
	打开一次性导尿包及上层消毒包，进行初步消毒。消毒顺序为阴阜 - 大阴唇外侧 - 大阴唇；接着以左手拇、示指分开大阴唇，消毒小阴唇、尿道口至肛门	12	6	3	0	
	每只棉球限用一次。污染棉球放在弯盘上，完毕后将用物移至床尾	4	0	0	0	
	将无菌导尿包置于患者两腿内侧，打开导尿包，戴无菌手套，铺洞巾，使洞巾和导尿包内包布形成一无菌区	6	3	0	0	
	按操作顺序排列无菌用物	1	0	0	0	
	用石蜡油润滑导尿管前端，将弯盘置于近外阴侧	2	0	0	0	
	用注射器试注气以检查导尿管是否通畅、气囊是否漏气	3	0	0	0	
	打开络合碘溶液棉球包，将无菌纱布放于阴唇上方，左手分开并固定小阴唇，右手用镊子夹络合碘棉球自上而下、由内向外分别消毒尿道口及双侧小阴唇，然后尿道口再加强消毒一次	10	5	0	0	
	用过的棉球放置在弯盘内，每只棉球限用一次。将使用过的镊子、弯盘、棉球移出无菌区	2	0	0	0	
	左手继续固定小阴唇，右手将盛放导尿管的托盘置于洞巾口旁，嘱患者缓慢呼吸，用镊子持导尿管对准尿道口轻轻插入尿道，见尿液流出再插入 1cm 左右，抽出导丝	11	6	5	2	
	向气囊内注入无菌生理盐水，轻拉导尿管以证实导管已固定	3	2	1	0	
	根据需要正确留取尿标本	1	0	0	0	
	用卡子卡住导尿管，将导尿管末端与无菌尿袋相连。引流管要留出足够长度以便患者翻身，再以安全别针固定在床单上	4	2	0	0	
	导尿完毕，用注射器抽出导尿管气囊内的液体，拔出导尿管	2	0	0	0	
	擦净外阴部，撤去用物，脱下手套，协助患者穿好裤子，整理床单位，核对信息	2	0	0	0	
	整理治疗车和物品，按垃圾分类处理，将标本送检	3	2	1	0	
	洗手，签字，记录	2	1	0	0	

续表

项目	技术操作要求	权重				实得分
		A	B	C	D	
注意事项	操作中严格遵循无菌技术原则	4	3	2	1	
	操作过程注意与患者沟通，嘱患者配合	2	0	0	0	
	患者舒适、安全	2	0	0	0	
	操作过程流畅、熟练	2	0	0	0	
合计		100				

第十二节　尿管的护理

留置尿管在临床上是常见的护理操作，它是一项介入操作，易引起尿道黏膜损伤，留置尿管期间容易引起泌尿系统感染，由于病情的需要，有些患者留置尿管的时间要相对长一些，泌尿系统感染的危险因素相对增加，因此，应进行尿管护理。

一、目的

对留置尿管的患者进行护理，预防感染，增进患者的舒适感，促进功能锻炼。

二、评估

1. 评估患者病情，观察尿道口有无红肿及分泌物；询问病患尿道部位有无灼热感或其他不适。

2. 评估患者自理、合作程度。

三、用物

一次性换药盘，一次性尿垫，手套，碘伏。

四、操作步骤

1. 核对医嘱及患者信息。洗手，戴口罩。

2. 携用物至患者床旁，核对患者，向清醒患者解释以取得合作。

3. 拉帘保护患者隐私。

4. 站于患者右侧协助脱去对侧裤脚，取仰卧屈膝位，注意保暖。

5. 将一次性尿垫垫于臀下，打开一次性换药盘，将碘伏倒入换药盘中，充分浸湿，置于外阴附近。

6. 女性患者　依次擦洗尿道口、对侧小阴唇、近侧小阴唇、对侧大阴唇、近侧大阴唇；自尿道口顺导尿管依次擦净导尿管四个面；擦洗阴阜、大腿内侧 1/3 及肛门。

7. 男性患者

(1)左手持纱布提起阴茎并后推包皮，充分暴露冠状沟，夹取棉球自尿道口至龟头螺旋

向上到冠状沟重复2次，自尿道口沿尿道口外尿管螺旋向下至5cm处重复2次。

(2) 先擦洗阴茎背面，顺序为中、左、右，各用1个棉球擦洗。

(3) 将阴茎提起，用棉球自龟头向下擦洗至阴囊处，顺序为中、左、右。

(4) 擦洗肛门。

8. 协助患者整理衣物，取舒适体位。

9. 整理用物，垃圾分类处理。

10. 洗手，签字，记录。

五、注意事项

1. 保护患者隐私。

2. 保持尿管通畅，防止尿管受压或扭曲，防止尿液逆流而引起感染。尿袋及引流管位置应低于耻骨联合，避免接触地面。

3. 长期留置导尿管的患者，导尿管应定时夹闭，锻炼膀胱功能。

4. 患者活动时，导尿管及尿袋应妥善安置，夹闭尿管，防止尿液回流。

5. 注意观察患者的主诉情况，并观察尿液变化。

六、评分标准（表1-2-12-1）

表1-2-12-1　尿管护理的评分标准

项目	技术操作要求	权重				实得分
		A	B	C	D	
目的	预防感染，改善患者的舒适度，促进功能锻炼	5	3	1	0	
评估	评估患者病情，观察尿道口有无红肿及分泌物；询问病患尿道部位有无灼热感或其他不适	5	3	1	0	
	评估患者自理、合作程度	5	3	1	0	
用物	一次性换药盘、一次性尿垫、手套、碘伏	5	3	1	0	
操作步骤	核对医嘱及患者信息	5	3	1	0	
	洗手，戴口罩	3	1	0	0	
	携用物至患者床旁，核对患者	3	1	0	0	
	向清醒患者解释，取得配合	4	2	0	0	
	拉帘保护患者隐私。站于患者右侧协助脱去对侧裤脚，取仰卧屈膝位，注意保暖	5	3	1	0	
	将一次性尿垫垫于臀下，打开一次性换药盘，将碘伏倒入换药盘中，充分浸湿，置于外阴附近	6	4	2	0	
	消毒方法、消毒顺序正确。消毒棉球干湿适当	15	10	5	0	
	无菌棉球与污染棉球分开放置。擦洗动作轻柔	5	3	1	0	
	擦洗后会阴部清洁、无陈旧分泌物。尿管上无分泌物干痂	3	1	0	0	

续表

项目	技术操作要求	权重				实得分
		A	B	C	D	
操作步骤	协助患者整理衣物，取舒适体位	3	1	0	0	
	再次核对患者	2	0	0	0	
	整理用物，垃圾分类处理	3	1	0	0	
	洗手，签字，记录	3	1	0	0	
注意事项	保护患者隐私	4	2	1	0	
	保持尿管通畅，防止尿管受压或扭曲，防止尿液逆流引起感染。尿袋及引流管位置应低于耻骨联合，避免接触地面	4	2	1	0	
	长期留置导尿管的患者，导尿管应定时夹闭，锻炼膀胱功能	4	2	1	0	
	患者活动时，导尿管及尿袋应妥善安置，夹闭尿管，防止尿液回流	4	2	1	0	
	注意观察患者的主诉情况，并观察尿液变化	4	2	1	0	
合计		100				

第十三节　婴幼儿药物灌肠

一、目的

镇静、降温。

二、评估

1. 患儿的病情、临床诊断及灌肠的目的，患儿生命体征、心理状况。
2. 患儿肛周皮肤、黏膜情况。
3. 患儿及家属的理解、配合能力。

三、用物

治疗盘内放：10ml 注射器抽取水合氯醛药液（以 10% 水合氯醛为例，用量遵医嘱）、10 号吸痰包一套（可用作肛管）、小药杯（内盛温开水 5~10ml）、弯盘、润滑剂、棉签、卫生纸、一次性治疗巾、一次性手套、湿巾。

四、操作步骤

1. 接到医嘱，核对。到床旁评估患儿病情，向家属解释操作目的及注意事项，协助患儿

排便。

2. 洗手，戴口罩，准备用物。

3. 将用物携至床旁，核对患儿信息。用屏风遮挡患儿。

4. 用小垫枕抬高臀部 10cm，垫一次性治疗巾于患儿臀下。协助患儿取侧卧位，双腿屈曲，退裤至膝部，将纸尿裤揭开露出肛门。助手在床旁固定患儿体位，保证患儿安全。

5. 戴一次性手套。打开吸痰包，取出吸痰管（用作肛管），将灌肠液注射器连接肛管，排气。润滑肛管前端。

6. 嘱患儿深呼吸，一手分开臀裂显露肛门，另一手将肛管轻轻插入直肠 5~10cm，扶住肛管，将药液缓慢注入。

7. 反折肛管尾端，助手协助患儿夹紧肛门，防止大便流出。

8. 注射器吸取温开水 2~5ml，缓慢注入肛管，反折肛管，将肛管打死结，助手协助患儿夹紧肛门，轻轻按揉 10min。

9. 10min 后用卫生纸包裹肛管，轻轻拔出肛管，用湿巾擦净肛周，为患儿穿好纸尿裤。

10. 脱手套，协助患儿取安全舒适卧位，指导家属协助患儿尽量将灌肠液在体内保留 1h 以上，以利于药物吸收。

11. 协助患儿穿好衣裤，注意保暖。整理床单位。

12. 处理用物。洗手，签字，记录。

五、评分标准（表 1-2-13-1）

表 1-2-13-1　为婴幼儿进行药物灌肠操作的评分标准

项目	技术操作要求	权重				实得分
		A	B	C	D	
目的	镇静、降温	5	0	0	0	
评估	评估患儿的病情、意识状态及心理状态	3	0	0	0	
	评估患儿肛周皮肤及黏膜状况	3	0	0	0	
	向家属解释灌肠的目的，得到理解并取得家属配合	3	0	0	0	
用物	10ml 注射器抽取水合氯醛药液、10 号吸痰包一套、小药杯（内盛温开水 5~10ml）、弯盘、润滑剂、棉签、卫生纸、一次性治疗巾、一次性手套、湿巾	5	3	1	0	
操作步骤	洗手，戴口罩	4	2	0	0	
	将用物携至床旁，核对患儿信息	5	2	0	0	
	关门，酌情关窗，用屏风遮挡患儿	4	2	0	0	
	用小垫枕抬高臀部 10cm，垫一次性治疗巾于患儿臀下。协助患儿取侧卧位，双腿屈曲，退裤至膝部，将纸尿裤揭开露出肛门。助手在床旁协助为患儿摆好体位，保证患儿安全	6	0	0	0	

续表

项目	技术操作要求	权重				实得分
		A	B	C	D	
操作步骤	戴一次性手套。打开吸痰包，取出吸痰管（用作肛管），将灌肠液注射器连接肛管，排气。润滑肛管前端	10	8	6	4	
	嘱患儿深呼吸，一手分开臀裂显露肛门，另一手将肛管轻插入直肠 5~10cm，扶住肛管，将药液缓慢注入	10	5	0	0	
	反折肛管尾端，助手协助患儿夹紧肛门，防止大便流出	5	2	0	0	
	用注射器抽取温开水 2~5ml，缓慢注入肛门	5	0	0	0	
	反折肛管，将肛管打死结，助手协助患儿夹紧肛门，轻轻按揉 10min	6	3	0	0	
	10min 后用卫生纸包裹肛管，轻轻拔出肛管，用湿巾擦净肛周，给患儿穿好纸尿裤	6	3	0	0	
	脱手套，协助患儿取安全舒适卧位，协助患儿穿好衣裤，整理床单位	5	3	1	0	
	整理治疗车，按垃圾分类处理用物	4	2	0	0	
	洗手，记录，签字	3	2	1	0	
注意事项	动作轻巧、准确，操作方法规范，患儿安全舒适	3	2	1	0	
	灌肠后的注意事项	5	3	0	0	
合计		100				

第十四节　协助患者进食 / 水

一、目的

协助不能自理或部分自理的患者进食 / 水，保证进食 / 水安全。

二、评估

1. 患者病情，出入量，进食种类及量。
2. 患者口腔黏膜的完整性、牙龈等情况；有无腹胀、腹痛等情况及胃肠排空吸收情况。
3. 患者自行进食能力，有无偏瘫、吞咽困难和口腔疾病。
4. 有无餐前、餐中用药。

三、用物准备

跨床餐桌，毛巾或纸巾，餐具，温度适宜的水及食物。

四、流程

1. 洗手，戴口罩。

2. 评估患者。

3. 与患者沟通，做好进食 / 水准备。确定食物的种类、温度。

4. 协助患者采取坐位或半坐位，注意各管路的安全；颌下垫毛巾或纸巾，进食时收下颌，协助有义齿的患者佩戴义齿。

5. 协助患者洗手或消毒手。

6. 使用合适的餐具协助进食，进食过程中密切观察病情，若有异常（恶心、呕吐、呛咳、腹胀、腹痛等情况）立即停止进食，报告医生。

7. 进食完毕清洁口腔，有义齿者将义齿清洗干净，整理用物和床单位，协助患者取舒适体位。

8. 准确记录进食量。

9. 进食后 2~4h 评估胃肠排空吸收情况，为下一次进食 / 水做准备。

五、注意事项

1. 食物的种类、软硬度尽量满足患者的饮食需求，注意是否有餐前、餐中用药，保证治疗效果。

2. 掌握好温度、量、速度、时间，注意与患者沟通，如患者主诉不适立即停止喂食。

3. 患者进食后不宜立即行翻身拍背、口咽检查、吸痰等，以防因食物反流而造成误吸。

4. 准确记录患者的进食 / 水时间、种类、食物含水量等。

5. 延迟进食者，做好交接班。

六、评分标准（表 1-2-14-1）

表 1-2-14-1　协助患者进食 / 水操作的评分标准

项目	技术操作要求	权重				实得分
		A	B	C	D	
目的	协助不能自理或部分自理的患者进食 / 水，保证进食 / 水安全	5	3	1	0	
评估	病情，出入量，进食种类及量	5	3	1	0	
	患者口腔黏膜的完整性、牙龈等情况；腹部有无腹胀、腹痛等情况及胃肠排空吸收情况	5	3	1	0	
	患者自行进食能力，有无偏瘫、吞咽困难和口腔疾病	5	3	1	0	
	有无餐前、餐中用药	5	1	1	0	
用物准备	跨床餐桌，毛巾或纸巾，餐具，温度适宜的水及食物	5	3	1	0	

续表

项目	技术操作要求	权重				实得分
		A	B	C	D	
流程	洗手，戴口罩	3	2	1	0	
	评估患者，与患者沟通，做好进食水准备，确定食物的种类、温度并准备	3	2	1	0	
	协助患者采取坐位或半坐位，注意各管路的安全；颌下垫毛巾或纸巾，进食时收下颌，协助有义齿的患者佩戴义齿	5	3	1	0	
	协助患者洗手或消毒手，使用合适的餐具协助进食	10	5	3	0	
	进食过程中密切观察病情，若有异常(恶心、呕吐、呛咳、腹胀、腹痛等情况)立即停止进食，报告医生	10	5	3	0	
	进食完毕清洁口腔，有义齿者将义齿清洗干净，整理用物和床单位，协助患者取舒适体位	8	4	2	0	
	准确记录进食量，进食后2~4h评估胃肠排空吸收情况，为下一次进食水做准备	8	4	2	0	
注意事项	食物的种类、软硬度尽量满足患者的饮食需求，注意是否餐前、餐中用药，保证治疗效果	5	3	1	0	
	掌握好温度、量、速度、时间，注意与患者沟通，如患者主诉不适立即停止喂食	8	5	2	0	
	患者进食后不宜立即翻身拍背、口咽检查、吸痰等，以防止因食物反流而造成误吸	5	3	1	0	
	准确记录患者的进食/水时间、种类、食物含水量等，延迟进食者，做好交接班	5	3	1	0	
合计		100				

第十五节　口腔护理

一、目的

1. 使口腔清洁、湿润，预防口腔感染及其他并发症。
2. 避免黏膜干裂，使患者舒适。
3. 去除口腔异味，增进食欲。
4. 观察口腔黏膜、舌苔变化及有无特殊的口腔气味。

二、评估

1. 患者病情。
2. 意识状态、合作程度。
3. 口腔黏膜情况及有无义齿。

三、用物

治疗盘、口腔护理包、棉签、手电筒、石蜡油、PDA、必要时加开口器，按需准备外用药及常用漱口液。

四、操作步骤

1. 核对医嘱及患者信息。
2. 评估患者。
3. 洗手，戴口罩。
4. 携用物至床旁，核对患者，向清醒患者解释操作目的，以取得配合。
5. 摇高床头 10°，协助患者侧卧或头偏向一侧，消手液消毒双手。
6. 取治疗巾置于颈下及枕上，置弯盘于患者口角处。
7. 擦净口唇，用压舌板轻轻撑开颊部，观察口腔情况（有无出血、溃疡）。
8. 打开口腔护理包，清点纱球，向治疗碗中倒入口腔护理液，浸湿纱球。
9. 核对患者，用弯止血钳夹棉球（每次 1 个），用镊子拧干，由内向外擦净牙齿各面、舌及口腔黏膜。擦净的顺序为口唇 - 左、右侧颊部 - 牙外侧面 - 咬合面 - 牙内侧面 - 硬腭 - 舌面 - 舌下。
10. 擦拭过程中与患者沟通，嘱患者配合，同时密切观察患者情况。如有必要需再取棉球，重复进行，至清洁为止。
11. 擦拭完毕，再次核对，清点棉球，协助患者漱口（昏迷患者不能注液体于口腔，以免误吸）。
12. 擦干净口部，口唇涂石蜡油。口腔黏膜有溃疡者，涂溃疡软膏。
13. 撤去治疗巾，协助患者取舒适体位并询问患者感受，再次核对患者。
14. 整理用物，垃圾分类处理。
15. 洗手，记录，签字。

五、注意事项

1. 操作时动作轻柔，避免损伤口腔黏膜及牙龈。
2. 擦洗腭部时，勿触及软腭，以免引起恶心。
3. 昏迷患者禁忌漱口。需用张口器时，应从臼齿处放入，不可用暴力助其张口。
4. 为昏迷患者清洁口腔时，棉球应夹紧，每次 1 个，防止棉球遗留在口内；棉球不可过湿，以防患者发生误吸。
5. 操作过程中，应观察口腔黏膜有无异常情况，凝血功能异常或血液病患者，用棉球擦洗口腔时动作要轻，防止刺激黏膜及牙龈而引起出血。
6. 对长期应用抗生素的患者，应观察口腔黏膜有无真菌感染。

7. 传染病患者的用物按消毒隔离原则处理。

8. 义齿的护理

(1)护理前洗手。

(2)帮助患者取下义齿,用冷水冲洗干净。冲刷时禁用热水或酒精,以免义齿皲裂变形、变色或老化。

(3)让患者漱口后,戴上义齿。

(4)如暂不用,可浸入凉水杯中保存。每日晨护后更换清水一次。

六、评分标准(表 1-2-15-1)

表 1-2-15-1　口腔护理操作的评分标准

项目	技术操作要求	权重				实得分
		A	B	C	D	
目的	使口腔清洁、湿润,预防口腔感染及其他并发症	2	0	0	0	
	避免黏膜干裂,使患者舒适	2	0	0	0	
	去除口腔异味,增进食欲	2	0	0	0	
	观察口腔黏膜、舌苔变化及有无特殊的口腔气味	2	0	0	0	
评估	患者病情	2	0	0	0	
	意识状态、合作程度	2	0	0	0	
	口腔黏膜情况及有无义齿	2	0	0	0	
用物	治疗盘、口腔护理包、棉签、手电筒、石蜡油、PDA、必要时加开口器,按需准备外用药及常用漱口液	5	3	2	0	
操作步骤	核对医嘱及患者信息	2	1	0	0	
	评估患者	1	0	0	0	
	洗手、戴口罩	2	0	0	0	
	携用物至床旁,核对患者,向清醒患者解释操作目的,以取得配合	3	2	0	0	
	摇高床头 10°,协助患者侧卧或头偏向一侧,手消液消毒双手	5	3	2	0	
	取治疗巾置于颈下及枕上,置弯盘于患者口角处	3	1	0	0	
	擦净口唇,用压舌板轻轻撑开颊部,观察口腔情况(有无出血、溃疡)	5	3	2	0	
	打开口腔护理包,清点纱球,向治疗碗中倒入口腔护理液,浸湿纱球	8	5	3	1	
	核对患者	2	0	0	0	
	用弯止血钳夹棉球(每次 1 个),用镊子拧干,由内向外擦净牙齿各面、舌及口腔黏膜。擦净顺序为口唇 - 左、右侧颊部 - 牙外侧面 - 咬合面 - 牙内侧面 - 硬腭 - 舌面 - 舌下	10	8	6	3	

续表

项目	技术操作要求	权重				实得分
		A	B	C	D	
操作步骤	擦拭过程中与患者沟通，嘱患者配合，同时密切观察患者情况。如有必要需再取棉球，重复进行，至清洁为止	4	3	2	0	
	擦拭完毕，再次核对，清点棉球，协助患者漱口(昏迷患者不能注入液体于口腔，以免误吸)	4	3	2	0	
	擦干净口部，口唇涂石蜡油。口腔黏膜有溃疡者，涂溃疡软膏	3	2	0	0	
	撤去治疗巾，协助患者取舒适体位并询问患者感受，再次核对	3	2	0	0	
	整理用物，垃圾分类处理	3	2	0	0	
	洗手，记录，签字	3	2	0	0	
注意事项	1. 操作动作应当轻柔，避免金属钳端碰到牙齿、损伤黏膜和牙龈，对凝血功能差的患者，必须特别注意。 2. 对昏迷患者应该注意棉球干湿度，禁止漱口。 3. 使用开口器的时候，应该从磨牙处放入。 4. 擦洗时需用止血钳来夹紧棉球，每次一个防止棉球遗留在口腔中。 5. 如患者有活动义齿时先取下再进行操作，并协助清洁活动义齿。 6. 对于兴奋、躁动、吞咽功能障碍的患者尽量在其较安静的情况下进行口腔护理，操作时最好取坐位。 7. 昏迷的患者应采取侧卧位，棉球不宜过湿，禁止漱口，以防误吸。 8. 夹取棉球最好使用弯止血钳，不易松脱。	8	4	1	0	
提问	1. 哪些患者需要做口腔护理？(4分) 一般情况下，对于一些需要禁食的、高热的、昏迷的、处于危重状况下的、口腔手术后、存在口腔疾病的、不能自理的或者是长期鼻饲的患者，可以采取特殊的口腔护理，来保持患者口腔的清洁和舒适，要预防口腔感染的并发症 2. 高热患者为什么要做口腔护理？(4分) 防止细菌滋生，引起口腔感染 3. 怎样护理义齿？(4分) 做好刷、泡、冲三个步骤，做好活动义齿的清洁工作。一般以牙刷和清水洗刷即可，再将活动义齿放入敞口的杯子中浸泡，用凉的清水加以保存，可防止义齿的变形。定期可用义齿清洁片浸泡，起到消毒杀菌的作用。严禁用热水、酒精或药液浸泡义齿，更不能用腐蚀性液体浸泡，防止假牙变色、变形或义齿基托的老化。	12	8	4	0	
合计		100				

第十六节　床上洗头法

一、目的

1. 满足不能自理或自理困难患者的生活需要。
2. 使患者清洁、舒适，预防感染，促进身心健康。

二、评估

1. 评估环境及室温，关好门窗，调节好室温。
2. 评估患者病情、管路是否安全。
3. 评估患者的头发长度、清洁度、头皮有无损伤等。

三、用物准备

专用的洗头盆、盛水桶、吹风机、洗发液、毛巾、梳子、一次性治疗巾、纱布 3 块、护理垫 2 个、水壶、乳胶手套。

四、操作步骤

1. 核对医嘱及患者信息。
2. 评估患者及环境。
3. 洗手，戴口罩。
4. 携用物至患者床旁，关闭门窗，调节室温。
5. 摇平床头，协助患者取平卧位，遮挡患者。
6. 核对并向患者解释操作目的、方法及注意事项。
7. 护理垫平铺于患者肩颈下，洗头盆置于患者颈部，水槽出口处接污水桶。
8. 一次性治疗巾固定于患者颈部衣服上，防止操作时污染颈部穿刺处及衣物。
9. 用纱布遮盖双眼及两侧耳孔。
10. 测试水温（水温 37~38℃），少量温水湿润发际，询问患者水温是否合适。
11. 湿润头发并涂洗发液，反复揉搓，指腹轻轻按摩头皮，用温水反复冲洗头发至干净。
12. 取下纱布，擦干患者头发及面部皮肤，酌情使用护肤霜。
13. 用吹风机吹干头发，为患者整理发型。
14. 再次核对并评估患者病情及管路情况，协助患者取舒适体位。
15. 整理用物、床单位，垃圾分类处理。
16. 开窗通风，调节室温。
17. 洗手，签字，记录。

五、注意事项

1. 操作过程中，注意保暖及患者隐私。

2. 操作过程中随时观察患者病情变化，主动询问患者感受，有异常立即停止，及时处理。

3. 操作时避免眼、耳进水，动作轻柔、迅速。

4. 若患者戴呼吸机，应注意对气管切开伤口及气管插管的保护，应在操作前吸痰，清理呼吸道及口腔分泌物。

5. 吹风机不可离患者头部太近，出风口温度应适宜。

六、评分标准（表 1-2-16-1）

表 1-2-16-1 床上洗头发的操作评分标准

项目	技术操作要求	权重				实得分
		A	B	C	D	
目的	满足不能自理或自理困难患者的生活需要	2	0	0	0	
	使患者清洁、舒适，预防感染，促进身心健康	2	0	0	0	
评估	评估环境及室温，关好门窗，调节好室温	2	0	0	0	
	评估患者病情及管路安全	2	0	0	0	
	患者的头发长度、清洁度、头皮有无损伤等	2	0	0	0	
用物准备	专用的洗头盆、盛水桶、吹风机、洗发液、毛巾、梳子、一次性治疗巾、纱布 3 块、护理垫 2 个、水壶、乳胶手套	5	3	2	0	
操作步骤	核对医嘱及患者信息	1	0	0	0	
	评估患者及环境	1	0	0	0	
	洗手，戴口罩	3	1	0	0	
	携用物至患者床旁，关闭门窗，调节室温	3	0	0	0	
	摇平床头，协助患者取平卧位，遮挡患者	4	3	2	1	
	核对并向患者解释操作目的、方法及注意事项	4	3	2	1	
	护理垫平铺于患者肩颈下，洗头盆置于患者颈部，水槽出口处接污水桶	5	4	3	2	
	一次性治疗巾固定于患者颈部衣服上，防止操作时污染颈部穿刺处及衣物	5	4	3	2	
	用纱布遮盖双眼及两侧耳孔	3	2	1	0	
	测试水温（水温 37~38℃），少量温水湿润发际，询问患者水温是否合适	6	4	3	1	
	湿润头发并涂洗发液，反复揉搓，指腹轻轻按摩头皮，用温水反复冲洗头发至干净	6	4	3	1	
	取下纱布，擦干患者头发及面部皮肤，酌情使用护肤霜	3	2	1	0	
	用吹风机吹干头发，为患者整理发型	3	2	1	0	
	再次核对、评估患者病情及管路情况，协助患者取舒适体位	4	3	2	1	

续表

项目	技术操作要求	权重				实得分
		A	B	C	D	
操作步骤	整理用物、床单位，垃圾分类处理	3	2	1	0	
	开窗通风，调节室温	3	2	1	0	
	洗手，签字，记录	3	2	1	0	
注意事项	操作过程中，注意保暖及患者隐私	5	4	3	2	
	操作过程中随时观察患者病情变化，主动询问患者感受，有异常立即停止，及时处理	5	4	3	2	
	操作时避免眼、耳进水，动作轻柔、迅速	5	4	3	2	
	清理呼吸道及口腔分泌物，若患者戴呼吸机，应注意对气管切开伤口及气管插管的保护，应在操作前吸痰	5	4	3	2	
	吹风机不可离患者头部太近，出风口温度应适宜	5	3	1	0	
合计		100				

第十七节　压力性损伤

一、压力性损伤的分期及治疗规范（表 1-2-17-1，图 1-2-17-1~ 图 1-2-17-6，见文末彩插）

表 1-2-17-1　压力性损伤的分期及治疗规范

分期（六期）	特点描述	处理原则
Ⅰ期（图 1-2-17-1）	皮肤出现压之不变白的红斑，皮肤是完整的	避免局部受压；避免摩擦力和剪切力；观察局部的进展情况；骶尾部发生Ⅰ期压力性损伤时存在二便失禁的患者建议应用隔离霜或喷雾剂 建议敷料：透明贴、溃疡贴
Ⅱ期（图 1-2-17-2）	部分真皮层缺失而出现表浅的开放型溃疡，或呈现完整或破裂的血清性水疱，但不暴露脂肪层和更深的组织	避免局部压力、摩擦力和剪切力；根据创面渗液量选择敷料，当敷料渗漏或不完整时更换敷料 建议敷料：应用可吸收性敷料（泡沫或藻酸盐类）

续表

分期（六期）	特点描述	处理原则
Ⅲ期（图 1-2-17-3）	全层皮肤缺失，皮下脂肪层可见，但是骨、肌腱或肌肉尚未暴露，可有坏死组织。鼻子、耳朵、枕部、脚踝部没有皮下组织，Ⅲ期压力性损伤很表浅；相反，脂肪肥厚的区域产生压力性损伤时往往发展为很深的溃疡	避免局部受压；观察局部的进展情况；清除腐肉，促进肉芽生长；根据渗液量选择敷料，应用弱的防腐剂或生理盐水清洗伤口；有感染征象时做伤口分泌物培养 建议敷料：泡沫敷料；藻酸盐敷料；银离子敷料（感染时）
Ⅳ期（图 1-2-17-4）	全层组织缺失伴有骨、肌腱或肌肉的暴露，创面可布满坏死组织和焦痂	避免局部受压；观察局部的进展情况；根据渗液量选择敷料；必要时外科手术清除坏死组织；有感染征象时做伤口培养 建议敷料：藻酸盐敷料；生长因子（老年、营养不良等）；银离子（感染时）
深部组织损伤期（图 1-2-17-5）	由于压力或/和剪切力造成皮下软组织受损，在完整的皮肤上出现紫色或者褐红色的局部变色区域，或形成充血性水疱。与邻近组织相比，该区域的组织可能会出现疼痛、硬肿、糊状、潮湿、皮温较冷或较热等表象	避免局部受压；避免摩擦力和剪切力；严密观察局部的进展情况 不建议使用敷料
不可分期（黑痂期，图 1-2-17-6）	溃疡的创面完全被坏死组织或/和焦痂（黄色、灰色、黑色、灰绿色或棕褐色）所覆盖。除非彻底清除坏死组织或/和焦痂以暴露出创面基底部，否则无法确定溃疡的深度和分期	避免局部受压；机械性或自溶性清创；应用弱的防腐剂或生理盐水清洗伤口 建议敷料：水凝胶

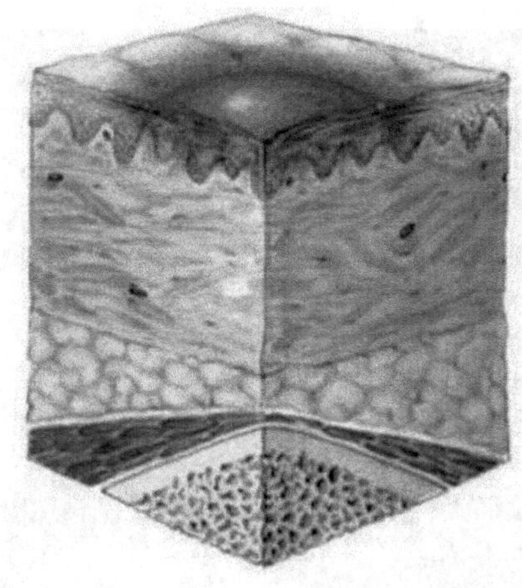
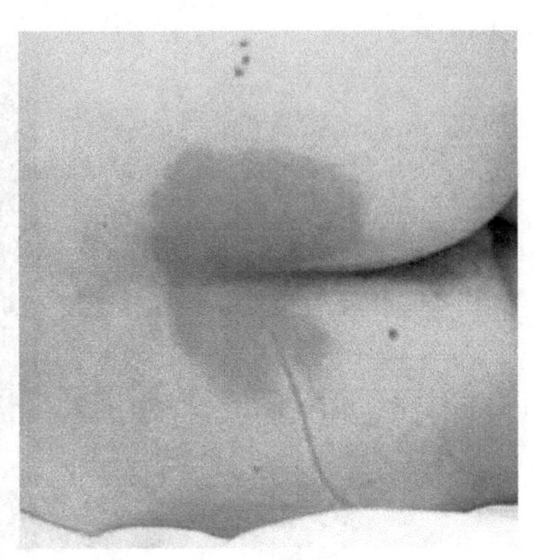

图 1-2-17-1　Ⅰ期

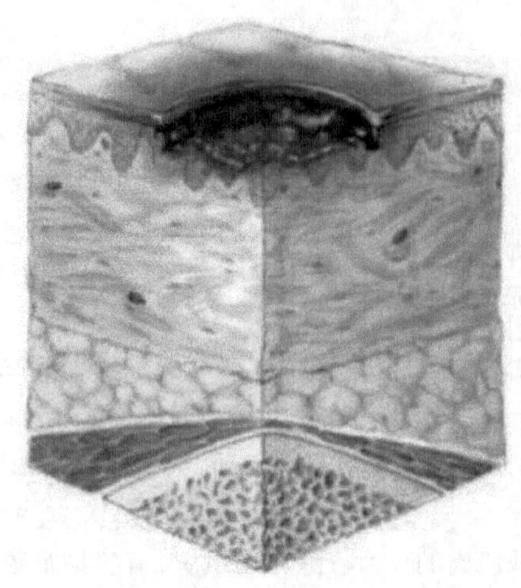

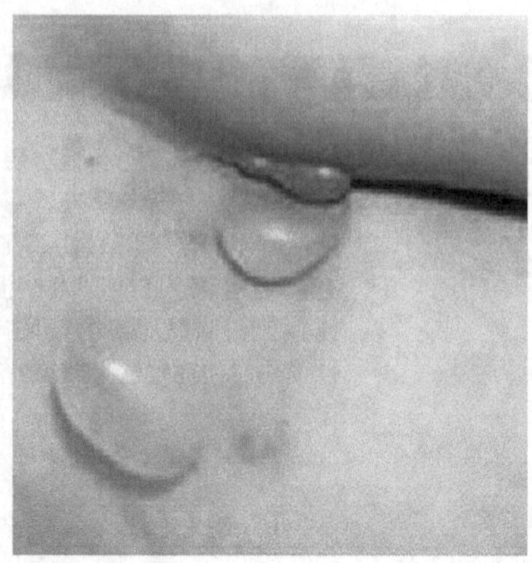

图 1-2-17-2　Ⅱ期

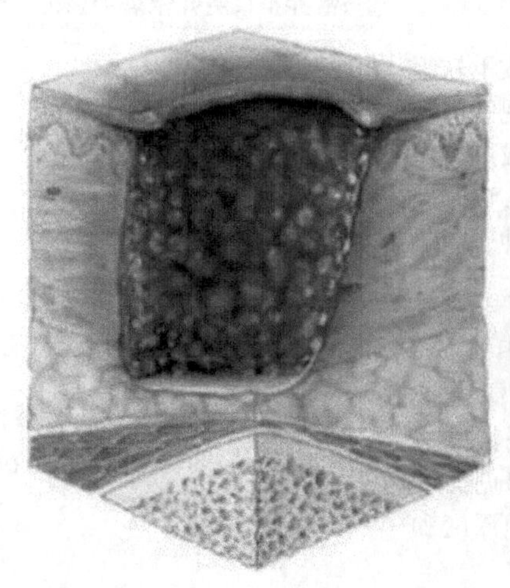

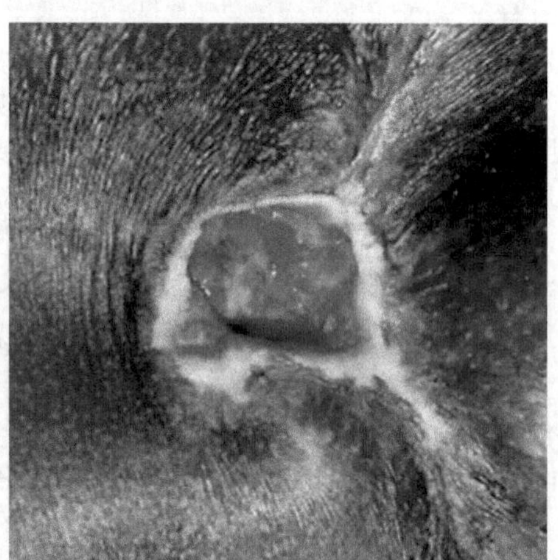

图 1-2-17-3　Ⅲ期

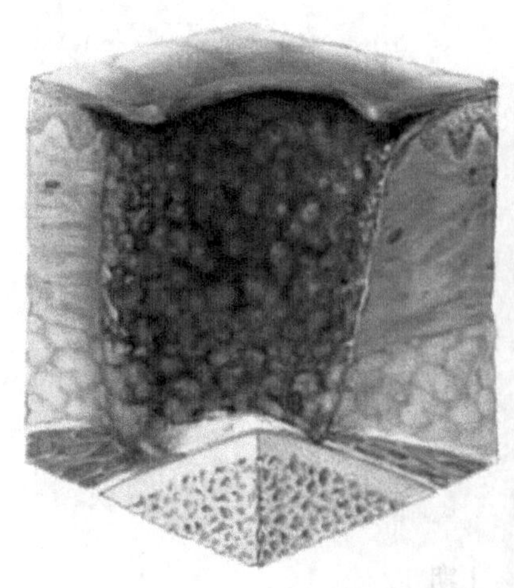

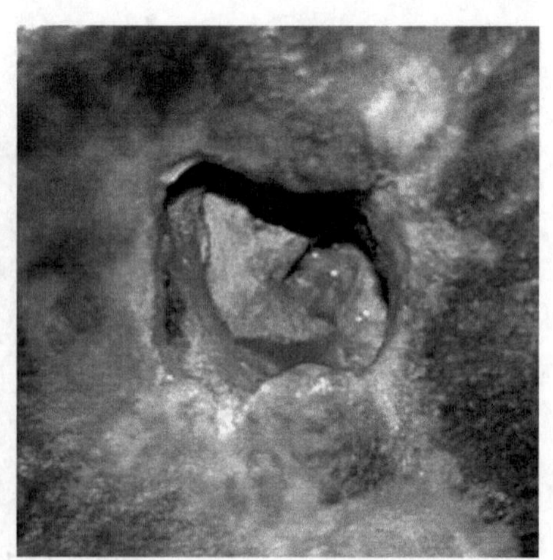

图 1-2-17-4　Ⅳ期

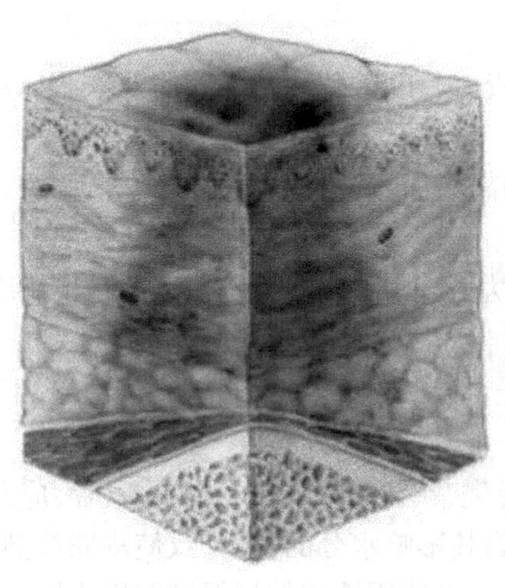

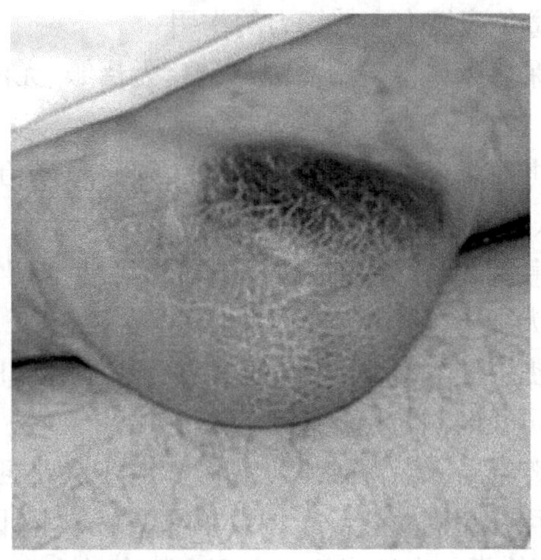

图 1-2-17-5　深部组织损伤期

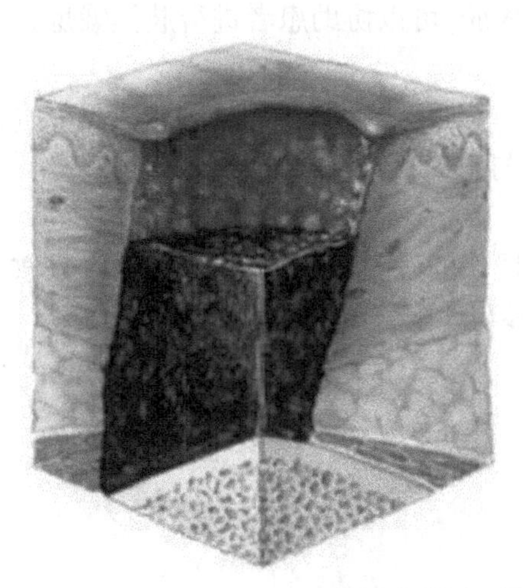

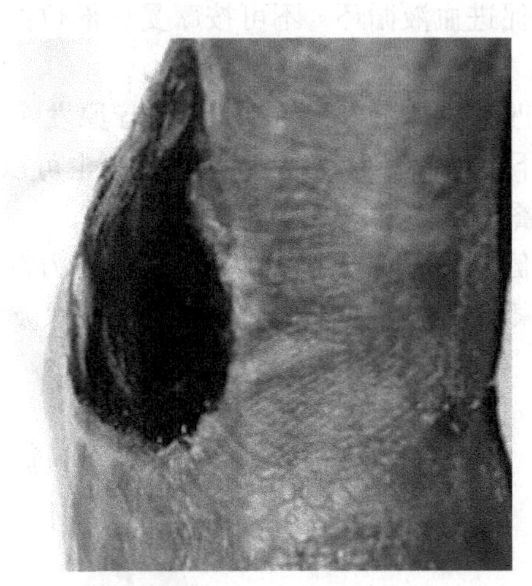

图 1-2-17-6　不可分期（黑痂期）

二、压力性损伤的预防措施

1. 避免局部组织长期受压　定时翻身是预防压力性损伤的最有效措施，实质上是弥补机体生理反射活动失调的最主要措施。护士还应做到六勤：勤观察、勤翻身、勤按摩、勤擦洗、勤整理、勤更换。

（1）定时翻身，减少局部组织的压力，鼓励并协助患者经常更换卧位，翻身的间隔时间视病情及受压处皮肤情况而定，一般每 2 小时翻身 1 次，必要时 1 小时翻身 1 次。建立翻身记录卡并记录。

（2）保护骨隆凸处和受压局部，使之处于空隙位，对易发生压力性损伤的患者应使用气垫床，并在骨隆凸处和受压局部使用软垫或海绵垫，也可使用透明敷料保护皮肤，但是对于水肿严重或皮肤脆薄者慎用。

（3）避免把各种管路置于患者身下，如鼻饲管、尿管、各种引流管。

2. 避免摩擦力和剪切力的作用

(1)保持床单位被服清洁、平整、无褶皱、无渣屑。以避免皮肤与碎屑及衣服床单褶皱产生摩擦。

(2)协助患者翻身、更换床单时,须将患者抬离床面,避免拖、拉、扯、拽等现象,避免摩擦力对皮肤的损伤。

(3)患者取半卧位时,因身体下滑可使剪切力长时间作用于皮肤,应定时将患者抬离床面,并在大腿下垫软枕。

(4)使用便盆时,应注意便盆有无破损,防止刮伤皮肤。协助患者抬高臀部,不可硬塞、硬拉,不可长时间将便盆垫于臀部。

3. 避免局部潮湿等不良刺激　对于大小便失禁、出汗及分泌物多的患者,应及时洗净擦干,不可让患者直接卧于橡胶单或塑料单上,因其影响水分的蒸发,致使皮肤受热潮湿,也尽量避免使用一次性尿垫。大便次数多的患者,可以使用液体敷料保护肛周皮肤,以防止失禁性皮炎的发生。

4. 促进血液循环　不可按摩受压部位的皮肤,可以协助患者进行肢体锻炼,以促进血液循环。

5. 改善机体营养状况及积极治疗原发病　晚期心衰患者因严格要求入量,故应在医生的指导下给予高蛋白、高维生素饮食。也可以与营养科联系,评估患者病情后,给予相应的营养配餐。

6. 健康教育　向患者及家属进行压力性损伤的发生、发展和预防的健康宣教,以取得患者及家属的理解及配合,使家属及患者积极参与并配合预防压力性损伤的发生。

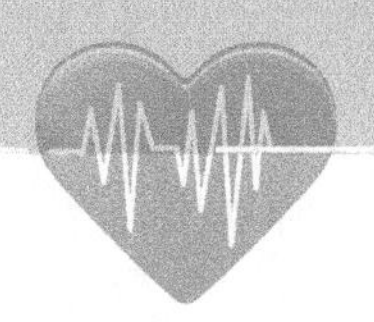

第三章　工作内容

第一节　内科护士工作内容

一、病房护士工作内容

(1) 内科病房责任护士白班工作内容（图 1-3-1-1）

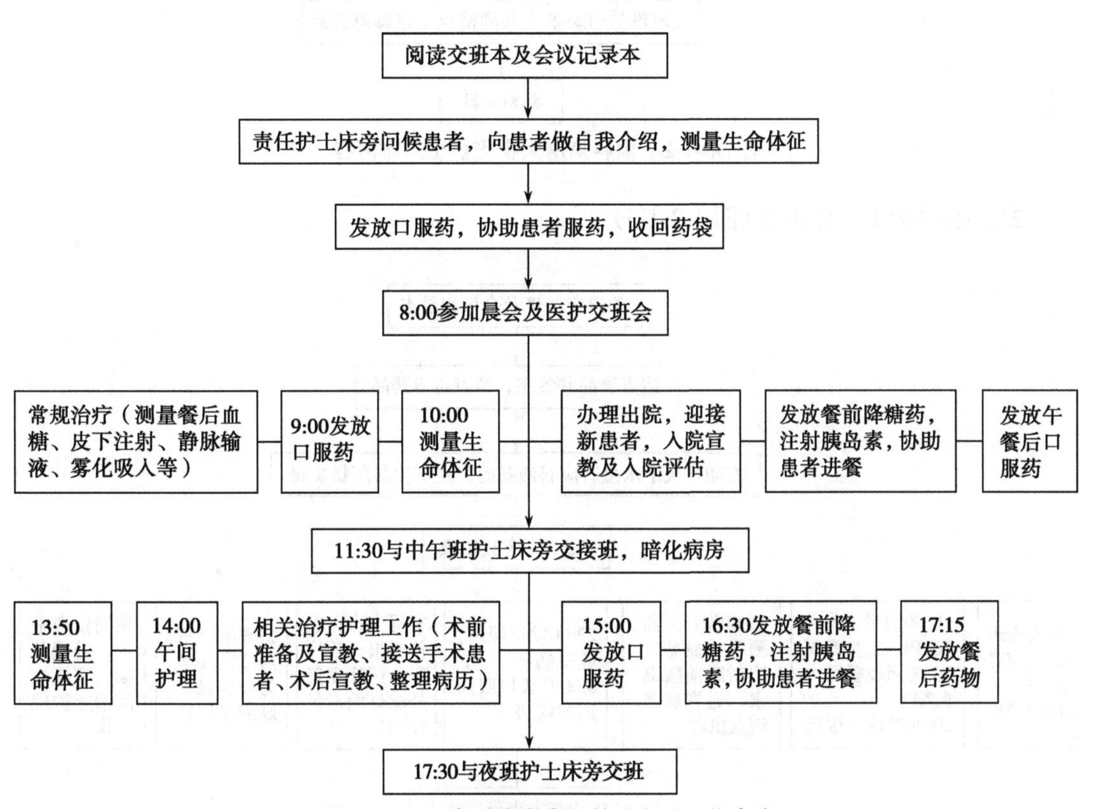

图 1-3-1-1　内科病房责任护士白班工作内容

(2)内科病房责任护士夜班工作内容

1)大夜班护士工作内容(图 1-3-1-2)

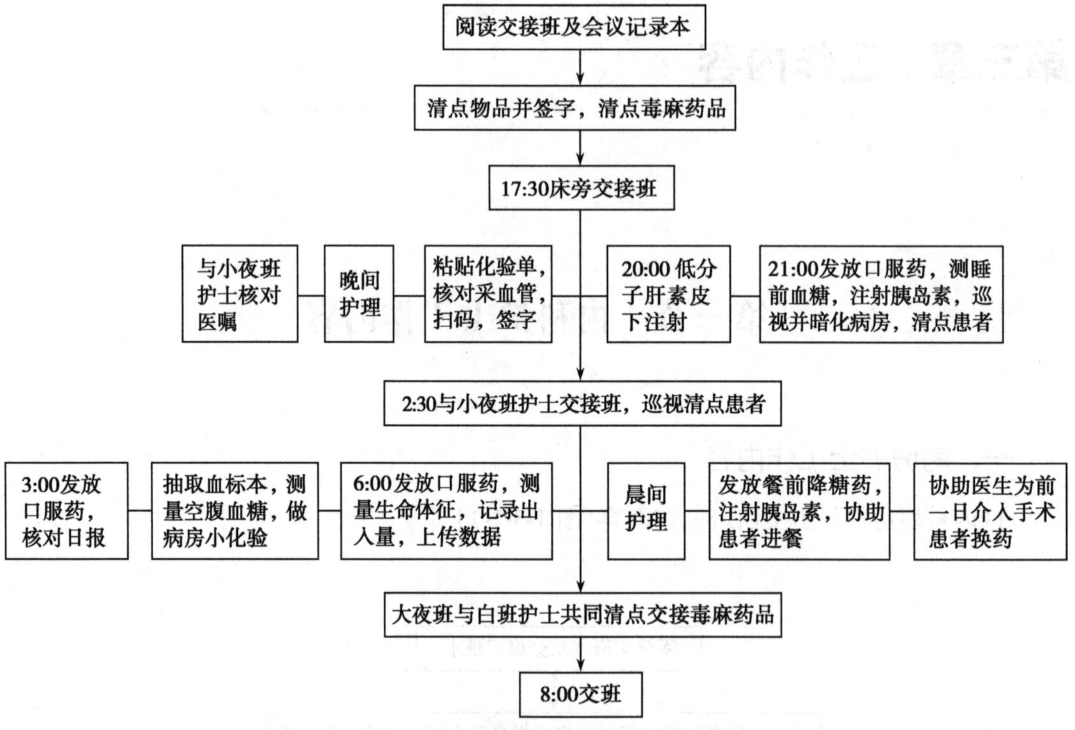

图 1-3-1-2　内科病房大夜班护士工作内容

2)小夜班护士工作内容(图 1-3-1-3)

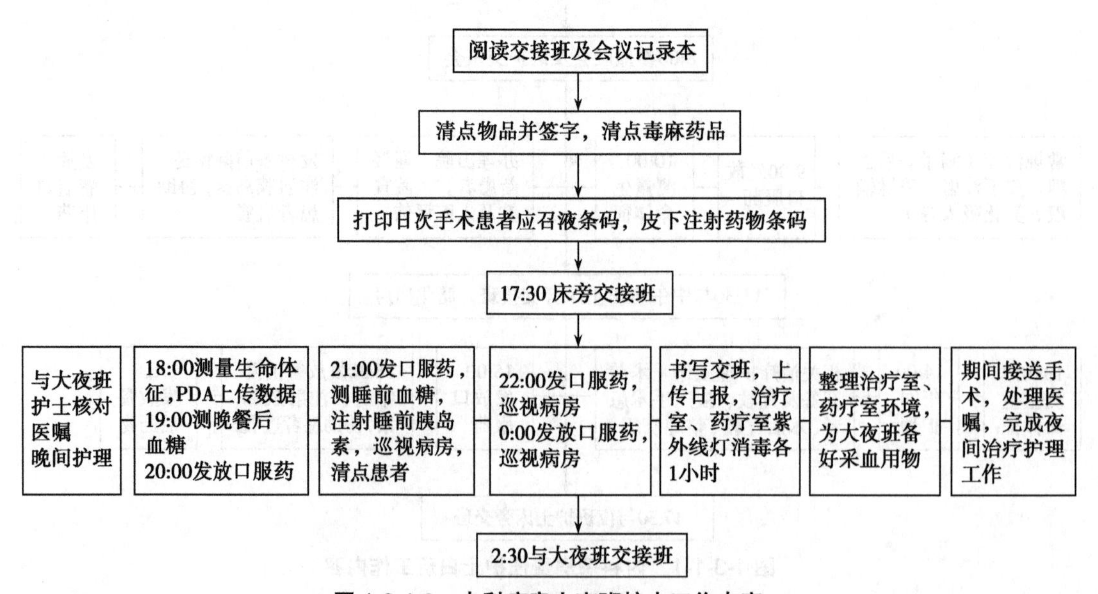

图 1-3-1-3　内科病房小夜班护士工作内容

3）两头班护士工作内容：工作内容参见大、小夜班护士工作流程；22:00前协助小夜班护士工作；4:00后协助大夜班护士工作。

（3）内科病房责任护士中午班工作内容（图1-3-1-4）

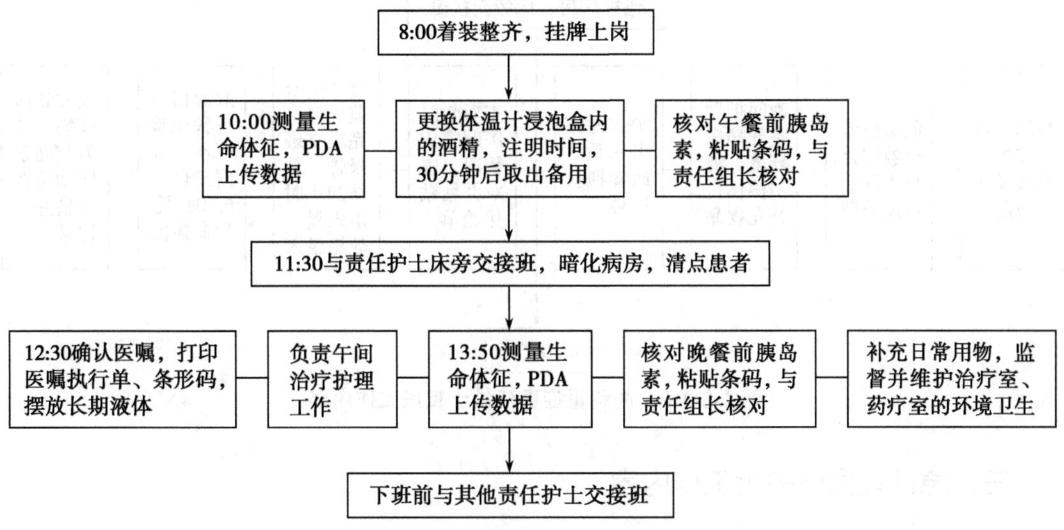

图1-3-1-4　内科病房中午班护士工作内容

二、内科重症责任护士工作内容

（1）内科重症责任护士白班工作内容（图1-3-1-5）

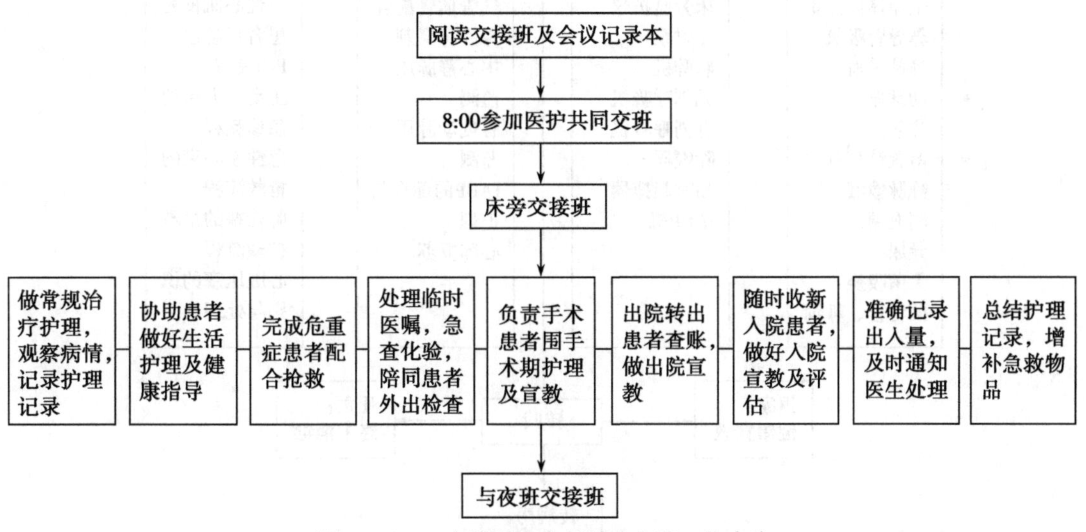

图1-3-1-5　内科重症责任护士白班工作内容

(2) 内科重症责任护士夜班工作内容(图 1-3-1-6)

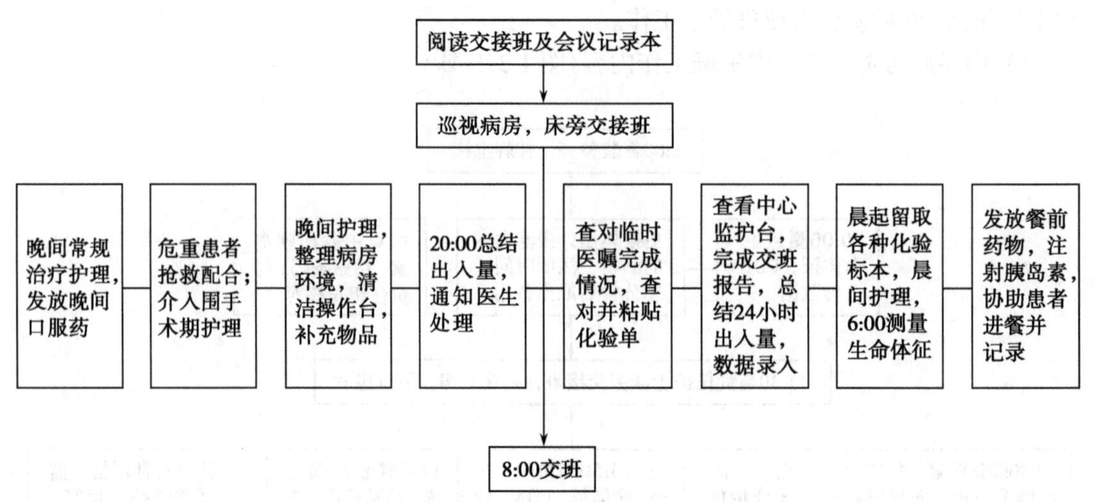

图 1-3-1-6　内科重症责任护士夜班工作内容

三、急诊室责任护士工作内容

(1) 急诊室责任护士工作内容(图 1-3-1-7)

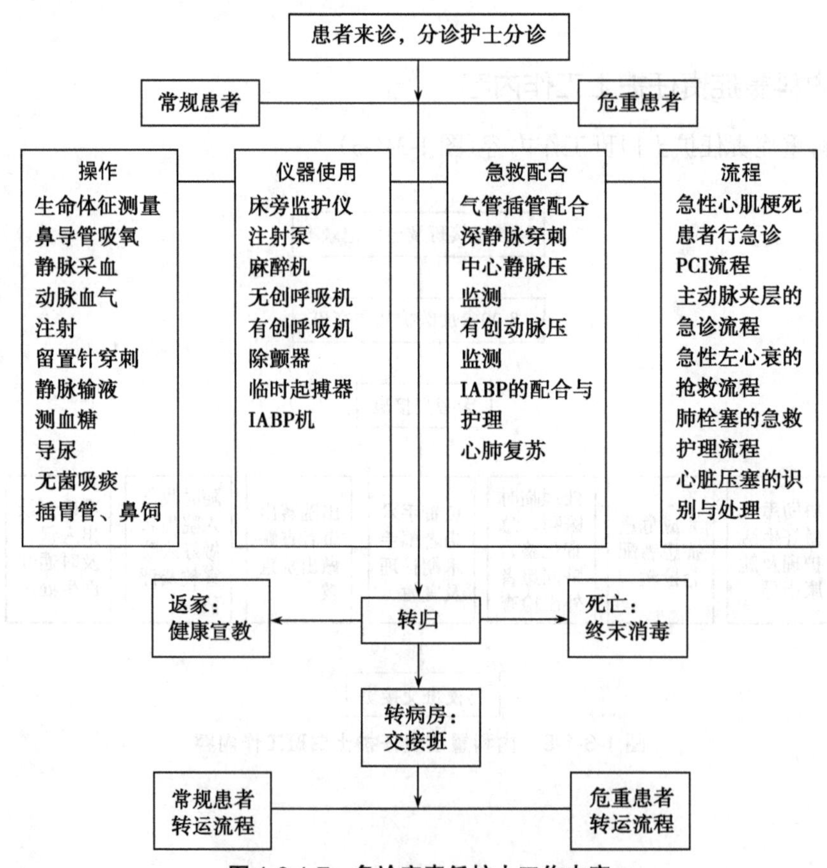

图 1-3-1-7　急诊室责任护士工作内容

(2)急诊患者交接内容(图 1-3-1-8)

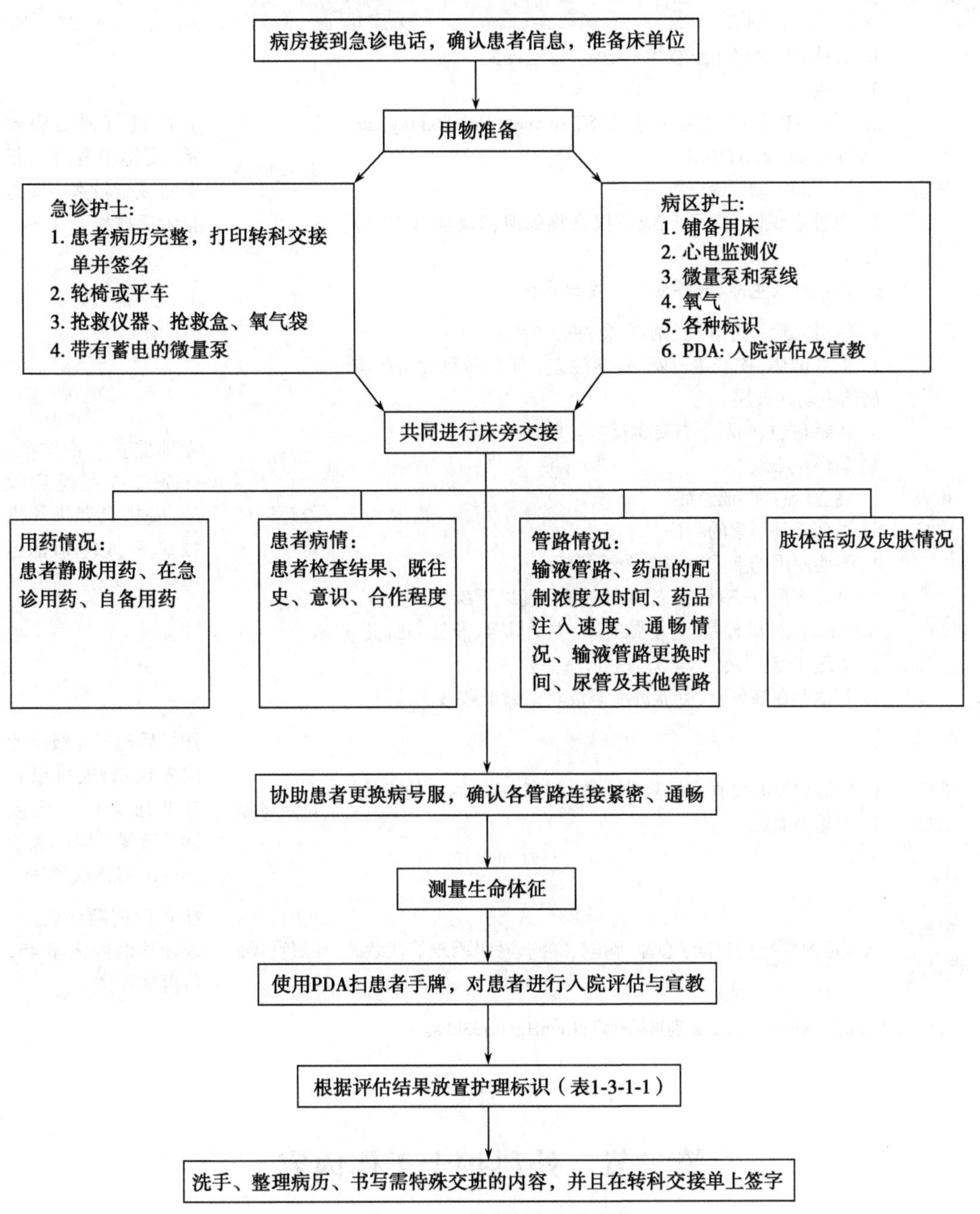

图 1-3-1-8 急诊患者交接内容

表 1-3-1-1　急诊预检分诊分级标准

分级	患者情况	分区	处置原则
Ⅰ级 濒危	1. 心搏 / 呼吸停止或节律不稳定，意识丧失 2. 休克 3. 明确 ST 段抬高型心肌梗死（ST segment elevation myocardial infarction，STEMI） 4. 明确的主动脉综合征 5. 急性意识障碍 / 无反应或仅有疼痛刺激反应（GCS 评分<9） 6. 其他危及生命、需要紧急抢救的情况	红色区域	立即进行评估和救治，安排患者进入复苏室或抢救室。应先抢救后挂号
Ⅱ级 重级	1. 气道风险：严重呼吸困难，急性心力衰竭 2. 循环障碍，皮肤湿冷花斑，灌注差 / 怀疑脓毒症持续胸痛的主动脉夹层 3. 昏睡（强烈刺激下有防御反应），高血压危象 4. 急性左心衰 5. 高血压急症、亚急症 6. 类似心脏因素的胸痛 7. 不明原因的严重疼痛伴大汗（脐以上） 8. 胸腹疼痛，已有证据表明或高度怀疑以下疾病：急性心肌梗死、急性肺栓塞、主动脉夹层、主动脉瘤、急性心肌炎 / 心包炎、心包积液 9. 其他存在高风险、可能进展至危及生命或致残的情况	红色区域	立即监护生命体征，优先于 3 级得到救治，安排患者进入抢救室。可以边救治边挂号
Ⅲ级 急症	1. 中等程度心血管病风险的心悸、胸痛、呼吸困难的症状 2. 严重高血压	黄色区域	挂号后先于 4 级患者优先诊治，安排患者在非感染诊疗区候诊。若候诊时间大于 30min，需再次评估
Ⅳ级 非急症	低危心血管疾病风险：心悸、胸闷、胸痛、呼吸困难等症状	绿色区域	挂号后按顺序就诊，若候诊时间大于 4h，可再次评估

注：患者级别以其中任一最高级别指标确定；1mmHg=0.133kPa。

第二节　外科护士工作内容

一、外科普通病房护士工作内容

1. 外科病房护士工作内容（图 1-3-2-1）

2. 儿科病房护士工作内容　根据临床工作需要，我院儿科护士归为外科护士管理，故在此处介绍儿科病房护士的工作内容，见图 1-3-2-2。

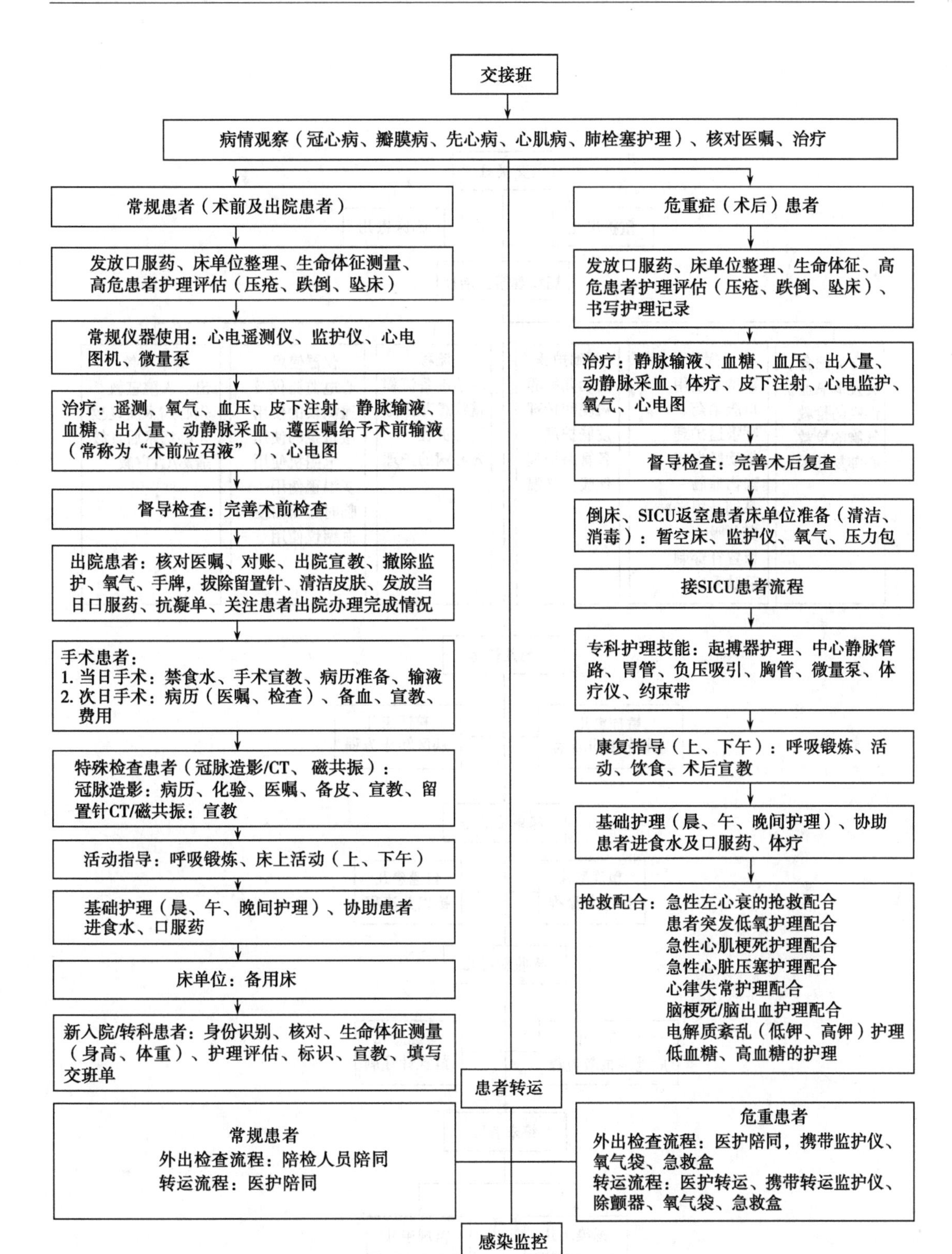

图 1-3-2-1 外科病房责任护士工作内容

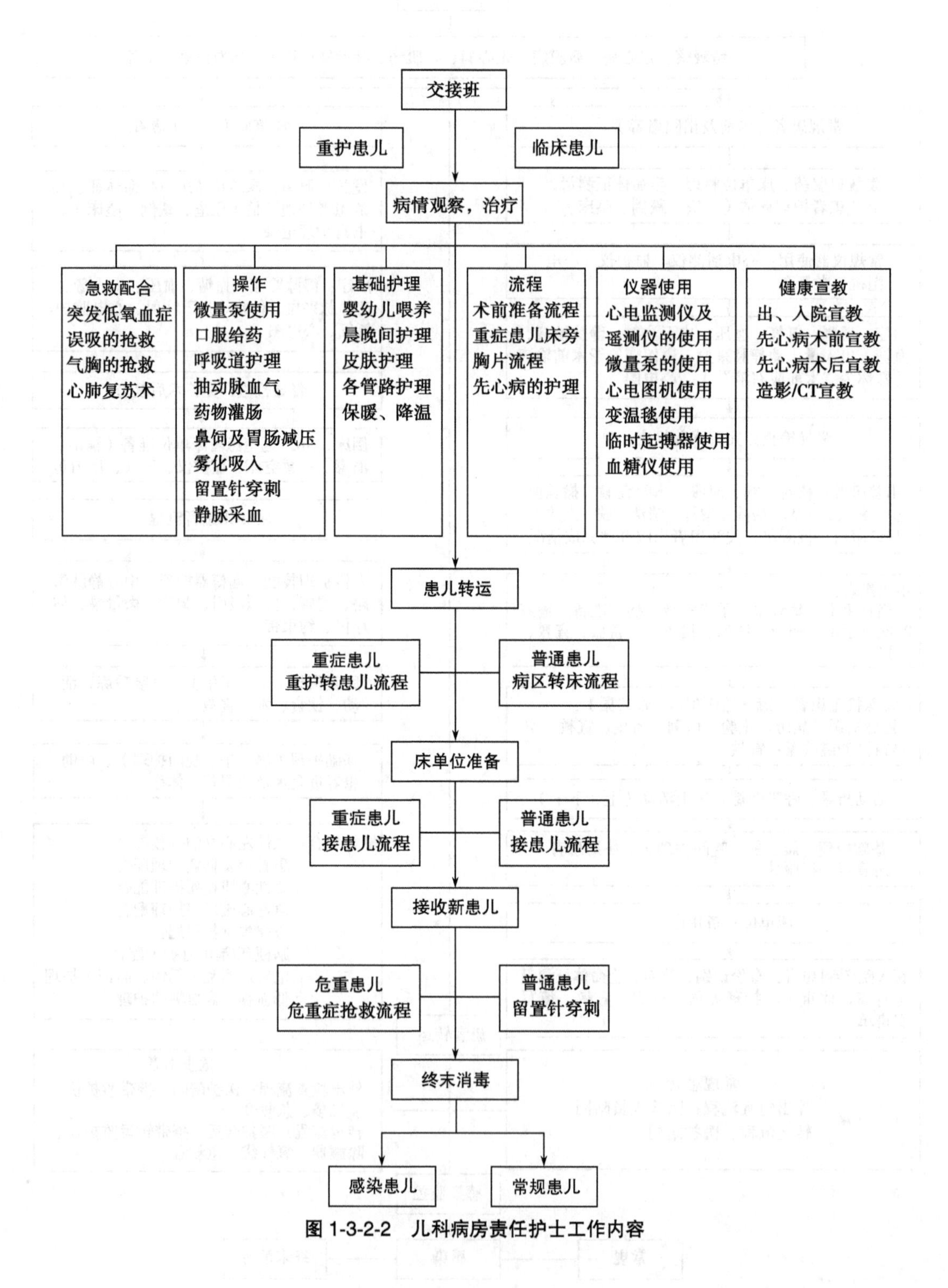

图 1-3-2-2　儿科病房责任护士工作内容

二、外科重症病房护士工作内容（图 1-3-2-3）

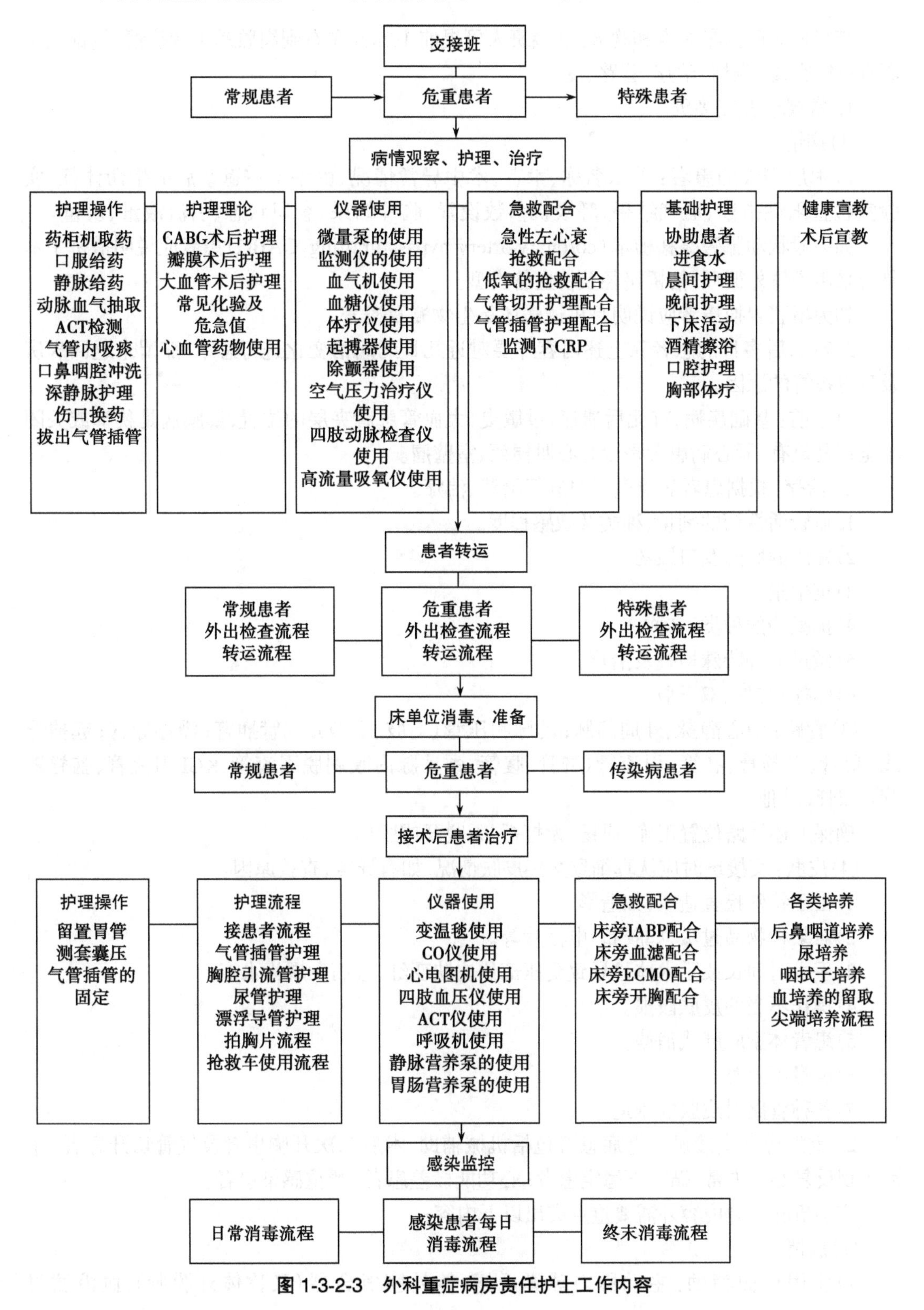

图 1-3-2-3 外科重症病房责任护士工作内容

三、外科重症病房交接班

交接班时间为早8点和晚8点，接班人可提前10min左右到岗熟悉患者病情，根据四个原则进行交接：病情、治疗、管路、皮肤。

1. 常规患者交接班

（1）病情

1）术后当天的患者：手术名称、术者、术中异常情况、由手术室返室后的生命体征、实验室检查阳性指标、血气结果、呼吸机参数设置、胸片结果、意识状态、引流液量、痰量。

如为冠状动脉旁路移植术（coronary artery bypass grafting，CABG）患者应说明搭桥手术是否采用了体外循环，搭桥路径及桥血管类型。

如为瓣膜置换患者应说明是机械瓣还是生物瓣及瓣号。

2）对术后多日的患者除上述内容外要对近几日的病情变化进行总结，滞留未返回病房及延迟拔管的原因。

3）术前：基础疾病，有无后遗症、过敏史，大血管患者夹层的位置，瓣膜病是狭窄或关闭不全还是兼有，冠心病患者是否有心肌梗死、室壁瘤。

（2）治疗：根据患者病情遵医嘱进行给药、治疗。

1）血管活性药的剂量、种类及敏感程度。

2）常用静脉药及口服药。

3）抗生素。

4）抗凝药的种类、名称。

5）做过何种特殊检查及治疗。

6）体疗（肺部、双下肢）。

（3）管路：中心静脉、外周静脉；动脉测压管（上肢、下肢）；气管插管；漂浮导管；起搏导线；胃管、空肠管、肛管；引流管（胸管、腹管、颈动脉内膜剥脱引流管、KCI引流管、脑脊液管）；尿管；其他。

确保上述管路位置正确、通畅、无打折、无脱开或脱出。

（4）皮肤：交接班时应认真细致交接皮肤情况，如有异常，查找原因。

1）由于特殊检查造成，如造影。

2）对某种物品过敏，如胶布、电极片等。

3）手术时间长或手术体位导致受压部位皮肤变红，进而发展为水疱。

4）操作不当的皮肤破损。

5）患者体型肥胖或消瘦。

6）翻身不及时。

7）各种管路对皮肤的压迫。

2. 重症患者交接班　重症患者包括机械辅助、术后二次开胸患者及气管切开患者；术后出现反复心律失常、循环不稳定患者；心功能极差患者；严重感染患者。

交接班除常规内容外需要重点突出以下内容：

（1）病情

1）应用机械辅助：主动脉内球囊反搏、体外膜氧合器（又称体外膜肺）、血液滤过

(表 1-3-2-1):单一或联合,开始时间(术前、术中、术后),原因,应用机械辅助后的效果,确保各机器正常工作。

表 1-3-2-1 不同机械辅助技术的应用要点

技术名称	应用要点
主动脉内球囊反搏(IABP)	反搏效果、反搏压、触发方式、反搏比例、ACT、如何抗凝、双下肢血供(足背动脉、温度、颜色)、按时填写肢体观察单
	整套设备的出处(机器、压力包、触发线)
血液滤过	液体的放置、有效期
	根据患者病情选择的抗凝方式及相关抗凝指标
	血液滤过参数:血流速度、动静脉端压力、置换液量、透析液量、每小时脱水量、跨膜压
	流速和脱水量对患者循环状态的影响
	应用血液滤过后阳性指标的动态变化
体外膜氧合器(又称体外膜肺,ECMO)	电源、气源
	流量、转速以及二者的匹配程度、动静脉管路及分流管内血液的颜色、出凝血监测、抗凝方式、相关实验室检查(游离血红蛋白、胶体渗透压)、心排出量及相关数值
	意识状态、双下肢血供(围度、足背动脉搏动、颜色、温度)如有变化及时通知医生
	体外循环值班电话,如有异常及时通知

注:如为联合机械辅助,应说明各机器间的相互作用及相互影响因素。

2)严重感染患者:

①何种标本培养的阳性结果,具体的菌株及量,药敏试验结果,降钙素原结果,白细胞计数,患者体温。

②采取的隔离措施,预防交叉感染,手卫生,严格无菌操作,填写消毒隔离单,感染标识,隔离用物的正确使用。

3)气管切开患者:气管切开周围有无渗液,痰量,痰色,侧孔是否通畅及分泌物量,患者的吞咽情况,防止误吸。

4)未醒、昏迷、躁动的患者:

①瞳孔及对光反射,吸痰时有无呛咳反射,肢体活动情况,有无其他病理征,CT 检查结果,神经科会诊结果。

②躁动、谵妄患者应用何种保护性约束,应用镇静剂的种类、剂量及敏感程度。

5)心功能差、循环不稳定的患者:心律失常与血压的关系,血压波动范围,抗心律失常药物应用的注意事项,超声提示心功能情况,内环境情况。

6）术后二次开胸患者：胸腔积液量、血红蛋白、CVP、尿量、凝血指标、CABG患者心电图。

⑵治疗：针对以上病情采取的具体措施，应用的药物及效果，治疗措施及效果。

⑶管路：保证各种管路通畅、位置正确、无打折、无脱开或脱出，并观察各机械工作状态，详细记录。

⑷皮肤

1）循环不稳定联合机械辅助不能翻身需有医嘱。

2）可应用压力性损伤垫、贴膜进行预防，做好交接班。

3）压力性损伤发生时及时填写压力性损伤单并上报不良事件。

3. 抢救患者交接班　抢救患者包括：术后室颤，心搏骤停进行抢救；紧急行床旁开胸者。

重点交接发生抢救的原因、具体时间、过程及处理措施、抢救成功后患者的生命体征：

⑴发生室颤后除颤的电量、次数，自主心律的恢复，除颤后的心电图。

⑵心搏骤停后行心外按压的持续时间，按压时的心率、血压、血气，如果复苏成功，患者的循环状态，是否紧急行床旁开胸。

⑶行床旁开胸后的处理措施，有无床旁转机。

⑷抢救时患者的意识状态，有无应用呼吸机，清醒患者在抢救后的心理状态。

⑸如果交接班时间发生抢救，交接好抢救药品、物品、抢救记录，下班的工作人员要完成本班的所有工作。

⑹注意事项

1）抢救药品及物品及时归位，如未能归位要交接清楚。

2）抢救患者应用的特殊耗材未请领计费的要做好交接。

4. 交接班补充说明

⑴交接班时应交接床单位基本物品配制情况，如有缺失，应说明去向。

⑵患者贵重物品的交接（胸带、眼镜、义齿、剃须刀等）。

⑶患者特殊实验室检查标本留取。

第三节　术前准备内容

一、儿科术前筛查内容(图 1-3-3-1)

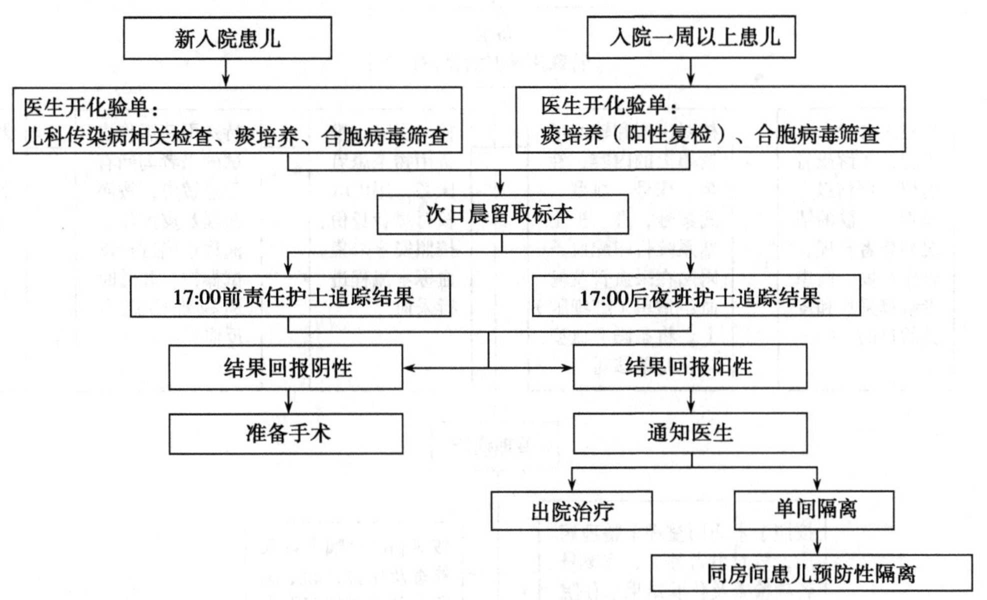

图 1-3-3-1　儿科术前筛查内容

二、儿科介入手术前准备内容(图 1-3-3-2)

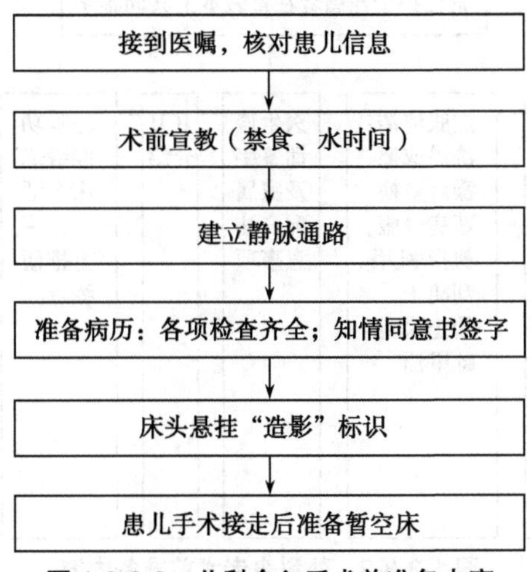

图 1-3-3-2　儿科介入手术前准备内容

三、成人外科患者术前准备内容(图 1-3-3-3)

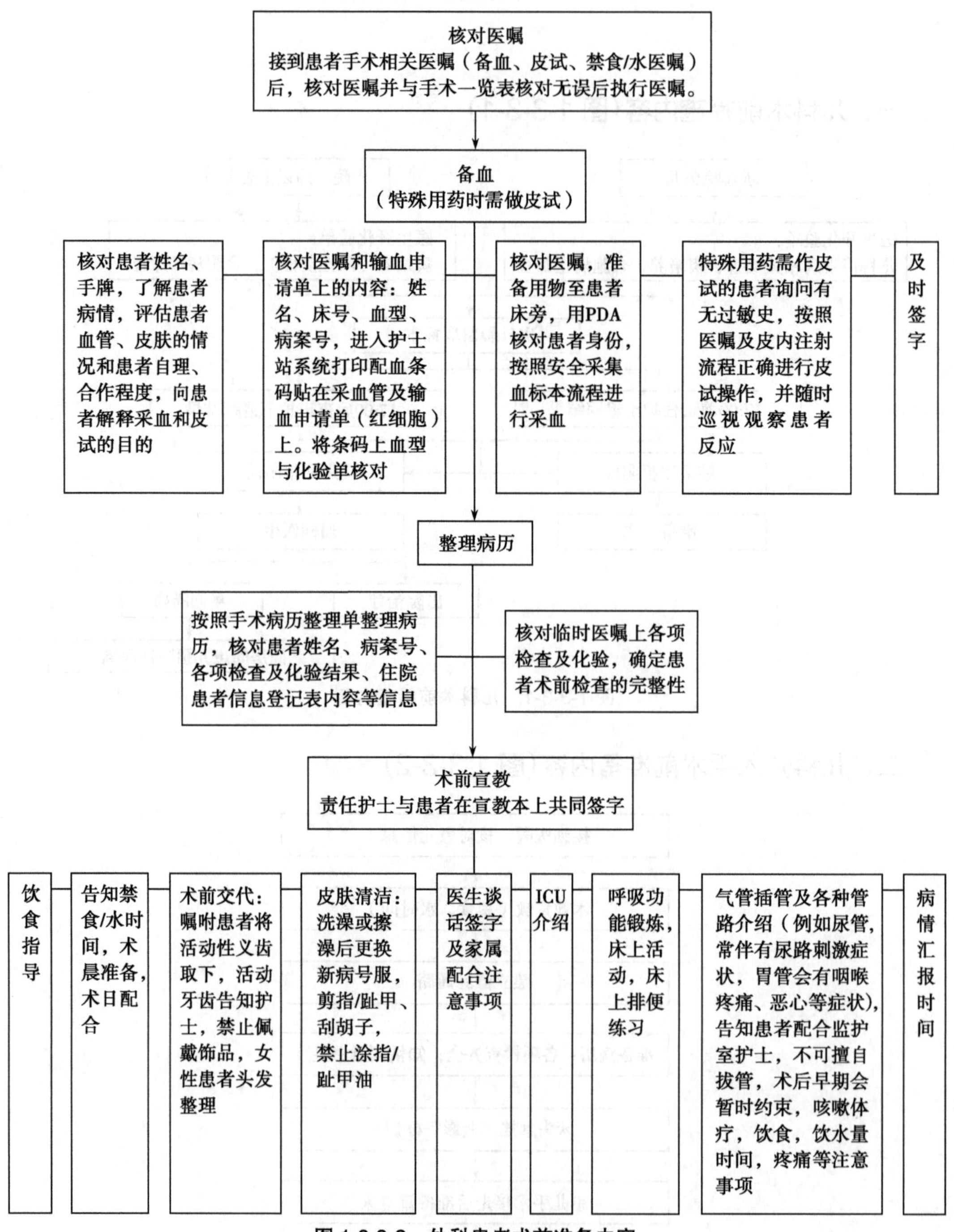

图 1-3-3-3 外科患者术前准备内容

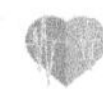

四、成人外科皮肤准备内容(图 1-3-3-4)

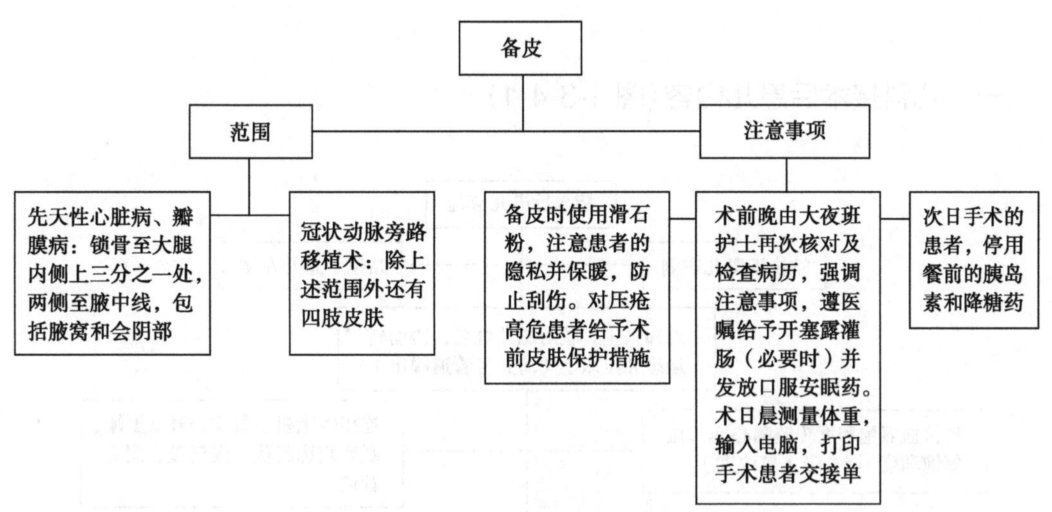

图 1-3-3-4 皮肤准备内容

五、成人患者介入术前准备内容(图 1-3-3-5)

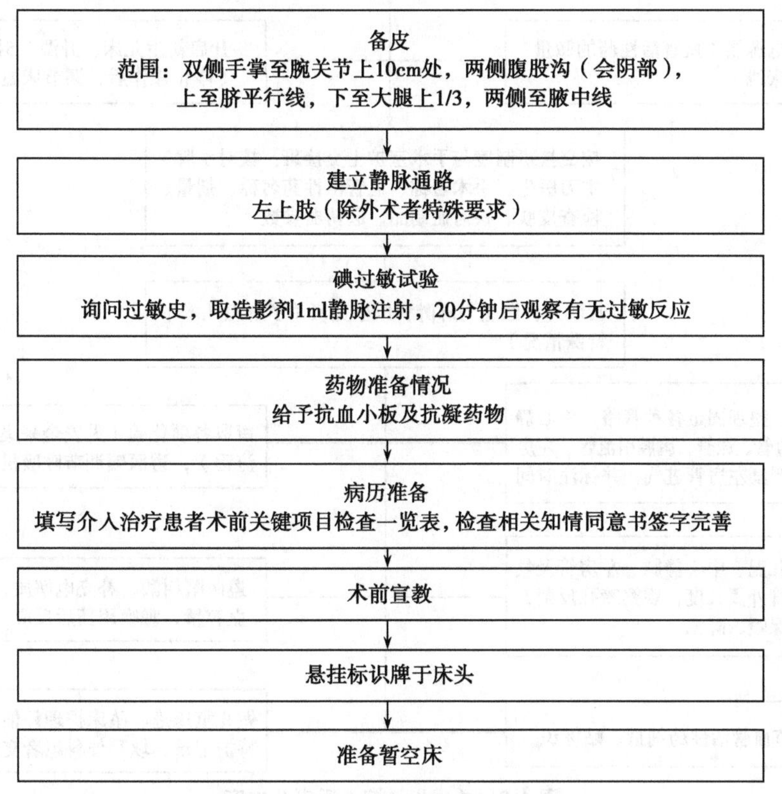

图 1-3-3-5 成人介入患者术前准备内容

第四节　术后接患者内容

一、儿科接术后患儿内容(图 1-3-4-1)

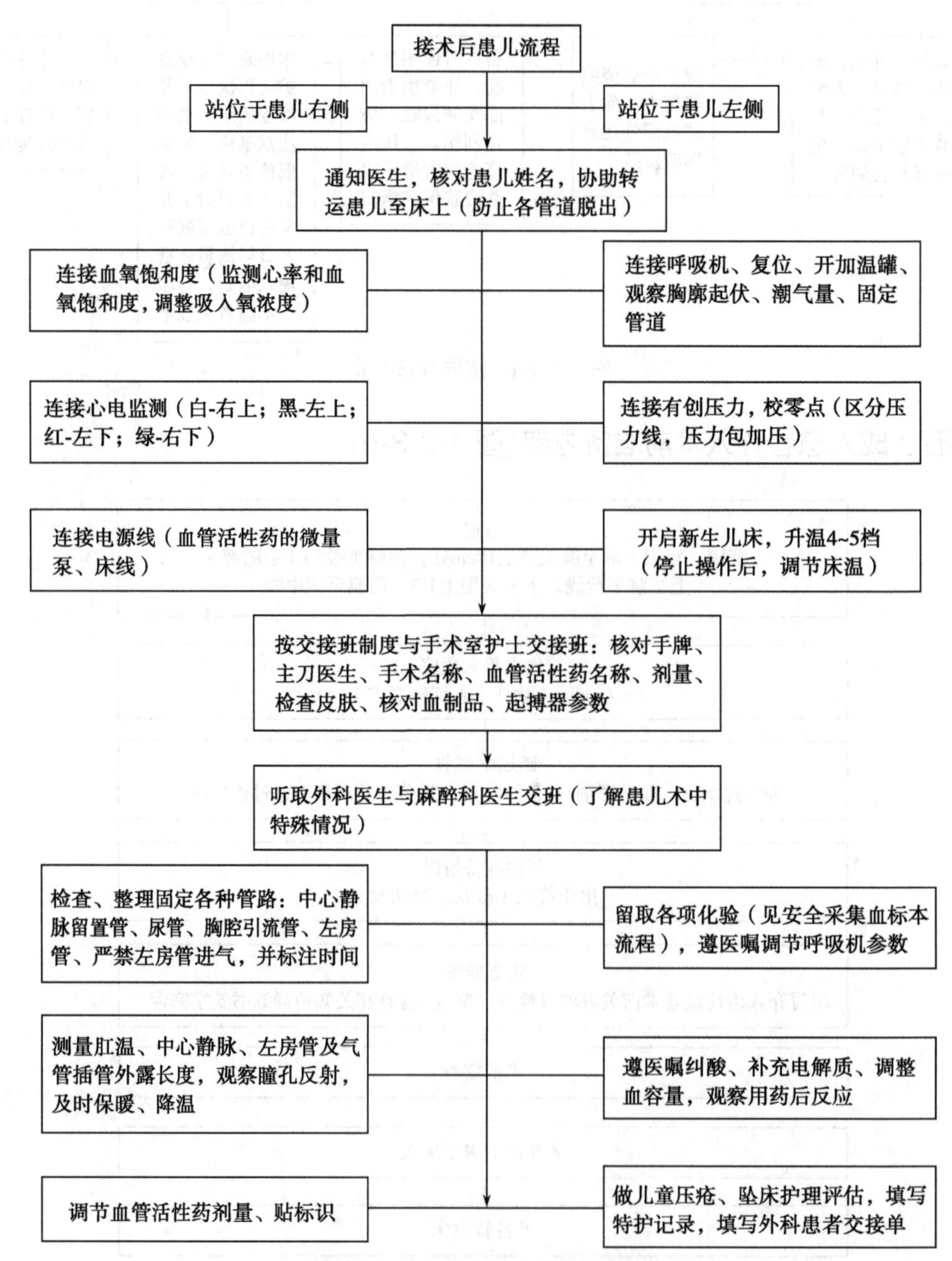

图 1-3-4-1　儿科接术后患儿内容

二、内科病房接介入术后患者内容(图 1-3-4-2)

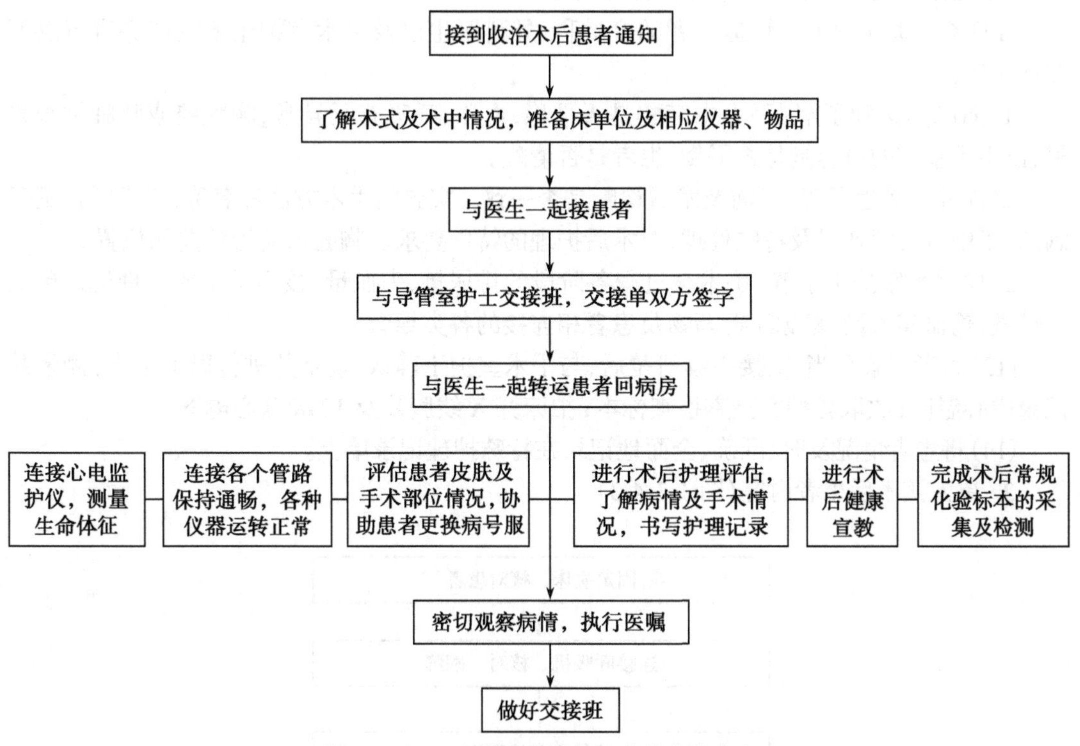

图 1-3-4-2 内科病房接介入术后患者内容

三、外科重症接术后患者内容

1. 目的 全面、准确、有效地交接手术患者，确保手术患者安全。

2. 操作步骤

(1)扫描患者腕带及床头卡，核对患者，固定床体。

(2)将气管插管连接呼吸机，简易呼吸器包好备用。

(3)双人核对患者双侧胸廓起伏运动正常，确定呼吸机呼气潮气量与预设的一致后翻牌打开湿化。

(4)确认气管插管外露部分的长度，记录并用寸带加以固定，用气囊压表将压力调至合适范围(25~30cmH_2O)。

(5)连接脉搏血氧饱和度监测仪，观察显示的波形及数据。

(6)连接心电监测仪，观察及记录心律 / 率。

(7)接通动脉压及中心静脉压监测仪并迅速调出波形，调整换能器零点后观察血压波形有无异常。

(8)检查患者与各种监测仪连接的线路、输液管道、导尿管、胸腔引流管等，确保通畅，无扭曲、打折或脱落。

(9)确认微量泵输注药物的名称、浓度、剂量、速度、配制方法，有无中断现象，并认真交接班。

(10)观察双侧瞳孔大小、对称性及对光反射。

(11)肢体及躯干皮肤有无烫伤或压伤痕。

(12)ICU责任护士与转运患者的麻醉科、外科医生以及手术室护士要在床旁进行以下交接工作：

1)向麻醉医师了解：手术中麻醉是否平稳，血压、呼吸有无异常，胸膜腔或肺脏是否完整，出手术室前的血容量是否平衡，患者是否清醒。

2)向外科医生了解：术前及术后诊断是否一致。实施的手术方法和名称，手术矫正是否满意，术中有无意外以及特殊处理，对术后护理的特殊要求。胸腔引流管放置的位置。

3)向手术室护士了解：手术全过程各阶段的排尿量、失血量，核实手术室护理记录单上的输液、输血实入量，静脉注射药物及患者相连接的各类导管。

(13)患者安置妥当，交接手续清楚后，与手术室护士确认、签字并进行以下工作：测量并记录中心温度；收取各种实验室检查标本；拍床旁X线胸片及12导联心电图。

(14)将患者情况及时、准确、全面地记录在特殊护理记录单上。

3. 单人接术后患者内容(图1-3-4-3)

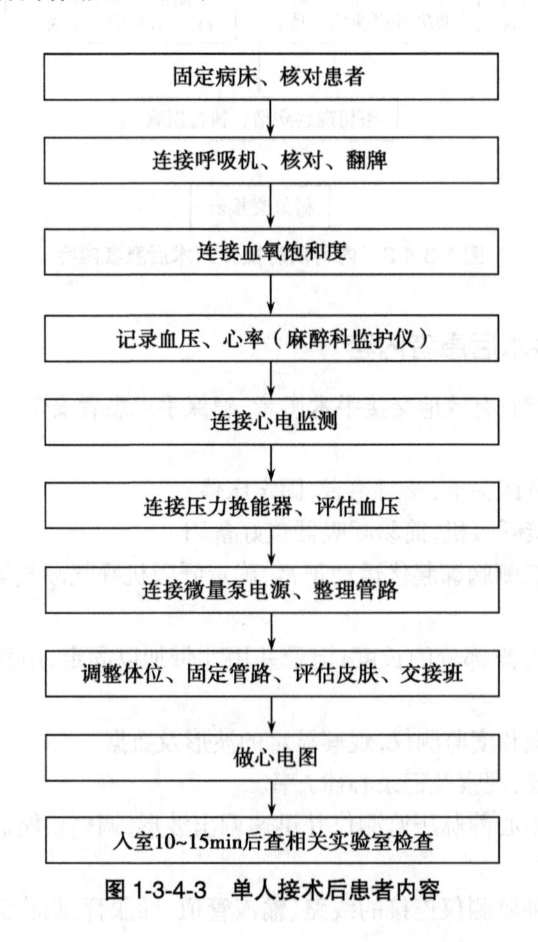

图1-3-4-3　单人接术后患者内容

4. 双人接术后患者内容(图 1-3-4-4)

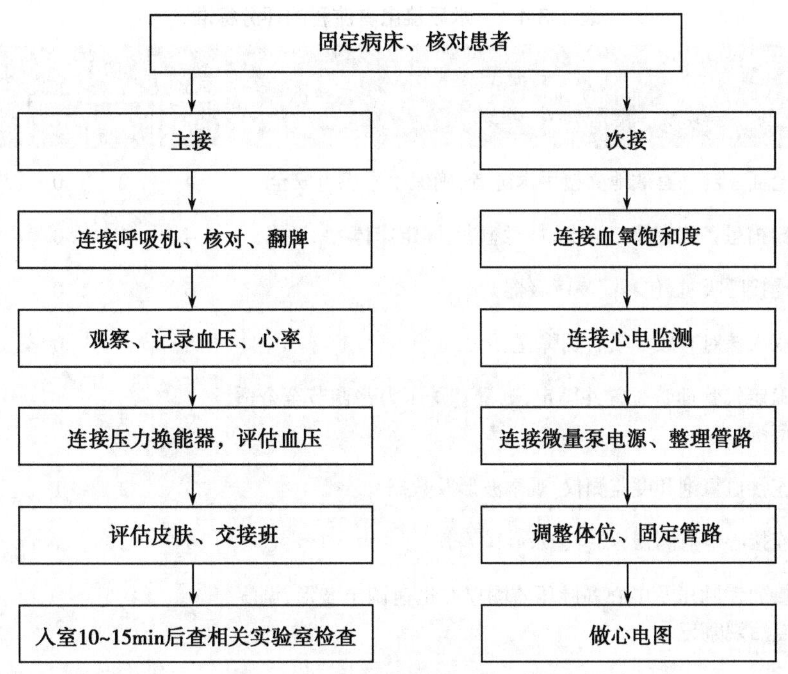

图 1-3-4-4 双人接术后患者内容

5. 病区接 ICU 返室患者内容

(1)将患者床位归位,踩脚刹。

(2)连接氧气。

(3)连接血氧饱和度监测仪,观察波形及数据。

(4)连接无创血压,有创血压换能器,调零点,观察波形及数据,并进行比较,排除误差。

(5)连接心电监测仪,观察心率、心律。

(6)连接微量泵,核对泵的参数、管道、标识是否正确。

(7)保持各管路通畅,测量长度,防止管路脱出。

(8)认真交接班,掌握病情、治疗、用药、阳性体征、不良反应等情况。

6. 注意事项

(1)护理记录上首次记录的血压、心率应为麻醉科监护仪上的数值,第二个时间点记录恢复室监护仪的数据,并在备注处注明"连接设备"。

(2)紧急情况下可随时抽取血标本。

(3)将安装呼吸机管路的无菌治疗巾对折后放置备用。

7. 评分标准(表 1-3-4-1)

表 1-3-4-1　术后接患者流程的评分标准

项目	技术操作要求	权重				实得分
		A	B	C	D	
目的	全面、准确、有效地交接手术患者,确保手术患者安全	4	2	0	0	
操作步骤	扫描患者腕带及床头卡,核对患者,固定床体	4	2	0	0	
	连接呼吸机,包裹简易呼吸器	6	3	0	0	
	双人核对有效呼吸后翻牌、湿化	8	4	0	0	
	确定气管插管位置并固定,测量套囊压力并调节至合适范围	6	4	2	0	
	连接血氧饱和度监测仪,观察波形及数据	3	2	1	0	
	连接心电监测仪,观察记录心律 / 率	3	2	1	0	
	接通动脉压及中心静脉压监测仪并迅速调出波形,调零点后观察记录	6	4	2	0	
	检查患者连接的各种线路确保通畅	6	4	2	0	
	确认微量泵输注的药物,认真交接班	10	8	4	0	
	观察瞳孔大小、对称性及对光反射	4	2	0	0	
	观察躯体及躯干皮肤有无烫伤及压痕伤	4	2	0	0	
	做好与转运患者各科室交接班、并确认签字	10	8	5	0	
	测中心温度,留取各种实验室检查标本,做心电图,拍床旁 X 线胸片	8	6	4	0	
	整理物品,妥善安置患者	4	2	0	0	
	洗手,准确全面记录特殊护理记录单	6	3	0	0	
注意事项	护理记录上首次记录的血压、心率应为麻醉科监护仪上的数值,第二个时间记录恢复室监护仪的数据,并在备注注明"连接设备"	5	3	1	0	
	紧急情况下可随时抽取血标本	2	1	0	0	
	将安装呼吸机管路的无菌治疗巾对折后放置备用	1	0	0	0	
总分		100				

第五节　感染患者消毒隔离

一、一般感染患者的消毒隔离

1. 隔离标准　当临床检验结果(血常规与X线胸片)及临床表现为体温升高、痰多、消化吸收障碍时,即进入高度关注阶段——连续、正确留取痰培养(标明留取方法,如插管、口鼻咽腔、纤支镜等)同时严密观察临床表现变化,如痰培养(气管插管内或支气管镜留取)结果为阳性、降钙素原>10ng/ml,则立即将患者进行床旁隔离或将患者移至通风良好的床位。感染监控员上报感染科,并密切注意本科室近期有无其他感染病例,如发生同时、同种、同源感染3例以上即为突发公共卫生事件,需快速上报、积极处理。发现感染病例后,视菌株类别、感染程度采取相应措施。

2. 隔离原则

(1)严格执行接触隔离制度,尽量专人专看。护理人员在接触患者及进行相关操作时应认真做好接触隔离的预防措施,避免交叉感染。床旁悬挂“需终末消毒”及感染标识,并通报全科医护人员严格执行手卫生制度。

(2)做好个人防护。床旁备齐相应物品:一次性物品(一次性血氧饱和度探头、帽子、口罩、橡胶手套、一次性治疗巾等)、消毒液、黄色医疗垃圾袋等。

(3)对护工、保洁人员需特别强调垃圾清理、保洁物品专用制度。备专用拖把及专用浸泡容器。

3. 操作流程

(1)呼吸道:有创通气时行气道封闭管理(传染病、痰培养阳性时半封闭)。如螺旋软管中分泌物较多,应随时更换,患者转出后弃之。

(2)医疗仪器表面(所有显示屏除外)以含氯消毒液擦拭3遍,待干后用清水擦拭1遍,所有显示屏均以潮无纺布擦拭,每日3遍。

(3)床旁检查:超声探头以一次性橡胶手套包裹,X线片盒套黄色塑料袋。

(4)环境:床单位、操作台、窗台、门把儿等每日以含氯消毒液擦拭3遍。

(5)地面:由责任护士擦拭,拖布由保洁员清洗、消毒后交由责任护士(拖布杆为红色标识)。

(6)分泌物:每1 000ml水中放入1 000mg含氯消毒片,待消毒剂充分溶解后弃之。

(7)用物处理

1)日常用物尽量采用一次性制品,如遇抢救需使用治疗巾、手术衣等布制敷料时,应随时清点并置双层黄色塑料袋内(保证外层垃圾袋不被污染),标明感染类别、床号、SICU、物品名称及件数。

2)呼吸机管路、简易呼吸器、呼吸机配件分别以黄色塑料袋双扎、标明感染类别、床号、SICU,放治疗室,送供应室。

3)被服以黄色塑料袋双扎,标明感染,放污物间,送洗衣班。

(8)医护人员工作服每班或随时更换，进入更衣室前取两个黄色塑料袋备用，工作服脱下后直接置入双层黄色塑料袋内，标明工作人员姓名、SICU、件数及感染类别，扎紧袋口放入污衣袋内。

(9)每班按要求填写每日消毒隔离执行单(表 1-3-5-1)。

表 1-3-5-1　每日消毒隔离执行单

患者姓名：　　床号：　　日期：　　菌株：

	监控内容	时间	执行人	时间	执行人	时间	执行人
		9:00		17:00		1:00	
	气道封闭						
	管道更换						
	简易呼吸器更换						
含氯液浸泡	擦拭设备表面						
	床单位						
	操作台						
	窗台						
	地面						
	更换隔离衣(1 次 /d)						
水	显示屏(潮布)						

注：仪器设备表面用含氯液擦拭后需再以清水擦拭 1 遍。

(10)如血培养阳性应行血路封闭管理(接头更换为无针密闭输液接头)，使用后填写“特殊耗材使用登记表”。

(11)感染患者经纤支镜或口鼻吸痰后，应及时清洁、消毒周围环境，并做床单位物品的培养。

(12)感染患者拔除气管插管后，如能咳痰或下地活动(结合 X 线片及血常规)，24 小时内监控周围环境并做培养，培养合格即可解除每日的消毒流程。如不能咳痰或下地活动，经口鼻吸痰后，需做痰培养，并加强每日消毒。

注：对外院或其他区域转入的危重患者亦应遵守以上消毒隔离措施。

4. 终末消毒　感染患者返回病区后需对 ICU 床单位进行终末消毒。

(1)床单位消毒。

(2)呼吸机管路及配件终末消毒(图 1-3-5-1)。

(3)帷幔以黄色塑料袋双扎，标明感染，送洗衣班。

(4)护士完成终末消毒后，需将消毒后的床单位物品(监护仪传感线、微量泵、听诊器、治疗盘、压力包等)放于气垫床上并用无菌床单覆盖床体。床单位及呼吸机需附纸标明患者姓名、床号、细菌培养类别、终末消毒日期和时间、护士姓名。并填写终末消毒、培养执行单(表 1-3-5-2)。

呼吸机	机体用125mg/L的次氯酸钠消毒液擦拭3遍待干后用清水擦拭1遍，屏幕用潮无纺布擦拭
呼吸机管路	置于双层黄色塑料袋内，注明感染类别、床号、SICU，送供应室消毒
流量传感器	用75%酒精浸泡30min（不可冲洗）后放入无菌治疗巾内置呼吸机上待用
呼气阀	单独放置于双层黄色塑料袋内，双扎注明感染类别、床号、SICU,放置治疗室指定位置送供应室消毒
过滤盒	单独放置于双层黄色塑料袋内，双扎注明感染类别、床号、SICU，放置治疗室指定位置送供应室消毒。严禁浸泡
呼吸机滤网	使用中不需浸泡 普通感染：终末消毒时浸泡（250mg/L的次氯酸钠消毒液）
简易呼吸器	置于双层黄色塑料袋中送供应室消毒。并标注感染类别、床号及SICU

图 1-3-5-1 呼吸机管路及配件终末消毒

表 1-3-5-2 终末消毒隔离监控单

患者姓名： 床号： 日期： 菌株：

	监控内容	时间 9:00	执行人	时间 17:00	执行人	时间 1:00	执行人
送消物品	简易呼吸器双扎送消毒						
	管道滤器双扎送消毒						
	被服、帷幔双扎送消毒						
含氯液浸泡	擦拭设备表面						
	床单位						
	操作台						
	窗台						
	地面						
水	显示屏（潮布）						

注：仪器设备表面用含氯液擦拭后需再以清水擦拭 1 遍。

（5）如单纯降钙素原超标（＞10ng/ml）但无明确细菌学培养阳性结果，只需做好终末消毒、填写终末消毒执行单即可。

5. 感染患者的转运防护

（1）同患者转运流程。

（2）评估患者循环、血管活性药物、神志，通知对方科室患者感染菌株并确定转运时间

（尽量选择人少时段）。

（3）做好转运前后的隔离防护（图 1-3-5-2）。

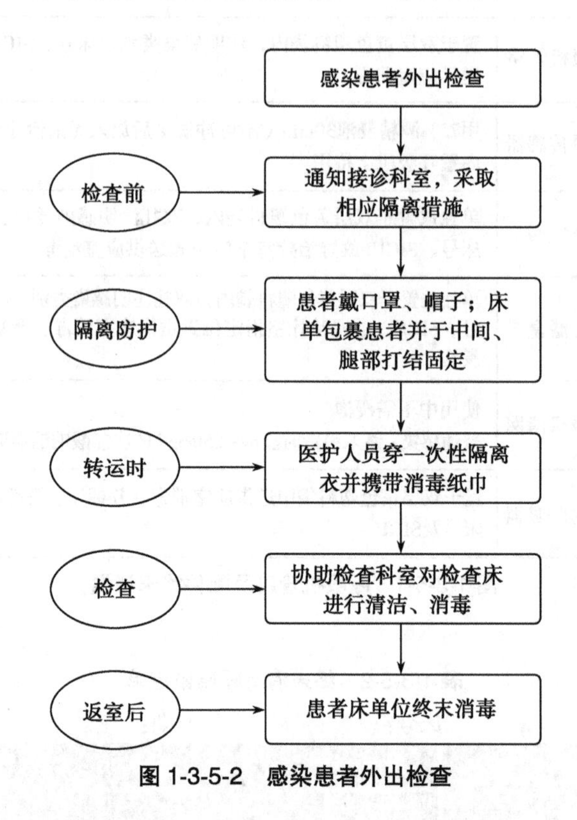

图 1-3-5-2　感染患者外出检查

（4）患者返室后连接设备监测循环，复查血气，更换床单、被套等。

（5）转运仪器设备终末消毒、充电、备用，交班。

（6）感染患者外出检查表（表 1-3-5-3）

表 1-3-5-3　感染患者外出检查表

感染患者外出检查表									
床号		监测仪		不间断电源		病号服		通报科室	
菌株		压力包		微量泵		大单被套		通知保洁	
急救盒		简易呼吸器		变温毯		消毒纸巾		消毒床单位	

二、耐药感染患者的消毒隔离

1. 隔离原则

（1）严格执行接触隔离制度，尽量专人专看。护理人员接触患者及进行相关操作时认真做好接触隔离的预防措施，避免交叉感染。床旁悬挂“需终末消毒”标识、感染标识、消毒液配制卡（图 1-3-5-3），并通报全科医护人员严格执行手卫生制度。

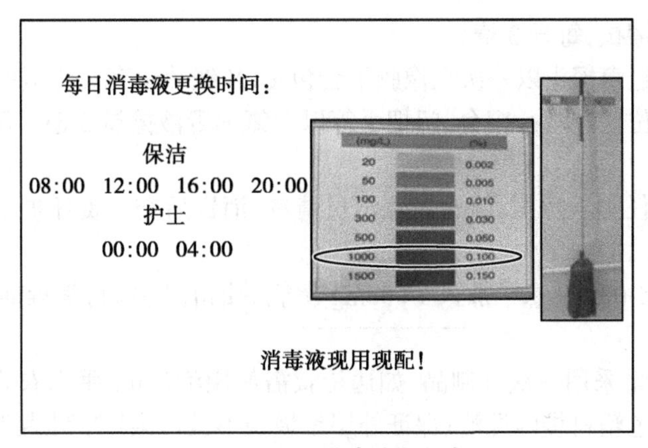

图 1-3-5-3 消毒液配制卡

(2) 做好个人防护(图 1-3-5-4)。床旁备齐相应物品：防护物品(帽子、口罩、橡胶手套、一次性隔离衣、一次性防护围裙、一次性防护套袖、目镜等)、患者物品(一次性血氧饱和度探头、无针密闭输液接头、一次性呼吸机螺旋管)、消毒液、黄色医疗垃圾袋等。

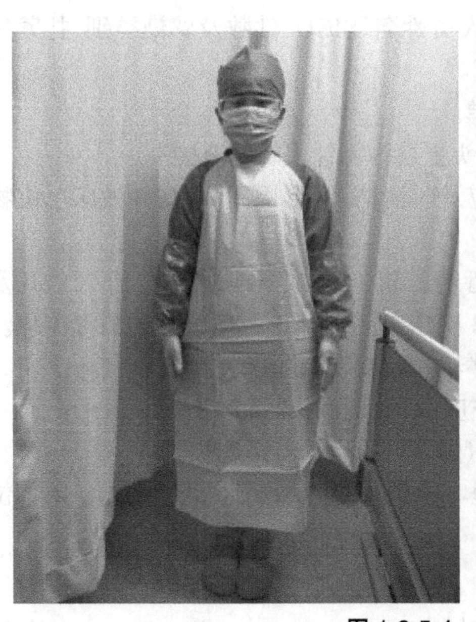

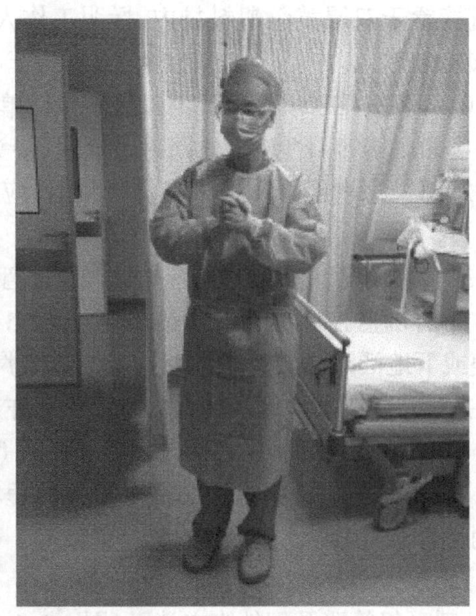

图 1-3-5-4 人员防护图

(3) 耐药菌感染患者应于负压房间或单独房间隔离。负压房间悬挂隔离标识。医护人员进入操作需穿隔离衣。

(4) 对护工、保洁人员需特别强调垃圾清理、保洁物品专用制度，备专用拖把及专用浸泡容器。

2. 操作流程

(1) 呼吸道：有创通气时行气道封闭管理(全封闭或半封闭)。如螺旋软管中分泌物较多，应随时更换，患者转出后弃之。

(2) 医疗仪器表面：显示屏之外以含氯消毒液擦拭 3 遍待干后用清水擦拭一遍，所有显示屏均以潮无纺布擦拭，每日3遍。

（3）床旁检查：超声探头以一次性橡胶手套包裹，X线片盒套黄色塑料袋。

（4）环境：床单位、操作台、窗台、门把手等以含氯消毒液擦拭3遍后清水擦拭1遍，每日3遍。

（5）地面：由责任护士擦拭，拖布由保洁员清洗、消毒后交由责任护士（拖布杆为红色标识）。每4小时擦拭1次。

（6）分泌物：每1 000ml水中加入1 000mg次氯酸钠消毒片，待消毒剂充分溶解后弃之。

（7）用物处理

1）日常用物尽量采用一次性制品，如遇抢救需使用治疗巾、手术衣等布制敷料时，应随时清点并置双层黄色塑料袋内送消（保证外层垃圾袋不被污染），标明感染类别、床号、SICU、物品名称及件数。

2）呼吸机管路、简易呼吸器、呼吸机配件：分别以黄色塑料袋双扎、标明感染类别、床号、SICU，放治疗室，送供应室。

（8）被服：黄色塑料袋双扎、标明感染，放污物间，送洗衣班。

（9）医护人员工作服每班或随时更换，进入更衣室前取两个黄色塑料袋备用，工作服脱下后直接置于双层黄色塑料袋内，标明工作人员姓名、SICU、件数及感染类别，扎紧袋口放入污衣袋内。

（10）每班按要求填写每日消毒隔离执行单。

（11）如血培养阳性应行血路封闭管理（接头更换为无针密闭输液接头）。

（12）感染患者经纤支镜或口鼻吸痰后，应及时清洁、消毒周围环境，并做床单位物品的培养。

（13）多重耐药菌感染的患者拔除气管插管后，如能咳痰或下地活动（结合X线片及血常规），24小时内监控周围环境并做培养，连续3次培养阴性即可解除每日的消毒流程。如不能咳痰或下地活动，经口鼻吸痰后，需做痰培养，并加强每日的消毒。

注：对外院或其他区域转入的危重患者亦应遵守以上消毒隔离措施。

3. 多重耐药菌感染患者的外出检查流程（同感染患者的转运防护）

4. 多重耐药菌感染患者的终末消毒流程　感染患者返回病区后需对ICU床单位进行终末消毒。

（1）床单位消毒。

（2）呼吸机管路及配件终末消毒（图1-3-5-1）。

（3）帷幔以黄色塑料袋双扎、标明感染，送洗衣班。

（4）护士完成终末消毒后，需将消毒后的床单位物品（监护仪传感线、微量泵、听诊器、治疗盘、压力包等）放于气垫床上并以无菌床单覆盖床体。床单位及呼吸机需附纸标明患者姓名、床号、细菌培养类别、终末消毒日期和时间、护士姓名并填写终末消毒、培养执行单。消毒后的床单位需感控员进行培养阴性后才可以再次启用，有条件的病室床单位静置3天后再使用。

（5）感染患者经纤支镜或口鼻吸痰后，应及时清洁、消毒周围环境，并做床单位物品的培养。

三、节假日的感控管理

科室利用国庆节、春节两个长假期，对环境和设备进行清洁、消毒、效期检查、维护和保养等。提前召开会议，对护士、护理员、保洁员布置工作并通知医工科、供应室、氧气班、维修室、洗衣班等相关科室，配合本科室各项工作的完成。

1. 应用项目管理软件进行项目管理计划，每组设立专项负责人及分项目负责人。（表 1-3-5-4）

表 1-3-5-4　节假日不同部门的感控管理内容

项目组	内容	
临床组	患者监护	确保临床护理安全
	转运	确保转运及换床安全
	暂空床单位消毒	床单位的终末消毒及打包（图 1-3-5-5、表 1-3-5-5）
设备组	常用设备	呼吸机、微量泵、变温毯、心电图、四肢血压仪等
	吊塔综合带	吊塔开盖除尘清洁；氧源、气源、电源、负压系统检测及维修
	监护设备	监护仪、心排血量测量仪、电脑、打印机、条码机等
	抢救设备	除颤器、血液滤过机、IABP 仪等
后勤组	无菌物品	ICU 所有无菌物品效期清点；拔管包、缝合包等科室常备无菌物品清点、耗损统计
	办公区、生活区	办公区清洁、清点；生活区物品清洁及盘点
	患者物品	病号服、床单、枕头、帷幔等物品盘点、清洗、耗损统计；床垫晾晒；需填补申领物品统计
	医护人员物品	医护人员工作服清点、耗损统计；需填补申领物品统计
	ICU 保洁	病区天花板、地面、墙面、吊塔、仪器设备清洁；地面打蜡；空调、层流滤网更换

计划内容包括：

（1）临床组：负责消毒期间患者监护、转运安全、转运后床单位清洁及打包。

（2）设备组：负责 ICU 设备巡检及维修。

（3）后勤组：负责消毒期间保洁、护理员工作安排。

2. 实施过程中，负责人负责联络及沟通工作，在计划开始之前联系好相关部门并进行工作时间、人员、质控安排。

3. 消毒、盘点期间发现的问题需记录并列出处理方案。

4. 消毒期间突发紧急事件由负责人上报护士长并处理。

5. 节假日过后第一个工作周进行节假日消毒盘点总结，汇报消毒工作情况、物品盘点、损耗及需申请种类、数目；汇报节假日期间存在的问题、处理方法及需要改进的流程和管理；汇报期间患者情况、急诊手术、抢救等突发事件及应急措施等。

分类		消毒打包要求	是否检查	检查结果	临床要注意的	标准化的内容
呼吸机	背板	次氯酸钠消毒液浸泡消毒30min,清水洗净,晾干归位	是	合格	重新颁布《呼吸机背板消毒流程》	每周一常规浸泡消毒
	流量传感器	酒精浸泡30min,晾干归位	是	合格		
	呼气阀	拆下清点三件套打包送供应室消毒	是	消毒后丢失3个金属片	消毒后的呼气阀开包前清点物品是否齐全,不齐不允许开包并及时上报领班	呼气阀消毒流程
	皮球	拆开球体和接头分别送供应室消毒	是	合格	接头与皮球连接时注意匹配	
电脑条码打印机		消毒擦拭后关机,断电,套无字黄袋	是	合格	不允许动网线	
床头桌		清空所有物品,擦拭消毒	是	合格		
监护仪		将所有线擦拭消毒取下打包,不拆模块		一台监护仪连接后屏幕波道混乱	监护仪线归位后要确认屏幕波道是否正常,避免接患者时混乱	监护仪波道使用规范化培训
床单位消毒打包	消毒擦拭要求	清水1遍,次氯酸钠消毒液3遍,清水1遍 监护仪呼吸机屏幕用潮布擦拭	是	合格		
	打包流程	将床单位消毒擦拭干净→将所有物品和线擦干净→将擦拭干净的所有物品放在床单位的气垫上→按床单位打包物清点物品→按床单位消毒打包标准用无字小号黄袋规范打包成A包和B包→与领班核对双方签字	是	1.4张床《床单位打包物品清单》核对签不合格 2.开包后丢失铁盘2个	开包后严格按照《床单位打包物品清单》核对物品,签字。丢失物品落实到人	

图1-3-5-5　床单位消毒打包单示例

表 1-3-5-5 床单位消毒打包核对表

物品名称	数量	核对(√)		物品名称	数量	核对(√)	
		打包	开包			打包	开包
压力线				负压筒铁架			
袖带				负压表头			
地线				氧气表头			
饱和度线				气泵			
测温导尿管温度探头				变温毯			
心电监护线				输液泵			
压力包				背板			
膜肺				流量传感器			
气泵				呼吸阀			
床头卡架							
医嘱单夹板							
治疗盘				其他		数量	
取药筐				面板插片			
消手液架				电源转换接头			
听诊器				电脑 USB 插件			
打包人签字							
督导人签字				日期			
开包人签字				床号			

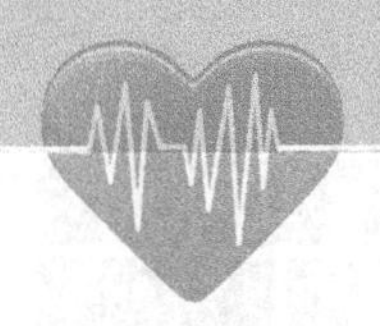

第四章　专科护理技能

第一节　留置胃管的护理

胃管是由鼻腔或口腔插入，经由咽部，通过食管到达胃部的管路，主要用于鼻饲食物及药物、胃肠减压等，是心脏外科术后患者常见的护理操作。

一、目的

1. 对不能经口进食的患者从胃管注入流质食物，保证患者摄入足够的营养、水分和药物。
2. 腹部手术术前准备。
3. 胃肠减压，缓解缝线张力和伤口疼痛，促进消化功能恢复。
4. 通过对胃内容物的判断观察病情变化和协助诊断。

二、评估

1. 患者病情，循环情况，既往有无插管史。
2. 患者神志、配合情况。
3. 评估鼻腔内有无破溃、出血、血肿、炎症等。
4. 评估患者出凝血情况。

三、用物

胃管（根据患者身高、体重、鼻腔情况选择适当型号）、无菌治疗巾、听诊器、鼻饲冲洗器、0.9% 氯化钠注射液、油纱、纱布、贴膜、胶布、置管时间标识、碘伏、棉签。

四、操作步骤

1. 一般患者留置胃管

（1）核对医嘱及患者信息。

（2）洗手、戴口罩。

（3）携用物至床旁，向清醒患者解释，以取得配合。

（4）协助患者取舒适体位并取下义齿和眼镜等。

(5)铺无菌治疗巾,将物品整齐摆放在治疗巾上。

(6)测量胃管长度(普通胃管 45~55cm,重力胃管至少 60cm)

1)前发际线至胸骨剑突的距离。

2)鼻尖经耳垂至胸骨剑突的长度的距离。

(7)使用油纱润滑胃管前端,胃管置入 10~15cm 通过咽部时,嘱患者做吞咽动作,昏迷患者应协助其抬高头部,使下颌尽可能贴紧胸部,打开食管。

(8)确认胃管位置

1)连接冲洗器于胃管末端进行抽吸,抽出胃液。

2)置听诊器于患者胃区,快速经胃管向胃内注入 10ml 空气,听到气过水声。

3)床旁 X 线片确认胃管在胃内。

(9)确认胃管位置后将导丝拔出,先后使用湿纸巾及干纸巾擦拭导丝,将导丝整齐卷好后放在一次性透明手套内系好,标明床号、姓名。置于床头用物盘内,患者离室后弃之。

(10)固定胃管:将透明贴膜贴于患者脸部,胶布将胃管固定在透明贴膜上(粘贴不可过紧,以防压力性损伤发生)。

(11)将置管时间粘贴在胃管远端,管口用纱布包裹,妥善放置。

(12)告知注意事项,躁动患者进行保护性约束,防止自行拔出胃管。

(13)整理用物,垃圾分类处理。

(14)洗手、签字、记录。

(15)拔除胃管流程

1)洗手、戴口罩。

2)准备用物,携用物至患者床旁,向患者解释以取得配合。

3)抽吸胃管,确认无胃潴留。

4)抬高床头至大于 30°。

5)戴一次性手套,揭去固定的胶布。

6)用纱布包裹近鼻孔处的胃管,一手用纱布固定并擦拭胃管,另一手拔出胃管。

7)拔到咽喉处时迅速拔出,拔出后将胃管盘入手套内,弃于医用垃圾桶内。

8)协助患者漱口,清洁患者口、鼻、面部,用溶剂油擦净胶布痕迹。

9)整理用物、床单位,垃圾分类处理,协助患者取舒适体位。

10)洗手、签字、记录。

2. 带气管插管患者留置胃管

(1)核对医嘱及患者信息。

(2)洗手、戴口罩。

(3)携用物至患者床旁。

(4)核对患者信息,测量气管插管套囊压,维持压力 25~30cmH_2O。

(5)摇平床头,使用碘伏棉签消毒双侧鼻孔。

(6)行鼻咽腔冲洗,防止留置胃管过程中鼻腔内分泌物流到胃内,具体方法:一侧鼻孔注入 0.9% 氯化钠注射液,另一侧鼻孔置入 8 号吸痰管,轻轻将鼻腔内的冲洗液及分泌物吸出,注意防止压力过大,导致鼻腔黏膜破损。

(7)再次用碘伏棉签消毒双侧鼻孔。

(8)铺无菌治疗巾,将物品整齐摆放在治疗巾上。

(9)测量胃管长度(普通胃管 45~55cm,重力胃管至少 60cm):同一般患者留置胃管测量步骤。

(10)使用油纱润滑胃管前端,胃管置入 10~15cm 通过咽部时,抬高患者头部,使下颌尽可能贴紧胸部,打开食管。

(11)确认胃管位置:同一般患者留置胃管相关步骤。

(12)确认胃管位置后将导丝拔出,先后使用湿纸巾及干纸巾擦拭导丝,将导丝整齐卷好后放在一次性透明手套内系好,标明床号、姓名并置于床头用物盘内,患者离室后弃之。

(13)固定胃管:将透明贴膜贴于患者脸部,胶布将胃管固定在透明贴膜上(粘贴不可过紧,以防压力性损伤发生),注意避免与气管插管的固定胶布重复粘贴。

(14)将置管时间粘贴在胃管远端,管口用纱布包裹,妥善放置。

(15)整理用物,垃圾分类处理。

(16)洗手、签字、记录。

(17)拔除胃管流程(同一般患者留置胃管相关步骤)。

五、注意事项

1. 留置胃管过程

(1)留置胃管前将导丝固定好,留置过程中不允许撤导丝,避免导丝从侧孔漏出刺破黏膜。

(2)如留置胃管无胃液抽出,听气过水声也不能准确确定胃管位置时,不可鼻饲药物及食物,等待 X 线片结果确定胃管位置后再进行相关操作。

(3)如胃管回抽困难,不可用力强行回抽,避免损伤胃黏膜。

(4)导丝为专人专用,不允许反复消毒。如患者胃管脱出或因病情需要再次留置胃管使用原导丝时,先用酒精消毒,再用清水擦拭后方可使用。

(5)重力胃管最后一个侧孔距管端 10cm,留置要求最后一个侧孔进贲门,故留置长度至少 60cm。

(6)带气管插管患者,吸痰前需抽吸胃管,防止胃液反流至气道。

2. 拔除胃管

(1)拔管前取得患者配合,并评估有无胃胀气、胃潴留,观察自行进食水是否有呛咳反应,充分吸引胃液后可拔除胃管。

(2)拔管时:患者采取坐位,先用温水冲洗管路,夹闭胃管,用纱布包裹,边拔边擦,拔除后清洁口腔和鼻孔。

(3)拔管后及时询问患者有无不适。

六、评分标准(表 1-4-1-1、表 1-4-1-2)

表 1-4-1-1 一般患者留置胃管操作的评分标准

项目	技术操作要求	权重				实得分
		A	B	C	D	
目的	对不能经口进食患者经胃管注入流质食物,保证患者摄入足够营养、水分和药物	3	2	1	0	
	腹部手术术前准备	3	2	1	0	
	胃肠减压,缓解缝线张力和伤口疼痛,促进消化功能恢复	3	2	1	0	
	通过对胃内容物的判断观察病情变化和协助诊断	3	2	1	0	
评估	患者病情,循环情况,既往有无插管史	2	1	0	0	
	患者神志、配合情况	2	1	0	0	
	评估鼻腔内有无破溃、出血、血肿、炎症等	2	1	0	0	
	评估患者出凝血情况	2	1	0	0	
用物	胃管(根据患者身高体重、鼻腔情况选择适当型号)、无菌治疗巾、听诊器、鼻饲冲洗器、油纱、纱布、贴膜、胶布、置管时间标识	8	5	3	1	
操作步骤	核对医嘱及患者信息;洗手、戴口罩	3	2	1	0	
	携用物至床旁,向清醒患者解释,以取得配合	3	2	1	0	
	协助患者取舒适体位并取下义齿和眼镜等	3	2	1	0	
	核对患者信息	5	3	2	1	
	铺无菌治疗巾,将物品整齐摆放在治疗巾上,测量胃管长度	7	5	3	1	
	使用油纱润滑胃管前端,胃管置入 10~15cm 通过咽部时,嘱患者做吞咽动作,昏迷患者应协助其抬高头部,使下颌尽可能贴紧胸部,打开食管	10	3	2	1	
	确认胃管位置:听诊闻及气过水声、回抽见胃液或拍 X 线片	8	5	3	1	
	确认胃管位置后将导丝拔出,按要求清洁并妥善放置	3	2	1	0	
	固定胃管方法正确	3	2	1	0	
	将置管时间粘贴在胃管远端,管口用纱布包裹,妥善放置	3	2	1	0	
	告知患者注意事项,躁动患者进行保护性约束,防止自行拔出胃管	3	2	1	0	
	整理用物,垃圾分类处理	3	2	1	0	
	洗手、签字、记录	3	2	1	0	

续表

项目	技术操作要求	权重				实得分
		A	B	C	D	
注意事项	导丝为专人专用,留置过程中不允许撤导丝	3	2	1	0	
	留置胃管,确定胃管位置正确后方可鼻饲药物及食物	3	2	1	0	
	胃管回抽困难,不可用力强行回抽,避免损伤胃黏膜	3	2	1	0	
	重力胃管留置长度至少 60cm	3	2	1	0	
	充分吸引胃液后方可拔除胃管	3	2	1	0	
合计		100				

表 1-4-1-2　带气管插管患者留置胃管的评分标准

项目	技术操作要求	权重				实得分
		A	B	C	D	
目的	对不能经口进食患者经胃管注入流质食物,保证患者摄入足够营养、水分和药物	3	2	1	0	
	腹部手术术前准备	3	2	1	0	
	胃肠减压,缓解缝线张力和伤口疼痛,促进消化功能恢复	3	2	1	0	
	通过对胃内容物的判断观察病情变化和协助诊断	3	2	1	0	
评估	患者病情,循环情况,既往有无插管史	3	2	1	0	
	患者神志、配合情况	3	2	1	0	
	评估鼻腔内有无破溃、出血、血肿、炎症等	3	2	1	0	
	评估患者出凝血情况	3	2	1	0	
用物	胃管(根据患者身高、体重、鼻腔情况选择适当型号)、无菌治疗巾、听诊器、鼻饲冲洗器、油纱、纱布、贴膜、胶布、置管时间标识、0.9% 氯化钠、碘伏、棉签	8	5	3	1	
操作步骤	核对医嘱及患者信息;洗手、戴口罩	3	2	1	0	
	携用物至床旁,测量气管插管套囊压	4	3	2	1	
	用 0.9% 氯化钠及吸痰管进行口鼻咽腔冲洗,并使用碘伏棉签消毒双侧鼻孔	8	5	3	1	
	铺无菌治疗巾,将物品整齐摆放在治疗巾上,测量胃管长度	5	3	2	0	
	使用油纱润滑胃管前端,胃管置入 10~15cm 通过咽部时,抬高患者头部,使下颌尽可能贴紧胸部,打开食管	10	3	2	1	
	确认胃管位置:听诊闻及气过水声、回抽见胃液或拍 X 线片	8	5	3	1	

续表

项目	技术操作要求	权重				实得分
		A	B	C	D	
操作步骤	确认胃管位置后将导丝拔出，按要求清洁并妥善放置	3	2	1	0	
	固定胃管方法正确	3	2	1	0	
	将置管时间粘贴在胃管远端，管口用纱布包裹，妥善放置	3	2	1	0	
	整理用物，垃圾分类处理	3	2	1	0	
	洗手、签字、记录	3	2	1	0	
注意事项	导丝为专人专用，留置过程中不允许撤导丝	3	2	1	0	
	留置胃管，确定胃管位置正确后方可鼻饲药物及食物	3	2	1	0	
	胃管回抽困难，不可用力强行回抽，避免损伤胃黏膜	3	2	1	0	
	重力胃管留置长度至少 60cm	3	2	1	0	
	充分吸引胃液后方可拔除胃管	3	2	1	0	
合计		100				

第二节　鼻饲的护理

一、目的

对不能经口进食患者经胃管灌入流质食物，保证患者摄入足够的营养、水分和药物。

二、评估

1. 患者病情、出凝血指标、神志、配合情况。
2. 评估患者鼻腔内有无破溃、出血、血肿、炎症等。
3. 评估患者胃管位置是否正确并通畅。

三、用物

无菌治疗巾、听诊器、鼻饲注射器、纱布、鼻饲液、温水。

四、操作步骤

1. 核对医嘱及患者信息。
2. 洗手、戴口罩。
3. 携用物至床旁，向清醒患者解释操作目的及配合注意事项。
4. 核对患者信息，床头抬高 30°~45°，协助患者取舒适体位。

5. 打开胃管口处纱布，确定胃管位置。
6. 回抽胃液并评估胃液量。
7. 再次核对患者。
8. 注入温水 20~30ml。
9. 注入鼻饲液。
10. 再注入温水 20~30ml。
11. 鼻饲完毕，将胃管末端抬高，扣好管端小帽，并用纱布包好。
12. 再次核对。
13. 告知患者注意事项并给患者取舒适体位。
14. 整理用物，垃圾分类处理。
15. 洗手、签字、记录。

五、注意事项

1. 遵医嘱给予患者鼻饲饮食，交接班及鼻饲前确定胃管位置及通畅情况并记录。

2. 每次鼻饲前必须评估胃管是否在胃内，回抽胃液评价消化情况，注意胃内容物颜色，胃内容物 ≥ 150ml 时请示医生，延后鼻饲。

3. 鼻饲时，遵医嘱定时定量给予。鼻饲物温度为 38~40℃，每次不超过 200ml，间隔时间不少于 2h，速度不宜过快。给予双歧杆菌三联活菌、地衣芽孢杆菌活菌等药物时应避免空腹状态，操作过程中避免污染周围区域。

4. 鼻饲饮食患者床头抬高 30°~45°，减少反流。鼻饲食物及药物后用 20~30ml 温水冲洗管腔，保证胃管内无残留的食物或药物。连续输注时，应每 4~6 小时冲洗胃管 1 次。

5. 注意电解质变化，观察患者排便情况，异常应及时告知医生，调节膳食处方。

6. 评估鼻饲后患者耐受情况，有无反流、误吸、腹胀、腹泻、恶心、呕吐等并发症的发生。

7. 做好口腔护理及心理护理。

8. 避免鼻饲后立即吸痰，防止误吸的发生。拔除气管插管前 1h 应暂停鼻饲。

六、评分标准（表 1-4-2-1）

表 1-4-2-1　鼻饲操作的评分标准

项目	技术操作要求	权重				实得分
		A	B	C	D	
目的	对不能经口进食患者经胃管灌入流质食物，保证患者摄入足够的营养、水分和药物	3	1	0	0	
评估	患者病情、出凝血指标、神志、配合情况	3	1	0	0	
	患者鼻腔内有无破溃、出血、血肿、炎症等	3	1	0	0	
	患者胃管位置及是否通畅	3	1	0	0	
用物准备	无菌治疗巾、听诊器、鼻饲注射器、纱布、鼻饲液、温水	5	3	1	0	

续表

项目	技术操作要求	权重				实得分
		A	B	C	D	
操作步骤	核对医嘱及患者信息	3	2	1	0	
	洗手、戴口罩	3	1	0	0	
	携用物至床旁，向清醒患者解释，以取得配合	3	2	1	0	
	核对患者信息，床头抬高 30°~45°，协助患者取舒适体位	3	1	0	0	
	打开胃管口处纱布	3	1	0	0	
	确认胃管位置：听诊闻及气过水声或回抽见胃液	6	4	2	1	
	评估胃液量、性质	3	1	0	0	
	核对患者	3	1	0	0	
	注入温水 20~30ml	3	1	0	0	
	注入鼻饲液，速度适宜，食物温度及量适宜，操作中观察患者反应	10	7	3	1	
	注入温水 20~30ml	3	1	0	0	
	鼻饲完毕，将胃管末端抬高，扣好管端小帽，并用纱布包好固定	5	3	1	0	
	再次核对	3	1	0	0	
	告知患者注意事项并给患者取舒适体位	3	1	0	0	
	整理用物，垃圾分类处理	3	2	1	0	
	洗手、签字、记录	2	0	0	0	
注意事项	共八项，每项 3 分 1. 如病情允许，鼻饲时及鼻饲后 2h 抬高床头 30°~45°，检查胃管置入长度。 2. 接注射器于胃管末端，抽吸有胃液，或者有负压，确定在胃内注入少量温开水润滑管腔。 3. 遵医嘱缓慢灌入鼻饲液或药物，一次鼻饲量不超过200ml，时间间隔不少于 2h，避免灌入空气，避免灌入速度过快、避免鼻饲液过冷过热。新鲜果汁与牛奶应分别灌入，避免产生凝块。 4. 每次用注射器抽吸鼻饲液时，应反折胃管末端，防止导管内容物反流或空气进入造成腹胀。 5. 鼻饲毕应再次注入少量温水，冲净胃管，避免食物积存于管腔中干结变质，造成胃肠炎或者堵塞管腔。 6. 将胃管末端反折并用纱布包好，用别针把胃管固定于大单、枕旁或患者衣领处。防止灌入食物反流，防止胃管脱出。 7. 洗净注射器，放治疗碗，盖好备用。 8. 鼻饲后 30min 内禁止翻身、拍背、吸痰等操作。	24	2	1	0	
合计		100				

第三节　胃肠减压的护理

1. 适应证　胃肠胀气、胃液过多、呼吸机无创加压给氧。

2. 胃肠减压期间应禁食水，一般应停服药物。如需胃内注药，则注药后应夹闭胃管并暂停减压 0.5~1h。

3. 注明置管时间，妥善固定，保持胃管通畅，维持有效负压。

4. 观察引流液颜色、性质和量，并记录 24h 引流液总量。若胃液出现颜色或性质的改变，应及时通知医生，给予相应处理。

5. 加强口腔护理，预防感染。

6. 监测胃肠功能恢复情况，观察腹壁张力，听诊肠鸣音。

第四节　呼吸机管路的连接

呼吸机是一种能代替、控制或改变人的生理呼吸，增加肺通气量，改善呼吸功能，减轻呼吸功消耗，节约心脏储备能力的装置。当患者并发急性呼吸衰竭时，经过积极的保守治疗无效，呼吸减弱、排痰困难、阻塞气道或发生肺不张时，应考虑气管插管及呼吸机辅助呼吸。

一、目的

1. 全麻心脏术后行呼吸机辅助，可减少呼吸肌做功，降低心肺负荷。

2. 急性呼吸衰竭治疗，改善呼吸状态，维持合适的肺泡通气量，改善肺的氧合功能。

3. 呼吸减弱、排痰困难、阻塞气道、肺不张等治疗性应用，以保证气道通畅。

4. 减少人工通气的并发症（如：气压伤、肺不张、低血压、人机对抗等）。

二、评估

1. 评估周围环境干净整洁。

2. 评估患者呼吸状况及氧合指标，明确呼吸机应用目的。

3. 评估氧、气源状态正常，呼吸机运行正常。

三、用物

呼吸机、灭菌呼吸机管道、简易呼吸器、白色治疗巾、输血器、无菌手套、纱布、灭菌注射用水、黑色记号笔、手消液、标签牌。

四、操作步骤

1. 核对患者信息，洗手、戴口罩。

2. 确认呼吸机标识牌正常运行中，检查呼吸机过滤网并连接电源（选择安全电源）。

3. 正确连接氧气源及空气源。

4. 戴一次性手套，用消手液浸湿的纱布消毒膜肺接口、呼吸机进气口、出气口及温控线接头。

5. 安装简易呼吸器

（1）检查简易呼吸器包装及有效期。

（2）打开简易呼吸器包装并安装简易呼吸器，压力阀活塞保持松解状态。

（3）连接简易呼吸器与膜肺，膨肺5次，并与高年资护士共同核对。

（4）将简易呼吸器用白色无菌治疗巾包裹并置于床尾。

6. 按无菌操作原则及流程安装呼吸机管路

（1）将灭菌呼吸机管路等用物置于铺好的暂空床尾，将白色无菌治疗巾铺于床头近呼吸机处。

（2）检查输血器、灭菌注射用水密闭性及效期，无菌操作打开并置于治疗巾上。

（3）检查呼吸机管路包装袋密闭性及有效期，撕开呼吸机管路包装口置于一边。

（4）戴无菌手套并取出呼吸机管路放置于白色治疗巾上，注意避免碰触呼吸机管路包装外侧面。

（5）无菌操作安装呼吸机管路于呼吸机上，连接灭菌注射用水及输血器于湿化罐上，湿化罐加水至刻度线处。

7. 执行呼吸机回路检查。

8. 根据患者情况调试呼吸机参数，请领班检查后待机（标识牌“备用”）签名、写时间。

9. 洗手、整理用物。

10. 手术室推床时打开呼吸机，将屏幕调至波形状态。

11. 患者回室立即接呼吸机，主接与副接双方查看胸廓起伏并确认呼吸机正常工作（标识牌“使用中”）。

五、注意事项

1. 安装呼吸机管道应在清洁区进行，管道安装过程遵循无菌原则。

2. 确认吸气口与呼气口的位置，以防接反。

3. 介于湿化罐和Y接口之间的气管总长度不短于1.1m，否则有烫伤患者气道的危险。

4. 使用湿化罐时不要同时使用人工鼻，有导致呼吸机阻力增加的危险。

5. 手术室推床时打开呼吸机，并将屏幕调至波形状态。

六、评分标准(表1-4-4-1)

表1-4-4-1　呼吸机管路连接的评分标准

项目	技术操作要求	权重				实得分
		A	B	C	D	
目的	全麻心脏术后行呼吸机辅助	2	1	0	0	
	急性呼吸衰竭治疗,改善呼吸状态,维持合适的肺泡通气量,改善肺的氧合功能	3	1	0	0	
	呼吸减弱和痰多且稠,排痰困难,阻塞气道等治疗性应用,保证气道通畅	2	1	0	0	
	减少人工通气的并发症	3	1	0	0	
评估	患者呼吸机使用目的	3	1	0	0	
	氧、气源状态正常,呼吸机正常运行中	4	2	0	0	
	周围环境干净整洁	3	1	0	0	
用物	呼吸机、灭菌呼吸机管道、简易呼吸器、白色治疗巾、输血器、无菌手套、纱布、灭菌注射用水、黑色记号笔、手消液、标签牌	5	3	1	0	
操作步骤	核对患者信息,洗手、戴口罩	3	1	0	0	
	确认呼吸机标识牌正常运行中,检查呼吸机过滤网并连接电源	3	2	0	0	
	正确连接氧气源及气源	3	2	0	0	
	戴一次性手套,用消手液浸湿的纱布消毒膜肺接口、呼吸机进气口、出气口及温控线接头	3	2	0	0	
	安装简易呼吸器: 1. 检查简易呼吸器包装及有效期 2. 打开并安装简易呼吸器,压力阀活塞保持松解状态 3. 连接简易呼吸器与膜肺,膨肺5次,并与高年资护士共同核对	10	5	3	0	
	将灭菌呼吸机管路等用物置于铺好的暂空床尾,将白色无菌治疗巾铺于床头近呼吸机处	3	1	0	0	
	将输血器、灭菌注射用水开包置于治疗巾上,检查呼吸机管路包装袋密闭性及有效期,打开呼吸机管路包装置于一边	3	1	0	0	
	戴无菌手套并取出呼吸机管路放置于白色治疗巾上,注意避免碰触呼吸机管路包装外侧面	5	3	1	0	
	无菌安装呼吸机管路于呼吸机上,并连接灭菌注射用水及输血器于湿化罐上,湿化罐加水至刻度线处	5	3	1	0	

续表

项目	技术操作要求	权重				实得分
		A	B	C	D	
操作步骤	执行呼吸机回路检查，根据患者情况调试呼吸机参数	5	3	1	0	
	请领班检查后待机(标识牌“备用”)，签名、写时间	5	3	1	0	
	洗手、整理用物，垃圾分类处理	3	1	0	0	
	手术室推床时打开呼吸机，并将屏幕调至波形状态	5	3	1	0	
	患者回室立即接呼吸机，主接与副接双方查看患者胸廓起伏等确认呼吸机工作正常(标识牌“使用中”)	4	2	1	0	
注意事项	安装呼吸机管道应在清洁区进行，管道安装过程遵循无菌原则	3	1	0	0	
	确认吸气口与呼气口的位置，以防接反	3	1	0	0	
	介于湿化罐和Y接口之间的管路总长度不短于1.1m，否则有烫伤患者气道的危险	3	1	0	0	
	使用湿化罐时不要同时使用人工鼻，有导致呼吸机阻力增加的危险	3	1	0	0	
	手术室推床，呼吸机必须处于开机波形挡	3	1	0	0	
总分		100				

第五节　气管内吸痰

一、目的

清除呼吸道内分泌物，保持呼吸道通畅。

二、评估(图 1-4-5-1)

三、用物

1. 负压设备　检查负压，压力调至 0.02~0.04MPa。
2. 痰液收集器　检查痰液收集器及管道有无打折、脱开。
3. 吸氧设备　氧气、简易呼吸器。
4. 吸痰包　选择型号适合的无菌吸痰包(吸痰管、手套、接头、药杯)，并检查吸痰包消毒日期、有无破损。
5. 其他　无菌生理盐水。

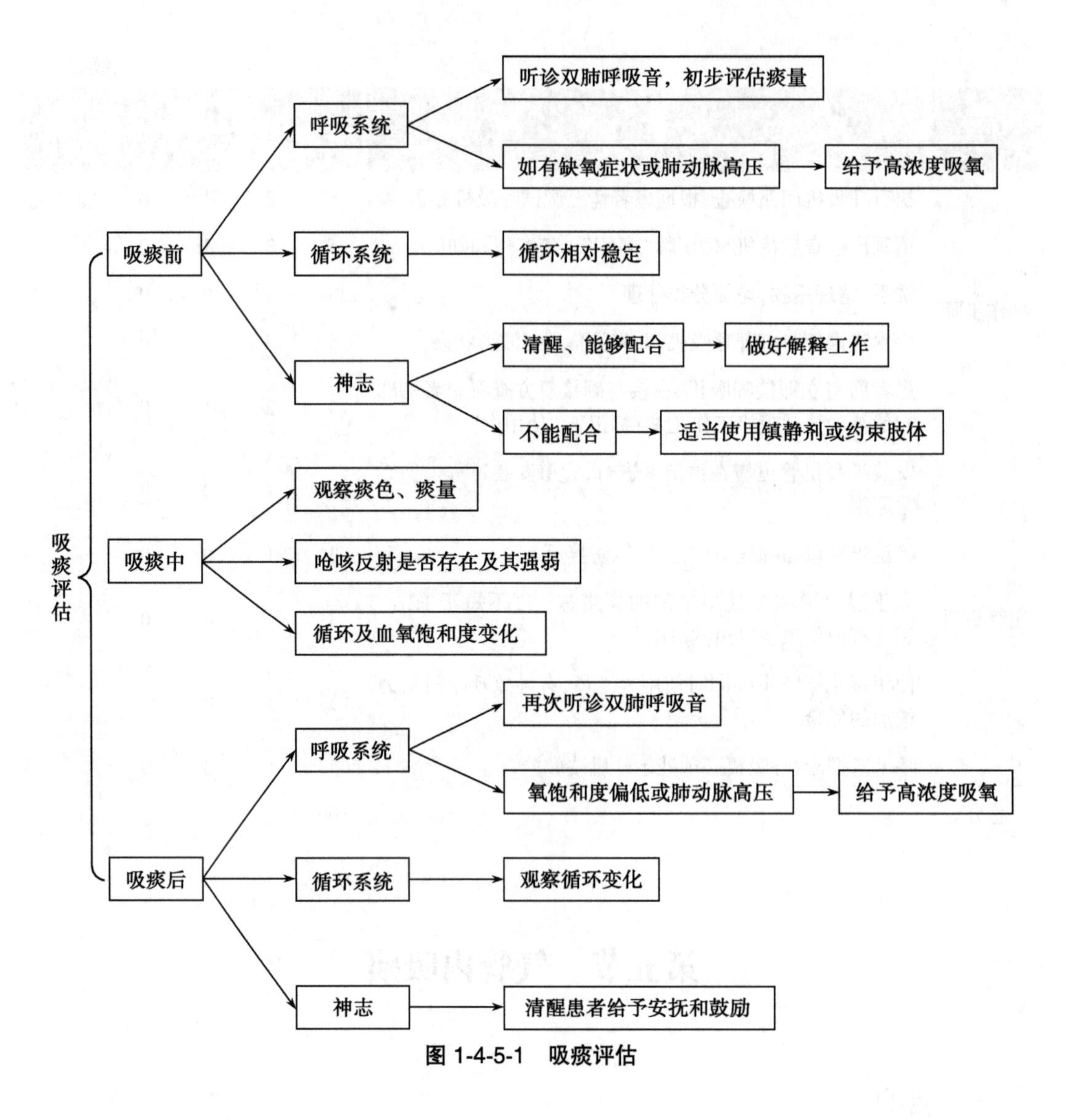

图 1-4-5-1　吸痰评估

四、操作步骤(图 1-4-5-2)

五、注意事项

1. 严格无菌操作,保持吸痰管与呼吸机接头不被污染,冲洗气管插管与冲洗口鼻腔的液体不可混用。

2. 操作动作应轻柔、准确、快速。注意吸痰管插入是否顺利,遇到阻力时分析原因,不可强硬插入。

3. 避免进食或鼻饲后吸痰,如患者置有胃管可先行胃肠减压。

4. 吸痰管最大外径不能超过气管导管内径的 1/2,负压不可过大,进吸痰管时不可给予负压,以免损伤患者气道。

5. 吸痰过程中应当严密观察患者的病情变化,如有心率、血压、呼吸、血氧饱和度的明显变化,立即停止吸痰并接呼吸机给予纯氧吸入。

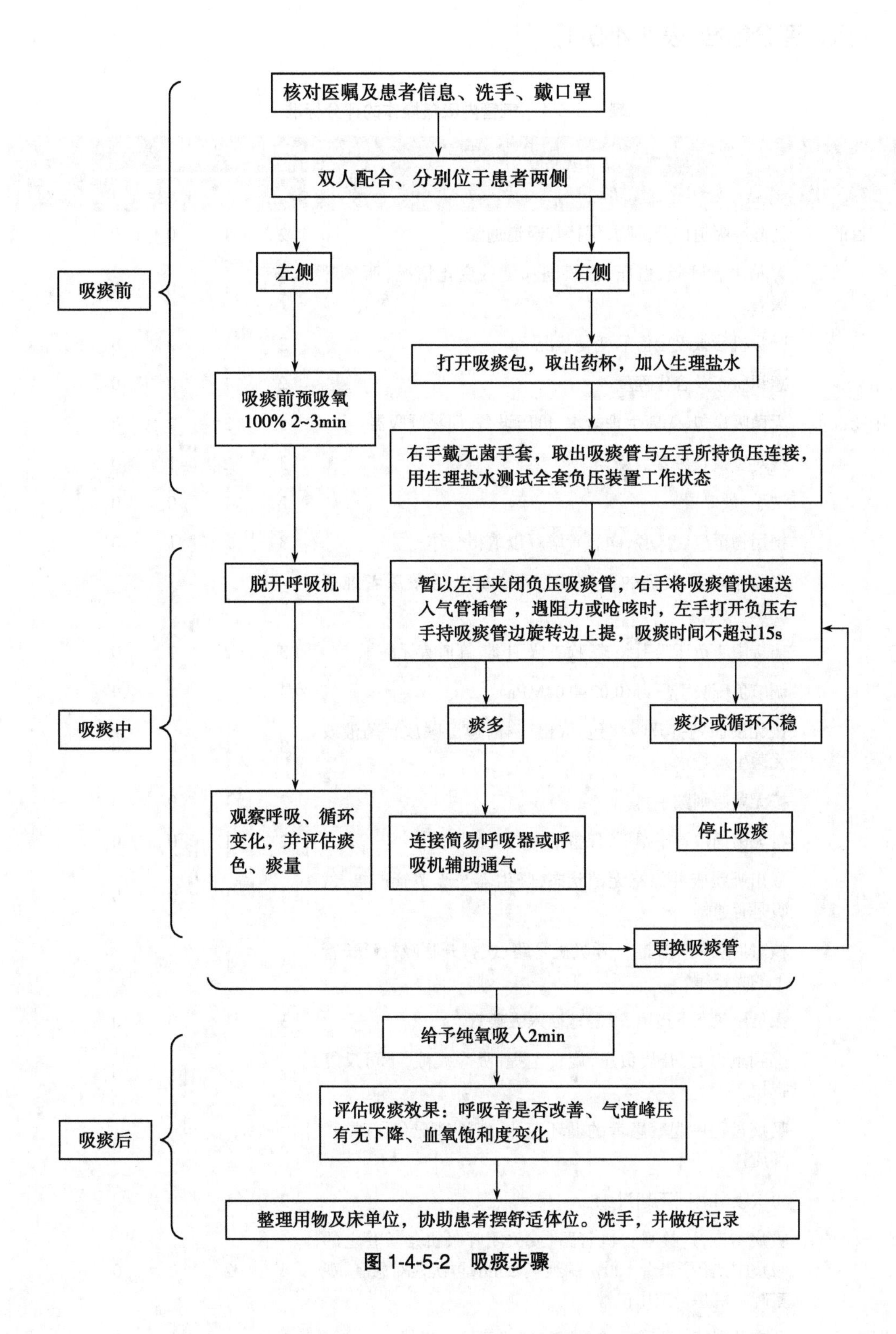
吸痰前
核对医嘱及患者信息、洗手、戴口罩
双人配合、分别位于患者两侧
左侧
右侧
打开吸痰包，取出药杯，加入生理盐水
吸痰前预吸氧
100% 2~3min
右手戴无菌手套，取出吸痰管与左手所持负压连接，
用生理盐水测试全套负压装置工作状态
吸痰中
脱开呼吸机
暂以左手夹闭负压吸痰管，右手将吸痰管快速送
入气管插管，遇阻力或呛咳时，左手打开负压右
手持吸痰管边旋转边上提，吸痰时间不超过15s
痰多
痰少或循环不稳
观察呼吸、循环
变化，并评估痰
色、痰量
连接简易呼吸器或呼
吸机辅助通气
停止吸痰
更换吸痰管
给予纯氧吸入2min
吸痰后
评估吸痰效果：呼吸音是否改善、气道峰压
有无下降、血氧饱和度变化
整理用物及床单位，协助患者摆舒适体位。洗手，并做好记录

图 1-4-5-2 吸痰步骤

六、评分标准(表 1-4-5-1)

表 1-4-5-1　气管内吸痰操作的评分标准

项目	技术操作要求	权重				实得分
		A	B	C	D	
目的	清除呼吸道内分泌物,保持呼吸道通畅	2	1	0	0	
评估	评估患者呼吸、血压、血氧饱和度的变化情况;听诊呼吸音	2	1	0	0	
	呼吸机参数设定值的变化状况	2	1	0	0	
	意识状态及合作程度	2	1	0	0	
用物准备	无菌吸痰包、无菌生理盐水、负压设备、简易呼吸器	5	3	2	0	
操作步骤	核对医嘱及患者信息	3	2	1	0	
	洗手、戴口罩	2	1	0	0	
	携用物至患者床旁,向患者解释以取得合作	3	2	1	0	
	吸痰前将呼吸机的氧浓度调至 100%,给予患者纯氧 2min	3	2	1	0	
	连接中心负压吸引装置,检查吸引器、管道有无漏气	3	2	1	0	
	调节负压吸引压力(0.02~0.04MPa)	3	2	1	0	
	按无菌原则打开吸痰包,取出药杯,遵医嘱放置药液或无菌生理盐水	3	1	0	0	
	按无菌原则戴手套	3	1	0	0	
	将无菌铺巾置于颈下,保持铺巾的上面无菌	2	1	0	0	
	取出吸痰管并保持无菌状态,吸引器与吸痰管连接,试吸是否通畅	3	1	0	0	
	核对后双人操作断开呼吸机管路(或打开呼吸机延长管上的吸痰帽)	3	1	0	0	
	无负压状态下迅速、准确地插入吸痰管	3	1	0	0	
	感到阻力后,开放负压,旋转上提,吸净痰液,不可反复提拉	5	3	1	0	
	吸痰过程中观察患者的循环变化、痰液情况(量、颜色、性质)	3	2	1	0	
	每次吸引时间不超过 15s	3	1	0	0	
	吸痰结束,连接呼吸机管路(或关闭呼吸机延长管上的吸痰帽),给予患者 100% 的纯氧 2min,再次核对患者,观察呼吸机是否工作正常	4	2	0	0	
	分离吸痰管,脱手套,将吸痰管置于医用垃圾桶	3	1	0	0	

续表

项目	技术操作要求	权重				实得分
		A	B	C	D	
操作步骤	吸痰管一次性使用，再次吸引需更换吸痰管	3	1	0	0	
	冲洗负压吸引器连接管	3	1	0	0	
	观察患者生命体征及血氧饱和度情况；听诊呼吸音，评估吸痰效果	3	1	0	0	
	清洁患者插管周围皮肤；协助患者取安全、舒适体位	2	1	0	0	
	整理用物、垃圾分类处理	2	1	0	0	
	洗手、签字、记录	2	1	0	0	
注意事项	操作动作应轻柔、准确、快速。注意吸痰管插入是否顺利，遇到阻力时分析原因，不可强硬插入	4	2	0	0	
	吸痰管最大外径不能超过气管导管内径的1/2，负压不可过大，进吸痰管时不可给予负压，以免损伤患者气道	4	2	0	0	
	吸痰过程严格无菌操作，保持吸痰管与呼吸机接头不被污染，冲洗气管插管与冲洗口鼻腔的液体不可混用	4	2	0	0	
	吸痰过程中应当严密观察患者的病情变化，如有心率、血压、呼吸、血氧饱和度的明显变化，立即停止吸痰并接呼吸机给予纯氧吸入	4	2	0	0	
	避免进食或鼻饲后吸痰，如患者置有胃管可先行胃肠减压	4	2	0	0	
合计		100				

七、操作并发症

1. 低氧血症

(1)发生原因

1)吸痰过程中供氧中断，导致缺氧或低氧血症。

2)吸痰时负压抽吸将肺内富含氧气的气体吸出，从吸痰管周围卷入的气体是氧浓度较低的空气，导致吸入氧浓度降低。

3)气道内注水易引起小气道阻塞和肺不张，导致低氧血症。

4)原有缺氧性疾病，吸痰前未将吸氧浓度提高。

5)吸痰时负压过高，时间过长、吸痰管外径过粗、置管过深等均可引起低氧血症。

6)使用呼吸机的患者，在吸痰过程中脱离呼吸机的时间过长。

(2)临床表现：呼吸加深加快、脉搏加强、脉率加快、血压升高、肢体协调动作差等，进一步缺氧时，表现为疲劳、精细动作失调、注意力减退、反应迟钝、思维紊乱；严重时出现头痛、发绀、眼花、恶心、呕吐、耳鸣、全身发热，不能自主运动和说话，出现意识丧失、心跳减弱、血压下降、抽搐、张口呼吸、甚至呼吸停止，继而心跳停止。

(3) 预防及处理

1) 吸痰管口径选择适当，不阻塞气道。

2) 给予未带气管插管患者吸痰时，如吸痰过程中患者出现咳嗽，应暂停操作，让患者将深部痰液咳出，需要时再继续吸痰。

3) 给予未带气管插管者吸痰时，可刺激气管隆凸处引起患者咳嗽反射，但注意不宜反复刺激。

4) 吸痰不宜深入至支气管，以免堵塞呼吸道。

5) 使用呼吸机的患者吸痰时间不宜超过 15s，吸痰前给予纯氧吸入。

6) 吸痰时密切观察患者心率 / 律、动脉血压和血氧饱和度的变化。

7) 发生低氧血症者，加大吸氧流量或给予面罩加压吸氧，必要时进行机械通气。

2. 呼吸道黏膜损伤

(1) 发生原因

1) 吸痰管质量差，质地僵硬、粗糙、管径过大。

2) 操作不当，缺乏技巧，炎症时鼻腔充血肿胀，加剧鼻腔狭窄，造成损伤。

3) 患者烦躁不安、不合作、头部难固定，吸痰过程中容易造成黏膜损伤。

4) 呼吸道黏膜有炎症水肿及渗出时，易损伤。

(2) 临床表现：气道黏膜受损表现为可吸出血性痰；纤维支气管镜检查可见受损处黏膜糜烂、充血肿胀、渗血甚至出血。

(3) 预防及处理

1) 使用优质、前端钝圆有多个侧孔的吸痰管，吸引前用生理盐水润滑前端。

2) 选择型号适合的吸痰管，吸痰管插入长度为患者有咳嗽或恶心反应即可，有气管插管者应超过气管插管 1~2cm，插入动作轻柔，特别是经鼻腔插入时不可用力过猛；禁止带负压插管，抽吸时吸痰管必须旋转向外提，严禁提插。

3) 吸痰前评估患者的出凝血指标。

4) 吸痰时负压不应过大。

第六节　经皮动脉血气标本的采集

一、目的

1. 进行血气分析检测。

2. 诊断呼吸衰竭及酸碱平衡紊乱，指导氧疗和机械通气。

3. 了解机体水电解质及酸碱平衡状态，为临床治疗及用药提供依据。

二、评估

1. 患者病情、治疗、抗凝用药；吸氧状况。

2. 向患者解释采血目的、方法及注意事项，评估穿刺点皮肤及动脉搏动情况。
3. 是否有出凝血问题。

三、用物

治疗车、治疗盘、化验条形码、血气针、一次性垫巾、安尔碘、棉签、手消液、手套、PDA。

四、操作步骤

1. 接到医嘱并核对，转抄化验条码并预采集。
2. 评估患者。
3. 洗手，戴口罩，准备和检查用物。
4. 携用物至患者床旁，核对患者信息，协助患者摆舒适体位。
5. 铺一次性垫巾于穿刺部位下，用示指和中指触摸动脉搏动最强点以确定穿刺部位。
6. 打开血气针包装置于治疗盘上。
7. 安尔碘消毒穿刺部位 2 次（以穿刺点为中心，范围直径大于 5cm），待干。
8. 消毒非持针手示指及中指第 1、2 指节掌面及双侧面 2 遍。
9. 非持针手触摸穿刺部位动脉搏动。
10. 将血气针回抽 1ml，以动脉搏动最明显处为穿刺点进针。

⑴桡动脉穿刺：患者手腕背伸拉直，动脉搏动最强点（前壁掌侧腕关节上 2cm）血气针与皮肤可呈 30°~45°，逆动脉血流方向进针。

⑵股动脉穿刺：患者仰卧，大腿外展外旋位，护士示、中指并齐扪准、固定患者动脉搏动最强点（腹股沟韧带中点下方 1cm 处），持血气针在两指间垂直进针。

11. 确认为动脉血后，妥善固定注射器。
12. 操作过程中注意观察患者病情变化、询问感受。
13. 达到所需血量后，拔针并用棉签沿动脉走向纵行按压穿刺点。
14. 将采血针内血液与空气隔绝（根据采血针要求）。
15. 轻搓标本 5~15s，使血液与肝素充分混匀。
16. 按压穿刺点至不出血，至少 10~15min、告知患者勿按揉穿刺点，如有出血及时通知护士，股动脉穿刺后平卧 20min。
17. 再次核对，将条形码贴于注射器上，记录时间，立即送检。
18. 清理用物，协助患者取舒适体位。
19. 洗手、记录。
20. 再次查看穿刺点是否有出血、血肿等，查看报告并请示医生。

五、注意事项

1. 操作过程中指导患者尽量放松，平静呼吸，避免影响血气分析结果。
2. 严格无菌操作，取血后不可抽拉注射器，标本不能有气泡，出现气泡应立即排出。
3. 采血后立即测定，等待时间不超过 30 分钟。
4. 长期应用抗凝药物患者，应适当延长压迫止血时间。

六、评分标准(表 1-4-6-1)

表 1-4-6-1 经皮动脉血气标本采集的评分标准

项目	技术操作要求	权重				实得分
		A	B	C	D	
目的	进行血气分析检测	2	1	0	0	
	诊断呼吸衰竭及酸碱平衡紊乱,指导氧疗和机械通气	2	1	0	0	
	了解机体水电解质及酸碱平衡状态,为临床治疗及用药提供依据	2	1	0	0	
评估	患者病情、治疗、抗凝用药;吸氧状况	3	2	1	0	
	穿刺处皮肤及动脉搏动情况	3	2	1	0	
	是否有出凝血问题	3	2	1	0	
用物	治疗车、治疗盘、化验条形码、血气针、一次性垫巾、安尔碘、棉签、手消液、PDA	5	4	3	1	
操作步骤	接到医嘱并核对,转抄化验条码并预采集	2	0	0	0	
	评估患者	1	0	0	0	
	洗手,戴口罩	2	1	1	0	
	携用物至床旁,核对患者信息,向患者解释并协助其取舒适体位,暴露穿刺部位	4	2	0	0	
	铺一次性垫巾于穿刺部位下,用示指和中指触摸动脉搏动最强点以确定穿刺部位	3	1	0	0	
	打开血气针包装置于治疗盘上	3	1	0	0	
	安尔碘消毒穿刺部位 2 次(以穿刺点为中心,范围直径大于 5cm),待干	5	2	1	0	
	戴手套消毒非持针手示指及中指第 1、2 指节掌面及双侧面 2 遍	2	0	0	0	
	非持针手触摸穿刺部位动脉搏动	2	3	0	0	
	将血气针回抽 1ml,以动脉搏动最明显处为穿刺点进针	3	2	0	0	
	穿刺: 桡动脉穿刺:患者手腕背伸拉直,动脉搏动最强点(前壁掌侧腕关节上 2cm)血气针与皮肤可呈 30°~45° 角,逆动脉血流方向进针 股动脉穿刺:患者仰卧,大腿外展外旋位,护士示、中指并齐扪准、固定患者动脉搏动最强点(腹股沟韧带中点下方 1cm 处),持血气针在两指间垂直进针	8	6	3	0	
	确认为动脉血后,妥善固定注射器	4	2	0	0	
	操作过程中注意观察患者病情变化、询问感受	5	3	2	0	

续表

项目	技术操作要求	权重				实得分
		A	B	C	D	
操作步骤	达到所需血量后，拔针并用棉签沿动脉走向纵行按压穿刺点	3	0	0	0	
	将采血针内血液与空气隔绝(根据采血针要求)	3	0	0	0	
	轻搓标本 5~15s，使血液与肝素充分混匀	3	0	0	0	
	按压穿刺点至不出血，至少 10~15min、告知患者勿按揉穿刺点，如有出血及时通知护士，股动脉穿刺后平卧 20min	4	2	0	0	
	再次核对，将条形码贴于注射器上，记录时间，立即送检	3	1	0	0	
	清理用物，协助患者取舒适体位	3	2	1	0	
	洗手、记录	1	0	0	0	
	再次查看穿刺点是否有出血、血肿等，查看报告并请示医生	1	0	0	0	
注意事项	操作中指导患者尽量放松，平静呼吸，避免影响血气分析结果	3	1	0	0	
	严格无菌操作，取血后不可抽拉注射器，标本不能有气泡	3	1	0	0	
	采血后立即测定，操作过程不超过 30 分钟	3	1	0	0	
	长期应用抗凝药物的患者，应适当延长压迫止血时间	3	1	0	0	
提问	问：动脉穿刺常见并发症的原因、表现和预防措施有哪些(三选一提问)？ 答：1. 感染 (1)发生原因：没有严格执行无菌操作；动脉穿刺点未完全结痂前，有污染的液体渗入。 (2)临床表现：穿刺部位皮肤红、肿、热、痛，个别患者会出现高热。 (3)预防：严格遵守无菌原则；穿刺前认真选择血管，避免在皮肤感染部位穿刺；告知患者不要污染穿刺部位。 2. 皮下血肿 (1)发生原因：短时间内反复多次在血管同一部位穿刺造成皮下渗血；盲目进针、不注意进针手法和角度造成血管损伤；按压时间和压力不够；患者凝血功能不好或使用抗凝剂。 (2)临床表现：穿刺点周围皮肤苍白，皮下肿大边界清楚。次日，穿刺点周围皮肤青紫，肿块边界不清；患者局部疼痛、活动受限。 (3)预防：熟练掌握穿刺技能；掌握进针角度和深度；避免在同一部位反复穿刺。	3	2	1	0	

续表

项目	技术操作要求	权重				实得分
		A	B	C	D	
提问	3. 筋膜间隔区综合征 (1)发生原因：按压不正确导致出血，间室内容物增加，压力升高压迫神经所致。 (2)临床表现：肿胀及压痛，运动和感觉功能障碍。 (3)预防：同血肿的预防。					
合计		100				

七、操作并发症

见表1-4-6-1提问相关内容。

第七节　经动脉导管血气标本的采集

重症监护室床旁检测中的一项，旨在对患者进行紧急的床旁血气检测以指导治疗。

一、目的

1. 进行血气分析检测。
2. 诊断呼吸衰竭及酸碱平衡紊乱，指导氧疗和机械通气。
3. 了解机体水电解质及酸碱平衡状态，为临床治疗及用药提供依据。

二、评估

1. 评估患者病情：吸氧状况及呼吸机参数的设置。
2. 向患者解释动脉采血的目的及方法，取得患者配合。
3. 评估患者动脉导管的位置、通畅情况。

三、用物

治疗盘、安尔碘、棉签、10ml注射器1支、2ml注射器1支、8∶1肝素盐水（0.9%氯化钠50ml+肝素50 000IU）、化验单。

四、操作步骤

1. 接到“血气分析”临时医嘱，准备检查单及化验条码。
2. 评估患者，需告知清醒患者采血目的、方法及注意事项。
3. 洗手，戴口罩。
4. 注射器抽取少量肝素液，充分湿润注射器后排尽，放入治疗巾中。

5. 携用物至患者旁，检查核对后协助患者取舒适体位，暴露动脉导管部位。

6. 抽取血气

(1)消毒动脉导管上肝素帽，正向螺旋及反向螺旋各消毒一遍。

(2)核对患者。

(3)将10ml注射器插入肝素帽中，转动三通，使动脉端与肝素帽相通，将动脉延长管中肝素液抽出8~10ml，注意抽净肝素帽中的肝素液体。

(4)将肝素化的2ml注射器插入肝素帽深部，抽取血标本1ml。

(5)拔除抽血样注射器并排尽空气，将血气针轻轻转动，使血液与肝素充分混匀。

(6)将10ml注射器中血液推回动脉，转动三通，使肝素帽端与压力包端相通，回抽注射器并用肝素液冲洗肝素帽内无血迹。

(7)转动三通，使动脉端与压力包端相通，用肝素液冲洗肝动脉延长管至无血迹，核对并观察监测仪显示动脉血压的幅度波形及计数，与操作前作比较。

(8)再次核对患者，给患者取舒适卧位。

(9)手消液消毒手，推车回治疗室，清理用物，洗手、签字、记录。

五、注意事项

1. 预防感染，严格无菌操作，三通接头用无菌治疗巾包好，并于6小时更换一次无菌治疗巾，发现血迹，应立即更换。24小时或必要时消毒穿刺部位更换敷料。

2. 抽取血标本时速度要慢而且均匀，防止过快引起标本溶血，推液、抽液速度不可过快，防止动脉短暂缺血引起痉挛、疼痛。

3. 冲洗延长管及抽血标本时严防气泡进入，一旦发现及时排除。

4. 标本抽取后要立即送检，等待时间不可超过30分钟。

5. 检测时，标本应水平混匀，不能垂直混匀，否则会使标本红细胞产生向下的离心力，以致红细胞压积和血红蛋白结果异常。

6. 为保持管道畅通，应使用加压的肝素盐水持续冲洗，压力包使用时以要求保持压力>300mmHg即出现绿色标志为准。

六、评分标准(表1-4-7-1)

表1-4-7-1　经动脉导管血气标本采集的评分标准

项目	技术操作要求	权重				实得分
		A	B	C	D	
目的	进行血气分析检测	3	1	0	0	
	诊断呼吸衰竭及酸碱平衡紊乱，指导氧疗和机械通气	3	1	0	0	
	了解机体水电解质及酸碱平衡状态，为治疗及用药提供依据	3	1	0	0	

续表

项目	技术操作要求	权重				实得分
		A	B	C	D	
评估	核对医嘱，准备检查单及化验条码	3	1	0	0	
	评估患者病情：吸氧状况及呼吸机参数的设置	3	1	0	0	
	向患者解释动脉采血的目的及方法，取得患者配合	3	1	0	0	
	评估患者动脉导管的位置、通畅情况	3	1	0	0	
用物	治疗盘、安尔碘、棉签、10ml 注射器 1 支、2ml 注射器 1 支、8∶1 肝素盐水（0.9% 氯化钠 50ml+ 肝素 50 000IU）、化验单	5	2	1	0	
操作步骤	洗手，戴口罩	3	1	0	0	
	核对医嘱及患者信息	3	1	0	0	
	准备用物（抽取肝素液充分湿润 2ml 注射器，排尽肝素液放入治疗盘中）	5	3	1	0	
	携用物至床旁，检查核对后协助患者取舒适体位，暴露动脉导管部位	4	2	0	0	
	消毒动脉导管上肝素帽，正向螺旋及反向螺旋各消毒一遍，核对患者	4	2	0	0	
	将 10ml 注射器插入肝素帽中，转动三通，使动脉端与肝素帽相通，将动脉延长管中肝素液抽出 8~10ml，注意抽净肝素帽中的肝素液体	5	2	0	0	
	将肝素化的 2ml 注射器插入肝素帽深部，抽取血标本 1ml	4	2	0	0	
	拔除抽血样注射器并排尽空气，将血气针轻轻转动，使血液与肝素充分混匀	4	2	0	0	
	将 10ml 注射器中血液推回动脉，转动三通，使肝素帽端与压力包端相通，回抽注射器并用肝素液冲洗肝素帽内至无血迹	5	3	1	0	
	转动三通，使动脉端与压力包端相通，用肝素液冲洗肝动脉延长管至无血迹	5	3	1	0	
	核对并观察监测仪显示动脉血压的幅度波形及计数，与操作前作比较	3	1	0	0	
	再次核对患者	3	1	0	0	
	整理用物，给患者取舒适体位	3	1	0	0	
	洗手、记录、签字	3	1	0	0	

续表

项目	技术操作要求	权重				实得分
		A	B	C	D	
注意事项	操作过程中严格无菌操作，通路保证密闭状态	4	3	2	1	
	抽取过程不能有空气进入导管内	4	3	2	1	
	抽取血标本时速度要慢而且均匀，防止过快引起标本溶血，推液、抽液速度不可过快，防止动脉短暂缺血引起痉挛、疼痛	4	3	2	1	
	标本抽取后要立即送检，等待时间不可超过30分钟	4	3	2	1	
	检测时标本应水平混匀，不能垂直混匀，否则会使标本红细胞产生向下的离心力，以致红细胞压积和血红蛋白异常	4	3	2	1	
合计		100				

第八节　经气管插管痰培养标本的采集

痰是气管、支气管和肺泡分泌物的混合物。健康人痰量很少，当下呼吸道黏膜和肺泡受到刺激时痰量增加，在病理状态下，不仅痰量增多，其性质也会发生变化。

一、目的

检查痰内细胞、细菌、寄生虫等。观察其性质、量、颜色、气味，以助诊断。

二、评估

1. 患者病情，自理、合作程度。
2. 周围环境安全。
3. 负压吸引装置使用正常。

三、用物

无菌手套，碘伏、纱布，气道痰液收集器，吸痰管，化验单，条形码。

四、操作步骤

1. 核对医嘱及患者信息。
2. 洗手、戴口罩。
3. 打印条码，正确粘贴。
4. 携用物至患者床旁，核对患者，向清醒患者解释，以取得配合。
5. 给患者安全舒适卧位。

6. 调节呼吸机，吸痰前给予纯氧吸入 2min。
7. 打开痰液收集器，戴无菌手套并无菌连接痰液收集器于负压连接管上。
8. 再次核对患者。
9. 一人协助断开呼吸机接口，用碘伏纱布消毒气管插管前端。
10. 将气道痰液收集器导管下至气道深部，将痰液吸出，吸痰过程中观察患者的病情变化及痰液情况。
11. 连接呼吸机，再次给予纯氧吸入 2min，整理痰液收集器后与医生继续完成吸痰。
12. 核对医嘱及患者信息。
13. 整理用物，垃圾分类处理。
14. 洗手，签字、记录。
15. 及时送检、追查结果，并将结果登记于细菌培养登记本上。

五、注意事项

1. 严格遵守无菌操作。
2. 操作过程中密切观察患者生命体征变化。
3. 留取痰培养时注意动作轻柔，吸痰时间不可大于 15s。
4. 标本采集后立即送检，并注明采集日期、时间。
5. 带气管插管患者留标本时，应将套囊打紧，避免上下呼吸道细菌交叉感染。

六、评分标准(表 1-4-8-1)

表 1-4-8-1 经气管插管痰培养标本采集的评分标准

项目	技术操作要求	权重				实得分
		A	B	C	D	
目的	检查痰内细胞、细菌、寄生虫等。观察其性质、量、颜色、气味，以助诊断	5	3	0	0	
评估	患者病情，自理、合作程度	3	2	1	0	
	周围环境安全	3	2	1	0	
	负压吸引装置使用正常	3	2	1	0	
用物	无菌手套，碘伏纱布，气道痰液收集器，吸痰管，化验单，条形码	5	3	2	1	
操作步骤	核对医嘱及患者信息	5	3	1	0	
	洗手、戴口罩	3	2	0	0	
	打印、粘贴条码	5	3	1	0	
	携用物至患者床旁，核对患者，向清醒患者解释，以取得配合	5	3	1	0	

续表

项目	技术操作要求	权重				实得分
		A	B	C	D	
操作步骤	调节呼吸机，给予吸痰前纯氧吸入2min	2	0	0	0	
	打开痰液收集器，戴无菌手套并无菌连接痰液收集器于负压连接管上	5	3	1	0	
	再次核对患者	2	0	0	0	
	断开呼吸机接口，医生用碘伏纱布消毒气管插管前端	5	3	1	0	
	将气道痰液收集器导管下至气道深部，将痰液吸出	8	5	2	0	
	连接呼吸机，再次给予纯氧吸入2min，整理痰液收集器	5	3	1	0	
	与医生继续完成吸痰	4	3	1	0	
	再次核对医嘱及患者信息	3	2	1	0	
	整理用物，垃圾分类处理	3	1	0	0	
	洗手，签字、记录	3	2	1	0	
	及时送检、追查结果，并将结果登记于细菌培养登记本上	3	2	1	0	
注意事项	严格遵守无菌操作	4	3	2	1	
	操作过程中密切观察患者生命体征变化	4	3	2	1	
	留取痰培养时注意动作轻柔，吸痰时间不可大于15s	4	3	2	1	
	标本采集后立即送检，并注明采集日期、时间	4	3	2	1	
	带插管患者留标本时，应将套囊打紧，避免上下呼吸道细菌交叉感染	4	3	2	1	
合计		100				

第九节　导管尖端培养标本的采集

对疑似导管相关感染患者进行确诊检验。通过无菌操作将导管的尖端留取到指定的无菌培养盒中送检，根据培养结果，为医生临床抗生素用药提供依据。

一、目的

1. 调查与分析导管尖端培养的病原菌分布及耐药性。
2. 为抗菌药物的合理应用提供参考依据。

二、评估

1. 评估患者病情及意识状态。
2. 评估周围环境安全。

三、用物

无菌手套，拔管包，无菌纱布，碘伏，胶带，无菌培养盒，无菌敷料，化验单及条码，PDA。

四、操作步骤

1. 核对医嘱及患者信息，打印化验条码两张并预采集，一张化验条码粘贴于化验单，另一张粘贴于无菌培养盒。
2. 评估患者。
3. 洗手、戴口罩。携用物至患者床旁。
4. 核对患者，协助患者取舒适体位，向清醒患者解释，以取得配合。
5. 无菌方式打开拔管包，碘伏倒于小碗内。
6. 戴清洁手套，撕下覆盖导管的贴膜。手消液消毒手。
7. 再次核对患者，更换无菌手套，用镊子夹起碘伏棉球，消毒穿刺点，消毒范围直径10cm。消毒3遍后，拆除缝线，拔出导管。
8. 双人配合，一名护士用无菌纱布按压穿刺点，另一名护士用无菌剪刀剪掉前端5cm于无菌培养盒中。
9. 按压时间不少于15min，观察穿刺点无出血，再次消毒并粘贴无菌敷料。
10. 观察患者呼吸、循环变化，协助患者取舒适卧位。
11. 再次核对患者信息，标明留取时间。
12. 整理用物、床单位，垃圾分类处理。
13. 洗手、记录。
14. 标本及时送检及追查结果，并将结果登记于细菌培养登记本上。

五、注意事项

1. 严格无菌操作。
2. 导管拔出后应迅速按压穿刺部位，不能污染，迅速剪入无菌培养盒中，如导管前端污染，则不可留取送检。
3. 注意在完全拔出导管后再按压穿刺部位，不可边按压边拔出导管。
4. 拔出导管过程中应密切观察患者生命体征变化。
5. 观察穿刺点周围皮肤有无红、肿、渗血等，做好交接班。
6. 标本应及时送检，注意三查七对。

六、评分标准(表 1-4-9-1)

表 1-4-9-1　导管尖端培养标本采集的评分标准

项目	技术操作要求	权重				实得分
		A	B	C	D	
目的	调查与分析导管尖端培养的病原菌分布及耐药性	3	0	0	0	
	为抗菌药物的合理应用提供参考依据	3	0	0	0	
评估	评估患者病情、意识状态、合作程度	3	1	0	0	
	周围环境安全	3	1	0	0	
用物	无菌手套,拔管包,无菌纱布,碘伏,胶带,无菌培养盒,无菌敷料,化验单及条码,PDA	5	3	0	0	
操作步骤	核对医嘱及患者信息,打印化验条码两张并预采集,一张化验条码粘贴于化验单,另一张粘贴于无菌培养盒	4	2	1	0	
	评估患者,洗手、戴口罩	3	2	1	0	
	携用物至患者床旁,核对患者	3	2	1	0	
	协助患者取舒适体位,向清醒患者解释,以取得配合	3	2	1	0	
	无菌方式打开拔管包,碘伏倒于小碗内	4	2	1	0	
	戴清洁手套,撕下覆盖导管的贴膜。手消液进行手消毒	4	2	1	0	
	再次核对	2	0	0	0	
	戴无菌手套,消毒穿刺点,消毒范围直径 10cm。消毒 3 遍后,拆除缝线,拔出导管	8	5	3	1	
	双人配合,一名护士用无菌纱布按压穿刺点,另一名护士用无菌剪刀剪掉前端 5cm 于无菌培养盒中	8	5	3	1	
	按压时间不少于 15min,观察穿刺点无出血,再次消毒并粘贴无菌敷料	6	0	0	0	
	观察患者呼吸、循环变化,协助患者取舒适卧位	5	2	1	0	
	整理用物、床单位,垃圾分类处理	3	2	1	0	
	洗手、记录	2	1	0	0	
	核对患者,标明留取时间	3	2	1	0	
	及时送检及追查结果,并将结果登记于细菌培养登记本上	5	2	1	0	
注意事项	严格查对及无菌操作,标本应及时送检	5	3	2	0	
	导管拔出后应迅速按压穿刺部位,不能污染,迅速剪入无菌培养盒中,如导管前端污染,则不可留取送检	5	3	2	0	
	注意在完全拔出导管后再按压穿刺部位,不可边按压边拔出导管	5	3	2	0	
	拔出导管过程中应密切观察患者生命体征变化,观察穿刺点周围皮肤有无红、肿、渗血等,做好交接班	5	3	2	0	
合计		100				

第十节　血培养标本的采集

血培养是将新鲜离体的血液标本接种于营养培养基上,在一定的温度、湿度等条件下,使对营养要求较高的细菌生长繁殖并对其进行鉴别,从而确定病原菌的一种人工培养法。用于菌血症、败血症及脓毒败血症的病因学诊断。

一、目的

确定感染病原体的类别,进而找到比较敏感的抗生素药物治疗。

二、评估

1. 采血指征:寒战和发热初期;体温持续大于39℃;抗生素使用前或下次用药前。
2. 采血部位的皮肤状况。
3. 患者神志及配合程度。

三、用物

培养瓶(需氧、厌氧)、酒精、安尔碘、5ml注射器、20ml注射器、棉签、止血带、化验单、条码、PDA。

四、操作步骤

1. 确认医嘱及患者信息,评估患者。
2. 洗手、戴口罩。
3. 双人核对医嘱,将条码贴在化验单和培养瓶上(anaerobic:厌氧;aerobic:需氧),化验单上标注采血时间、部位及采血者。
4. 携用物至患者床旁,核对患者信息,向清醒患者解释,以取得配合。
5. 协助患者取舒适卧位,上臂扎止血带,选择合适的血管。
6. 留取血标本

(1)外周静脉穿刺留取法:用安尔碘以穿刺点为中心向外螺旋式消毒穿刺部位皮肤,直径大于5cm,充分待干。将20ml注射器针头更换为5ml注射器针头,穿刺留取16~20ml静脉血。

(2)深静脉留取法:选取三腔管的D端(测CVP、给药)管路,用安尔碘以管口为中心点螺旋式消毒,充分待干,先抽5ml血弃之,更换成20ml注射器留取16~20ml静脉血,再用生理盐水冲洗管路至无血迹。

7. 注入培养瓶:打开瓶盖,用酒精螺旋消毒瓶塞2遍,充分待干。无需更换针头,将8~10ml血液先注入至紫色厌氧瓶中,再将剩余血液注入至蓝色需氧瓶中。注入后,轻轻摇动瓶身防止血液凝固。
8. 再次核对患者信息,协助患者取舒适卧位。

9. 整理用物，垃圾分类处理。

10. 及时送检，洗手、记录。

五、注意事项

1. 要在使用抗生素之前留取血培养。
2. 若正在使用抗生素，发生寒战时可留取。
3. 血培养留取过程中必须严格无菌操作。
4. 消毒皮肤、管口、瓶塞后充分待干，以免消毒剂进入血液瞬间杀死病原菌。
5. 要保证足够的标本量（8~10ml），以提高血培养阳性率。
6. 血标本注入培养瓶时无需更换针头，先厌氧瓶后需氧瓶。
7. 及时登记、追查血培养结果，并详细登记在细菌培养登记本上。
8. 及时送检，一般不得超过 2h。如不能及时送检，应放在室温下保存。
9. 每次应同一时间在不同部位（外周静脉、深静脉）留取 2 套培养，必要时每半小时留取 1 次，连续留取 3 次。

六、评分标准（表 1-4-10-1）

表 1-4-10-1　血培养标本采集的评分标准

项目	技术操作要求	权重				实得分
		A	B	C	D	
目的	确定感染病原体的类别，进而找到比较敏感的抗生素药物治疗	3	1	0	0	
评估	采血指征：寒战和发热初期；体温持续大于 39℃；抗生素使用前或下次用药前	3	1	0	0	
	采血部位皮肤状况	3	1	0	0	
	患者神志及配合程度	3	1	0	0	
用物	培养瓶（需氧、厌氧）、酒精、安尔碘、5ml 注射器、20ml 注射器、棉签、止血带、化验单、条码、PDA	5	3	2	0	
操作步骤	确认医嘱及患者信息，评估患者	3	1	0	0	
	洗手、戴口罩	3	1	0	0	
	双人核对，将条码贴在化验单和培养瓶上，化验单上标注采血时间、部位及采血者	5	3	1	0	
	携用物至患者床旁	3	1	0	0	
	核对患者，向清醒患者解释，以取得配合	4	2	0	0	
	协助患者取舒适卧位，上臂扎止血带，选择合适的血管	5	3	2	0	

续表

项目	技术操作要求	权重				实得分
		A	B	C	D	
操作步骤	留取血标本 外周静脉穿刺留取法：用安尔碘以穿刺点为中心向外螺旋式消毒穿刺部位皮肤，直径大于5cm，充分待干。将20ml注射器针头更换为5ml注射器针头，穿刺留取16~20ml静脉血 深静脉留取法：选取三腔管的D端（测CVP、给药）管路，用安尔碘以管口为中心点螺旋式消毒，充分待干，先抽5ml血弃之，再更换成20ml注射器留取16~20ml静脉血，再用生理盐水冲洗管路至无血迹	15	10	5	1	
	打开培养瓶盖，用酒精螺旋消毒瓶塞2遍	5	3	1	0	
	充分待干	2	1	0	0	
	将8~10ml血液先注入厌氧瓶中	3	1	0	0	
	将剩余血液注入需氧瓶中	3	1	0	0	
	轻轻摇动瓶身防止血液凝固	3	1	0	0	
	再次核对患者信息，协助患者取舒适卧位	3	1	0	0	
	整理用物，垃圾分类处理	3	1	1	0	
	及时送检，洗手、记录	3	1	1	0	
注意事项	共九项： 1. 应在抗生素使用前或停药1周后采集标本，如不能停用抗生素，应于下次抗生素应用前采集 2. 防止皮肤寄生菌或环境微生物引起的污染是血培养的关键：注意手卫生和手消毒，穿刺部位皮肤消毒：消毒直径8cm，消毒2次，最好作用1min 3. 培养瓶的消毒：用安尔碘消毒血培养瓶橡皮塞2遍待干。血抽完后要将原有瓶盖用贴膜贴好，尽量保持无菌状态 4. 同时做需氧和厌氧培养时，先将标本接种到厌氧瓶，再注入需氧瓶 5. 注入血标本后轻轻颠倒混匀5次以上 6. 对于间歇性寒战或发热的患者，应在寒战或体温高峰到来之前0.5~1h采血，或寒战发热1h后采血，因为发热时血液中可能没有细菌 7. 采血量：8~10ml。因为溶质较多，所以在采血前，应在培养瓶上做好标记 8. 采集后应立即送检，如不能及时送检，应将其放在室温，一般不超过2h，切忌冰箱存放。因为某些厌氧菌不耐受低温 9. 血液标本应由检验科细菌检查室进行统一处理	20	15	10	5	
合计		100				

第十一节　协助患者下床活动

一、目的

1. 有利于增加肺活量，减少肺部并发症。
2. 有利于改善全身血液循环，促进伤口愈合。
3. 防止深静脉血栓形成。
4. 有利于胃肠功能的恢复。

二、评估

1. 评估环境　地面无潮湿、室内灯光明亮。
2. 评估患者循环、神志、肌力、疼痛情况。
3. 评估各管路安全及药物的剂量，提前更换。

三、用物

带扶手椅子、一次性椅罩、拖鞋、小桌。

四、操作步骤

1. 核对医嘱及患者信息。

2. 评估患者，向患者解释下床活动的好处及注意事项，取得患者配合。

3. 将床整体调至最低处，踩床刹。将带扶手的椅子置于患者床旁，将一次性椅罩罩于椅子上。

4. 洗手、戴口罩。

5. 整理患者管路并妥善固定，防止打折、脱出。深静脉、动脉换能器应固定于患者衣服的肩带处，胃管固定好，夹闭尿管并排空尿袋，起搏器、压力包取下置于床上。

6. 协助患者床上坐起3~5min，无不适后双腿垂于床边5min，无不适后给患者穿上拖鞋进行下一步。

7. 一名护士负责移动管路（胸腔引流管、尿管、压力包及起搏器等），两名护士将患者扶站起，让患者原地活动，观察生命体征变化。无不适后，协助患者坐于床旁椅子上，将小桌推至患者胸前，踩下小桌脚刹，便于患者使用。

8. 评估患者循环是否稳定，管路是否通畅安全，指导患者适当活动。

9. 活动完毕协助患者回床休息，妥善放置管路，协助患者取舒适体位。

10. 整理用物，垃圾分类处理。

11. 洗手、签字、记录。

五、注意事项

1. 下床活动期间保证有一名护士不离开患者身旁，防止跌倒。
2. 避免操作过程中更换药物。
3. 评估好管路安全，防止管路滑脱、打折、堵塞。
4. 注意保护患者隐私及保暖。

六、评分标准（表 1-4-11-1）

表 1-4-11-1　协助患者下床活动的评分标准

项目	技术操作要求	权重				实得分
		A	B	C	D	
目的	有利于增加肺活量，减少肺部并发症	2	1	0	0	
	有利于改善全身血液循环，促进伤口愈合	3	1	0	0	
	防止深静脉血栓形成	2	1	0	0	
	有利于胃肠功能的恢复	3	1	0	0	
评估	评估环境：地面无潮湿、室内灯光明亮	3	2	1	0	
	评估患者循环、神志、肌力、疼痛情况	3	2	1	0	
	评估各管路安全及药物的剂量，提前更换	3	2	1	0	
用物	带扶手椅子、一次性椅罩、拖鞋、小桌	3	3	2	1	
操作步骤	核对医嘱及患者信息	2	1	0	0	
	洗手、戴口罩	3	1	0	0	
	评估患者，向患者解释下床活动的好处及注意事项，取得患者配合	3	3	1	0	
	将床整体调至最低处，踩床刹。将带扶手的椅子置于患者床旁，将一次性椅罩罩于椅子上	3	1	0	0	
	固定深静脉、动脉换能器于患者衣服的肩带处	3	1	0	0	
	胃管固定于患者衣服的肩带处	3	1	0	0	
	夹闭尿管排空尿袋	3	1	0	0	
	检查起搏器及中极线连接紧密，并置于床上	3	1	0	0	
	压力包置于床上	3	1	0	0	
	协助患者坐起 3~5min，无不适后双腿垂于床边 5min，无不适后给患者穿上拖鞋进行下一步	5	3	1	0	
	一名护士负责移动管路（胸腔引流管、尿管、压力包及起搏器等）	5	3	1	0	
	两名护士在患者两侧搀扶站起，让患者原地活动，观察生命体征变化	5	3	1	0	

续表

项目	技术操作要求	权重				实得分
		A	B	C	D	
操作步骤	评估患者循环是否稳定，管路是否通畅、无牵拉，指导患者适当活动	4	2	0	0	
	协助患者坐于床旁椅子上，将小桌推至患者胸前，踩下小桌脚刹，便于患者使用	4	1	0	0	
	活动完毕协助患者回床休息，注意保护管路，妥善放置，协助患者取舒适体位	4	3	2	1	
	整理用物，垃圾分类处理	3	2	1	0	
	洗手、签字、记录	2	1	0	0	
注意事项	下床活动期间保证有一名护士不离开患者身旁，防止跌倒	5	3	1	0	
	避免操作过程中更换药物	5	3	1	0	
	评估好管路安全，防止管路滑脱、打折、堵塞	5	3	1	0	
	注意保护患者隐私及保暖	5	3	1	0	
合计		100				

第十二节　危重患者床旁 X 线胸片拍摄

一、目的

1. 判断管路是否正确。
2. 了解危重患者常见胸部病变。
3. 评价不明原因的呼吸困难。

二、评估

1. 评估患者循环　如血流动力学不稳定，及时告知医生暂缓此次检查。
2. 评估各管路位置　无牵拉、无松脱。

三、操作过程

1. 核对医嘱及患者信息。
2. 向清醒患者解释、沟通，取得配合。
3. 洗手、戴口罩。医生协助放射科技师搬抬患者放 X 线片盒，动作轻柔。
4. 评估并整理深静脉导管及输液管路，避免牵拉遮挡拍片视野。将呼吸机管道、口罩雾化吸氧管、胃管由患者胸前移开,并尽量将患者身上所有的导连线(心电导线、起搏器中继线等)从胸前移开。

5. 搬抬患者时护士不得离开,开始拍X线片时护士方可离开,站在铅板后方观察病区患者整体情况以便及时应对。

6. 感染患者、心脏移植术后患者X线片盒外需套黄色塑料袋保护。护士需观察循环有无波动。

7. 医生协助放射科技师搬抬患者撤X线片盒。

8. 协助患者取舒适体位。

9. 再次评估患者循环及管路安全。若发生病情变化,及时报告医生处理。

四、注意事项

1. 拍片时注意保护患者隐私。

2. 患者躁动、不能配合完成检查时,护理人员必须守候在床旁或遵医嘱给予镇静,确保患者安全完成检查。

3. 贴一次性除颤电极板时要避开双肺野,以免影响胸片成像效果。

4. 拍摄过程中观察患者的病情变化。

5. 如果患者拍X线片为确定IABP球囊尖端位置,拍摄时应请示医生是否暂停球囊反搏。

第十三节 成人保护性约束技术

一、目的

防止患者因高热、谵妄、昏迷、躁动及危重患者因虚弱、意识不清或其他原因而发生自伤、误伤他人或意外拔管等事件,保证患者安全,确保医疗护理的顺利进行。

二、评估

1. 评估约束指征 患者病情、意识、活动能力、配合程度、安全需求等。

2. 约束部位肢体肌力、皮肤情况。

三、用物

手消液、约束工具:四肢约束带(图1-4-13-1,见文末彩插)、球拍手套(图1-4-13-2,见文末彩插)、腹部约束带(图1-4-13-3,见文末彩插)和膝部约束带(图1-4-13-4,见文末彩插)。

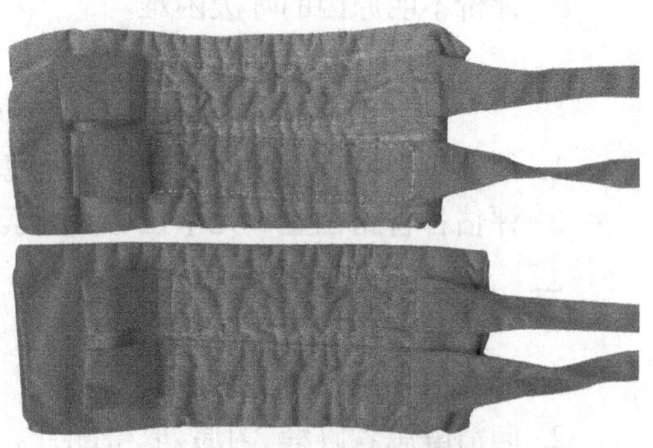

图1-4-13-1 四肢约束带

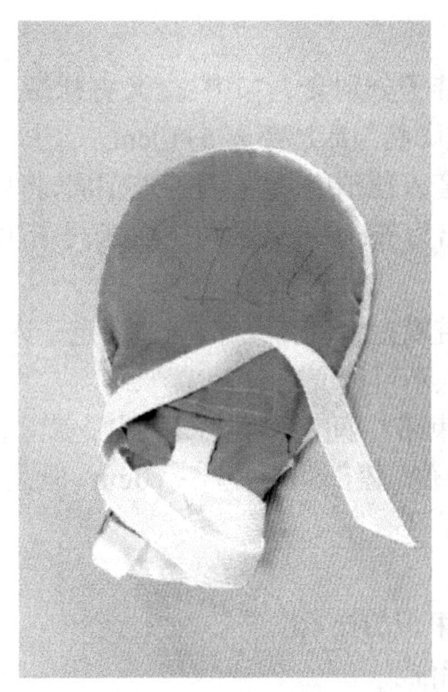

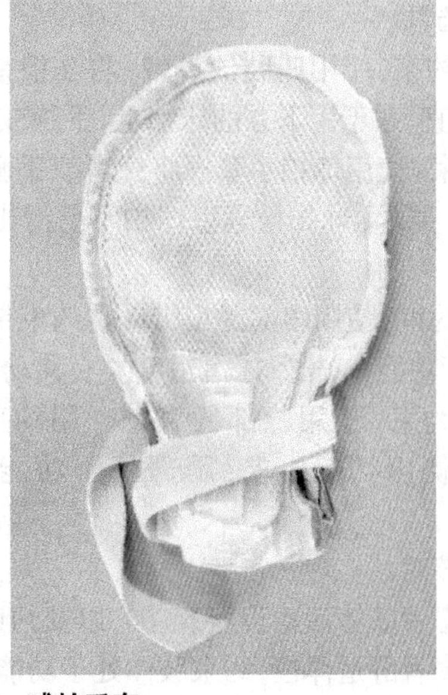

图 1-4-13-2　球拍手套

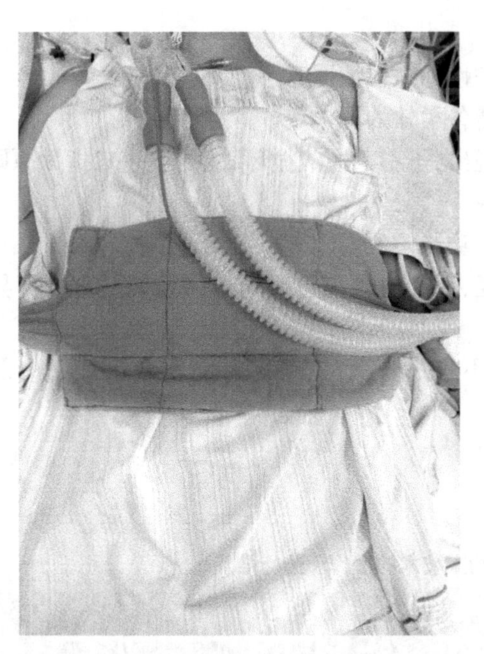

图 1-4-13-3　腹部约束带

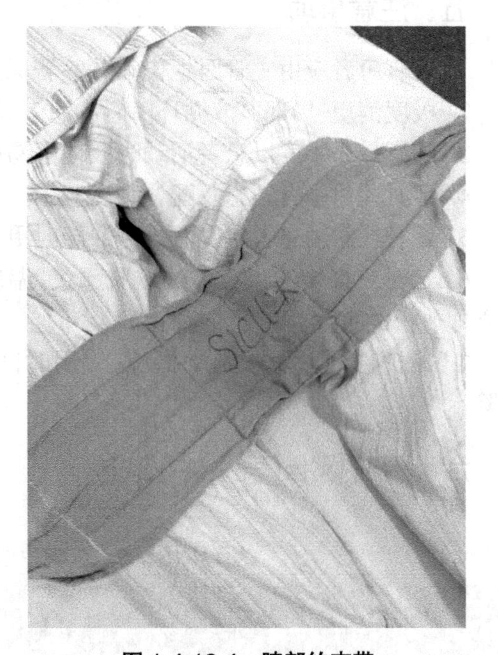

图 1-4-13-4　膝部约束带

四、操作步骤

1. 核对医嘱及患者信息。
2. 洗手，戴口罩。
3. 携用物至床旁，核对患者。
4. 协助患者摆放适宜体位。

5. 约束方法

⑴肢体约束，使用四肢约束带：将2根带子分别套入扣中、交叉打死结、再系于床挡。要求：胳膊伸直，系于手下方的床挡上，手腕或脚腕与床挡距离5~10cm。

⑵手约束：使用球拍手套。将患者双手套入球拍中，掌心对着球拍面，将球拍口缠绕在手腕上固定。要求：球拍松紧以球拍不易滑出为准，不可过紧勒住手腕，手指可在球拍网中适度活动。

⑶腹部约束：使用腹部约束带。将约束带横拦患者胸腹部，两边固定于床挡。要求：使患者上身处于功能位，松紧以可适度左右移动、不可过度坐起为宜。

⑷膝部约束：使用膝部约束带。用约束带中间部固定于两侧膝盖上，再将两侧固定带系于两侧床挡。要求：腿部处于功能位，膝部可抬起5~10cm，但是脚不可抬离床面。

6. 再次核对。

7. 检查患者肢体活动程度、范围，以及约束带的松紧度。

8. 给予患者舒适体位，约束肢体处于功能位。

9. 洗手、签字、记录。

五、注意事项

1. 所有患者应由主管医生告知并签署保护性约束知情同意书。

2. 极度消瘦、局部血液循环障碍的患者，需备柔软的保护垫。

3. 约束带松紧度以患者活动时肢体不易脱出，不影响血液循环，能伸进一二指为原则。

4. 定时评估患者神志及配合程度。

5. 翻身或搬动患者时，加强看护，随时更换功能体位。

6. 定时观察被约束肢体的皮肤颜色、温度、毛细血管充盈时间、有无水肿等，如有异常应立即放松约束带。

7. 保护性约束属于制动措施，使用时间不宜过长，病情稳定并能配合治疗时应及时解除。

六、评分标准（表1-4-13-1）

表1-4-13-1　成人保护性约束技术的操作评分标准

项目	技术操作要求	权重				实得分
		A	B	C	D	
目的	防止患者高热、谵妄、昏迷、躁动及危重患者因虚弱、意识不清或其他原因而发生自伤、误伤他人或意外拔管等事件，保证患者安全，确保医疗护理的顺利进行	5	3	2	1	
评估	评估约束指征：患者病情、意识、活动能力、配合程度、安全需求等	4	3	2	1	
	约束部位肢体肌力、皮肤情况	4	3	2	1	

续表

项目	技术操作要求	权重				实得分
		A	B	C	D	
用物	四肢约束带、球拍手套式约束带、腹部约束带、膝部约束带	5	3	2	1	
操作步骤	核对医嘱及患者信息	3	1	0	0	
	洗手,戴口罩	2	0	0	0	
	携用物至床旁,核对患者	5	3	1	0	
	协助患者摆放功能体位	10	7	4	1	
	约束带固定方法正确	15	10	5	0	
	再次核对	3	1	0	0	
	检查患者肢体活动程度、范围,以及约束带的松紧度	5	3	1	0	
	给予患者舒适体位,约束肢体处于功能位	5	3	1	0	
	洗手、签字、记录	4	2	0	0	
注意事项	极度消瘦、局部血液循环障碍的患者,需备柔软的保护垫	5	3	1	0	
	约束带松紧度以患者活动时肢体不易脱出,不影响血液循环,能伸进一二指为原则	5	3	1	0	
	定时评估患者神志及配合程度	5	3	1	0	
	翻身或搬动患者时,加强看护,随时更换功能体位	5	3	1	0	
	观察被约束肢体的皮肤颜色、温度、毛细血管充盈时间、有无水肿等,如有异常应立即放松约束带	5	3	1	0	
	保护性约束属于制动措施,使用时间不宜过长,病情稳定并能配合治疗时,应及时解除	5	3	1	0	
合计		100				

第十四节 婴幼儿保护性约束技术

一、目的

防止高热、谵妄、昏迷、躁动小儿及危重患儿因虚弱、意识不清或其他原因而发生坠床、撞伤、抓伤、拔管等意外,确保患儿安全。

二、评估

1. 患儿的月龄(≤5个月)或体重(≤5kg)。

2. 病情、意识、活动能力。
3. 需约束部位皮肤情况。

三、用物

约束带(同成人)/三角巾。

四、操作步骤

1. 核对医嘱及患者信息。
2. 洗手,戴口罩。
3. 携用物至患儿床旁,给予患儿摆放功能体位。
4. 约束带/三角巾套于需约束的肢体部位。

(1)系约束带方法:将2根带子分别套入扣中、交叉打死结、再系于床挡或两侧床缘,要求:胳膊伸直,与躯干之间的角度小于45°,系于手下方的床挡上。

(2)三角巾约束方法(图1-4-14-1,见文末彩插):将三角巾的顶角朝向床尾端平铺于病床上,将患儿托起轻轻放置于三角巾上;将患儿双臂放置于身体两侧,将三角巾一侧拉起平行放置于对侧手臂下方;再将另一侧三角巾拉起平行包裹于对侧身体下方。

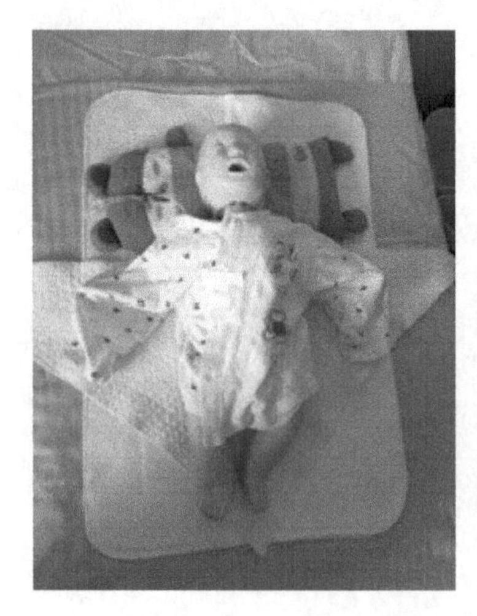 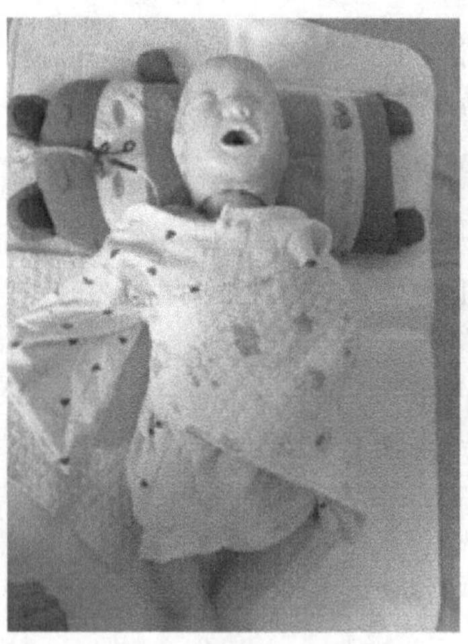 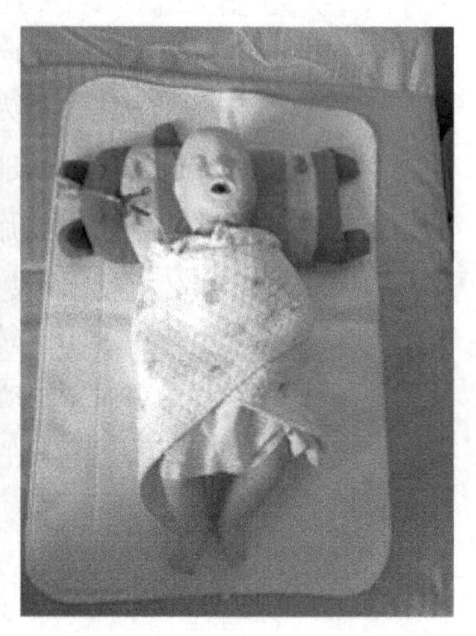

图1-4-14-1　患儿三角巾约束

5. 检查患儿肢体活动程度、范围,以及约束的松紧度。
6. 洗手、签字、记录。

五、注意事项

1. 月龄≤5个月或体重≤5kg的患儿使用三角巾约束。
2. 约束带直接接触患儿皮肤,松紧度以患儿活动时肢体不易脱出、不影响血液循环、能伸进一至二指为原则;三角巾约束时,三角巾上端需与患儿肩部平齐。
3. 定时评估患儿神志及配合程度。
4. 翻身或搬动患儿时,加强看护,随时更换功能体位。

5. 观察被约束肢体的皮肤颜色、温度、有无水肿等，如有异常应立即放松约束带。

6. 保护性约束属于制动措施，使用时间不宜过长，病情稳定并能配合治疗时应及时解除。

六、评分标准（表 1-4-14-1、表 1-4-14-2）

表 1-4-14-1　小儿约束带使用评分标准

项目	技术操作要求	权重				实得分
		A	B	C	D	
目的	防止高热、谵妄、昏迷、躁动小儿及危重患儿因虚弱、意识不清或其他原因而发生坠床、撞伤、抓伤、意外拔管等意外，确保患儿安全	3	2	1	0	
评估	患儿病情、意识、活动能力	4	3	2	1	
	需约束部位皮肤情况	4	3	2	1	
用物	约束带	5	3	2	1	
操作步骤	核对医嘱及患儿信息	5	4	3	2	
	洗手，戴口罩	4	3	2	0	
	携用物至患儿床旁，给予患儿摆放功能体位	10	8	5	2	
	约束带套于需约束的肢体部位，直接接触皮肤，系约束带方法正确	10	8	6	4	
	胳膊伸直，与躯干之间的角度小于 45°，系于手下方的床挡上	10	8	6	4	
	检查患儿肢体活动程度、范围，以及约束带的松紧度	10	8	5	2	
	洗手、签字、记录	5	4	3	2	
注意事项	极度消瘦、局部血液循环障碍的患儿，需备柔软的保护垫置于约束带下方	5	4	3	2	
	约束带松紧度以患儿活动时肢体不易脱出，不影响血液循环，能伸进 1~2 指为原则	5	4	3	2	
	定时评估患儿神志及配合程度	5	4	3	2	
	翻身或搬动患儿时，加强看护，随时更换功能体位	5	4	3	2	
	观察被约束肢体的皮肤颜色、温度、有无水肿等，如有异常应立即放松约束带	5	4	3	2	
	保护性约束属于制动措施，使用时间不宜过长，病情稳定并能配合治疗时应及时解除	5	4	3	2	
合计		100				

表 1-4-14-2　小儿三角巾约束评分标准

项目	技术操作要求	权重				实得分
		A	B	C	D	
目的	防止小儿、高热、谵妄、昏迷、躁动及危重患儿因虚弱、意识不清或其他原因而发生坠床、撞伤、抓伤、意外拔管等意外，确保患儿安全	3	2	1	0	
评估	患儿的月龄≤5个月或体重≤5kg	5	2	0	0	
	患者病情、意识、活动能力	4	3	2	1	
	需约束部位皮肤情况	4	3	2	1	
用物	三角巾	5	3	2	1	
操作步骤	核对医嘱及患儿信息	5	4	3	2	
	洗手，戴口罩	4	3	2	0	
	携用物至患儿床旁，摆放功能体位	10	8	5	2	
	将三角巾的顶角朝向床尾端平铺于病床上，将患儿托起轻轻放置于三角巾上	10	8	5	2	
	将患儿双臂放置于身体两侧，将三角巾一侧拉起平行放置于对侧手臂下方	10	8	5	0	
	将另一侧三角巾拉起平行包裹于对侧身体下方	10	8	5	0	
	检查患儿肢体活动程度以及约束的松紧度	10	8	5	2	
	洗手、签字、记录	5	4	3	2	
注意事项	约束松紧度以患儿活动时肢体不易脱出，不影响血液循环为原则	5	4	3	2	
	翻身或搬动患儿时，加强看护，随时更换功能体位。	5	4	3	2	
	保护性约束属于制动措施，使用时间不宜过长，病情稳定并能配合治疗时应及时解除	5	4	3	2	
合计		100				

第十五节　经中心静脉导管给药

静脉给药具有药物吸收快、血药浓度升高迅速、进入体内的药量准确等优点，适用于需要药物迅速发挥作用、因各种原因不能经口服药的患者。

一、目的

1. 使药物更快地发挥作用。

2. 药物因浓度高、刺激性大、量大而不宜采用其他给药方法。
3. 补充血容量，改善微循环，维持血压。

二、评估

1. 管路评估　确保管路数量充足，管路通畅。
2. 皮肤评估　评估静脉穿刺处的皮肤情况。
3. 患者评估　评估患者病情及配合程度。

三、用物

治疗盘，无菌治疗巾，安尔碘，棉签，手消液，污物碗，按医嘱备好药液。

四、操作步骤

1. 核对医嘱及患者信息，向患者解释操作方法及目的。
2. 洗手、戴口罩。
3. 备齐用物，检查完整性及有效期。
4. 铺盘，三查七对、按无菌原则配制药液。
5. 将注射器套上针帽，刻度朝上，放入治疗巾内 1/3 处。
6. 双人核对，携治疗盘至患者床旁，再次核对患者信息。
7. 进入床旁护士站扫码执行医嘱系统，扫描患者腕带条码，进入患者执行给药界面，核对界面信息是否与患者信息相一致。
8. 扫描药品清单上的药物条码，确认执行医嘱，三查七对。对不能扫码的药物核对无误后手动确认。
9. 再次核对患者信息。
10. 打开治疗巾，消毒给药通路的肝素帽 / 无针密闭输液接头，连接注射器，调整三通方向，回抽见回血后，缓慢推注药液。
11. 注射完毕，调整三通方向，用常规液冲管并评估患者用药后反应。
12. 呼叫器放置患者可及处，摆舒适体位，向患者交代注意事项。
13. 再次核对医嘱及患者信息。
14. 整理用物，垃圾分类处理。
15. 洗手，签字，记录。

五、注意事项

1. 感染患者中心静脉导管给药通路应使用无针密闭输液接头，以保证管道的密闭性。
2. 常规液给药通道排列顺序：CVP →给药通路→常规液（依次）→输液器。给药后需用生理盐水将管路中的药液冲净。
3. 经中心静脉导管输注的各类药物，应使用明显标识。

六、评分标准(表 1-4-15-1)

表 1-4-15-1　经中心静脉导管给药操作的评分标准

项目	技术操作要求	权重				实得分
		A	B	C	D	
目的	使药物更快地发挥作用	3	0	0	0	
	药物因浓度高、刺激性大、量大而不宜采用其他给药方法	3	0	0	0	
	补充血容量,改善微循环,维持血压	3	0	0	0	
评估	管路评估:确保管路数量充足,管路通畅	3	0	0	0	
	皮肤评估:静脉穿刺处的皮肤情况	3	0	0	0	
	患者评估:患者病情及配合程度	3	2	1	0	
用物	治疗盘,治疗巾,安尔碘,棉签,手消液,污物碗,按医嘱备好药液	5	3	1	0	
操作步骤	核对医嘱及患者信息,向患者解释操作方法及目的	3	2	0	0	
	洗手、戴口罩	3	1	0	0	
	备齐用物,检查完整性及有效期	2	1	0	0	
	铺盘,按无菌原则配制药液	2	1	0	0	
	将注射器套上针帽,刻度朝上,放入治疗巾内 1/3 处	2	1	0	0	
	双人核对,携治疗盘至患者床旁,再次核对患者信息	6	4	2	0	
	进入床旁护士站扫码执行医嘱系统,扫描患者腕带条码,进入患者执行给药界面,核对界面信息是否与患者信息相一致	5	3	1	0	
	扫描药品清单上的药物条码,确认执行医嘱,三查七对,对不能扫码的药物核对无误后手动确认	4	2	0	0	
	再次核对患者信息	8	6	3	0	
	打开治疗巾,消毒给药通路的肝素帽/无针密闭输液接头,连接药液,调整三通方向,回抽见回血后,缓慢推注药液	10	7	3	0	
	注射完毕,调整三通方向,用常规液冲管	6	4	2	0	
	呼叫器放置患者可及处,摆舒适体位,向患者交代注意事项	2	1	0	0	
	再次核对医嘱及患者信息	3	1	0	0	
	整理用物,垃圾分类处理	3	2	1	0	
	洗手,签字,记录	3	1	0	0	

续表

项目	技术操作要求	权重				实得分
		A	B	C	D	
注意事项	感染患者如乙肝患者，中心静脉导管给药通路应使用无针密闭输液接头，以保证管道的密闭性	5	1	0	0	
	常规液给药通道排列顺序：CVP→给药通路→常规液（依次）→输液器。给药后需用生理盐水将管路中的药液冲净	5	1	0	0	
	经中心静脉导管输注的各类药物，应使用明显标识	5	2	1	0	
合计		100				

第十六节　持续低负压吸引胸腔闭式引流技术

胸腔闭式引流是将引流管一端放入胸腔内，而另一端接入比其位置更低的水封瓶，以便排出气体或收集胸腔内的液体，使得肺组织重新张开而恢复功能的一种治疗技术。持续低负压吸引胸腔闭式引流技术是在胸腔闭式引流的水封瓶上额外接入持续的低负压，作为一种治疗手段广泛应用于血胸、气胸、脓胸的引流及开胸术后，对于疾病的治疗起着十分重要的作用。

一、目的

引流胸腔内渗液及气体，使胸膜腔闭合，重建胸腹腔内负压，维持纵隔正常位置，促进肺的膨胀，恢复肺功能。同时预防和治疗胸膜腔感染。

二、原理

胸膜腔是维持肺膨胀与气体交换的条件，利用持续低负压吸引胸腔闭式引流技术保证安全，持续可控的 $-5\sim-4cmH_2O$ 负压作用于胸腔，模拟正常胸腔负压环境。

三、评估

1. 是否以引流气体为主，若患者有大量的胸腔积液，且速度较快则不优先考虑。
2. 是否为非心包引流管，若为心包引流管则不能连接。

四、用物

三腔胸腔引流贮液瓶（图 1-4-16-1）、纱布、灭菌注射用水、无菌剪刀、床旁负压组件。

五、操作步骤

1. 接到医嘱，核对，评估患者情况。确认医嘱，准备用物（有效期内，包装无破损）。

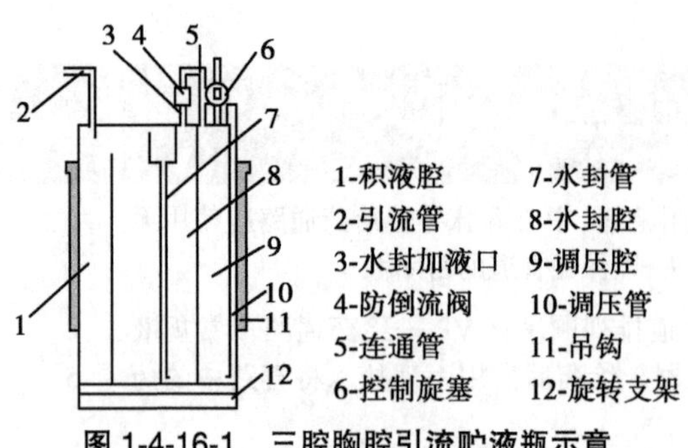

图 1-4-16-1　三腔胸腔引流贮液瓶示意

2. 于清洁环境中，打开三腔胸腔引流贮液瓶外包装，取出装置内容物置于无菌治疗巾上（图 1-4-16-2A）。

3. 拔掉水封腔上方连接管，如图 1-4-16-2B 放置漏斗，加灭菌注射用水至刻度 0，然后再次连接水封腔上方连接管。

4. 如图 1-4-16-2C 放置漏斗，给调压腔加灭菌注射用水至刻度 8。

5. 如图 1-4-16-2D 中“★”标记图，纱布包扎调压腔。装置准备完成如图 1-4-16-2E。

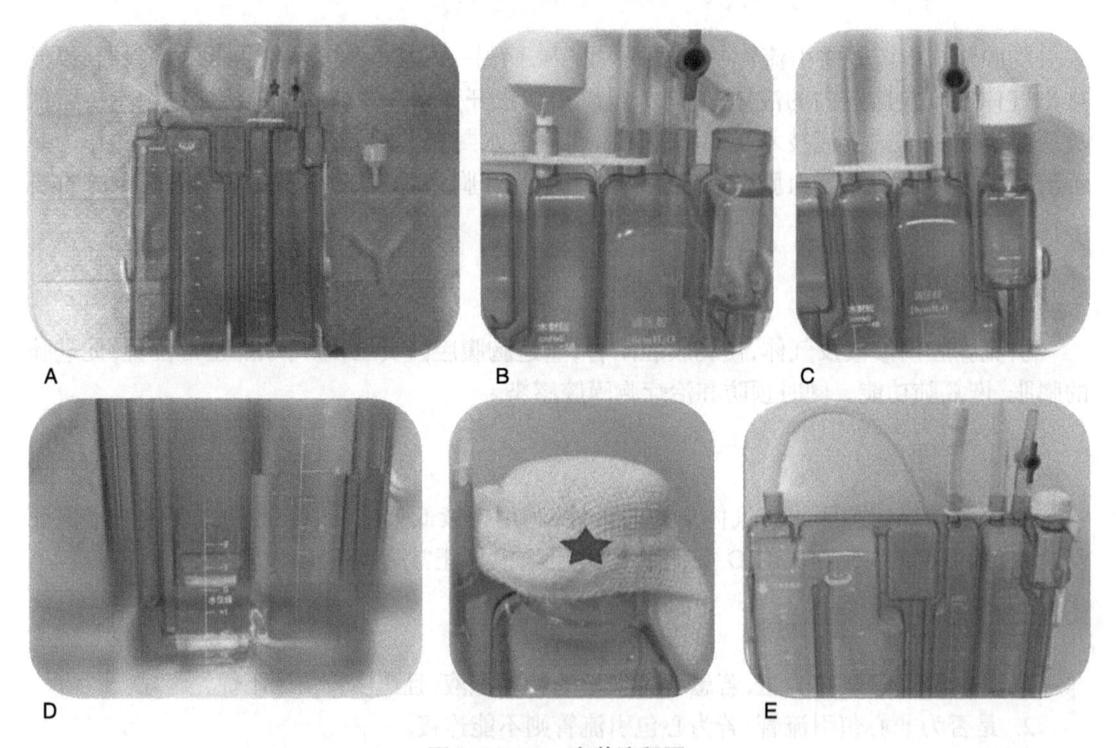

图 1-4-16-2　安装流程图

6. 检查装置密封性（图 1-4-16-3，见文末彩图）。

（1）三腔胸腔引流贮液瓶装置密封性检查方法

1）连接完毕的装置将负压连接至图 1-4-16-1 控制旋塞的接口处。

2）夹闭如图 1-4-16-3“A”所示位置，调节负压大小至调压腔有气泡冒出。

3）夹闭如图 1-4-16-3“B”所示位置。

⑵判断：完成步骤2后，若水封腔有气泡逸出则说明装置密封性差，考虑更换。若水封腔无气泡逸出，进行步骤3，此时若调压腔气泡明显变大，则说明装置密封性差，考虑更换。

7. 无菌操作连接患者胸腔端。

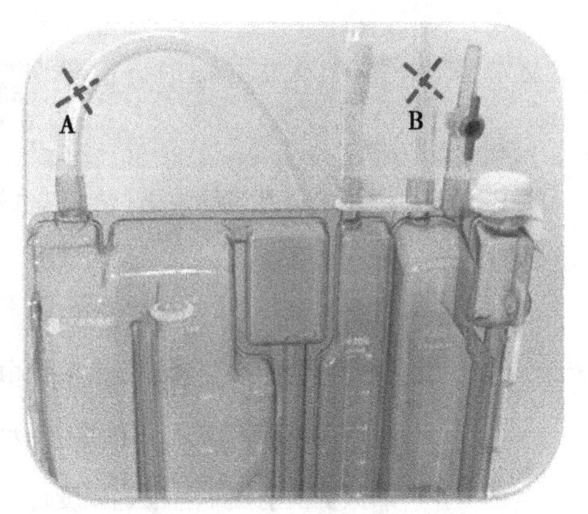

图1-4-16-3　密封性检查

六、护理要点

1. 装或更换水封瓶时严格无菌操作。
2. 水封腔加灭菌注射水至刻度 $0cmH_2O$。
3. 调压腔加灭菌注射水至刻度 $8cmH_2O$。
4. 接口处连接紧密，以防漏气，并检查密封性。
5. 更换水封瓶时夹闭胸腔引流管，防止气体进入体内。
6. 保证水封瓶在患者胸部以下，防止逆行感染。
7. 注意观察引流管的畅通情况，勿打弯，勿扭曲。
8. 严密观察引流液的颜色、性质、量和温度，每小时总结引流量并记录：

⑴当引流液的颜色鲜红，性质较浓稠，温度较高，引流量大于4ml/(kg·h)时，报告医生。

⑵定时变换患者体位，给予体位引流。

9. 每日清晨更换引流瓶及伤口处敷料，严格无菌操作。敷料处渗血及时更换，保持引流管切口处的干燥。

10. 长时间未引流出气体，通知医生，评估是否更换普通引流瓶。更换前夹闭连接患者端引流管3h，再次打开，仍没有大量气体逸出时，再执行更换。

七、评分标准(表1-4-16-1)

表1-4-16-1　持续低负压吸引胸腔闭式引流术的操作评分标准

项目	技术操作要求	权重				实得分
		A	B	C	D	
目的	引流胸腔内渗液及气体，使胸膜腔闭合	5	0	0	0	
	重建维持腔内负压，维持纵隔正常位置，促进肺的膨胀，恢复肺功能	5	0	0	0	
	预防和治疗胸膜腔感染	5	0	0	0	
评估	是否以引流气体为主，若患者有大量的胸腔积液，且速度较快则不优先考虑	5	1	0	0	
	是否为非心包引流管，若为心包引流管则不能连接	5	3	0	0	
用物	三腔胸腔引流贮液瓶、纱布、灭菌注射用水、无菌剪刀、床旁负压组件	5	3	1	0	

续表

项目	技术操作要求	权重				实得分
		A	B	C	D	
操作步骤	核对患者并评估患者，清醒患者介绍操作目的并争取患者配合	5	3	0	0	
	洗手，戴口罩和一次性手套	3	0	0	0	
	打开包装后装置置于无菌治疗巾上	3	3	1	0	
	利用无菌剪刀剪开灭菌注射用水	4	3	1	0	
	加灭菌注射用水至准确刻度	5	3	1	0	
	调压腔纱布包扎	5	3	1	0	
	检查装置密封性	5	3	0	0	
	无菌操作连接患者	5	3	1	0	
	协助患者取舒适体位，告知注意事项	5	2	0	0	
	观测引流情况	5	2	0	0	
	整理用物，按垃圾分类处理用物	5	2	0	0	
理论提问	胸腔、心包、纵隔哪个管道不能持续低负压吸引闭式引流？ 答：心包。	5	4	2	0	
	利用水封瓶调节患者端负压和直接负压表头调节负压相比有哪些优势？ 答： (1)利用床旁负压不安全，表头调节易误改变压力值大小且难调节，不可控性太强。 (2)利用负压表头调节负压时，当床旁其他装置需使用负压(如吸痰等)时，需要反复调节负压大小，危险且浪费时间。	5	3	1	0	
	水封瓶是利用什么控制连接患者端负压的大小？数值是多少？ 答：利用水封腔与调压腔的液面高度差值来控制负压的大小；压力数值是 $-5cmH_2O$。	5	3	1	0	
	拔管或更换普通负压吸引引流瓶前应做什么操作？观察什么？ 答： (1)检查当天X线片是否正常。 (2)夹闭引流管端3h后再次放开，观察有无气体逸出。 (3)更换或拔除后，注意查血气，听呼吸音，必要时复查X线片。	5	4	2	0	
合计		100				

第十七节 胸腔引流管护理

1. 妥善固定 将引流瓶妥善固定于床旁挂钩上，位置低于患者。

2. 保持引流管通畅，定时挤压。

3. 严密观察引流液的颜色、性质、量和温度，每小时总结引流量并记录。

(1) 当引流液颜色鲜红，性质较浓稠，温度较高，引流量大于4ml/(kg·h)时，报告医生。

(2) 变换患者体位，给予体位引流。

4. 严格无菌操作 每日清晨更换引流瓶及切口处敷料，严格无菌操作。引流液多或引流瓶有破损或变形时可随时更换，敷料处渗血及时更换，保持引流管切口处干燥。

5. 拔管护理 拔除引流管后，嘱患者平卧1h。观察患者呼吸及生命体征，异常时拍床旁X线片，并追查结果。

6. 外科手术后患者返回恢复室需确认引流管名称，标记刻度。在距离管口5cm处粘贴标识，注明引流管引流部位。

第十八节 心 肺 复 苏

一、成人心肺复苏基本程序

1. 现场安全和评估 第一名到达患者身边的施救者必须迅速确定现场是否安全。然后，施救者应检查患者有无反应：

(1) 确保现场对施救者和患者均是安全的，防止施救过程中受伤。

(2) 轻拍患者肩膀，并大声呼唤"你还好吗？"

(3) 快速查看患者是否有呼吸。如果患者没有呼吸或者没有正常呼吸(只有喘息)，必须启动应急系统。

注意：临终喘息不是正常呼吸，可能发生于心搏骤停后的数分钟内。喘息的患者通常看起来像要迅速吸进大量空气的样子。患者的口可能是打开的，下颌、头或脖子可能随着喘息移动。喘息表现可强可弱，喘息之间可能还会间隔一段时间，因为喘息通常发病较慢。喘息可能听起来像哼声、鼾声或呻吟声。喘息不属于正常呼吸。它是一些无反应患者心脏停搏的信号。如果患者无呼吸或者呼吸不正常(即临终喘息)，必须启动反应系统、检查脉搏并开始心肺复苏(cardiopulmonary resuscitation，CPR)。

2. 启动应急反应系统并获得除颤器(图1-4-18-1) 如果只有一人，当患者无反应且无呼吸，应该呼叫帮助。如果没有人回应，应先启动应急反应系统，获得除颤器，然后返回到患者身边检查脉搏并开始CPR。

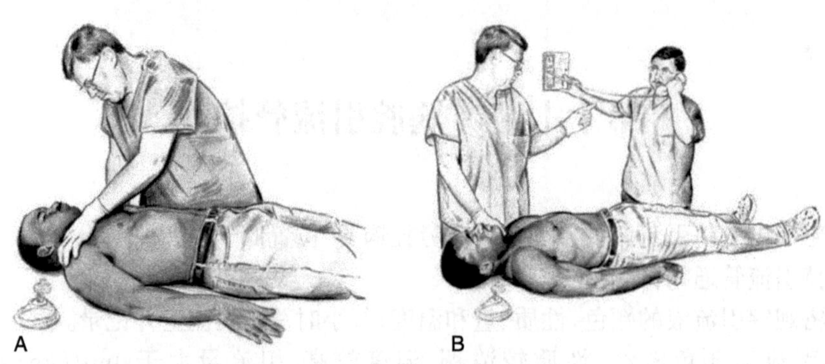

图 1-4-18-1 启动应急反应系统

3. 脉搏检查(图 1-4-18-2)

(1)为成人检查脉搏时,触摸颈动脉搏动。医务人员检查脉搏用时不得超过 10s。

(2)使用 2 个或 3 个手指触摸颈动脉。

(3)颈动脉位于气管和胸锁乳突肌之间的沟内。

(4)检查搏动至少 5s,不超过 10s。如果没有明确地感受到搏动,从胸外按压开始 CPR。

4. 开始 CPR

(1)胸外按压技术(“C”)(图 1-4-18-3)

1)到患者的一侧。

2)确保患者仰卧在坚固的平坦表面上。如果患者俯卧,应小心地将他翻过来。如果怀疑患者有头部或颈部损伤,将患者翻转为仰卧位时应尽量使其头部、颈部和躯干保持在一条直线上。

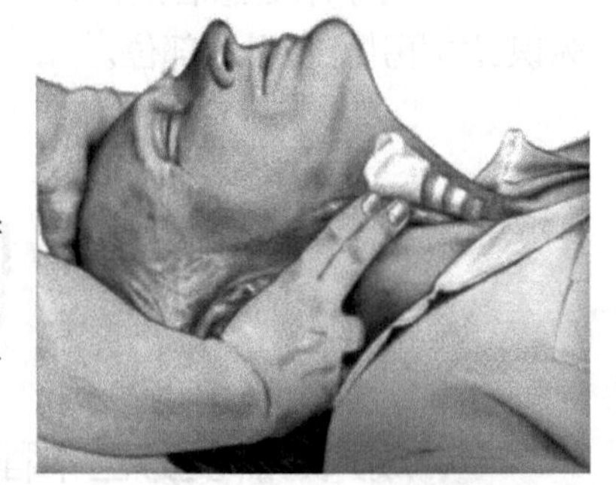
图 1-4-18-2 脉搏检查

3)将一只手的掌根放在患者胸部的中央,胸骨下半分部。

4)将另一只手的掌根置于第一只手上,手指相扣。

5)伸直双臂,使双肩位于双手的正上方。

6)用力(深度 5~6cm)并快速(速度 100~120 次 /min)按压。每次按压时确保垂直按压患者的胸骨。

7)每次按压结束后,确保胸壁完全回弹(重新膨胀)。胸部回弹使血液流入心脏是胸外按压产生血流所必需的。胸壁回弹不完全将减少胸外按压所产生的血液流动。胸外按压和胸壁回弹 / 放松时间大致相同。

8)尽量减少中断。无胸外按压的人工通气,成人 10~12 次 /min(5~6s 吹气 1 次)。

(2)开放气道(“A”)

1)方法:仰头抬颏法(图 1-4-18-4)。

将一只手置于患者的前额,然后用手掌推动,使其头部后仰。将另一只手的手指置于颏骨附近的下颌下方。提起下颌,使颏骨上抬。

2)注意事项:不要用力按压颏骨下的软组织,用力按压可能会堵塞气道。不要使用拇指提起颏骨。不要完全封闭患者的嘴。

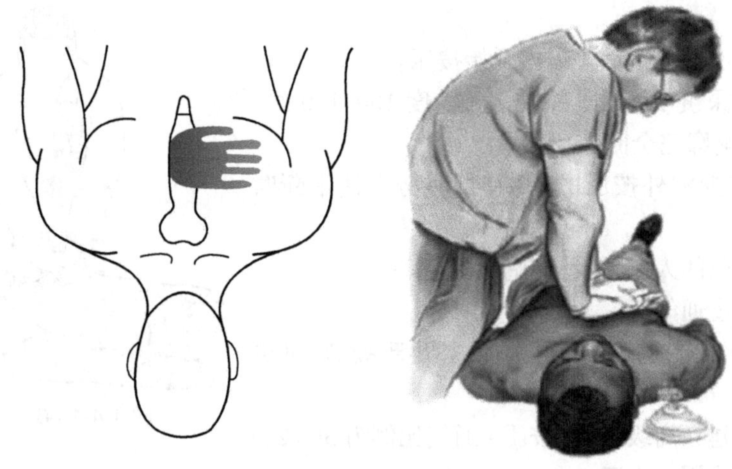

图 1-4-18-3　胸外按压

(3) 人工呼吸（“B”）

1) 使用球囊面罩通气法：到患者头部的正上方，以鼻梁作参照，把面罩放在患者的脸上，提起下颌保持气道开放时，请使用 E-C 手法将面罩固定就位。

2) E-C 手法（图 1-4-18-5）：

使患者仰头，将面罩放在患者口鼻处，面罩狭窄处位于患者的鼻梁处。将一只手的拇指和示指放在面罩两边形成“C”形，并将面罩边缘压向患者面部。使用剩下的手指提起下颌角（3 个手指形成“E”形），开放气道，使面部贴紧面罩。

挤压气囊给予人工呼吸（每次 1s），同时观察胸廓是否隆起。不论是否补充给氧，所有人工呼吸均需持续 1s。

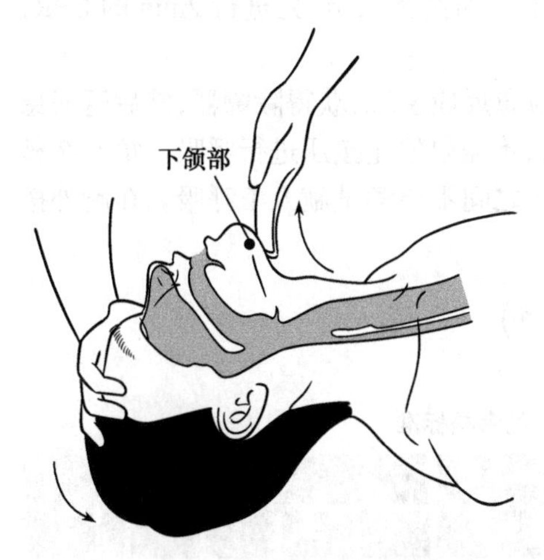

图 1-4-18-4　仰头抬颏法开放气道

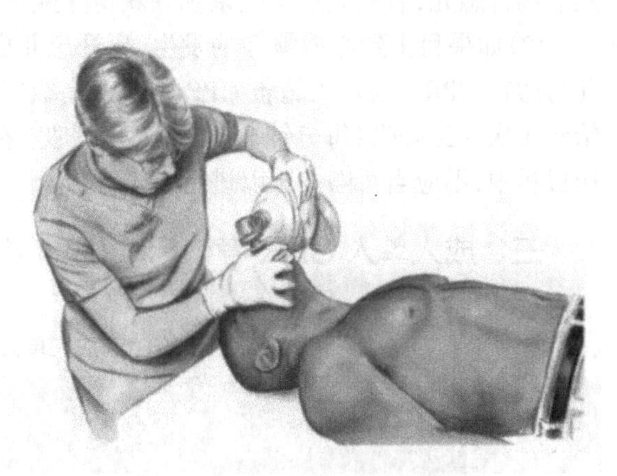

图 1-4-18-5　E-C 手法开放气道

行成人单人或双人 CPR 时，按压 - 通气比例 30 : 2。

双人施救者行 CPR，第一名施救者进行胸外按压。第二名施救者使用球囊面罩通气，并确保每次人工呼吸都能使胸廓隆起。两名施救者应当在 5 个周期（大约 2min）后交换角色，避免施救者疲劳（图 1-4-18-6）。

5. 注意事项　高质量的 CPR 可提高患者的存活机会。成人高质量 CPR 的关键环节包括：

(1)在识别心脏停搏后10s内开始按压。

(2)用力(深度5~6cm)并快速(速度100~120次/min)按压并让胸廓完全回弹。

(3)尽量减少胸外按压的中断时间(努力使中断时间<10s)。

(4)给予有效的人工呼吸，使胸廓隆起。

(5)避免过度通气。

(6)每2分钟更换一次按压人员，如出现疲劳，可更早更换。

(7)如果未建立高级气道，按压-通气比例为30∶2。

(8)双人交换用时小于5s。

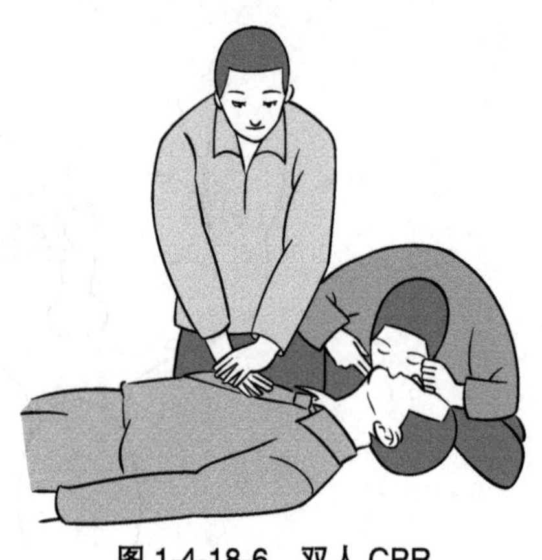

图1-4-18-6　双人CPR

二、儿童(1岁至青春期)的BLS/CPR基础知识

青春期以第二性征发育为标志。

儿童基础生命支持(basic life support，BLS)程序和技能与成人BLS的程序相似。两者之间的关键差异在于：

1. 双人施救者CPR的按压-通气比例为15∶2，单人施救按压-通气比例为30∶2。
2. 按压幅度　对于儿童，至少按下胸部厚度的1/3，约5cm。
3. 按压技术　儿童可根据体型采用单手或双手进行胸外按压。
4. 何时启动应急反应系统

(1)如果没有目击心脏停搏的发生，并且现场只有1名医务人员，先进行2min的CPR，然后离开患儿，启动应急反应系统并获得除颤器。

(2)如果目击到心搏骤停的发生，离开患儿启动应急反应系统，获得除颤器，然后返回患儿身边行CPR。在双人施救CPR中置入高级气道后，不需要停止按压进行呼吸。每6~8秒给予1次人工呼吸(每分钟8~10次人工呼吸)，在按压之间不要尝试施人工呼吸。在胸外按压过程中，不应当暂停按压以进行人工呼吸。

三、成人单人CPR考核标准(表1-4-18-1)

表1-4-18-1　成人单人CPR的考核标准

项目	技术操作要求	权重				实得分
		A	B	C	D	
判断评估	发现患者倒地，评估现场环境安全	2	1	0	0	
	大声呼叫并拍患者双肩(避免晃动患者身体)，确认患者有无反应	2	1	0	0	
	呼叫其他医护人员，准备抢救车、除颤器，记录抢救时间	2	1	0	0	
	触摸颈动脉搏动(5~10s)，同时观察患者有无正常呼吸	5	3	1	0	
	确认患者是否存在颈动脉搏动和自主呼吸	3	2	0	0	

续表

项目	技术操作要求	权重				实得分
		A	B	C	D	
C：胸外按压	取复苏体位，患者去枕平卧于硬板床上，或身下垫复苏板	3	0	0	0	
	松解患者衣扣及腰带，充分暴露胸腹部	5	0	0	0	
	按压部位：乳头连线中点	5	0	0	0	
	按压手法：双手掌根重叠，手指相扣；按压手五指翘起，不接触胸壁；掌根部长轴与胸骨长轴保持一致；肩、臂与胸骨垂直	6	4	3	0	
	按压深度：胸骨下陷 5~6cm	5	0	0	0	
	按压频率：100~120 次 /min	4	0	0	0	
	每次按压后胸廓完全回弹，避免按压间隙倚靠患者胸壁	4	0	0	0	
	胸外按压次数：30 次	3	2	1	0	
A：开放气道	简易呼吸器连接氧气，调节氧流量大于 10L/min	3	3	1	0	
	检查气道有无异物、义齿、分泌物，若有应清除或取下	4	2	0	0	
	开放气道的方法正确	5	0	0	0	
B：简易呼吸器人工呼吸	简易呼吸器面罩大小、连接、放置正确	4	0	0	0	
	E-C 法固定面罩，面罩扣紧患者口鼻	5	2	0	0	
	每次呼吸超过 1s	6	4	2	0	
	吹起有效（送气时胸廓有起伏）	5	0	0	0	
	送气次数 2 次	3	1	0	0	
	重复胸外按压和人工呼吸 5 个循环，按压通气比为 30∶2	3	0	0	0	
阶段评估	保持气道开放状态，检查颈动脉搏动及自主呼吸，环顾患者全身情况，时间 <10s	3	2	1	0	
	复苏未成功，继续 CPR；复苏成功，停止 CPR，进行后续治疗	3	1	0	0	
	复苏结束，整理用物，安慰患者，洗手，记录	2	1	0	0	
评价	动作迅速、准确、有效；操作程序正确	5	3	1	0	
合计		100				

第十九节　婴儿心肺复苏

一、婴儿心肺复苏流程(图 1-4-19-1)

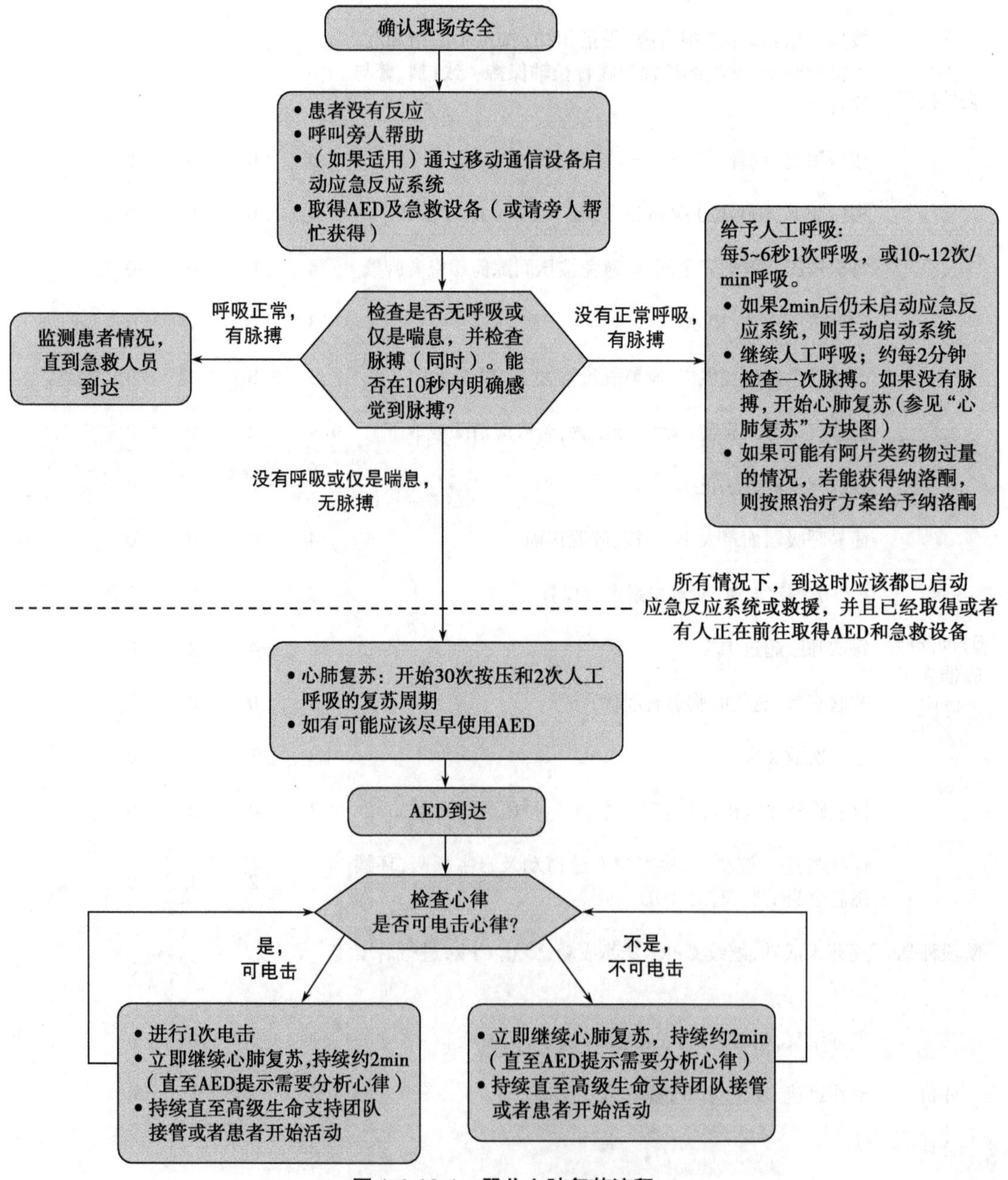

图 1-4-19-1　婴儿心肺复苏流程

二、单人施救婴儿 BLS 程序(图 1-4-19-2)

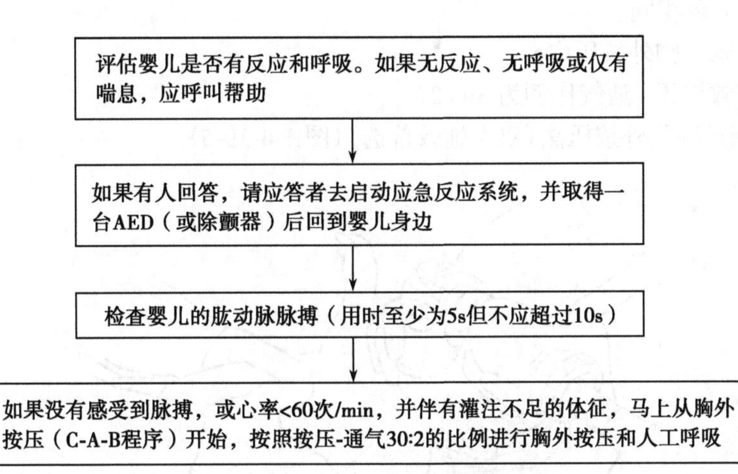

图 1-4-19-2　单人婴儿心肺复苏程序

三、婴儿心肺复苏要点

1. 检查肱动脉搏动(图 1-4-19-3)

(1)将 2 或 3 根手指轻轻按在婴儿的上臂内侧,肘和肩膀之间。

(2)检查脉搏用时至少 5s,但不超过 10s。

2. 胸外按压技术(图 1-4-19-4)

(1)婴儿胸部按压幅度约 4cm 或至少为胸壁前后径的 1/3。

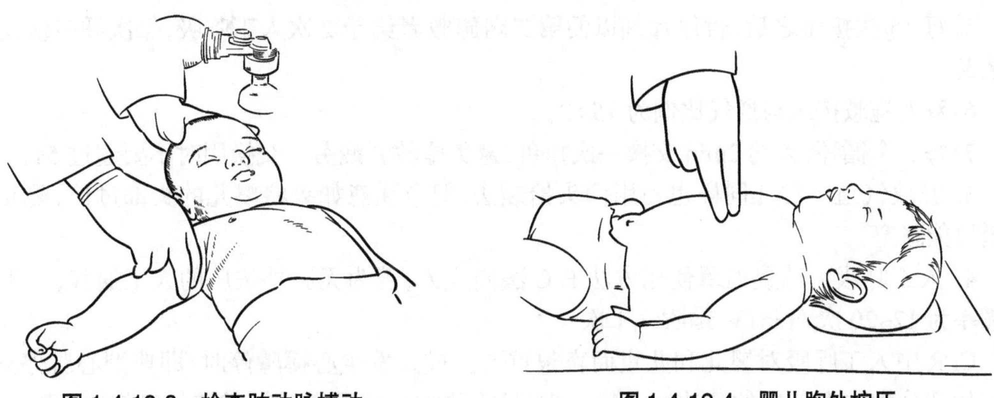

图 1-4-19-3　检查肱动脉搏动　　图 1-4-19-4　婴儿胸外按压

(2)双指外胸部按压技术(单人施救首选)

1)将婴儿置于坚硬、平坦的表面。

2)将 2 根手指放在婴儿胸部中央,双侧乳头连线中点正下方。不要按压胸骨末端。

3)用力快速按压。给予胸外按压时,应当将婴儿的胸骨按下大约其胸部厚度的 1/3(约 4cm),以至少 100 次 /min 的平稳方式进行按压。

4)每次按压结束后,确保胸壁完全回弹。胸部回弹使血液流入心脏,是胸外按压产生血流所必需的,胸部回弹不完全将减少由胸外按压所产生的血液流动。胸部按压和胸部回弹/放松时间应该大致相同。

5)应尽量减少胸外按压中断。

6)单人施救按压-通气比例为30:2

(3)双拇指环绕胸外按压法(双人施救首选)(图1-4-19-5)

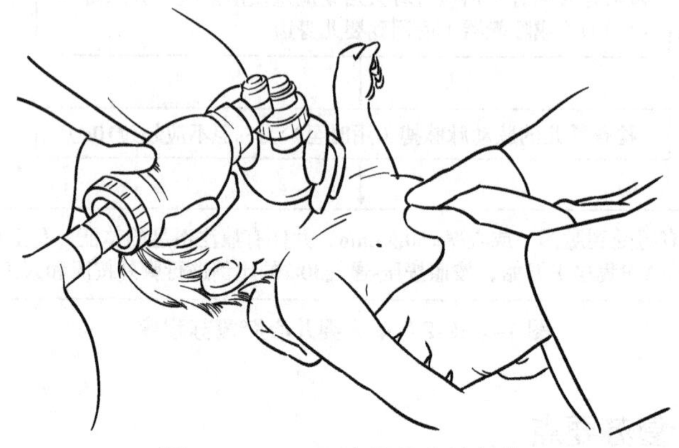

图1-4-19-5 双人婴儿心肺复苏

1)将两个拇指并排放在婴儿胸部中央的胸骨下半部。对于非常小的婴儿,拇指的放置可以重叠。

2)用双手环绕婴儿的胸部,并以其余手指支撑婴儿的背部。

3)用手环绕患儿胸部,使用两个拇指将胸骨按下,幅度及频率同双指按压法。

4)每次按压后,完全释放胸骨的压力,并让胸壁完全回弹。

5)每15次按压之后,暂停片刻以便第二名施救者给予2次人工呼吸,每次呼吸应使胸廓隆起。

6)双人施救按压与通气比例为15:2。

7)每5个循环,大约2min交换一次角色,避免施救者疲劳。交换用时不要超过5s。

3. 开放气道 婴儿同样也使用仰头抬颏法,但应注意如果将婴儿的头部过伸,婴儿的气道可能阻塞。

4. 人工呼吸 球囊面罩使用方法E-C法同成人,若为无胸外按压的人工通气,人工呼吸频率为12~20次/min(3~5s吹气1次)。

CPR中人工呼吸对婴儿和儿童而言很重要。成人发生心搏骤停时(即典型心脏停搏),在开始几分钟内血液中的氧浓度一般正常,只需要按压就可以维持足够的氧气输送到心脏和大脑;但发生心脏停搏的婴儿和儿童往往伴有呼吸衰竭或休克,这些疾病在心脏停搏前血液中的氧含量就已经减少。因此,对于大多数心脏停搏的婴儿和儿童,单纯进行胸外按压不能像"按压+人工呼吸"一样有效地将氧气输送到心脏和大脑。因此,务必在行CPR时为婴儿和儿童同时实施按压和人工呼吸。

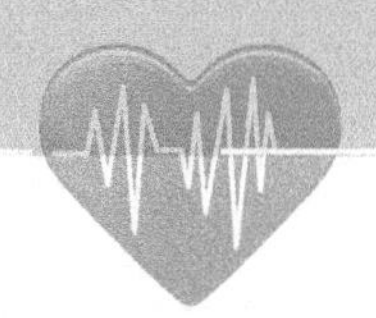

第五章　仪器设备使用

第一节　监　护　仪

一、目的

为危重症心脏患者在交接过程中能快速准确连接并调出生命体征数据，要求对监护仪进行规范化设置及使用。

二、监护仪设定

1. 屏幕显示设定　监护仪屏幕波道显示选择“6Waves*”(6 波道显示)，右下角显示时间。监护波道顺序由上至下依次为：心率、血氧饱和度、有创动脉血压、肺动脉压力(如不需监测可关闭)、中心静脉压、呼吸(图 1-5-1-1)。

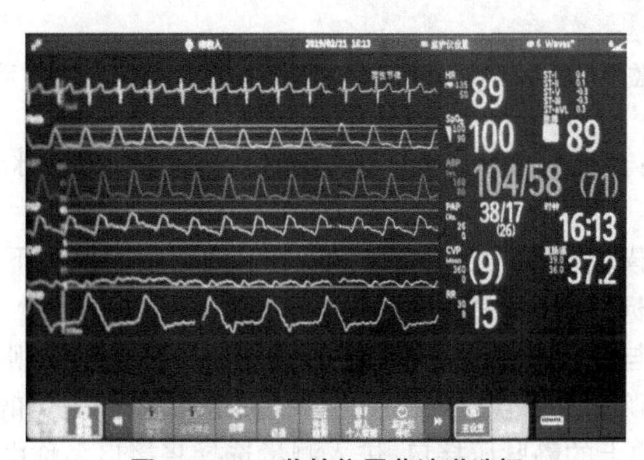

图 1-5-1-1　监护仪屏幕波道选择

2. 模块压力接口设定　监护仪模块接口名称固定。左上：上肢有创动脉血压。右上：中心静脉压。右下：肺动脉压(下肢有创血压)。与模块接口连接的压力线名称、位置固定(图 1-5-1-2、图 1-5-1-3)。

上肢有创动脉血压压力线连接患者端带有红色标志(图 1-5-1-4，见文末彩插)。

3. 注意事项

(1)使用过程中不更改监护仪屏幕波道选择模式，不更改监护仪显示波道名称。

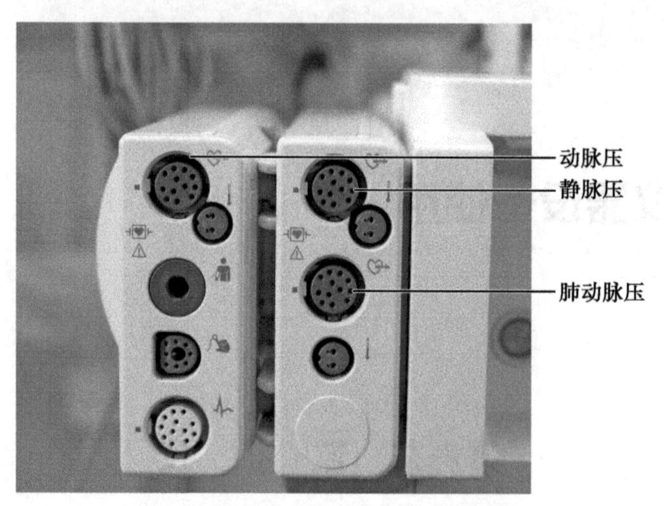

图 1-5-1-2　监护仪压力模块连接位置

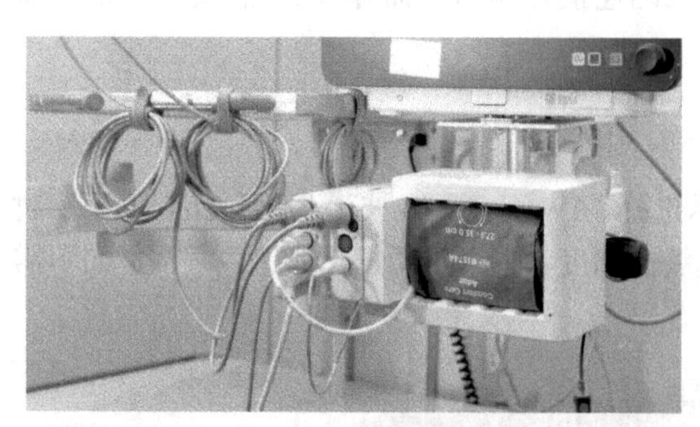

图 1-5-1-3　监护仪模块连接

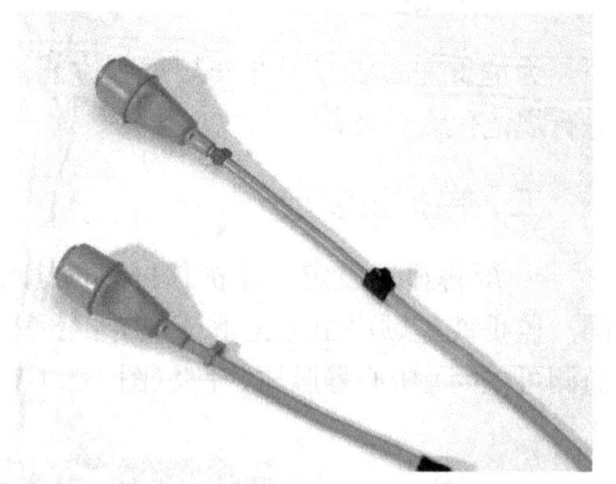

图 1-5-1-4　动脉血压连接线

(2)测量压力名称：上肢有创血压为 ABP，静脉压为 CVP，肺动脉压为 PAP，下肢有创血压为 ART。

(3)不更改监护仪模块所有压力接口名称。如需实时动态监测下肢血压，进入“测量选择”界面，将 PAP 接口标明改为 ART，不更改血压及静脉压接口。

(4)如有肺动脉压与中心静脉为同一个压力换能器用三通连接，则将静脉压力线拔下插入肺动脉压力接口，拔除漂浮导管后再将压力线插回静脉压接口。如需同时测量下肢血压，将所需换能器插入模块上的静脉压接口，进入测量选择将接口名称由 CVP 改为 ART，患者转走后按规范化设置归位。

(5)如需测量肺动脉压力，而肺动脉压力接口被停用，进入测量选择界面，激活 PAP 接口。

(6)如终末消毒将模块上所有压力线取下，再插回模块时将带有红色标志的压力线插入模块的血压接口，带有蓝色标志的压力线插入静脉压接口，如标志脱落及时上报。

三、有创动脉血压监测

经周围动脉插管，导管末端通过压力换能器接监测仪，这时在监测仪上显示的血压值就

是直接动脉内血压。

1. 目的 反映患者动脉血压的动态变化，协助病情分析；心脏病患者手术后以及其他重症患者，指导血管活性药物的使用与调节。

2. 置管部位 桡动脉、肱动脉、股动脉。

3. 评估

(1)评估监测仪器工作状态是否良好。

(2)评估患者病情、合作程度等。

4. 用物 套管针、压力套组、换能器连线、压力插件、加压输液袋、无菌手套、利多卡因、生理盐水、肝素钠、5ml注射器、胶布、无菌贴膜、安尔碘、棉签。

5. 操作步骤

(1)置管前准备

1)核对医嘱及患者信息。洗手、戴口罩。

2)取0.2ml肝素钠，加入500ml生理盐水中，标明配液名称、时间。

3)将肝素盐水放入加压输液袋内，加压至300mmHg，置于输液架上。

4)一次性压力套组连接肝素盐水并进行排气。

5)将压力套组、压力换能器连线、压力插件与心电监测仪紧密连接。选择压力监测标名"ABP"。

(2)置管(医生操作)

(3)置管后护理配合与监测

1)连接动脉穿刺针与压力传感器，无菌敷料妥善固定，注明穿刺时间和更换敷料时间。

2)试冲管路，观察是否通畅、有无气泡。

3)调整换能器高度与心脏同一水平(腋中线、第4肋间)。

4)压力归零。

5)开始测量压力。

6)根据监测仪显示动脉血压的数值和波形，选择最佳标尺(刻度)。

7)根据病情及测量结果设置动脉压报警上下限。

(4)动脉冲洗系统

1)当加压输液袋压力大于300mmHg时，可保持以每小时2~4ml的速度持续冲洗测压管路。

2)为保持管道通畅，防止动脉内血栓形成。

3)肝素盐水每12小时更换1次。

6. 注意事项

(1)妥善固定套管针及管路，防止管道扭曲及打折。

(2)当数值或波形发生异常变化时，除观察病情变化外，还应注意压力传感器是否与心脏保持同一水平，必要时应重新调试0点，并检查导管内有无回血、阻塞。

(3)当患者体位变动时，应重新调试0点，以保证所测结果准确。

(4)在进行抽血和冲管时，要严防空气进入导管内，引起空气栓塞。

(5)禁止从动脉测压导管输液。

(6)应密切观察穿刺肢体远端血运情况并记录。

(7)穿刺部位每日消毒一次、更换敷料并观察局部情况。置管7~10日后应拔除测压管，更换部位重新穿刺。

(8)当监测仪出现动脉压异常报警时，应及时查明原因并汇报医生进行处理。

(9)指导患者穿刺部位肢体不要弯曲，以免穿刺针打折而影响测量准确性；不要牵拉穿刺导管，以防脱出。

7. 评分标准(表 1-5-1-1)

表 1-5-1-1　有创动脉血压监测的操作评分标准

项目	技术操作要求	权重				实得分
		A	B	C	D	
目的	反映患者动脉血压的动态变化，协助病情分析	5	3	2	0	
	心脏病患者手术后以及其他重症患者，指导血管活性药物的使用与调节	5	3	2	0	
评估	评估监测仪器：工作状态是否良好	2	1	0	0	
	评估患者病情、合作程度等	3	1	0	0	
用物	套管针、压力套组、换能器连线、压力插件、加压输液袋、无菌手套、利多卡因、生理盐水、肝素钠、5ml 注射器、胶布、无菌贴膜、安尔碘、棉签	5	3	1	0	
操作步骤	核对医嘱及患者信息	2	1	0	0	
	向清醒患者解释操作目的，以争取配合	2	1	0	0	
	仪表整洁，洗手、戴口罩	3	1	0	0	
	配制肝素盐水，标明配液名称、时间	3	2	0	0	
	将肝素盐水放入加压输液袋内，加压至 300mmHg，置于输液架上	3	1	0	0	
	压力套组进行排气	3	1	0	0	
	将压力套组、压力换能器连线、压力插件与心电监测仪紧密连接	5	3	1	0	
	选择压力检测标名“ABP”	2	1	0	0	
	协助医生动脉置管操作	3	2	1	0	
	协助医生连接动脉压力套组	5	3	1	0	
	动脉穿刺针妥善固定，注明穿刺时间和更换敷料时间	5	3	1	0	
	试冲管路，观察是否通畅	5	3	1	0	
	压力归零	3	3	1	0	
	根据监测仪显示动脉血压的数值和波形，选择最佳刻度	3	3	1	0	
	根据病情及测量结果设置动脉压力报警上下限	3	3	1	0	
	再次核对患者，并向患者告知注意事项	3	1	0	0	
	洗手记录，整理用物、垃圾分类处理	3	1	0	0	

续表

项目	技术操作要求	权重				实得分
		A	B	C	D	
注意事项	妥善固定套管针及管路，防止管道扭曲及打折	3	2	1	0	
	当患者体位变动、数值或波形发生异常变化时，应重新调试0点，并检查导管内有无回血、阻塞，以保证所测结果准确	3	2	1	0	
	在进行抽血和冲管时，要严防空气进入导管内，引起空气栓塞	3	2	1	0	
	禁止从动脉测压导管输液	3	2	1	0	
	应密切观察穿刺肢体远端血运情况并记录	3	2	1	0	
	穿刺部位每日消毒1次、更换敷料并观察局部情况。置管7~10日后应拔除测压管，更换部位重新穿刺	3	2	1	0	
	当监测仪出现动脉压异常报警时，应及时查明原因并汇报医生进行处理	3	2	1	0	
	指导患者穿刺部位肢体不要弯曲，以免穿刺针打折而影响测量准确性；不要牵拉穿刺导管，以防脱出	3	2	1	0	
合计		100				

四、中心静脉压监测

中心静脉压指血液经过右心房及上下腔静脉胸段时产生的压力。参考值范围：5~12cmH_2O（4~9mmHg）。

1. 目的

（1）评估右心功能。

（2）评估全身循环血容量。

（3）指导输液量和输液速度。

2. 途径　经皮穿刺插管至上下腔静脉。

3. 用物　压力套组、换能器连线、压力插件、加压输液袋、生理盐水、肝素钠注射液、5ml注射器、安尔碘、棉签、胶布。

4. 评估

（1）评估监测仪器工作状态是否良好。

（2）评估患者病情及合作程度。

（3）评估深静脉穿刺部位情况（有无红肿、渗血、渗液，管路是否通畅）。

5. 操作步骤

（1）核对医嘱及患者信息。

（2）向清醒患者解释监测目的及操作方法，以取得配合。

（3）洗手、戴口罩。

（4）配制肝素盐水：取0.2ml肝素钠注射液，加入500ml生理盐水中，标明配液名称、时间。

(5)携用物至患者床旁。

(6)将肝素盐水放入加压输液袋内，加压至300mmHg，置于输液架上。

(7)一次性压力套组连接肝素盐水并进行排气。

(8)将压力套组、压力换能器连线、压力插件与心电监测仪紧密连接。

(9)选择压力监测标名“CVP”。

(10)正确选择测量CVP的管腔(尽量选择标注“Distal”端，避开输注血管活性药物的管腔)并消毒，与压力传感器相连接，用胶布妥善固定。

(11)试冲管路，观察是否通畅、有无气泡。

(12)调整换能器高度与心脏同一水平(腋中线第4肋间)。

(13)归零。

(14)开始测量压力。

(15)根据监测仪显示中心静脉压的数值和波形，选择最佳标尺(刻度)。

(16)根据病情及测量结果设置中心静脉压报警上下限。

(17)洗手，记录。

6. 注意事项

(1)体位变动时重新校正0点。

(2)保持导管的通畅和连接紧密，防止血栓脱落、堵塞影响测量结果。

(3)严防空气进入导管内，引起空气栓塞。

(4)咳嗽、情绪激动、呼吸深快、测压管路输入血管活性药物及使用呼吸机PEEP模式等情况时，均影响中心静脉压的数值，应注意识别和避免上述影响因素。

7. 临床意义

(1)CVP降低，血压降低，提示血容量不足。

(2)CVP正常，血压降低，可能为血容量不足或左心排出量低。

(3)CVP升高，血压正常，提示血容量过多或右心衰竭。

(4)CVP升高，血压升高，提示周围血管阻力增加，循环血量增多。

(5)CVP进行性升高，血压降低时，可能有心脏压塞或严重心功能不全。

8. 评分标准(表1-5-1-2)

表1-5-1-2　中心静脉压监测的评分标准

项目	技术操作要求	权重				实得分
		A	B	C	D	
目的	评价右心功能	3	1	0	0	
	评价全身循环血容量	3	1	0	0	
	指导输液量和输液速度	3	1	0	0	
评估	评估监测仪器：工作状态是否良好	5	3	1	0	
	评估患者病情、合作程度	5	3	1	0	
	评估深静脉穿刺部位情况	5	3	1	0	

续表

项目	技术操作要求	权重				实得分
		A	B	C	D	
用物	压力套组、换能器连线、压力插件、加压输液袋、生理盐水、肝素钠注射液、1ml 或 5ml 注射器、胶布、安尔碘、棉签	6	4	2	0	
操作步骤	向患者解释操作目的及方法，并取得配合	3	1	0	0	
	仪表整洁，洗手、戴口罩	3	1	0	0	
	将肝素盐水放入加压输液袋内，向袋内充气至压力为 300mmHg，挂在输液架上	5	3	1	0	
	压力套组进行排气	5	3	1	0	
	将压力套组、压力换能器连线、压力插件与心电监测仪紧密连接	5	4	2	0	
	选择压力检测标名“CVP”	4	3	2	0	
	正确选择测量 CVP 的管腔	5	3	1	0	
	试冲管路，观察是否通畅，有无气泡	5	3	1	0	
	压力归零	3	2	1	0	
	根据监测仪显示动脉血压的数值和波形，选择最佳刻度	3	2	1	0	
	根据测量结果设置动脉压力报警上下限	3	2	1	0	
	再次核对患者，告知注意事项	3	1	0	0	
	洗手记录，整理用物、垃圾分类处理	3	1	0	0	
注意事项	体位变动时重新校正 0 点	5	3	1	0	
	保持导管的通畅和连接紧密，防止血栓脱落、堵塞影响测量结果	5	3	1	0	
	严防空气进入导管内，引起空气栓塞	5	3	1	0	
	咳嗽、情绪激动、呼吸深快、测压管路输入血管活性药物及使用呼吸机 PEEP 模式等情况时，均影响中心静脉压的数值，应注意识别和避免上述影响因素	5	3	1	0	
合计		100				

五、动脉血氧饱和度监测

动脉血氧饱和度（SaO_2）：是动脉血气分析中反映血红蛋白携氧能力的指标，正常值>95%。

经皮动脉血氧饱和度（SpO_2）：是指用脉搏血氧计测量所得的动脉血氧饱和度。

1. 目的

(1) 反映患者的氧合情况，及时发现尚未出现临床症状的早期低氧血症。

(2) 计数脉率

2. 评估

(1) 评估患者身体状况、意识状态。吸氧患者应评估吸氧流量。

(2)评估患者局部皮肤或指(趾)甲情况。

(3)评估周围环境光照条件,是否有电磁干扰。

(4)评估检测仪器功能是否完好。

3. 用物　多功能监护仪(或脉搏血氧饱和度监测仪)、监测模块及导线。

4. 操作步骤

(1)核对医嘱及患者信息。

(2)向清醒患者解释操作目的及方法以取得患者配合。

(3)清洁患者局部皮肤及指(趾)甲。

(4)将传感器正确安放于患者手指、足趾或者耳郭处,使光源透过局部组织。传感器固定稳妥,确保接触良好。

(5)根据患者病情调整波幅及报警界限。

(6)告知患者和家属不可随意摘取传感器,避免在监测仪附近使用手机,以免干扰监测波形,影响数值测定。

(7)保持肢体末梢温度,使测量数据准确。

(8)影响测量值的因素

1)指(趾)端皮肤冰冷,末梢循环差。

2)探头松脱或与主机接触不良。

3)监测肢端血供障碍。

4)患者严重贫血。

5)被测部位剧烈运动。

6)其他:传感器位置不当,光电检测管没有正对发光管,涂指(趾)甲油,血管内染色剂,一氧化碳中毒,黄疸等。

5. 注意事项

(1)监测过程中应注意排除影响测量准确性的各种干扰因素。

(2)定期更换传感器位置,防止皮肤损伤。

6. 评分标准(表 1-5-1-3)

表 1-5-1-3　动脉血氧饱和度监测操作的评分标准

项目	技术操作要求	权重				实得分
		A	B	C	D	
目的	反映患者的氧合情况,及时发现尚未出现临床症状的早期低氧血症	3	1	0	0	
	计数脉率	3	1	0	0	
评估	评估患者身体状况、意识状态。吸氧患者应评估吸氧流量	5	3	1	0	
	评估患者局部皮肤或指(趾)甲情况	5	3	1	0	
	评估周围环境光照条件,是否有电磁干扰	5	3	1	0	
	评估检测仪器功能是否完好	5	3	1	0	

续表

项目	技术操作要求	权重				实得分
		A	B	C	D	
用物	多功能监护仪(或脉搏血氧饱和度监测仪)、监测模块及导线	5	3	1	0	
操作步骤	核对医嘱及患者信息	6	3	1	0	
	向清醒患者解释操作目的及方法,以取得患者配合	6	3	1	0	
	清洁患者局部皮肤及指(趾)甲	6	3	1	0	
	将传感器正确安放于患者手指、足趾或者耳郭处,使其光源透过局部组织。传感器固定稳妥,确保接触良好	15	8	5	0	
	根据患者病情调整波幅及报警界限	6	3	1	0	
	告知患者和家属不可随意摘取传感器,避免在监测仪附近使用手机,以免干扰监测波形,影响数值测定	6	3	1	0	
	保持肢体末梢温度,使测量数据准确	6	3	1	0	
注意事项	监测过程中应注意排除影响测量准确性的各种干扰因素	5	3	1	0	
	定期更换传感器位置,防止皮肤损伤	5	3	2	0	
提问	问:影响测量值的因素 答:1)指(趾)端皮肤冰冷,末梢循环差。 2)探头松脱或与主机接触不良。 3)监测肢端血供障碍。 4)患者严重贫血。 5)被测部位剧烈运动。 6)其他:传感器位置不当,光电检测管没有正对发光管,涂指(趾)甲油,血管内染色剂,一氧化碳中毒,黄疸等。	8	6	3	0	
合计		100				

第二节　呼　吸　机

一、目的

1. 维持合适的肺泡通气量。
2. 改善肺的氧合功能。
3. 减轻呼吸肌负荷、减少呼吸做功,降低肺和心脏负荷。
4. 改善呼吸困难。
5. 减少人工通气的并发症(如气压伤、肺不张、低血压、人机对抗等)。

二、呼吸机参数的初始设定

心脏术后常用通气模式：容量控制下同步间歇指令通气（volume control-synchronized intermittent mandatory ventilation，VC-SIMVE）。（表 1-5-2-1、表 1-5-2-2）

表 1-5-2-1 心脏术后通气模式的种类及其特点

通气模式	内容	特点
容量控制通气	通过设定潮气量（tidal volume，VT）和频率（f），用固定的指令每分钟通气量（minite ventilation，MV）进行容量控制通气。适用于无自主呼吸的患者	优点：保证潮气量和分钟通气量，多数情况下能够提供全部的通气支持 缺点：气道压力变化比较大，有可能出现过高的压力，气压伤的可能性比较大。通气参数的设定难以完全适合患者需要，对于有明显自主呼吸的患者，比较容易出现人机对抗
同步间歇指令通气	一种混合同期模式，通过设定潮气量和频率，确定指令每分钟通气量。患者可在指令通气间进行自主呼吸。适用于呼吸衰竭的恢复和撤机过程中	特点：保证患者最低通气要求的同时允许患者自主呼吸；自主呼吸易与呼吸机协调，减少对镇静剂的需要；合理使用可以锻炼患者的呼吸能力，促进脱机
压力控制通气	设定的压力值由呼吸机控制，容量取决于所设定的压力值，吸气时间和患者的肺顺应性	优点：能够控制气道压力，气压伤的可能性降低，有利于肺泡开放和气体分布 缺点：潮气量不保证（决定于呼吸系统的有效顺应性和给予的吸气压力和时间）
双相气道正压	压力控制通气和自主呼吸相结合，并在持续正压通气（continuous postive airway，CPAP）水平上叠加一个可调的支持压力。总每分通气量中指令通气部分由吸气压 Pinsp、呼气末正压（positive end expiratory pressure，PEEP）和频率设置	通过两种压力水平间转换，允许自主呼吸在两个压力水平上随意发生呼吸容量变化，提高人机配合程度，达到辅助通气的目的
压力支持通气	呼吸机在吸气相提供压力支持，呼吸频率、吸气时间和呼气时间由患者自主调节，所有呼吸必须由患者触发	需调整好触发灵敏度及压力支持水平，注意后备通气的设置，以保证安全

表 1-5-2-2 呼吸机主要参数的设定

项目	常规设定值
潮气量	成人：体重（kg）×（8~10）（注意：体重超过 80kg 按 80kg 计算） 儿童：体重（kg）×（10~12）
呼吸次数	12~22 次 /min，成人：12~16 次 /min，儿童：16~22 次 /min，可根据年龄和病情进行调整
吸入氧浓度	术后早期设定为 80%，然后根据血气 PaO_2 或 SpO_2 进行调整，通常可调至 45%~60%，当氧浓度低于 60% 时，通常不会导致氧中毒。如果存在氧合功能异常，则需要使用 PEEP 来协助改善氧合功能后，再逐渐缓慢降低
呼吸时间比	根据呼吸次数调节吸呼比，通常设定为 1∶2 左右

续表

项目	常规设定值
呼气末正压（PEEP）	可预防肺泡以及支气管的萎陷和闭塞，增加呼气末肺容量，维持肺泡的开放，有利于改善肺的氧合功能。心血管术后常规设定值为 2~8cmH$_2$O
压力支持（PS）	通常设定值为 6cmH$_2$O
灵敏度	调节触发灵敏度的主要目的是人机呼吸节律协调，减少患者的吸气努力，降低呼吸功，防止人机对抗。压力触发水平一般设定在基线压力下 0.5~1.0cmH$_2$O，流量触发一般设定在基础气流下 1~4L/min。设置原则：在不引起误触发的前提下，越灵敏越好
报警限	吸气压上限为 40cmH$_2$O、呼吸频率上限为 40 次 /min、呼吸频率下限为 4 次 /min、窒息通气时间为 15s、潮气量与分钟通气量上下限与实际值上下浮动 50%。注意：根据血气结果合理调整相应参数以达到临床治疗效果

三、呼吸机报警

1. 报警是呼吸机应用过程中，超过预设的要求及安全范围而发出的警示信号，一般包括声、光两种信号。根据可能危及生命的程度分为一类报警、二类报警和三类报警。

(1) 一类报警：可能会立即危及生命，需迅速处理的报警。此类报警不能被人工消除。常见问题有断电或供电不足、窒息、气源压力不足、气源压力过度、呼气阀和计时器失灵。

(2) 二类报警：具有潜在危及生命的因素，需要较快处理的报警。此类报警可以被人工消除报警声音。常见原因：各种通气参数如压力、潮气量、通气量、通气频率、氧浓度等超出预设范围，也见于备用蓄电池电量不足、管路漏气、空气氧气混合器失灵、气路部分阻塞、湿化温度过高或过低、PEEP 过大或过小等。

(3) 三类报警：不会危及生命的报警。

2. 呼吸机使用中常见报警的处理（表 1-5-2-3）

表 1-5-2-3 呼吸机常见报警原因及处理方法

常见报警	原因及处理
气道压力过高	首先考虑有无呼吸道阻塞，并及时清理
	呼吸机管道打折或积水
	气管插管打折或狭窄，其检查方法是用鼻导管吸痰时是否有阻力，并及时请麻醉科予以处理
	考虑患者是否发生气管痉挛，并及时报告医生
	检查报警限设置
气道压力过低	呼吸机管路漏气，并做相应处理
	气管插管过浅，每班应测量气管插管距门齿距离
	气囊漏气，每 6 小时应测量气囊压力，保持在 25~30cmH$_2$O 范围内
	检查报警限设置
潮气量过低	主要原因为漏气，参考气道压力过低的原因及处理
潮气量过高	如超出设定值，及时报告医工科，更换流量传感器
窒息报警	患者窒息时间超过所设阈值，检查呼吸频率
流量传感器不工作	重新安装或更换

第三节　微　量　泵

微量泵是一种新型泵力仪器，能根据需求将药液精确、匀速、持续地泵入患者体内，使药物在体内保持有效血药浓度以抢救危重患者。

一、目的

1. 小剂量使用某种药物保证准确给药。

2. 针对新生儿、婴幼儿患者：病情重、体重小，每小时液体入量控制较严格。

3. 输注止痛、镇静类药物。

二、评估

1. 患者病情、穿刺部位局部皮肤及输液管路是否通畅（用 5ml 空注射器回抽 2~3ml 血，然后用肝素盐水 / 生理盐水冲净管路）。

2. 微量泵工作状态良好，有蓄电。

3. 向患者解释使用微量泵的目的。

三、用物

微量泵、电源线、50ml 注射器、一次性延长管、药物标识、治疗盘、安尔碘、棉签、手消液、污物碗、5ml 注射器、肝素盐水。

四、微量泵的药物配制

1. 洗手、戴口罩。

2. 血管收缩剂（mg）= 患者体重（kg）× 3（外科常见配制方法）

例：配制多巴胺，患者 60kg × 3=180mg，加入 5% 葡萄糖注射液 /0.9% 氯化钠至 50ml，1ml/h=1μg/（kg·min）。

血管扩张剂 = 患者体重（kg）× 0.3（或 0.6）mg。

例：配制硝酸甘油，患者 60kg × 0.3=18mg，加入 5% 葡萄糖注射液 /0.9% 氯化钠至 50ml，1ml/h=0.1μg/（kg·min）。

注意：微量泵用药物可提前不超过 30 分钟配制待用。

3. 按无菌原则配制药液，配制后的药液在注射器及延长管固定位置上粘贴药物标识，注明：配制方法、剂量、溶剂、时间，粘贴标识以不遮挡刻度线为原则（图 1-5-3-1）。

4. 连接注射器与一次性延长管，延长管前端粘贴标识（图 1-5-3-2）。将注射器放置无菌治疗盘中。

五、微量泵操作程序

1. 核对医嘱及患者信息。备齐、检查用物完整性及有效期。

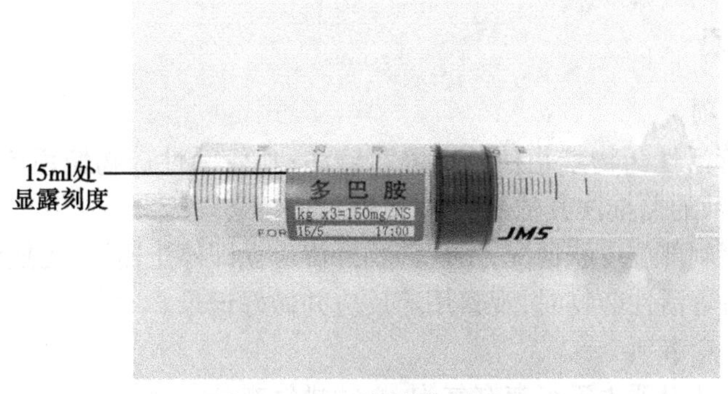

图 1-5-3-1　注射器上标识

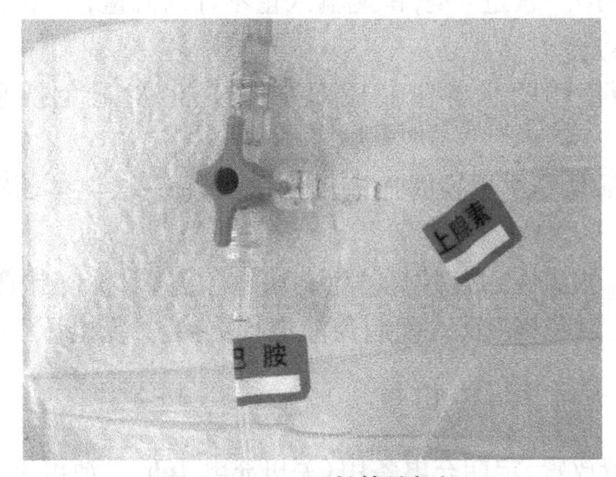

图 1-5-3-2　延长管端标识

2. 携用物至患者床旁，向清醒患者解释，以取得配合。

3. 观察患者循环变化，评估心率、血压。

4. 确认微量泵备用状态，连接电源，妥善固定 / 放置微量泵，打开电源开关。

5. 将注射器固定在泵上，遵医嘱设定输注速度，排尽延长管内空气。

6. 再次核对医嘱及患者信息，评估患者生命体征，将延长管与深静脉管路连接。

7. 按 “开始（START）” 键，打开三通或输液管路卡子，观察绿灯闪烁为正常工作。

8. 操作后核对患者医嘱及信息，确认微量泵处于工作状态，管路通畅，再次评估患者循环变化，测量血压，观察并询问患者感受。

9. 告知患者注意事项：不可剧烈活动；不要自行搬动或者调节微量泵；有不适感觉或机器报警时及时通知医护人员。

10. 遵医嘱调整微量泵各项数值时，按 “暂停（STOP）” 键，然后按 “上、下” 调节键调整数值，调整完毕后按 “开始（START）” 键。如泵入血管活性药物时，调整微量泵数值前后需测量血压。

11. 整理用物，垃圾分类处理。

12. 洗手，签字，记录。

六、注意事项

1. 使用注意事项

(1)大剂量血管活性药物禁止从外周静脉输注；血管活性药物使用单独输液通路，禁止从血管活性药物输液通路推注其他药物。

(2)定时观察穿刺部位皮肤情况，发现药物外渗应立即停止输注，更换穿刺部位。

(3)初次使用血管活性药物时，观察用药反应并做好记录。

2. 药物更换注意事项

(1)更换药物时注射器内不可存有气泡，必须排气充分。

(2)注射器圈边必须插入注射泵的圈边固定槽中。

(3)暂停状态下按两次“快进”键，快速输入量不计入总量，工作中同时按“快进”+“总量”，快进输入量计入总量。

(4)对血管活性药依赖的患者应使用双泵更换药物，避免换泵时导致血流动力学改变。

(5)密切观察血管活性药物更换时血流动力学参数变化，调整药物输注速度时，需严格记录。

3. 报警注意事项 报警指示灯闪烁：“管路堵塞”应查看深静脉管路及延长管管路是否堵塞。“残留提示”“注射完毕”及时配制药液进行更换。“低电压”查看电源线连接情况，必要时更换微量泵。

4. 维护注意事项

(1)微量泵固定位置放置，定期充电备用(关机充电 16h，电池可供泵工作 3h 以上)。

(2)终末清洁微量泵时需擦拭“推钮”并测试卡子能否正常弹出、归位。

5. 转运时注意事项 患者转运时，需固定在输液杆上，微量泵方向必须与行走方向一致，避免微量泵的磕碰甚至坠落。

七、评分标准(表 1-5-3-1)

表 1-5-3-1 微量泵的应用操作评分标准

项目	技术操作要求	权重				实得分
		A	B	C	D	
目的	小剂量使用某种药物，用闭式输液器难以保证准确给药	2	1	0	0	
	针对新生儿、婴幼儿患者：病情重、体重小，每小时液体入量控制较严格	2	1	0	0	
	输注止痛、镇静类药物	2	1	0	0	
评估	核对医嘱及患者	3	1	0	0	
	评估患者病情、穿刺部位皮肤及输液管路是否通畅	3	2	1	0	
	评估微量泵是否正常使用、蓄电情况	3	2	1	0	

续表

项目	技术操作要求	权重				实得分
		A	B	C	D	
用物	微量泵、电源线、50ml注射器、一次性延长管、药物标识、治疗盘、安尔碘、棉签、手消液、污物碗、5ml注射器、肝素盐水	5	3	1	0	
操作步骤	洗手、戴口罩	3	2	1	0	
	双人核对医嘱及药物名称、剂量	3	0	0	0	
	无菌操作、三查七对。正确计算和配制药液	3	2	1	0	
	注射器、延长管上粘贴标识位置正确，标识内容清晰、全面	3	2	1	0	
	再次核对医嘱及患者信息，将注射器放入治疗盘中	3	2	1	0	
	备齐并携用物至患者床旁，核对患者	3	0	0	0	
	向清醒患者解释，以取得配合	3	2	1	0	
	观察患者循环变化，评估血压。确认微量泵备用状态，连接电源，打开开关	4	3	2	1	
	将注射器固定在泵上，遵医嘱设定输注速度，排尽延长管内空气	4	5	3	2	
	再次核对，评估患者生命体征，将延长管与深静脉管路连接	4	3	2	1	
	按“开始(START)”键，打开三通或输液管路卡子，观察绿灯闪烁为正常工作	4	3	2	1	
	调整微量泵数值时，操作顺序正确。调整血管活性药物数值前后需评估患者心率、血压	3	2	1	0	
	停止药物泵入操作正确	5	3	1	0	
	操作后再次核对及评估正确	4	3	2	1	
	整理用物，垃圾分类处理	3	1	0	0	
	洗手，签字，记录	3	1	0	0	
注意事项	问：使用注意事项 答：(1)大剂量血管活性药物禁止从外周静脉输注；血管活性药物使用单独输液通路，禁止从血管活性药物输液通路推注其他药物。 (2)定时观察穿刺部位皮肤情况，发现药物外渗应立即停止输注，更换穿刺部位。 (3)初次使用血管活性药物时，观察用药反应并做好记录。	5	3	1	0	

续表

项目	技术操作要求	权重				实得分
		A	B	C	D	
注意事项	问:药物更换注意事项 答:(1)更换药物时注射器内不可存有气泡,必须排气充分。 (2)注射器圈边必须插入注射泵的圈边固定槽中。 (3)暂停状态下按两次“快进”键,快速输入量不计入总量,工作中同时按“快进”+“总量”,快进输入量计入总量。 (4)对血管活性药依赖的患者应使用双泵更换药物,避免换泵时导致血流动力学改变。 (5)密切观察血管活性药物更换时血流动力学参数变化,调整药物输注速度时,需严格记录。	5	3	1	0	
	问:报警注意事项? 答:报警指示灯闪烁:“管路堵塞”应查看深静脉管路及延长管管路是否堵塞。“残留提示”“注射完毕”及时配制药液进行更换。“低电压”查看电源线连接情况,必要时更换微量泵。	5	3	1	0	
	问:维护注意事项? 答:(1)微量泵固定位置放置,定期充电备用(关机充电16h,电池可供泵工作3h以上)。 (2)终末清洁微量泵时需擦拭“推钮”并测试卡子能否正常弹出、归位。	5	3	1	0	
	问:转运时注意事项 答:患者转运时,需固定在输液杆上,微量泵方向必须与行走方向一致,避免微量泵的磕碰甚至坠落。	5	3	1	0	
合计		100				

第四节　简易呼吸器

一、目的

1. 改善患者的通气状况,如:急性缺氧时人工给氧、行CPR时的人工通气、行气管插管前加压给氧。

2. 经气管插管吸痰时膨肺。

二、评估

1. 评估患者意识。

2. 评估有无口腔分泌物及义齿。

3. 简易呼吸器各部件是否完好及面罩型号。

三、组件

面罩、球囊、吸氧管、储氧袋、呼气阀、鸭嘴阀、压力安全阀、吸气阀(图 1-5-4-1)。

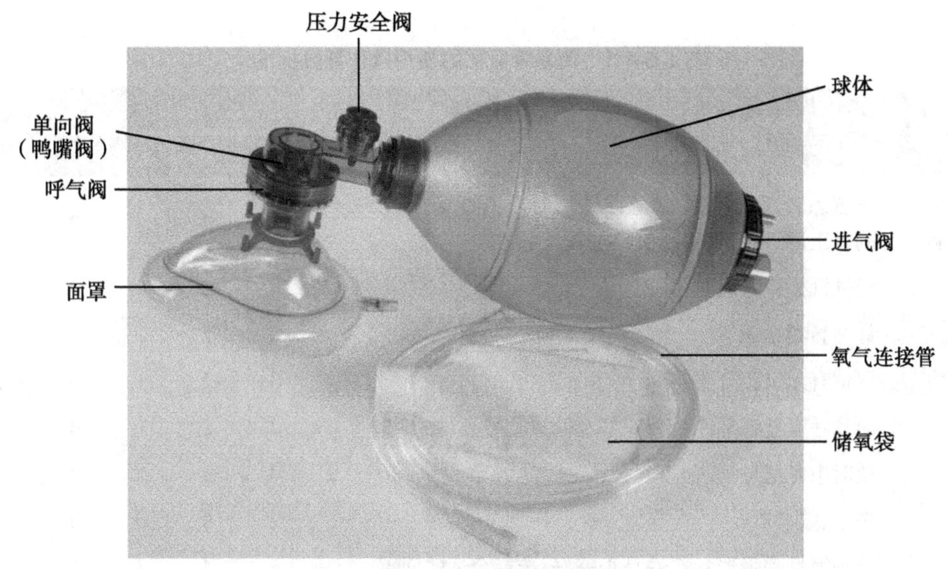

图 1-5-4-1　简易呼吸器部件

四、操作步骤

1. 核对患者信息。

2. 洗手、戴口罩。

3. 操作前检查简易呼吸器各部件是否完好,选择合适的面罩,无菌安装简易呼吸器并双人核对。

4. 患者仰卧位,清除口鼻咽腔分泌物,开放气道(必要时放置口咽通气管)。

5. 用 E-C 法将面罩固定于面部。

6. 挤压气囊,每次送气时间大于 1s。

7. 频率:成人 10~12 次 /min;儿童 12~20 次 /min。

8. 观察患者胸廓起伏,判断有无自主呼吸。

9. 使用后将简易呼吸器用无菌治疗巾包裹,放置操作台上备用。

10. 再次核对。

11. 洗手、签字、记录。

五、注意事项

1. 使用前需评估鸭嘴阀是否正常工作,无菌安装简易呼吸器并双人核对。

2. 通气时必须密切观察:患者胸廓起伏情况;观察患者口唇与面部颜色的变化、患者有无自主呼吸。

3. 简易呼吸器使用后需送供应室消毒。

4. 容量应根据患者的年龄和体重选择合适大小的简易呼吸器，成人：1 500ml；儿童：600ml；婴儿：280ml。

六、评分标准（表 1-5-4-1）

表 1-5-4-1　简易呼吸器的使用操作评分标准

项目	技术操作要求	权重				实得分
		A	B	C	D	
目的	改善患者通气状况，如急性缺氧时人工给氧、行 CPR 时的人工通气、行气管插管前加压给氧	4	2	0	0	
	经气管插管吸痰时膨肺	4	2	0	0	
评估	评估患者意识	3	2	1	0	
	评估有无口腔分泌物	3	2	1	0	
	简易呼吸器各部件是否完好及面罩型号	3	2	1	0	
操作步骤	核对患者信息	4	3	2	0	
	洗手、戴口罩	2	0	0	0	
	检查简易呼吸器各部件是否完好，选择合适的面罩	5	4	3	1	
	无菌原则安装简易呼吸器并双人核对	10	5	1	0	
	协助患者仰卧，清除口鼻咽腔分泌物，开放气道	8	6	3	0	
	用 E-C 法将面罩固定于面部	8	4	2	0	
	挤压气囊，每次送气时间大于 1s	6	4	2	0	
	挤压频率：成人 10~12 次 /min；儿童 12~20 次 /min	5	3	1	0	
	观察患者胸廓起伏，判断有无自主呼吸	5	3	1	0	
	使用后将简易呼吸器用无菌治疗巾包裹，放置操作台上备用	4	3	2	0	
	核对	3	0	0	0	
	洗手、签字、记录	3	1	0	0	
注意事项	使用前需评估鸭嘴阀是否正常工作，无菌原则安装简易呼吸器并双人核对	5	3	2	0	
	通气时必须密切观察：患者胸廓起伏情况；观察患者口唇与面部颜色的变化、患者有无自主呼吸	5	3	2	0	
	简易呼吸器使用后需送供应室消毒	5	3	2	0	
	根据患者的年龄和体重选择合适大小的简易呼吸器	5	3	2	0	
合计		100				

第五节　除　颤　器

心脏电复律是终止各种快速性心律失常及心室颤动的一种最有效的方法，可分为同步电复律和非同步电除颤两种方式（表 1-5-5-1）。

大多数成人突发非创伤性心搏骤停的原因是心室颤动，应在心搏骤停后的（3±1）分钟内给予除颤，推荐 1 岁以上小儿及成人均可使用电除颤治疗。

表 1-5-5-1　心脏电复律方式

类型	放电方式	适应证
同步电复律	以患者自身的心电信号为触发方式（通常为 R 波）	房颤、房扑、有脉室速
非同步电除颤	无心动周期，任意时期放电	室颤、无脉室速

本次操作以非同步电除颤为例：

一、目的

在极短暂的时间内给心脏通入高压强电流，使心肌瞬间同时除极，消除异位快速心律失常，使之恢复窦性心律。

二、评估

1. 非同步电除颤的指征　患者心率为室颤、室扑或无脉搏的室速。

2. 除颤的时机

（1）有除颤器在场的情况下，心电监护显示为室颤或突然意识丧失、心搏骤停的情况，应立即除颤，从发生室颤到给予电击的时间不应超过 3min。如果在患者发生意识丧失和室颤到获得除颤器之间有一段时间间隔，则应先实施 CPR，直至除颤器到位后再开始除颤。

（2）当急救人员到达未被目击的成人猝死现场或儿童发生意识丧失时，在检查心电图和除颤前应先给予 5 个周期（约 2min）的 CPR。

三、用物

除颤器（图 1-5-5-1）、导电糊、纱布。

四、操作步骤

1. 手柄电极板除颤

（1）发现患者室颤，一名护士立即为患者取复苏体位，解开衣领、腰带，进行胸外按压，同时其他人通知医生，推抢救车、除颤器、记录抢救时间。

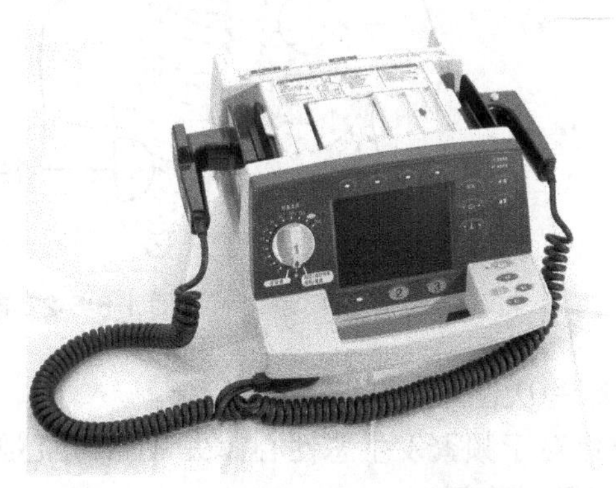

图 1-5-5-1　除颤器

(2)操作前确认除颤器处于备用状态，可以正常使用，连接电源。

(3)评估患者皮肤是否完整、干燥，有无内置起搏器。

(4)开机，确认除颤方式是否为“非同步”(通常显示屏上无特殊显示即为非同步，同步方式显示为“Sync”)。

(5)电极板涂导电糊或垫盐水纱布，目的在于使电极板与胸部皮肤紧密接触，以减少皮肤阻力，易于导电，防止皮肤被电灼伤。

(6)确认患者心律：通过心电监护或除颤器电极板贴紧患者胸壁，选择除颤器导联为“电极板(PADDLES)”方式，即刻评估患者心律。患者若仍为室颤，准备除颤。

(7)遵医嘱选择合适电量，充电。

1)成人(体重大于 25kg 或身高大于 127cm)。

a. 首次电击能量：双相除颤电流 120~200J，单相除颤电流 360J，单相或双相标注不明就设定为 200J。

b. 再次电击能量：应相当或大于前一次的电击能量，单相除颤电流最大不超过 360J，双相除颤电流最大不超过 200J。

2)儿童：首次电量 2J/kg，最高不超过 10J/kg。

(8)电极板放置位置准确，与患者皮肤密切接触。

1)标准位置：一个电极板位于胸骨右缘 2~3 肋间，另一个电极板(有充电按钮)位于左侧腋中线第 5 肋间(乳房左侧)(图 1-5-5-2)。两个电极板相距 10~15cm，每个电极板上的压力相当于 10kg 的压力(电极板接触指示灯全亮)。

2)对装有永久起搏器的患者，应避免将电极板放置于仪器附近(10cm)，除颤后应监测起搏器的工作状态；装有临时起搏器的患者，应迅速断开起搏器中继线与起搏器的连接，除颤后评估心律并连接起搏器。

(9)操作者提醒自己及床旁所有人员身体避开床缘，按放电钮放电。

(10)继续行 5 个周期 CPR，然后评估除颤效果。

(11)除颤成功后整理患者衣物，取舒适卧位，评估皮肤有无电灼伤并清洁。

(12)整理好除颤器，除颤器充电备用，洗手、记录。

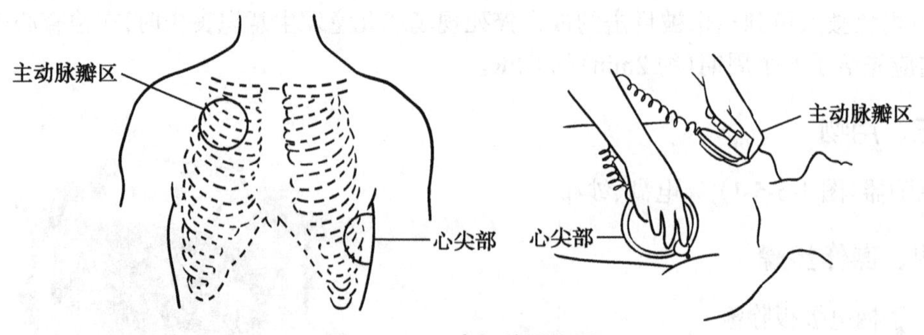

图 1-5-5-2 电极放置位置

2. 一次性除颤电极板除颤

(1)对于频繁发生恶性心律失常、部分心脏外科手术的患者可连接一次性除颤电极板，有利于及时除颤。

(2)操作步骤

1)操作前确认除颤器处于备用状态,连接电源。

2)为患者取复苏体位,解开衣物,评估皮肤是否完整、干燥,有无内置起搏器。

3)连接一次性除颤电极板:拔出除颤器上手柄电极板连接线,将一次性除颤电极板先连接至转换接头上再将接头连接到除颤器(图 1-5-5-3)。

4)给患者粘贴一次性除颤电极板,与患者皮肤紧密接触,粘贴位置:一个电极板位于胸骨右缘 2~3 肋间,另一个电极板位于左侧腋中线第 5 肋间(乳房左侧)。在行外科手术或紧急床旁开胸时,为避免影响消毒位置,可贴于双侧腋中线。

5)开机,确认除颤方式是否为"非同步",再次评估心律。

6)选择合适电量,按除颤器上充电钮充电。

7)操作者提醒自己及床旁所有人员身体避开床缘,按放电钮放电。

8)行 5 个周期 CPR,然后评估除颤效果。

9)除颤成功后整理患者衣物,取舒适卧位。

10)洗手,记录。

(3)心内除颤电极板除颤

1)患者在心脏手术过程中发生恶性心律失常需进行心内除颤。

2)操作前确认除颤器处于备用状态,连接电源。

3)台下护士从抢救车取出心内除颤电极板,确认包装无潮湿、破损、消毒灭菌指示卡显示灭菌合格,在有效期内可以使用。

4)台下护士将心内除颤电极板打到台上,注意严格执行无菌操作。

5)连接心内除颤电极板:拔出除颤器上手柄电极板连接线,将心内除颤电极板连接至除颤器(分体式心内除颤电极板需先将电极板连接至转换接头再连接至除颤器)(图 1-5-5-4、图 1-5-5-5)。

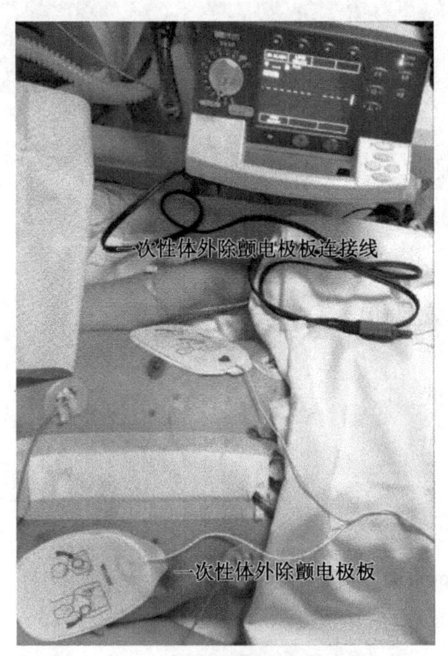

图 1-5-5-3　一次性除颤电极板连接

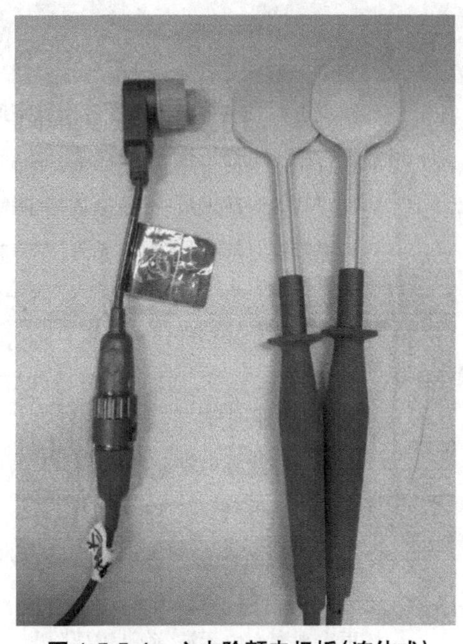

图 1-5-5-4　心内除颤电极板(连体式)

6）开机，确认除颤方式是否为“非同步”，再次评估心律。

7）选择合适电量，心内除颤电量最多不超过50J。

8）台下人员按充电按钮充电。

9）操作者提醒自己及床旁所有人员身体避开床缘，进行放电。连体式心内除颤电极板可由手术台上操作者进行放电，分体式心内除颤电极板须由台下人员进行放电。

10）评估除颤效果。

11）手术结束后将心内除颤电极板送至供应室消毒灭菌。

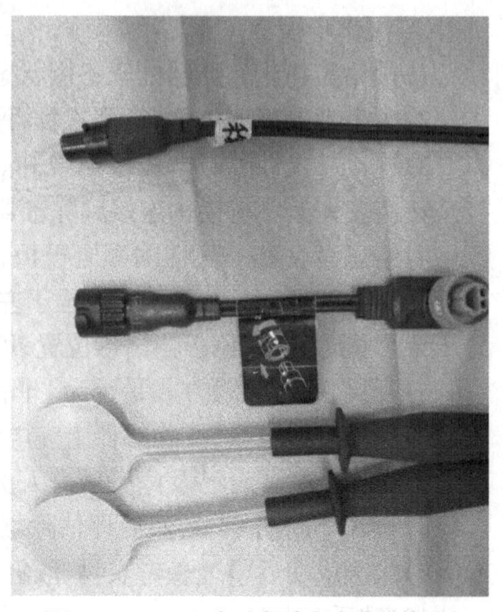

图 1-5-5-5　心内除颤电极板（分体式）

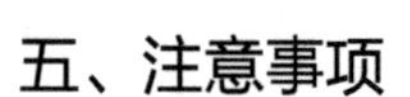

五、注意事项

1. 除颤后一次性除颤电极板需保留，直至患者心律稳定后方可揭除。在拍床旁胸片时，需暂时将一次性除颤电极板移开，避免影响胸片结果。

2. 患者突然倒地无心电监护时，可应用除颤器电极板（PADDLES）模式快速评估患者心律。

六、评分标准（表 1-5-5-2）

表 1-5-5-2　除颤器使用的操作评分标准

项目	技术操作要求	权重				实得分
		A	B	C	D	
操作步骤	发现患者心电示波为室颤或无脉室速	2	1	0	0	
	快速排除电极干扰、电极脱落、导线脱开并确定心律	4	2	0	0	
	呼叫其他医护人员，准备抢救车、除颤器，记录抢救时间	4	2	0	0	
	为患者取复苏体位，解开衣服，左臂充分外展	3	1	0	0	
	评估患者皮肤是否完整、干燥，有无起搏器植入，并将电极片移至非除颤部位	5	3	2	1	
	连接电源，开机，选择“电极板（PADDLES）”方式，确认是否为“非同步”	5	3	2	1	
	电极板并涂导电糊或垫盐水纱布	5	2	2	1	
	选择合适电量	4	3	2	1	
	电极板放置除颤位置准确，两电极板距离>10cm，避开起搏器位置	6	3	2	1	
	再次观察心电示波，确认需要除颤	5	3	2	1	

续表

项目	技术操作要求	权重				实得分
		A	B	C	D	
操作步骤	充电	4	3	2	1	
	电极板紧贴皮肤，垂直下压相当于 10kg 的力(电极板接触指示灯全亮)	5	3	2	1	
	提醒并确认操作者及床旁所有人员身体避开床缘	5	3	2	1	
	放电	3	3	2	1	
	除颤后立即行 5 个周期 CPR，评估除颤效果	4	3	2	1	
	除颤成功后记录时间，清洁并评估除颤部位皮肤	3	2	1	0	
	判断患者神志，清醒者需安慰患者，整理患者衣物，取舒适卧位并遵医嘱行高级生命支持	3	1	0	0	
	手消毒，关机	3	2	1	0	
	整理并补充用物，除颤器放置固定位置并充电备用	4	1	0	0	
	洗手、签字、记录	3	1	0	0	
	整体评价：操作程序准确熟练，操作方法正确、安全	5	3	1	0	
提问	在 9 个问题中选择 5 个进行提问，每题得分为 3 分。 1. 心脏电复律术的目的？ 答：在短时间内向心脏通入高压强电流，使心肌瞬间同时除极，消除异位快速心律失常，使之恢复窦性心律。 2. 临床常用胸外心脏电复律有几种？各有哪些适应证？ 答：同步电复律与非同步电除颤(具体回答应参考表 1-5-5-1)。 3. 电极板放置的位置是什么？电复律时电极板的压力是多少？ 答：一个电极板位于胸骨右缘 2~3 肋间，另一个电极板(有充电电钮)位于左侧腋中线第五肋间(乳房左侧)。两个电极板相距 10~15cm，每个电极板上的压力相当于 10kg 的压力，电极板接触指示灯亮。 4. 电复律时电极板涂导电糊的目的？ 答：电复律时电极板涂导电糊、垫盐水纱布的目的在于使电极板与胸部皮肤紧密接触，以减少皮肤阻力，易于导电，防止皮肤被电灼伤。 5. 非同步电除颤首次充电量是多少？最高能量不能超过多少？ 答：双相除颤器，首次充电量为 120~200J，单相除颤器首次充电量为 360J。若单相或双相标注不明的，则可选择 200J。如需再次除颤，则再次除颤的电量应等于或高于前一次的电量，但最高能量不能超过 360J。儿童 / 婴儿必要时可进行除颤，除颤首次能量是 2J/kg，最高能量不能超过 10J/kg。	15	12	6	3	

续表

项目	技术操作要求	权重				实得分
		A	B	C	D	
提问	6. 除颤器 Paddles 方式如何使用？ 答：如无心电监护，可用除颤器 Paddles 方式评估患者心律。 7. 什么是复苏体位？ 答：去枕平卧于坚硬平面。 8. 除颤器的日常维护？（必考题） 答：除颤器定点放置、标识清楚。定时进行性能检测、校对时间、充电，每周由护士长检查、签字。 每日维护：仪器校准时间、物品清点（包括导电线、电极片、导电糊 / 盐水、纱布、描图纸 2 卷）、连接线连接紧密、左右电极板位置正确。 每周维护：不使用时每周充电一次，时间为 8~12h；使用后需充电 8~12h。工作状态（同步状态检查）及充放电试验（双相 200J，10s 充好）检查。 9. 注意事项（必考题） (1) 除颤后一次性除颤电极板需保留，直至患者心律稳定后方可揭除。在拍床旁胸片时，需暂时将一次性除颤电极板移开，避免影响胸片结果。 (2) 患者突然倒地无心电监护时，可应用除颤器电极板（PADDLES）模式快速评估患者心律。					
合计		100				

第六节 控 温 器

控温器是由主机箱和毯面两个部分组成，毯面与进水管和出水管相连，采用控温系统，将水箱内蒸馏水冷却或升温，通过主机工作与控温毯内的水进行循环交换，促使毯面接触皮肤进行散热或加温，使体温达到正常范围内。

一、目的

1. 降温 降低高热对脑组织的损害；降低组织细胞耗氧量，促进外周血管收缩，增加回心血量。

2. 升温 防止术后早期体温过低；术后早期低体温患者复温。

二、评估

1. 患者体温。
2. 患者皮肤有无发红、指压是否变色，有无发绀。
3. 设备处于正常使用中，电源稳定。

三、用物

控温器、控温毯、床单、灭菌注射用水、消毒液。

四、操作步骤

1. 核对医嘱及患者信息。
2. 洗手、戴口罩。向患者解释使用方法及目的。
3. 推控温器至患者床旁，连接电源。
4. 清洁控温毯表面，检查有无破溃、漏水。
5. 床单对折为四分之一，将毛边向上，毯面放置两层中间（图 1-5-6-1）。
6. 毯面平铺于患者背部，避免打折，避开骶尾。
7. 主机箱内注入灭菌注射用水至水位线。
8. 将进水管和出水管与控温毯机器连接。
9. 开机，设定毯面温度 18~22℃（对于已拔除气管插管的儿科患者，设定毯面温度>25℃），按运行键启动，确认机器正常工作。
10. 核对患者。
11. 整理用物、垃圾分类处理。
12. 洗手、签字、记录。

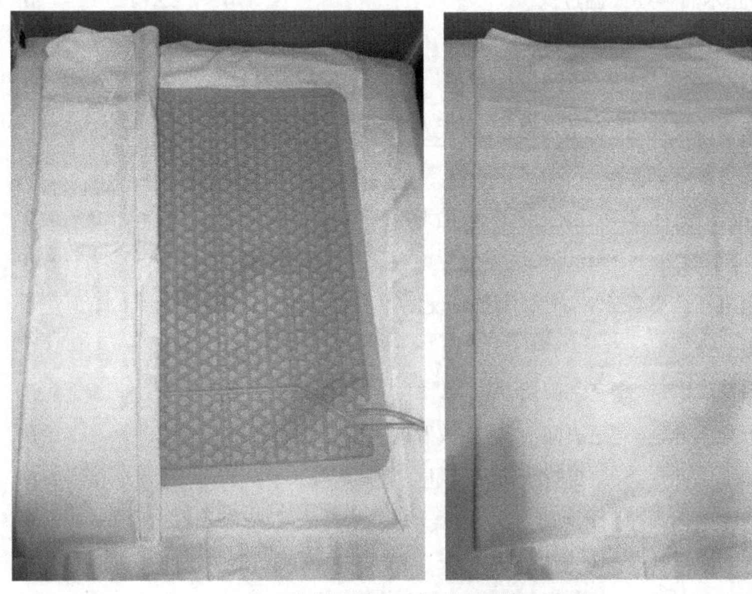

图 1-5-6-1　控温毯平铺示意图

五、注意事项

1. 使用中实时监测体温，根据体温变化调节毯面温度。如发生寒战应立即停止使用并通知医生处理。

2. 应用降温时，温度设定不得低于 18℃（对于已拔除气管插管的儿科患者，设定毯面温度>25℃),升温时不得高于38℃,以免造成皮肤损伤。

3. 启动后要定时观察控温毯风扇是否转动,确保机器正常工作。

4. 每次使用前应检查毯面和管道连接处有无漏水。

5. 使用中,应根据水箱水位提示窗提示及时添加灭菌注射用水,避免影响水温的调节。定时更换水箱内的水(每月第一个周日的夜班),不可过多过满,以不超过5000ml灭菌注射用水为宜。

6. 定时翻身、观察肢体皮肤温度、颜色、有无苍白或青紫。

7. 不可大角度倾斜机器,以免水箱内的水溢出造成短路。

8. 关机时,应先停止运转10min,再关掉电源,禁止直接拔电源。

六、评分标准(表1-5-6-1)

表1-5-6-1　控温器使用的操作评分标准

项目	技术操作要求	权重				实得分
		A	B	C	D	
目的	降温:降低高热对脑组织的损害;降低组织细胞耗氧量,促进外周血管收缩,增加回心血量;术后早期低体温的患者复温	4	2	1	0	
	升温:防止术后早期体温过低	4	2	1	0	
评估	核对医嘱及患者信息	5	3	0	0	
	患者体温	3	2	1	0	
	患者皮肤有无发红、指压是否变色,有无发绀	3	2	1	0	
	选择安全电源,电源是否在额定功率内	3	2	1	0	
用物准备	控温器、控温毯、床单、灭菌注射用水、消毒液	3	1	0	0	
操作步骤	洗手、戴口罩	3	1	0	0	
	推控温毯机器至患者床旁,向患者解释使用方法及目的	3	1	0	0	
	连接电源	3	2	0	0	
	清洁控温毯表面,检查有无破溃、漏水	5	2	1	0	
	床单对折为四分之一,毛边向上,毯面放置两层中间	5	3	1	0	
	毯面平铺于患者背部,避免打折,避开骶尾	5	3	1	0	
	主机箱内注入灭菌注射用水至水位线	3	1	0	0	
	将进水管和出水管与变温毯机器连接	3	0	0	0	
	开机,设定毯面温度18~22℃(除对于已拔除气管插管的儿科患者,设定毯面温度>25℃),按运行键启动,确认机器工作	5	0	0	0	
	再次核对	4	2	0	0	
	整理用物、垃圾分类处理	3	1	0	0	
	洗手、签字、记录	3	1	0	0	

续表

项目	技术操作要求	权重				实得分
		A	B	C	D	
注意事项	使用中实时监测体温，根据体温变化调节毯面温度。如发生寒战应立即停止使用并通知医生处理	4	2	0	0	
	应用降温时温度设定不得低于 18℃（除对于已拔除气管插管的儿科患者，设定毯面温度>25℃），升温时不得高于 38℃，以免造成皮肤损伤	4	2	0	0	
	启动后要定时观察控温毯风扇是否转动，确保机器正常工作	4	2	0	0	
	每次使用前应检查毯面和管道连接处有无漏水	4	2	0	0	
	使用时应根据水箱水位提示窗提示及时添加灭菌注射用水，避免影响水温的调节。定时更换水箱内的水（每月第一个周日的夜班），不可过多过满，以不超过 5 000ml 灭菌注射用水为宜	5	3	1	0	
	定时翻身、观察肢体皮肤温度、颜色、有无苍白或青紫	5	3	1	0	
	不可大角度倾斜机器，以免水箱内的水溢出造成短路	4	2	0	0	
合计		100				

第七节　电　动　床

电动床通过遥控器进行操作，不仅可以随意调节床头和床尾的高度，也可调节上肢体和腿部，促进血液循环，根据需求可在任意角度停留。突发情况时，也可迅速配合做出反应，并且更加方便、快捷，省力。

一、评估

1. 环境安全　床体周围环境安全，没有物体阻碍床体正常功能位。
2. 设备安全　床体无损坏，处于正常、备用状态，电源连接紧密，固定床刹。
3. 患者安全　评估患者意识、皮肤情况。向患者解释操作目的，取得患者配合。
4. 整理各管路、线路，确保患者安全。整理患者衣物，注意保护隐私。

二、用物

1. 护理人员准备　帽子、口罩、手套。
2. 操作电动床准备　遥控器、床尾控制面板。
3. 手卫生准备　手消液。

三、操作步骤

1. 操作常规电动床

(1)评估：确保环境安全、设备安全。

(2)根据操作目的，选择适合的控制面板(遥控器或床尾控制面板)。

1)遥控器操作：遥控器面板设有示意图按钮，分别代表床头抬高、床头降低、床尾抬高、床尾降低、头高脚低位、整体抬高、整体降低功能，熟知操作面板各标识功能。遥控器背面设有安全锁，防止患者自行调节。

2)床尾控制面板设置：设有示意图按钮，分别代表开关键、床锁键、床头抬高、床头降低、床尾抬高、床尾降低、整体抬高、整体降低、头高脚低位、头低脚高位等功能。熟知操作面板各标识功能，打开开关。

(3)调节床挡

1)床挡选择：床挡有两个挡位，根据需要选择低挡位或高挡位。

2)床挡由高挡位降至低挡位的方法：床挡两侧位置设有降挡按钮，同时按下按钮，床挡由高挡位降至低挡位。

3)收起床挡方法：按压床挡底部横板，下拉床挡可放平床挡。放平床挡后可直接向里推，收起床挡。

4)打开床挡方法：向外拉出床挡，向上提起至低档位，再向上提起至高档位。

5)床头床挡与床尾床挡均可向上提拉卸下，便于护理操作、抢救及生活护理需要。

(4)CPR 键：床体下方两侧各一个红色手柄为“CPR 键”，可迅速恢复平卧位，便于抢救。使用方法：向上提拉手柄(图 1-5-7-1)。

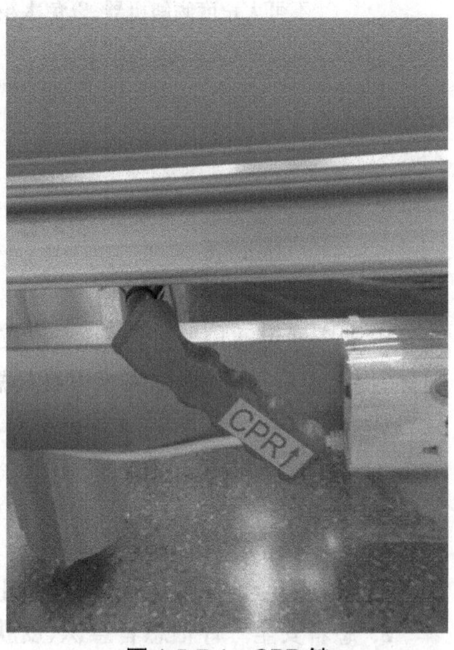

图 1-5-7-1 CPR 键

(5)下肢抬高位方法

1)双手用力向上拉起床尾处床挡，放下时双手用力向下按压床挡。

2)操作遥控器上“床尾抬高”按钮。

3)操作床尾控制面板上“床尾抬高”按钮。

(6)操作后再次检查床刹是否固定：踩下床刹红色端为锁床，绿色端为解锁。

(7)评估患者操作体位循环、病情变化。患者管路、线路变化。

(8)整理物品，洗手。

2. 操作变形床

(1)常规操作流程详见“常规电动床”。

(2)区别一：设有两个遥控器，均在床体中间侧面位置(图 1-5-7-2)。

(3)区别二：床尾多设两个轱辘。

(4)区别三：可变形。

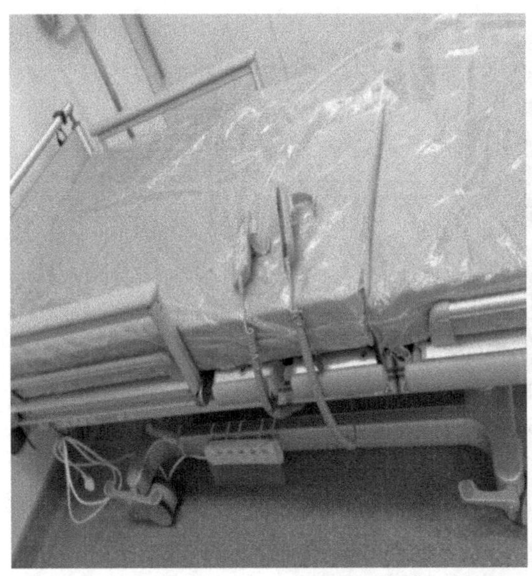
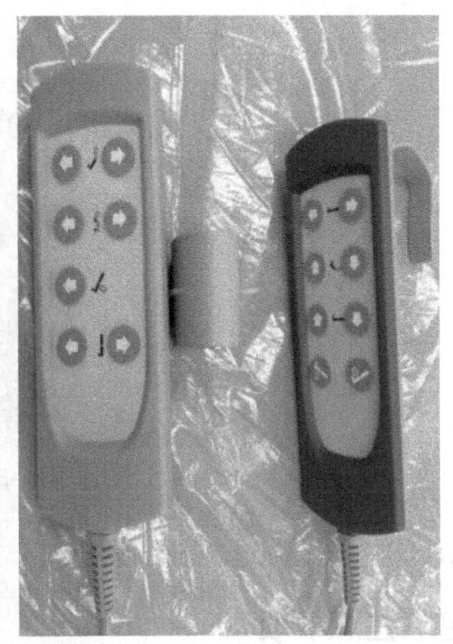

图 1-5-7-2　变形床遥控器

1）用遥控器将床体放置到最低位置，床底位置增设的轱辘着地备用。

2）使用黑色遥控器上的按钮将床体向后移动，至最终位置（移动到最终位置后，床体将停止移动）。

3）床尾底部有球状把手，向前是锁住床尾，向后是解锁床尾。当把手处于解锁位时，床体才可“变形”（图 1-5-7-3）。

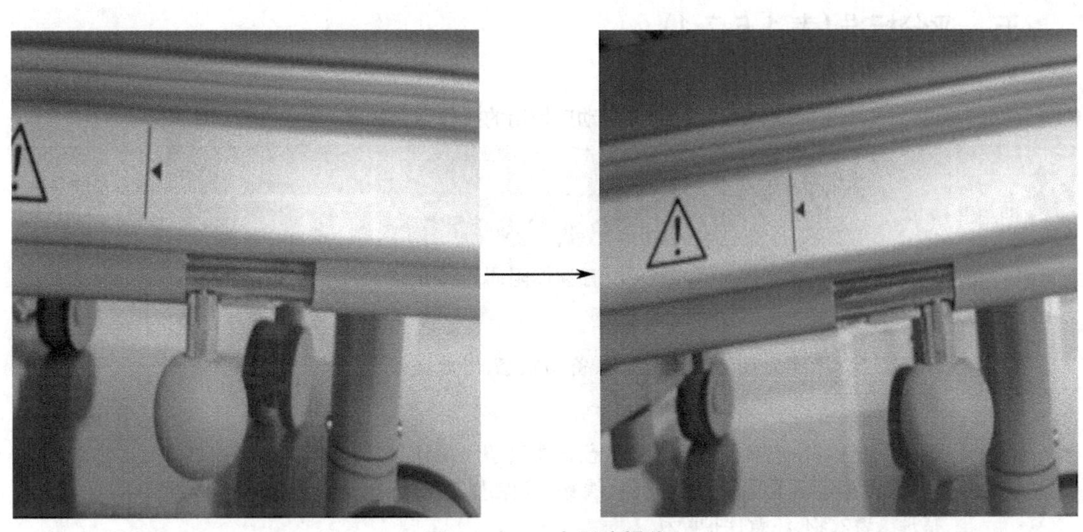

图 1-5-7-3　变形床操作

4）向左推动床尾至最终位置，床体实现“变形”。危重、仪器介入过多不能下床的患者可实现床边活动（图 1-5-7-4）。

（5）区别四：下肢抬高位

1）方法：双手同时向上拉起床尾两侧床挡，放下时双手同时向下按压床尾两侧床挡。

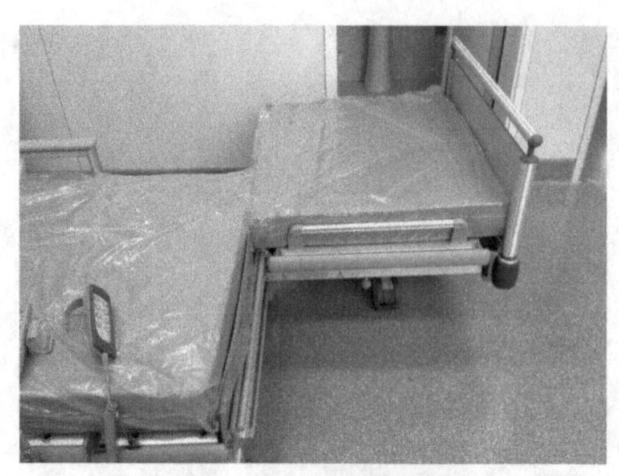

图 1-5-7-4 变形床操作

2）区别：有小齿轮，可选择高低。

四、注意事项

1. 床体周围物品摆放整齐，避免碰撞床体。
2. 移动床体时动作轻柔避免磕碰。遥控器合理摆放，避免移动时损坏。
3. 床体放置最低点时，需移除气泵。
4. 床体污染后及时清洁。
5. 床体零件（如遥控器钥匙、床板上的蝴蝶板等）避免丢失。
6. 定期维护保养，如有损坏及时报修。

五、评分标准（表 1-5-7-1）

表 1-5-7-1 电动床使用的操作评分标准

项目	技术操作要求	权重				实得分
		A	B	C	D	
评估	环境安全：床体周围环境安全，没有物体阻碍床体正常功能位	5	3	1	0	
	设备安全：床体无损坏，处于正常、备用状态，电源连接紧密，固定床刹	5	3	1	0	
	患者安全：评估患者意识、皮肤情况，向患者解释操作目的，取得患者配合。整理各管路、线路，确保患者安全。整理患者衣物，注意保护隐私	5	3	1	0	
操作步骤	洗手、戴口罩	3	1	0	0	
	根据体位需要选择适合的控制面板	3	2	0	0	
	熟练掌握控制面板各功能键名称、作用、操作注意事项、调节方法	15	10	5	0	

续表

项目	技术操作要求	权重				实得分
		A	B	C	D	
操作步骤	熟练掌握床挡挡位调节，打开收起床挡，打开收起床尾床挡	6	3	1	0	
	熟练掌握 CPR 键的位置、目的、使用方法	6	3	1	0	
	熟练掌握下肢抬高位的目的、使用方法	6	3	1	0	
	熟练掌握床刹的目的、位置、使用方法	6	3	1	0	
	操作后协助患者取安全、舒适位，隐私保护	6	3	1	0	
	告知患者体位注意事项	6	3	1	0	
	观察患者循环情况、意识状态	5	3	1	0	
	整理物品、洗手、签字、记录	5	3	1	0	
注意事项	床体周围物品摆放整齐，避免碰撞床体	3	1	0	0	
	移动床体时动作轻柔避免磕碰。遥控器合理摆放，避免移动时损坏	3	1	0	0	
	床体放置最低点时，需移除气泵	3	1	0	0	
	床体污染后及时清洁	3	1	0	0	
	床体零件（如遥控器钥匙、床板上的蝴蝶板等）避免丢失	3	1	0	0	
	定期维护保养，如有损坏及时报修	3	1	0	0	
合计		100				

第八节　四肢动脉血压仪

一、目的

1. 监测四肢血压的数值来了解血运重建效果，并根据其动态变化观察患者有无肢体缺血。

2. 了解血管弹性、硬化程度、堵塞程度、判断血管的健康状况。

二、测量时机

1. 先天性心脏病、风湿性心脏病、冠心病患者术后需测量 3 次：分别为术后当天、术后第一天、术后第二天，如果患者在术后第一天或术后第二天返回病房的不用测量，具体时间由责任护士根据患者病情进行安排。

2. 大血管及周围血管的患者术后需要密切观察四肢血压变化，测量时间分别为：术后当天 6 小时 1 次、术后第一天及第二天 12 小时 1 次、术后第三天及以后每天 1 次（注：如有病情变化可随时测量或遵医嘱测量）。

三、评估

1. 评估仪器　工作状态是否良好。

2. 评估患者的意识状态、合作程度及测量部位的皮肤、肢体是否缺如。

3. 评估四肢及血管情况（如 CABG 术后取血管侧肢体弹力绷带加压包扎，主动脉疾病支架术后左锁骨下动脉闭锁等）。

4. 根据术式及病情选择测量时间。

四、用物准备

四肢动脉血压仪（图 1-5-8-1）、手消液。

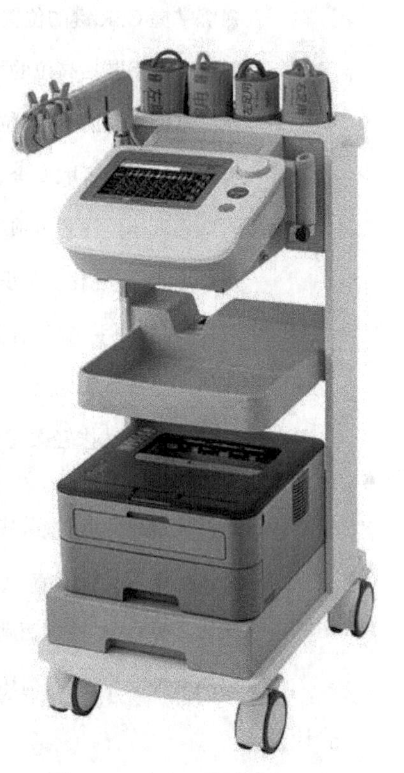
图 1-5-8-1　四肢动脉血压仪

五、操作步骤

1. 核对医嘱及患者信息。

2. 推仪器至患者床旁，连接电源，打开开关。

3. 核对患者，向清醒患者解释。协助患者取舒适卧位，伸平四肢，暴露测量部位。

4. 按标识正确连接上下肢四个袖带，注意连接管线勿打折。

（1）上肢袖带的安装：确认左、右上臂的正确位置（右上臂：橙色；左上臂：深蓝色）；将箭头置于肱动脉位置；绷紧袖带，以能刚好插入 2 个手指为宜。

（2）脚踝袖带的安装：确认左右袖带的正确位置（右侧脚踝：橙色；左侧脚踝：深蓝色）；将〖●〗置于内侧踝骨中心位置；先卷近脚踝一侧，再卷近小腿一侧，绷紧袖带，以能刚好插入 1 个手指为宜。

5. 核对患者，正确输入患者信息：姓名（拼音）、病案号、出生年月日、性别、腹围、身高、体重，确认仪器显示时间与输入时间一致。

6. 开始进行测量，在袖带放气结束 1min 左右会自动打印测量报告。

7. 核对患者及报告信息，由医生上传结果，整理用物、床单位。

8. 洗手，签字、记录。

六、注意事项

1. 输入患者信息时应认真核对，切忌输错。

2. CABG 患者下肢取血管处测量时应注意保护。

3. 术后首次测量的数值应与术前进行比较。
4. 术后测量的数值应通知医生，发现异常及时处理。
5. 连接袖带时动作轻柔，连接管勿打折。
6. 用后注意及时清洁、归位，并定时填充打印纸。
7. 打印的报告为两张，应粘贴在一起，防止丢失。

七、评分标准（表 1-5-8-1）

表 1-5-8-1　四肢动脉血压监测操作的评分标准

项目	技术操作要求	权重				实得分
		A	B	C	D	
目的	了解血运重建效果，并根据其动态变化观察患者有无肢体缺血	5	1	0	0	
	了解血管弹性、硬化程度、堵塞程度，判断血管的健康状况	5	1	0	0	
评估	评估仪器：工作状态是否良好	5	3	2	0	
	评估患者意识状态、合作程度，评估测量时机	5	3	1	0	
	评估患者四肢及血管情况、测量部位的皮肤及肢体是否缺如	5	3	2	0	
用物	四肢动脉血压仪、手消液	3	2	1	0	
操作步骤	核对医嘱及患者信息	4	1	0	0	
	洗手，戴口罩	3	2	1	0	
	携用物至床旁	3	1	0	0	
	正确连接电源、打开开关	4	1	0	0	
	核对并向清醒患者解释，以取得患者的配合	4	2	0	0	
	协助患者取正确的测量体位，暴露测量部位	5	4	2	0	
	按标识正确连接上下肢四个袖带，注意连接线勿打折	6	3	1	0	
	再次核对患者，正确输入所需信息	4	3	2	0	
	进行测量，打印报告	4	3	2	0	
	再次核对患者及报告信息，由医生上传结果	4	3	2	0	
	测量结束后协助患者取舒适体位，整理衣物、床单位	3	2	1	0	
	仪器用后清洁、归位	4	2	1	0	
	洗手，签字、记录	4	2	1	0	

续表

项目	技术操作要求	权重				实得分
		A	B	C	D	
注意事项	输入患者信息时应认真核对,切忌输错	5	3	2	0	
	连接袖带时动作轻柔,连接管勿打折,CABG患者下肢取血管处测量时应注意保护	5	3	2	0	
	术后测量的数值应通知医生,术后首次测量的数值应与术前进行比较,发现异常及时处理	5	3	2	0	
	用后注意及时清洁、归位,并定时填充打印纸	5	3	2	0	
合计		100				

第九节 血气分析仪

血气分析仪,是指利用电极在较短时间内对动脉血中的酸碱度(pH)、二氧化碳分压(PCO_2)和氧分压(PO_2)等相关指标进行测定的仪器。

一、使用流程

1. 取化验单及注射器血样到血气室进行检测,确认血气分析仪正常工作中。

2. 在血气分析仪电脑程序上点击“下一样本”,进行电脑扫码。

3. 在血气分析仪上选择“测试组合1”,点击“患者编号”进行扫码。

4. 点击“其他信息”输入床号(患者姓名处)、体温、氧浓度(应用呼吸机患者),保存信息。

5. 按“启动”键,血气探针自动弹出。

6. 将凝块捕捉器安装在采集好的注射器上,将血液推进凝血捕捉器中并排净空气。

7. 将血气探针深入血样中(触到底部后退2mm),点击“吸入”,探针开始吸入血标本(图1-5-9-1)。

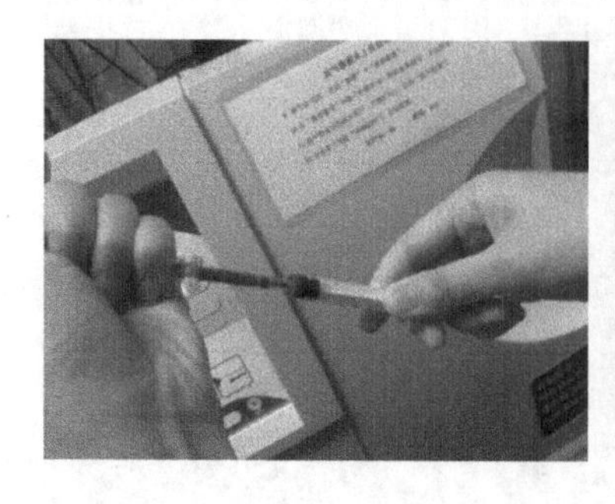
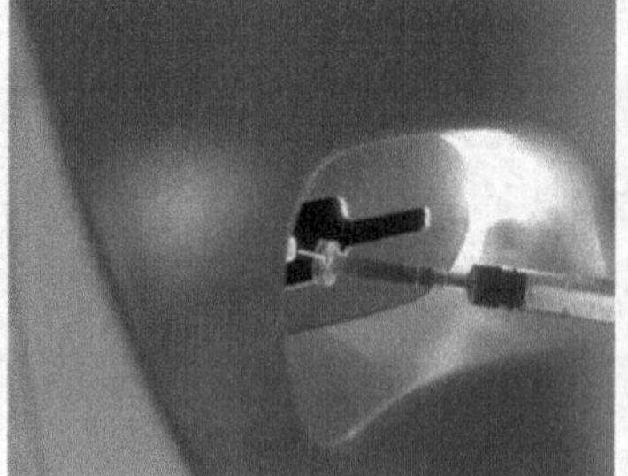
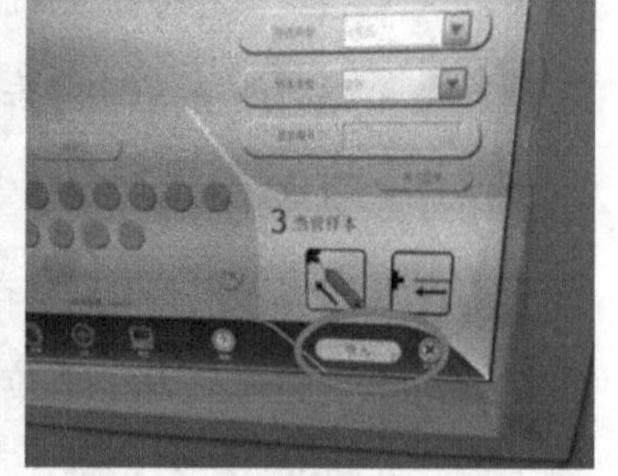

图1-5-9-1 检测标本

8. 当听见“嘀嘀”声时，移开样本，并点击“继续”键，血气探针自动弹回。

9. 机器进行分析，等待血气分析值，143s 后完成分析。

10. 点击电脑上的“标本审核”，输入审核人信息并进行结果上传。

二、注意事项

1. 进行血气分析时，血气分析仪需处于正常工作中，检测指标有效。

2. 根据检查要求，选择合适的测试组合。

3. 需正确输入患者数据。

4. 凝块捕捉器内不宜推过多的标本，到其颈部稍下即可。

5. 每天需对血气分析仪自动进行室内质控品的检测，更换试剂包，仪器维修后需进行室内质控品的检测；室间质评为 2~3 次 / 年；仪器间比对为半年一次。

第十节　空气波压力治疗仪

空气波压力治疗仪（图 1-5-10-1）主要通过对多腔气囊有顺序地反复充放气，形成对肢体和组织的循环压力，对肢体的远端到肢体的近端进行均匀有序的挤压，促进血液和淋巴的流动，达到改善微循环的作用，加速肢体组织液回流，有助于预防血栓形成、预防肢体水肿，能够直接或间接治疗与血液淋巴循环相关的诸多疾病。

一、目的

1. 促进四肢血液循环，减轻、缓解四肢水肿。

2. 消除肿胀，缓解疼痛，预防下肢深静脉血栓形成。

3. 麻痹不适肢体的康复。

4. 改善肠道环境，缓解便秘。

二、评估

1. 患者神志及配合程度。

2. 肢体有无伤口及出血倾向。

3. 肢体皮肤有无压力性损伤、皮疹、皮肤感染等。

4. 患者病情和生命体征等。

三、用物

空气波压力治疗仪（体疗仪、充气管、套筒）、一次性治疗巾。

四、操作步骤

1. 核对医嘱及患者信息。

2. 洗手、戴口罩。

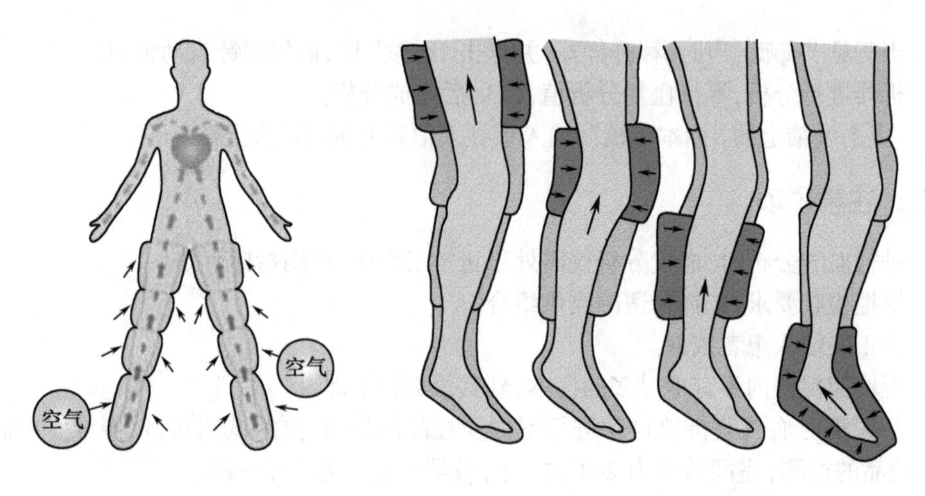

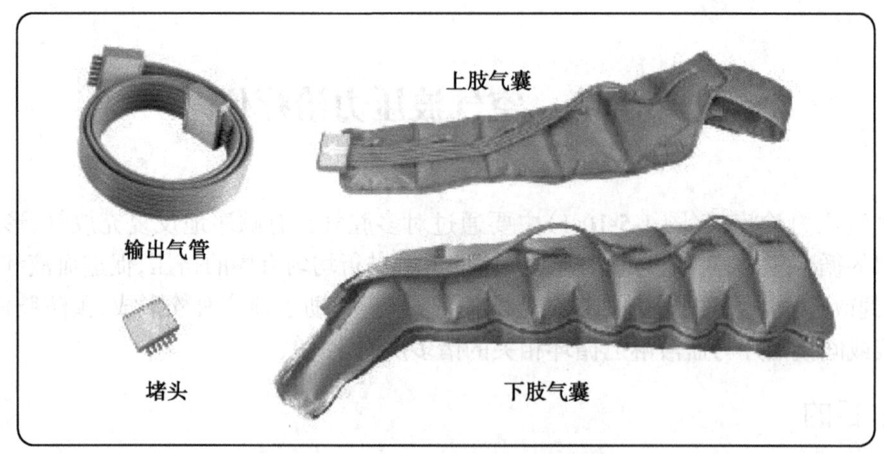

图 1-5-10-1　空气波压力治疗仪

3. 携用物至患者床旁，核对并向清醒患者进行解释，以取得患者配合。

4. 连接电源。

5. 协助患者取卧位或半卧位，评估双下肢皮肤，避开有破损侧肢体。

6. 开机，根据情况选择双下肢、左下肢、右下肢体疗仪体疗，压力调节应从低到高，根据患者适应度逐渐加大压力，充气速度调节应根据患者承受能力从较低开始选择，常规治疗时间为 15min。

7. 将裤腿抚平紧贴皮肤，一次性治疗巾整齐包裹于肢体外侧，再套入套筒内，拉上拉锁。

8. 将体疗仪、充气管、套筒连接。

9. 核对患者。

10. 按启动键开始体疗。到时间后体疗仪会报警三声，自动关机。

11. 体疗仪使用完毕，整理用物。

12. 核对并观察患者情况，评估体疗效果，指导患者床上活动。

13. 洗手、记录。

五、注意事项

1. 严格掌握隔离原则，特别是感染患者，及时更换一次性治疗巾（一人一巾），防止交叉感染。

2. 操作中应密切观察患者的生命体征变化，如有不适（循环波动、烦躁不耐受等）暂停使用。

3. 每次体疗前检查患肢，若有尚未结痂的溃疡或压力性损伤，评估后应加以隔离保护后再进行体疗，若有出血伤口则应暂缓治疗。

4. 应在患者清醒下开始体疗且患者应无感觉障碍。体疗过程中应注意观察患肢的肤色变化情况，并询问患者的感觉。

5. 对老年及血管弹性差的患者，压力值从小开始，逐步增加到耐受为止。

6. 操作中观察套筒充气情况，防止漏气发生。充气筒、套筒应远离各种化学物品、金属锐器。

六、评分标准（表 1-5-10-1）

表 1-5-10-1　空气波压力治疗仪使用的操作评分标准

项目	技术操作要求	权重				实得分
		A	B	C	D	
目的	促进四肢血液循环，减轻、缓解四肢水肿	3	1	0	0	
	消除肿胀，缓解疼痛，预防下肢深静脉血栓形成	3	1	0	0	
	麻痹不适肢体的康复	3	1	0	0	
	改善肠道环境，消除便秘	3	1	0	0	
评估	患者神志，配合程度	3	1	0	0	
	肢体皮肤有无伤口、压力性损伤、皮疹、皮肤感染等	3	1	0	0	
	患者病情和生命体征等	3	1	0	0	
用物	空气波压力治疗仪、充气管、套筒、一次性治疗巾	4	3	1	0	
操作步骤	核对医嘱及患者信息	3	1	0	0	
	洗手、戴口罩	3	1	0	0	
	携用物至患者床旁	3	1	0	0	
	核对并向清醒患者进行解释，以取得患者的配合	3	1	0	0	
	连接电源	2	1	0	0	
	协助患者取卧位或半卧位，评估双下肢皮肤，避开有破损侧肢体	4	3	2	0	
	开机	3	1	0	0	

续表

项目	技术操作要求	权重				实得分
		A	B	C	D	
操作步骤	根据情况选择双下肢、左下肢、右下肢空气波压力治疗仪体疗	3	1	0	0	
	选择压力调节及充气速度调节：应根据患者承受能力从较低开始选择，常规治疗时间为15min	5	3	0	0	
	将裤腿抚平紧贴皮肤，一次性治疗巾整齐包裹于肢体外侧，再套入套筒内，拉上拉锁	5	3	2	0	
	将空气波压力治疗仪、充气管、套筒连接	3	1	0	0	
	核对患者	2	0	0	0	
	按启动键开始体疗	5	3	2	0	
	到时间后空气波压力治疗仪会报警3声，自动关机	3	1	0	0	
	空气波压力治疗仪使用完毕，再次核对患者，整理用物	3	1	0	0	
	观察患者情况，评估体疗效果，指导患者床上活动	3	1	0	0	
	洗手、记录	2	1	0	0	
注意事项	6选4提问： 1. 严格掌握隔离原则，特别是感染患者，及时更换一次性治疗巾（一人一巾），防止交叉感染。 2. 操作中应密切观察患者的生命体征变化，如有不适（循环波动、烦躁不耐受等）暂停使用。 3. 每次体疗前检查患肢，若有尚未结痂的溃疡或压力性损伤，评估后应加以隔离保护后再进行体疗，若有出血伤口则应暂缓治疗。 4. 应在患者清醒下开始体疗且患者应无感觉障碍。体疗过程中应注意观察患肢的肤色变化情况，并询问患者的感觉。 5. 对老年及血管弹性差的患者，压力值从小开始，逐步增加到耐受为止。 6. 操作中观察套筒充气情况，防止漏气发生。充气筒、套筒应远离各种化学物品、金属锐器。	20	15	10	0	
合计		100				

第十一节　高频胸壁振荡排痰仪

一、目的

促进排痰，避免痰液淤积，保持呼吸道通畅，预防肺部并发症。

二、评估

1. 患者神志,配合程度。
2. 患者病情、咳痰能力。
3. 生命体征,血氧饱和度情况。
4. 肺部听诊(听诊肺部痰鸣音、湿啰音集中位置)。

三、用物

高频胸壁振荡排痰仪(图 1-5-11-1)、胸带(背心式、捆绑式)、一次性治疗巾(套)。

四、操作步骤

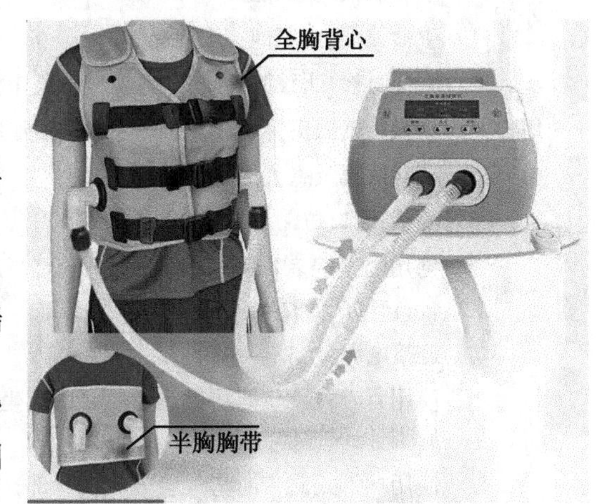

图 1-5-11-1 高频胸壁振荡排痰仪

1. 核对医嘱及患者信息。
2. 洗手、戴口罩。
3. 携用物至患者床旁,向清醒患者进行解释,以取得患者的配合。
4. 连接电源,协助患者摆好体位。
5. 使用背心式胸带时协助患者尽量取端坐位,调整好背心肩带,以保证体疗效果。
6. 使用捆绑式胸带时将气囊处放在背部,或根据病情选择将气囊处置于左(右)侧胸部。
7. 连接管道并固定,管道不要放置过深。
8. 开机,选择频率:最低 5Hz;强度:最低 2Hz。
9. 高频胸壁振荡排痰仪使用时,观察患者生命体征变化,根据患者耐受情况逐渐增加频率、幅度。每 5~10 分钟暂停,协助患者咳嗽,常规体疗时间为 10~20min。
10. 高频胸壁振荡排痰仪使用完毕,整理用物,听诊双肺呼吸音,评估体疗效果,指导患者正确咳痰。
11. 洗手、记录。

五、注意事项

1. 严格掌握隔离原则,及时更换一次性治疗巾(一人一巾),特别是感染患者。
2. 操作中应密切观察患者的生命体征变化,如有不适(循环波动、引流量突然增多、烦躁等)暂停使用。
3. 观察胸带充气情况,防止漏气发生。
4. 充气管管道不可抻拉过度,以防断裂。
5. 进食前 30min 或进食后 2h 内不宜使用。

六、评分标准（表 1-5-11-1）

表 1-5-11-1　高频胸壁振荡排痰仪使用的操作评分标准

项目	技术操作要求	权重				实得分
		A	B	C	D	
目的	促进排痰，避免痰液淤积	5	4	3	0	
	保持呼吸道通畅，预防肺部并发症	5	4	3	0	
评估	患者神志、配合程度	3	1	0	0	
	患者病情、咳痰能力	3	1	0	0	
	生命体征，血氧饱和度情况	3	1	0	0	
	肺部听诊（听诊肺部痰鸣音、湿啰音集中位置）	3	1	0	0	
用物	高频胸壁振荡排痰仪、胸带、一次性治疗巾	4	3	2	0	
操作步骤	核对医嘱及患者信息	4	1	0	0	
	洗手、戴口罩	3	1	0	0	
	携用物至患者床旁，向清醒患者解释，以取得患者的配合，协助患者摆好体位	4	1	0	0	
	连接电源	3	1	0	0	
	使用背心式胸带时协助患者尽量取端坐位，调整好背心肩带，以保证体疗效果	5	3	1	0	
	使用捆绑式胸带时将气囊处放在背部，或根据病情选择将气囊处置于左（右）侧胸部	5	3	1	0	
	连接管道并固定，管道不要放置过深	4	2	0	0	
	开机，选择频率：最低 5Hz；强度：最低 2Hz	5	3	1	0	
	高频胸壁振荡排痰仪使用时，观察患者生命体征变化，根据患者耐受情况逐渐增加频率、强度	5	3	1	0	
	每 5~10 分钟暂停，协助患者咳嗽，常规体疗时间为 10~20min	4	2	0	0	
	高频胸壁振荡排痰仪使用完毕，整理用物	4	2	0	0	
	听诊双肺呼吸音，评估体疗效果，指导患者正确咳痰	5	3	1	0	
	洗手、记录	3	2	0	0	
注意事项	严格掌握隔离原则，及时更换一次性治疗巾，特别是感染患者	4	3	1	0	
	操作中应密切观察患者的生命体征变化，如有不适（循环波动、引流量突然增多、烦躁等）暂停使用	4	3	1	0	
	观察胸带充气情况，防止漏气发生	4	3	1	0	
	充气管管道不可抻拉过度，以防断裂	4	3	1	0	
	进食前 30min 或进食后 2h 内不宜使用	4	3	1	0	
合计		100				

第十二节　胸部体疗仪

一、目的

对于发育差、自主排痰能力降低或缺失的患儿通过人工体疗的方法促进分泌物及痰液的排出，保持呼吸道通畅，防止肺部感染。

二、评估

（1）时间：餐前1~2h或餐后2h可进行体疗仪治疗。

（2）禁忌证

1）接触体疗仪叩击头部的皮肤及皮下组织破损或感染。

2）肺部肿瘤（包括肋骨及脊柱的肿瘤）及血管畸形。

3）肺结核、气胸、胸腔积液及胸壁疾病。

4）未局限的肺脓肿。

5）出血性疾病或凝血机制异常有发生出血倾向的疾病。

6）肺部血栓、肺出血及咯血。

7）心脏内附壁血栓。

8）心脏术后循环不稳定，不能耐受震动的患儿。

9）急性心肌梗死。

10）心脏房、室纤颤。

（3）体位：取舒适体位（半卧位、侧卧位）。

三、用物

胸部体疗仪（图1-5-12-1）、塑料或纸质一次性体疗仪叩击罩。

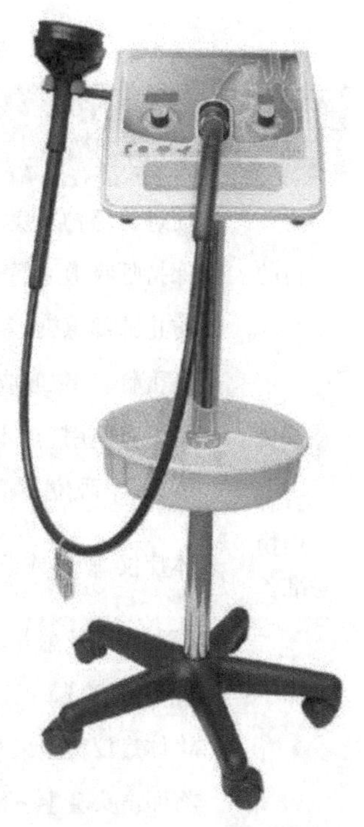

图1-5-12-1　胸部体疗仪

四、操作步骤

1. 使用海绵状叩击头时，首先要用塑料或纸质一次性叩击罩，避免交叉感染。
2. 接通体疗仪电源。
3. 调节时间旋钮（一般时长15~30min）。
4. 调节速度旋钮，跨过“PAUSE（暂停）”区域至所要求的速度设定区（婴儿10CPS，较大儿童10~12CPS）。
5. 叩击头正常叩击后，将其固定在患儿身侧，进行体疗。
6. 结束体疗后，将输出速度旋钮调至“PAUSE（暂停）”即可。
7. 操作全程严密监测生命体征变化。
8. 结束体疗后，将输出速度旋钮调至“PAUSE（暂停）”即可。

9. 取下一次性叩击罩。

10. 断开电源。

五、注意事项

1. 按使用说明正确操作机器。
2. 排痰叩击前,床旁备好吸痰器,随时吸痰。
3. 叩击时尽量不要触及患儿身上的其他管路防止管路滑脱。
4. 在体疗过程中,患儿出现任何异常,应马上停止使用,对症处理。
5. 使用完毕后,妥善收好体疗仪,以备下次使用。

六、评分标准(表 1-5-12-1)

表 1-5-12-1　胸部体疗仪使用的操作评分标准

项目	技术操作要求	权重				实得分
		A	B	C	D	
目的	促进分泌物及痰液的排出	2	1	0	0	
	保持呼吸道通畅	2	1	0	0	
	防止肺部感染	2	1	0	0	
评估	是否餐前 1~2h 或餐后 2h 时段	3	1	0	0	
	是否有使用禁忌证	3	1	0	0	
	体位(半卧位、侧卧位)	3	1	0	0	
用物准备	体疗仪、塑料或纸质一次性体疗仪叩击罩	6	3	2	0	
操作步骤	核对医嘱及患儿信息	5	3	0	0	
	洗手、戴口罩	5	3	1	0	
	将体疗仪推至患儿床旁	5	2	0	0	
	将叩击头套上一次性叩击罩	5	3	2	0	
	连接电源,打开电源开关	5	2	1	0	
	调节时间旋钮	5	2	1	0	
	调节速度旋钮	4	2	1	0	
	叩击头正常工作后将其固定在患儿身侧,进行体疗	5	2	0	0	
	体疗结束后将输出速度旋钮调至“PAUSE(暂停)”即可	5	2	0	0	
	取下一次性叩击罩,断开电源	5	2	0	0	
	协助患儿取舒适体位	5	2	0	0	
	整理用物、垃圾分类处理	3	1	0	0	
	洗手、签字、记录	5	2	0	0	

续表

项目	技术操作要求	权重				实得分
		A	B	C	D	
注意事项	严格按规定操作，使用过程中随时观察使用效果	5	2	1	0	
	排痰叩击前床旁备好吸痰器，随时吸痰	4	3	1	0	
	体疗过程中叩击头尽量不要触及患儿身上其他管路，防止管路滑脱	4	3	1	0	
	如在体疗过程中患儿出现任何异常，应马上停止使用，对症处理	4	3	1	0	
合计		100				

第十三节　便器清洗消毒机

便器清洗消毒机配有通用型清洗托架，保证了便盆、尿壶等的最佳清洗角度，操作简单、便捷。并配有四种清洗消毒模式，可适应不同种类的清洗消毒。

一、目的

1. 清洗污垢，提升患者使用的舒适感。
2. 有利于医务人员对便盆的统一管理，增加便盆的使用寿命。
3. 操作方便、简单，省时省力。

二、评估

1. 环境安全　宽敞、干净、整洁。
2. 设备安全　确保便器清洗消毒机正常工作、备用状态。
3. 物品安全　确保便盆完整无破损。

三、操作步骤

1. 戴手套，正确打开清洗舱门。
2. 将待洗的器皿（便壶或便盆）按要求正确放到固定架上合适的位置。
3. 关闭洗涤舱门，听到“砰”的锁门声。
4. 脱下手套，根据器皿受污染的程度选择合适的程序按钮（按一下），程序键灯常亮，开始洗涤。

（1）短时程序：便壶图形，清洗尿壶等轻度污染器皿。可清洗 3 个便壶，清洗时间约 5min。

（2）一般程序：便器图形，清洗一般污染器皿。可清洗 1 个便壶、1 个便盆。清洗时间约 8min。

（3）加强程序：便盆加重图形，清洗重度污染的器皿。清洗时间约 10min。

5. 程序灯熄灭后，机器提示器皿已清洗完毕，戴上手套，打开清洗舱门。
6. 取出被洗器皿，检查器皿是否清洗干净，如未清洗干净，需重新洗涤。关闭机舱门。

7. 将清洗干净的器皿放到置物架上备用(图 1-5-13-1,见文末彩插)。

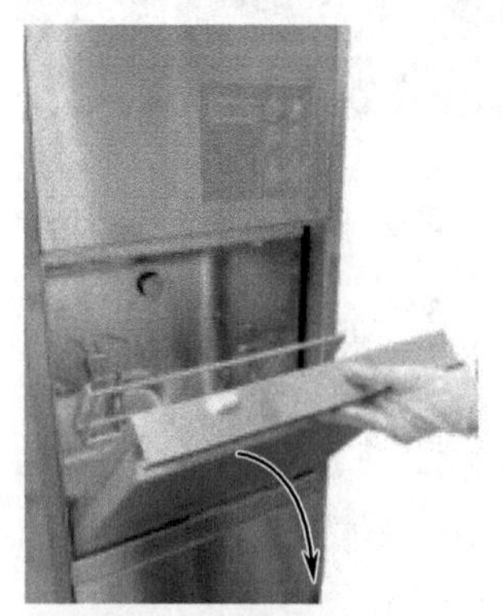
1. 接通机器电源后，戴上橡胶手套，打开清洗舱门

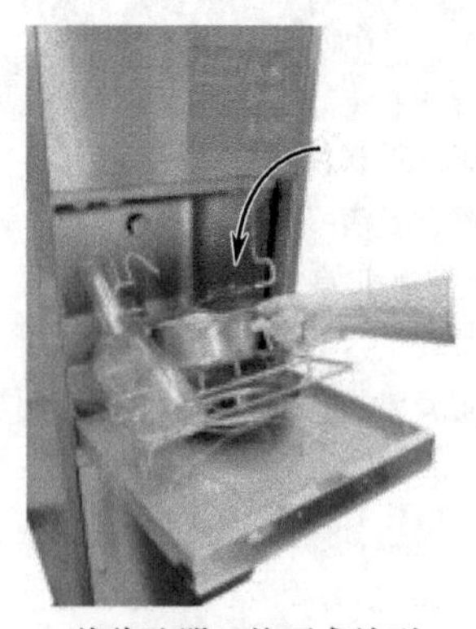
2. 将待洗器皿按要求放到固定架上合适的位置

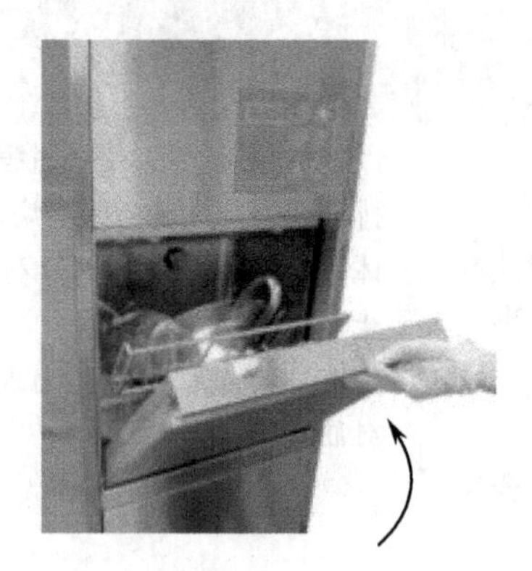
3. 关闭洗涤舱门

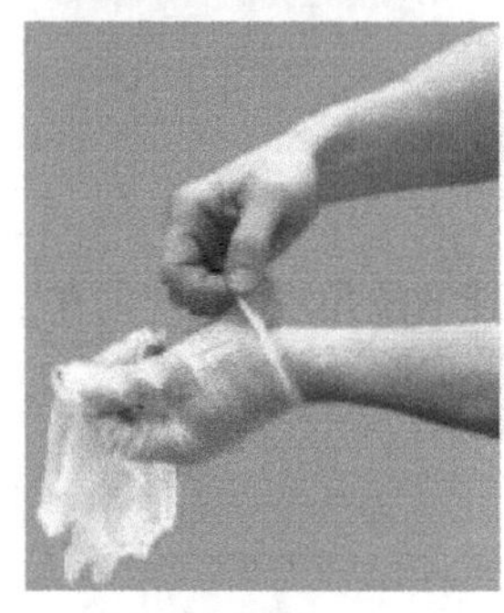
4. 脱下手套

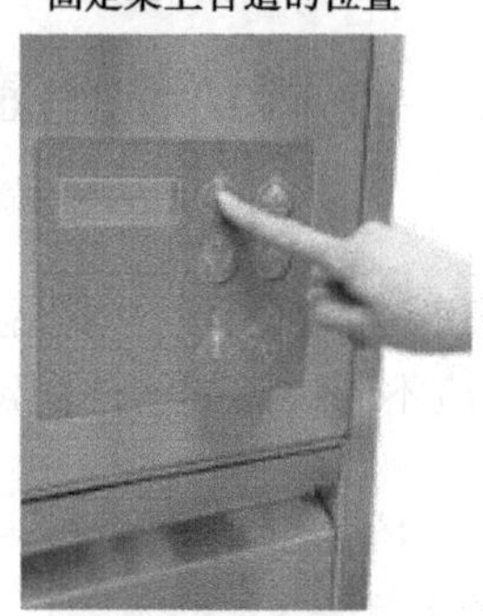

5. 根据器皿受污染程度选择合适的程序轻按按钮（按一下），程序键灯常亮，开始洗涤

设备此时自动运行直到整个程序结束。在此过程中，舱门保持被锁住状态

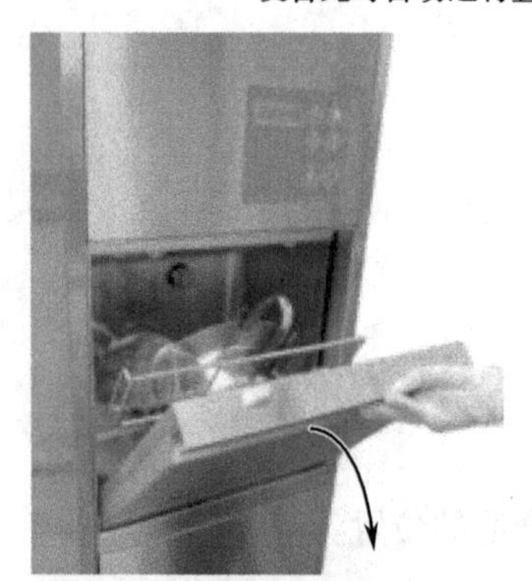
6. 程序灯熄灭后，机器提示器皿已清洗完毕，请戴上手套，打开清洗舱门

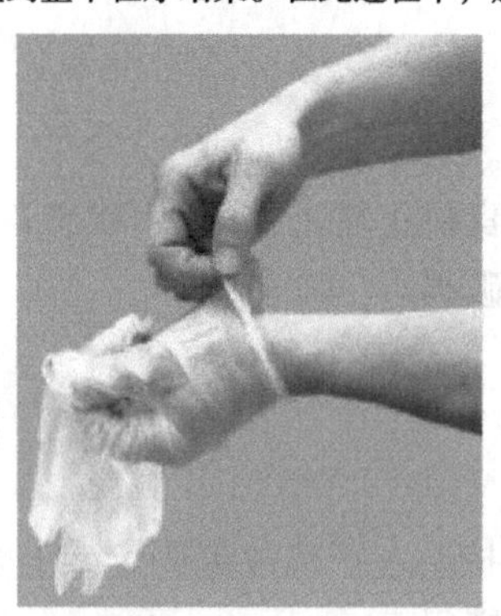
7. 脱掉手套

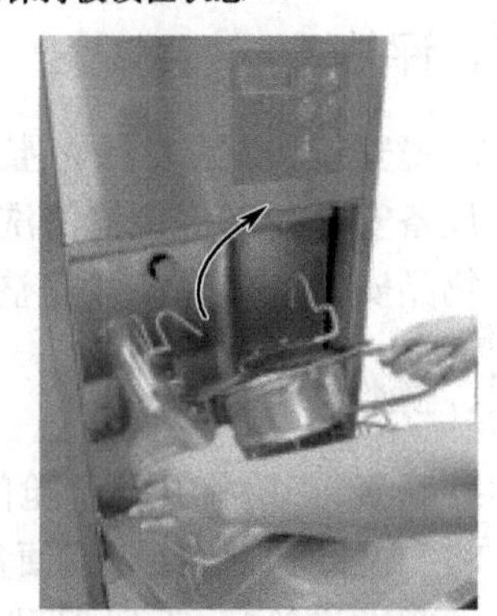
8. 取出被洗器皿。关闭机舱门

图 1-5-13-1　便器清洗消毒机使用示意

四、注意事项

1. 勿将水溶性卫生纸以外的纸张倒入消毒机内(如消毒纸巾、手帕纸、餐巾纸、抽纸、湿纸巾、尿垫等,均不能倒入机器)。

2. 开始清洗前必须关好舱门,听到“砰”的锁门声。

3. 机器清洗程序结束后,开舱门前先半开舱门,以免有蒸汽伤人。

4. 机器故障时会显示故障码,可咨询工程师。

五、保养及维护

1. 使用适当的工具清洁机器不锈钢表面,勿使用含氯消毒剂的毛巾擦拭机器表面,以防腐蚀机器。

2. 避免撞击金属,造成斑点后易使机器生锈。

3. 禁止使用高压水龙头冲洗、清洗消毒机器。

4. 清洁用的化学试剂及油不要接触到冲洗舱门的密封圈。

5. 当显示屏出现“MAINTENANCE NECESSARY”(需要维护)字样时,表明机器运行周数已到达预设值。需厂家对整个系统进行全面的维护检查。

6. 机器故障时会显示故障码,可咨询工程师解决问题。

常用故障码:

103	排水系统堵塞
401	软化剂报警,软化剂快用完
402	软化剂空,需要更换
201	冷水进水故障
211	热水进水故障
311	加热系统故障

六、评分标准(表 1-5-13-1)

表 1-5-13-1　便器清洗消毒机使用的操作评分标准

项目	技术操作要求	权重				实得分
		A	B	C	D	
目的	清洗污垢,提升患者使用舒适感	3	1	0	0	
	有利于医务人员对便盆的统一管理,增加便盆的使用寿命	3	1	0	0	
	操作方便、简单,省时省力	3	1	0	0	
评估	环境安全:宽敞、干净、整洁	3	2	1	0	
	设备安全:确保便器清洗消毒机正常工作、备用状态	3	2	1	0	
	物品安全:确保便盆完整无破损	3	2	1	0	

续表

项目	技术操作要求	权重				实得分
		A	B	C	D	
操作步骤	戴手套，正确打开清洗舱门	5	0	0	0	
	将待洗的器皿(便壶或便盆)按要求正确放到固定架上合适的位置	11	8	5	3	
	关闭洗涤舱门，听到“砰”的锁门声	11	6	3	0	
	脱下手套，根据器皿受污染的程度选择合适的程序按钮，熟知各程序按钮作用	20	10	5	0	
	程序灯熄灭，机器提示器皿已清洗完毕，戴手套，打开清洗舱门	5	3	0	0	
	取出被洗器皿，检查器皿是否清洗干净，如未清洗干净，需重新洗涤。关闭机舱门	5	3	0	0	
	将清洗干净的器皿放到置物架上备用	5	3	0	0	
注意事项	勿将水溶性卫生纸以外的纸张倒入消毒机内(如消毒纸巾、手帕纸、餐巾纸、抽纸、湿纸巾、尿垫等，均不能倒入机器)	5	4	3	2	
	开始清洗前必须关好舱门，听到“砰”的锁门声	5	4	3	2	
	机器清洗程序结束后，开舱门前先半开舱门，以免有蒸汽伤人	5	4	3	2	
	机器故障时会显示故障码，可咨询工程师	5	4	3	2	
合计		100				

第二篇　心血管专科护士第二阶段规范化培训

心血管专科护士第二阶段规范化培训重点在于心血管病专科领域系统化理论和实践培训的学习，包括观察评估、专科操作、应急和抢救、危重症护理等方面，为今后专科护士培训奠定基础，提供职业发展方向指引。

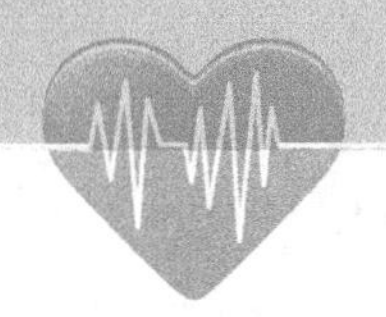

第一章　专科理论

第一节　成人常见心血管疾病相关护理

一、心肌炎

1. 概念　心肌炎是指心肌局限性或弥漫性的炎症，它常是各种全身性疾病中的一部分。因传染病引起的心肌炎已明显减少，风湿性心肌炎亦趋减少，病毒性心肌炎则相对增多。

病毒性心肌炎是病毒感染引起的心肌局限性或弥漫性炎症病变。病因以引起肠道和呼吸道感染的各种病毒最常见，如：柯萨奇病毒 A 和 B、埃可病毒、脊髓灰质炎病毒、流行性感冒病毒和疱疹病毒，尤其是柯萨奇病毒 B。病毒直接侵犯心肌，造成心肌细胞溶解，免疫反应同时存在，在病变的晚期，免疫反应是造成心肌损伤的主要因素。病毒性心肌炎可转化为扩张型心肌病（dilated cardiomyopathy，DCM），最常见的病原有柯萨奇病毒、流行性感冒病毒、腺病毒、巨细胞病毒、人类免疫缺陷病毒等，以青壮年发病率最高。其临床表现为：发病前 1~4 周有呼吸道或肠道感染病史，轻者可无症状，多数患者有疲乏、胸闷、心悸、心前区隐痛等心肌受累的表现，与体温不呈比例的心动过速等；重症者可发生严重心律失常、心力衰竭、心源性休克，甚至猝死。

2. 主要的治疗方法

(1) 原发病的治疗：病毒感染者可给予抗病毒药，伴细菌感染者，可给予抗生素治疗。

(2) 对症治疗：急性期卧床休息，注意营养。给予促进心肌营养与代谢的药物，如维生素 C、能量合剂（辅酶 Q）、肌苷、环腺苷酸（cyclic adenosine monophosphate，cAMP）等的综合治疗，在症状、体征好转，心电图正常后可逐渐增加活动量。出现心功能不全、心律失常、休克时应积极纠正。

(3) 严重心律失常时可考虑应用糖皮质激素。

3. 护理评估

(1) 发病情况：发病时间、发病季节、发病前是否有过感染及体温升高过程。

(2) 症状：询问患者心脏受累的表现，是否伴有心悸、气短并活动后加重及活动耐力下降。

(3) 体征：较常见的有心率增快（与体温升高不呈比例），心尖区第一心音减弱、出现第三

心音；重者可出现舒张期奔马律、心包摩擦音及心脏不同程度的扩大；更严重者出现血压下降、脉搏细数及肝大等循环衰竭体征。

(4) 心理社会评估：重点了解患者的年龄、性别、家庭状况、家族史、既往史（关注感冒发热、感染史）、过敏史、生活方式（吸烟、饮酒、饮食习惯、二便情况、运动状况、居住环境）、活动状况、文化水平、接受能力、性格类型等。年轻女性婚育资料的收集。

4. 临床表现

(1) 感染症状：询问患者近期内（1~4 周前）是否有发热、咽痛、全身酸痛、呕吐、腹泻等病毒感染的表现。

(2) 生命体征：评估是否有心悸、胸闷、气促、胸前区隐痛、乏力、咳嗽、呼吸困难、发绀等。评估这些表现在患者接受治疗护理后的变化。

(3) 饮食状况：重点注意各种营养的摄入情况。

5. 辅助检查　主要包括心电图有 ST-T 改变，R 波降低及各种心律失常，特别是房室传导阻滞、室性期前收缩；超声心动图：可以判断有无心脏扩大、室壁厚度及运动情况、心脏收缩功能、心包积液等，并与暴发性心肌炎（弥漫性室壁运动减弱）鉴别；血清学检查心肌酶学增高，红细胞沉降率加快，白细胞可增多，C 反应蛋白增加，抗心肌抗体滴度增高等。高热时注意血培养结果。

6. 心理状况　病毒性心肌炎患者依症状的轻重可有不同的心理反应。症状轻者，容易忽视而不注意休息，对病情的恢复不利；症状重者，因担心疾病的预后和经济负担易产生焦虑、恐惧等心理，家属的心理也随病情变化而变化，护士应进行动态的心理评估。

7. 护理要点

(1) 一般护理

1) 根据病情的轻重不同，动静结合，量力而行。

2) 急性发作或伴有严重心律失常、心力衰竭症状明显者，应严格控制活动量，卧床休息，禁止用力，以减轻心脏负荷，减少心肌耗氧量。

3) 体温过高者给予药物或物理降温。

4) 避免患者情绪激动与烦躁，保证足够的休息和睡眠。

5) 注意保持排便通畅，必要时给予缓泻剂，避免因便秘而加重心脏负担。

6) 待体温、心电图、X 线及症状恢复正常后可逐渐增加活动量。

7) 遵医嘱及时准确地服药，观察用药后的效果及副作用。

(2) 饮食：给予高热量、高蛋白、高维生素饮食，以促进心肌细胞的恢复。注意：进食不宜过饱，禁止食用咖啡、茶及其他刺激性食物，心力衰竭者限制钠盐摄入，忌烟忌酒。

(3) 多与患者沟通，协助生活护理，减轻其心理压力，主动配合治疗、护理。

8. 健康指导

(1) 合理安排休息和活动

1) 急性期绝对卧床休息，时间为 2~3 个月，6 个月至 1 年内避免重体力劳动及活动。

2) 保持室内温暖，定时通风换气，保持空气新鲜。

3) 每日准确记录 24h 出入量。

4) 养成良好的生活习惯，适当锻炼，增强免疫力，预防感冒。

(2) 避免诱因，避免劳累，注意合理营养，预防呼吸道及肠道感染。

(3)坚持药物治疗，按时服药，定期随访，病情变化时及时就医。

二、感染性心内膜炎

1. 概念　感染性心内膜炎(infective endocarditis，IE)是指病原微生物经血行途径侵犯心内膜、心瓣膜或邻近大动脉内膜所引起的感染并伴赘生物的形成。根据受累瓣膜的类型，感染性心内膜炎可分为自体瓣膜 IE 和人工瓣膜 IE。

2. 主要治疗方法　积极、有效、合理地使用抗生素是感染性心内膜炎治疗的关键，可以消除感染、降低死亡率。治疗原则为早期应用、用足剂量、选用杀菌药、疗程要长(一般 4~8 周，部分患者需 8 周以上)。同时，保护患者的心功能尤为重要，可参考常见心力衰竭的治疗方法。手术治疗主要是更换心脏瓣膜，清除赘生物，提高患者生存率。

3. 护理评估

(1)一般资料：了解患者近期有无皮肤或其他器官的感染；近期是否接受过口腔治疗、其他创伤性诊疗技术；有无风湿性心脏病、先天性心脏病及其他心脏病史，是否接受心脏手术及手术时间；是否有静脉内滥用药物的经历；是否有周身不适、倦怠乏力、高热伴寒战的病史；体重是否下降等。

(2)临床表现

1)全身表现：最常见为发热，亚急性起病者多为低热，体温很少超过 39.5℃，伴畏寒多汗，部分患者伴进行性消瘦、乏力、肌肉及关节疼痛；急性起病者往往呈急性败血症表现，高热、寒战及全身毒血症状明显。

2)心脏表现：心脏杂音见于大多数患者，充血性心力衰竭是本病较常见的并发症。

3)心外表现：全身性栓塞是感染性心内膜炎常见的临床表现。

(3)辅助检查

1)血培养阳性有决定性诊断价值，并为治疗提供依据，通常阳性率为 75%。

2)超声心动图可检出直径>2mm 的赘生物。

3)血常规检验中进行性贫血较常见，白细胞数增多或正常。

4)其他：红细胞沉降率增快、免疫复合物阳性、血清 C 反应蛋白阳性、类风湿因子阳性等指标。

(4)心理状况：起病大多急骤，反复发热，并在短时间内可出现很多症状，患者易产生恐惧、悲观情绪；亦可能对手术治疗后是否会再次出现 IE 而产生疑问，影响疾病治疗的信心。

4. 护理要点

(1)注意观察病情。正确测量体温，严密观察体温变化并记录；观察患者的心功能情况，是否出现不能平卧并伴双下肢水肿。

(2)嘱患者卧床休息，为患者提供适宜的病房温度和湿度，并保持安静。

(3)体温在 39℃以上者予以酒精擦浴或温水擦浴，出汗多时可在衣服与皮肤之间垫软毛巾，潮湿后便于及时更换，防止因频繁更衣而受凉。

(4)耐心解释检查目的和注意事项，配合医生做好检查，留取合格的血培养标本，尽快明确病原。

(5)遵医嘱积极、有效、合理用药，观察药物疗效及不良反应；因治疗时间一般较长，应注

意保护患者的血管,尽量使用留置针穿刺。

(6)若患者未出现脏器功能障碍或衰竭,应积极鼓励患者进食高热量、高蛋白易消化食物,如鸡蛋、牛奶、酸奶、肉等,并注意补充维生素和矿物质,鼓励患者多饮水;一旦出现心功能不全的征象,应摄取低钠饮食,限制水分。

(7)经常检查患者口腔的颊部和舌面,观察是否有白色斑块存在,及早发现长期大量使用抗生素可能带来的真菌感染;对于舌苔较厚、口唇常干裂、口腔有异味的患者,除应做好口腔护理外,还可建议饭前多漱口。

(8)当患者卧床休息时,允许进行一些自我护理,如翻身、盥洗、进食及一些不费力的自娱活动如听广播、阅读书报、看电视等。

(9)鼓励患者说出内心感受,并对其主诉采取同感性倾听,予以心理支持。

(10)若患者出现头痛、胸痛、肢体活动障碍时,要高度警惕是否有细菌栓子的脱落。

(11)协助做好手术准备(主要是更换心脏瓣膜、清除赘生物),提高患者生存率。

5. 健康指导　教会患者正确测量体温的方法;让患者了解心功能不全的临床表现,及早发现。告诉患者用药后的反应,如降温药和抗生素对胃肠道的刺激,可能会出现恶心、呕吐和食欲不振;告知患者不可擅自停药,以免出现不能挽回的后果。鼓励患者注意休息和营养,增强抵抗力,防止呼吸道感染,及时处理隐藏病灶;有心脏瓣膜病或心血管畸形的患者应注意口腔卫生,实施口腔手术、心导管检查、胃肠、生殖系统检查时应给予合适的抗生素预防性治疗。

三、心肌病

1. 概念　心肌病根据病因不同可分为原发性和继发性两类。

(1)原发性心肌病:分为扩张型心肌病(DCM)、肥厚型心肌病(hypertrophic cardiomyopathy, HCM)、致心律失常性右室心肌病(arrhy-thmogenic right ventricular cardiomyopathy, ARVC)、限制型心肌病(restrictive cardiomyopathy, RCM)和未定型心肌病五类。病毒性心肌炎演变为扩张型心肌病属继发性、左室心肌致密化不全纳入未定型心肌病。有心电紊乱和重构尚无明显心脏结构和形态改变,如遗传背景明显的 WPW 综合征,长、短 QT 综合征, Brugada 综合征等离子通道病暂不列入原发性心肌病分类。

(2)继发性心肌病:由其他疾病、免疫或环境等因素引起。

1)缺血性心肌病:冠状动脉粥样硬化是最主要的原因,有些专家们认为不应使用“缺血性心肌病”这一术语,心肌病的分类也不包括这一名称。

2)感染/免疫性心肌病:病毒性心肌炎最终转化为心肌病,最常见的病原有柯萨奇病毒、流行性感冒病毒、腺病毒、巨细胞病毒、人类免疫缺陷病毒,以及细菌、真菌、立克次体和寄生虫等。

3)中毒性心肌病:包括了长时间暴露于有毒环境,如酒精性、化疗药物、放射性、微量元素缺乏致心肌病等。

4)围产期心肌病:发生于妊娠最后 1 个月或产后 5 个月内,患者出现心脏扩大和心力衰竭,原因不明。

5)部分遗传性疾病伴发心肌病:见于多种神经肌肉疾病,如肌肉萎缩症等。

6)自身免疫性心肌病:如系统性红斑狼疮、胶原血管病等。

7)代谢内分泌性和营养性疾病：如嗜铬细胞瘤、甲状腺疾病、肉毒碱代谢紊乱、硒缺乏、淀粉样变性、糖原贮积症等。

2. 主要治疗方法

(1)避免劳累，防止感染。

(2)药物治疗

1)早期阶段：仅仅是心脏结构的改变，超声心动图显示心脏扩大、收缩功能损害但无心力衰竭的临床表现。包括β受体拮抗剂、ACEI。在早期针对病因和发病机制的治疗更为重要。

2)中期阶段：超声心动图显示心脏扩大、左心室射血分数(left ventricular ejection fraction，LVEF)降低并有心力衰竭的临床表现。

a. 合理使用利尿剂。

b. 所有无禁忌证者应积极使用ACEI或ARB。

c. 所有病情稳定、LVEF<40%的患者应使用β受体拮抗剂。

d. 在有中、重度心力衰竭表现又无肾功能严重受损的患者可使用螺内酯、地高辛等。

e. 有心律失常导致心源性猝死发生风险的患者可选用胺碘酮等。

3)晚期阶段：超声心动图显示心脏扩大、LVEF明显降低并有顽固性终末期心力衰竭的临床表现。此阶段在上述利尿剂、ACEI/ARB、地高辛等药物治疗的基础上，可考虑短期应用CAMP正肌力药物3~5d。

(3)梗阻性肥厚型心肌病可选用化学消融术。

(4)外科手术治疗：肥厚型心肌病可切除肥厚的心肌，晚期心肌病患者可行心脏移植手术。

3. 护理评估

(1)一般资料：重点了解患者年龄、性别、工作性质、经济状况、家族史、过敏史、生活方式(吸烟、饮酒、饮食习惯、二便情况、运动状况、居住环境)、活动状况、文化水平、接受能力、性格类型、疾病原因及类型、心肌受累程度等以及年轻女性婚育资料的收集。

(2)临床表现

1)心脏症状：胸痛部位、性质、诱因及伴随症状，有无停跳。

2)全身症状：有无头晕、乏力、昏厥现象，有无四肢疼痛、肢体活动障碍。

3)生命体征：体温、血压、脉搏、呼吸、肺部啰音及肺水肿症状等，评估这些表现在患者接受治疗护理后的变化。

4)评估长期服用洋地黄类药物的患者是否有中毒症状。

5)饮食状况：重点注意盐和钾的摄入情况。

(3)辅助检查

1)血常规、生化指标、血气指标。

2)心功能评价：超声、核素心肌显像、帕特试验。

3)长期服用利尿剂的患者应注意检查电解质情况。

4)心电图改变：注意有无心律失常。

5)基因检测：对家族成员进行筛查(体格检查、心电图、超声心动图)，家族遗传性

心肌病的诊断至少有两个或以上受累的心肌病成员，采集家族血标本并进行家族成员随访。

(4) 心理状况：了解患者对自身病史、病程和疾病的认知程度及其治疗依从性。评估患者对疾病的严重程度是否缺乏思想准备及足够认识。另外，由于经济条件，患者往往担心费用及预后。未生育的女性患者往往担心生育受影响。

4. 护理要点　按心内科一般护理。

(1) 病情观察

1) 密切观察患者的病情变化，有心律失常者应进行心电监测。

2) 扩张型心肌病，往往合并室性心律失常，应随时注意监测心律 / 率的变化。应用抗心律失常药物时要慎重，静脉推药时速度要慢。

3) 肥厚型心肌病（尤其是有流出道梗阻的患者）由于存在舒张期容量减少，易出现心绞痛、乏力、头晕、昏厥甚至猝死。指导患者避免剧烈运动，在发生心绞痛时应予 β 受体拮抗剂或钙通道阻滞剂，不能用硝酸酯类制剂。

4) 由于病变的心肌对强心药物较为敏感，有些患者还存在肾功能不全，易出现洋地黄类药物的不良反应，应随时观察心率 / 律的变化，若出现心律失常应及时通知医生，并备好抢救药物及临时起搏器。

5) 对出现心力衰竭、心源性休克、猝死的患者的护理参见相应内容。

6) 若患者出现胸痛、四肢疼痛及肢体活动障碍时，应高度怀疑栓塞的可能，要注意观察意识及皮肤的温度及颜色。

7) 注意患者用药后的反应，经医师调整为合适药物时，应坚持用药。利尿剂使用期间应注意尿量，尿量过多应警惕低钾血症的出现。使用血管扩张剂时应监测血压。

8) 栓塞的预防：口服阿司匹林 75~100mg/d，以预防附壁血栓的形成。对于已经有附壁血栓形成和发生血栓栓塞的患者必须长期口服华法林进行抗凝治疗，且 INR 保持在 2.0~2.5 之间。

(2) 饮食：给予低盐、易消化、高纤维素和富含维生素的食物，要少食多餐，不宜过饱；多吃一些含钾高的食物，如橘子、香蕉、黑木耳等；避免刺激性食物。

5. 健康指导

(1) 使患者认识到早期接受系统治疗的重要性并积极配合治疗。

(2) 由于心肌存在不同程度的损伤，患者活动及劳累后尽量卧床休息，以减轻心肌缺氧程度。

(3) 保持室内空气新鲜，预防感染，养成良好的起居习惯。

(4) 睡眠提倡两段制，即夜间睡眠和午睡，但午睡时间不宜过长，以半小时至一小时为宜。

(5) 嘱患者戒烟戒酒，尽量选择易消化、低盐、少刺激的食物，少食多餐，教会患者如何计算食物的含水量及准确记录出入量。

(6) 告诉患者在出现咳嗽、气喘、双下肢水肿、夜间不能平卧或连续几天尿量少于入量时及时就医。

(7) 定期复查。

四、慢性心力衰竭

1. 概念　心力衰竭（简称心衰，HF-REF）是多种原因导致心脏结构和/或功能的异常改变，使心室收缩和/或舒张功能发生障碍，从而引起的一组复杂临床综合征，主要表现为呼吸困难、疲乏和液体潴留（肺淤血、体循环淤血及外周水肿）等。慢性心力衰竭是指持续存在的心力衰竭状态，可以稳定、恶化或失代偿。

2. 心功能判定

（1）在《2018中国心力衰竭诊断和治疗指南》中慢性心力衰竭患者心功能分级为：

1）Ⅰ级：活动不受限，日常体力活动不引起明显的气促、疲乏或心悸。

2）Ⅱ级：活动轻度受限，休息时无症状，日常活动可引起明显的气促、疲乏或心悸。

3）Ⅲ级：活动明显受限，休息时可无症状，轻于日常活动即引起显著气促、疲乏或心悸。

4）Ⅳ级：休息时也有症状，稍有体力活动症状即加重。任何体力活动均会引起不适。如无需静脉给药，可在室内或床边活动者为Ⅳa级，不能下床并需静脉给药支持者为Ⅳb级。

（2）依据《2018中国心力衰竭诊断和治疗指南》，心力衰竭的发生、发展主要分为4个阶段：

1）阶段A（前心衰阶段）：患者为心衰的高危人群，无心脏结构或功能异常，无心衰的症状和/或体征。

2）阶段B（前临床心衰阶段）：患者已发展成器质性心脏病，但从无心衰症状和/或体征。

3）阶段C（临床心衰阶段）：患者有器质性心脏病，既往或目前有心衰的症状和/或体征。

4）阶段D（难治性终末期心衰阶段）：患者有器质性心脏病且病情不断进展，虽经积极的内科治疗，休息时仍有症状，且需特殊干预。

3. 分型

（1）根据左心室射血分数（LVEF）分为LVEF降低的心力衰竭（heart failure with reduced ejection fraction，HFrEF）、LVEF保留的心力衰竭（heart failure with presserted ejection fraction，HFpEF）、LVEF中间值的心力衰竭（heart failure with mid-range ejection fraction，HFmrEF）。

（2）根据心力衰竭发生的时间、速度分为慢性心力衰竭和急性心力衰竭。

（3）根据病变解剖部位分为左、右心衰竭和全心衰竭，左心衰竭的特征是肺循环淤血；右心衰竭的特征是体循环淤血。

（4）根据心力衰竭产生机制分为收缩功能不全性心力衰竭和舒张功能不全性心力衰竭。

（5）根据心排血量分为低心排血量性心力衰竭和高心排血量性心力衰竭。

4. 主要病因

（1）病因：心衰的主要发病机制之一为心肌病理性重构，导致心衰进展的两个关键过程分别是：

1）心肌死亡（坏死、凋亡、自噬等）的发生，如急性心肌梗死、重症心肌炎等。

2）神经内分泌系统过度激活所致的系统反应，其中肾素血管紧张素-醛固酮系统（RAAS）和交感神经系统过度兴奋起着重要作用。

（2）诱因：80%~90%的心力衰竭发生是由诱因诱发的，常见的诱因有：

1）全身疾病因素

①感染：是心力衰竭最常见的诱因之一，尤以呼吸道感染多见。

②不适当的用药：服用心脏毒性或加重心力衰竭的药物。

③贫血：血液中红细胞减少，血液携氧功能降低，使心肌缺氧。

④内分泌系统疾病：未得到控制的糖尿病或甲状腺功能失调。

⑤电解质紊乱与酸碱平衡失调：如酸中毒、高 / 低血钾、低血镁和低血钙等。

⑥妊娠与分娩：循环血量增加，使心脏负荷加重。

⑦心律失常：新发生或未控制的房颤、运动性心动过速或过缓等。

⑧治疗不当：如输血、输液过多过快，麻醉与手术等。

2）患者相关因素：过度劳累与情绪激动；不遵医嘱；饮食、饮水失当患者摄入钠盐或饮水过多等；饮酒；药物滥用。

5. 病理生理改变

(1) Frank—Starling 机制（主要针对前负荷增加）：即心肌收缩力和心搏出量在一定范围内随着心肌纤维初长度的增长或心室舒张末期容量的增加而增加。

(2) 心肌肥厚（主要针对后负荷增加）：心脏在长期阻力负荷过高等作用下，导致心室肌肥厚，可使心肌收缩力代偿性增强，增加心搏出量。心肌肥厚使心肌顺应性下降，舒张功能降低，心室舒张末压升高，产生舒张功能不全性心力衰竭表现。

(3) 神经体液代偿机制

1）交感-肾上腺髓质系统激活使心肌收缩力增强及心率增快，以提高心排血量。同时周围血管收缩，增加心脏后负荷，心肌收缩力增强及心率增快均使心肌耗氧量增加。

2）肾素-血管紧张素-醛固酮系统激活的有利一面是心肌收缩力增强，周围血管收缩维持血压，调节血液的再分配，保证心、脑等重要脏器的血液供应。同时增加血容量及心脏前负荷，对心力衰竭起一定的代偿作用。

3）其他体液因子如血管扩张肽（包括心房钠尿肽、脑钠肽和 C 型利钠肽等）、血管升压素（抗利尿激素）、缓激肽等。

6. 护理评估

(1) 健康史询问

1）病史：有无高血压、糖尿病、脂质异常、瓣膜病、冠状动脉或周围血管疾病、心肌病、风湿热、睡眠呼吸障碍的病史或症状、心脏毒性药物的接触史、目前与过去的酒精摄入量、吸烟史、甲状腺疾病、嗜铬细胞瘤、肥胖等。

2）家族史：有无动脉粥样硬化性疾病的家族倾向（心肌梗死病史、吸烟、外周动脉疾病）、心脏性猝死、传导系统疾病、快速心律失常、心肌病（不能解释的心力衰竭）等。

3）询问患者是否有活动无耐力、呼吸困难、尿量减少；询问患者的液体出入量、体重变化；询问患者对心力衰竭知识的理解情况。

(2) 临床表现

1）左心衰竭主要表现为肺循环淤血和心排血量降低综合征。

①症状

A. 疲劳：由心搏出量下降引起的运动性疲劳和衰弱是常见症状。

B. 呼吸困难：为左心室衰竭较早出现和最常见的症状。

C. 夜间阵发性呼吸困难：一般见于劳累性呼吸困难发展到一定程度时。

D. 端坐呼吸：平卧时呼吸急促，被迫半卧位或坐位，见于左心衰竭严重时。

E. 急性肺水肿。

②体征

A. 心脏增大。

B. 心室抬举样搏动。

C. 第三心音：左室容量增加时，在心室充盈的快速流入期，常可听到较响的第三心音。

D. 第四心音：左室顺应性下降，左房用力收缩时，可听到第四心音或房性奔马律。

E. 湿啰音：当肺泡内出现液体时，湿啰音响亮而广泛。

F. Cheyne-Stoke 呼吸常见于心衰晚期。

G. 心动过速。

2）右心衰竭主要表现为体循环过度充盈，压力增高，各脏器淤血、水肿及由此产生的以体循环淤血为主的综合征。

①症状

疲劳：心搏出量减少时患者主诉疲劳。

重力性水肿：心力衰竭的水肿原因是水钠潴留和静脉淤血致毛细血管压增高。患者离床行走时可发生踝部水肿，卧床时则出现骶部、腰背部和腿部水肿。病程晚期可出现全身性水肿。水肿为对称性、凹陷性。

畏食和腹胀：静脉压升高导致肝和内脏淤血，可引起畏食、腹胀和其他非特异性胃肠道症状。

肾脏淤血：引起尿量减少、夜尿增多、蛋白尿和肾功能减退。

②体征：右室抬举性搏动；右室奔马律；颈静脉充盈或怒张；肝大和压痛；胸腔积液和腹水。

3）全心衰竭：此时左、右心衰的临床表现同时存在。

(3) 辅助检查

1）实验室检查：血常规、生化、糖化血红蛋白、促甲状腺激素等；生物标志物：如 B 型利尿钠肽（BNP）、N 末端 B 型利尿钠肽前体（NT-proBNP）；必要时可进行心肌活检及基因检测。

2）影像学检查：包括 X 线胸片、经胸超声心动图、磁共振和螺旋 CT、冠状动脉造影、核素心室造影及核素心肌灌注和 / 或代谢显像。

3）心肺功能相关检查：心电图，负荷超声心动图，心肺运动试验，6min 步行试验等。

4）有创血流动力学检查：右心导管及肺动脉导管检查。

5）生活质量评估。

7. 治疗　任何治疗和护理心力衰竭患者的措施目的都是纠正血流动力学异常，缓解症状；提高患者运动耐力，改善生活质量；减缓心肌损伤的进一步加剧；降低死亡率（图 2-1-1-1）。

(1) 一般治疗

1）避免诱发因素

2）监测体重：如在三天内体重突然增加 2kg 以上，应考虑患者已有水钠潴留（隐性水肿），需要利尿或加大利尿剂的剂量。

3）调整生活方式

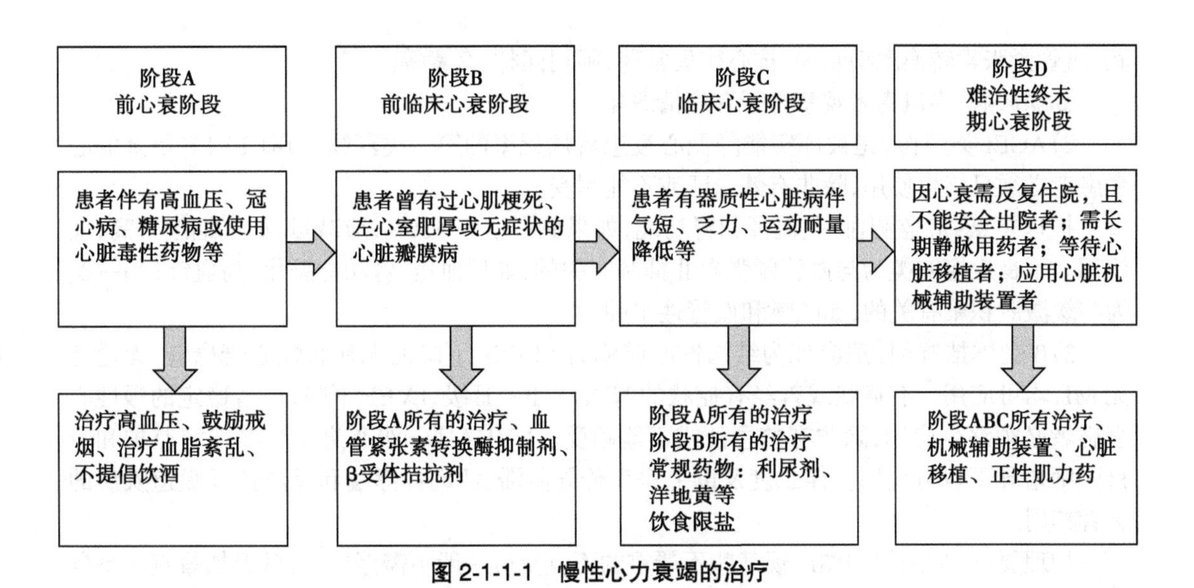

图 2-1-1-1 慢性心力衰竭的治疗

①限钠：对控制 NYHA Ⅲ~Ⅳ级心衰患者的充血症状和体征有帮助。心衰急性发作伴有容量负荷过重的患者，要限制钠摄入<2g/d。一般不主张严格限制钠盐摄入，和将限钠扩大到轻度或稳定期心衰患者。

②限水：严重低钠血症（血钠<130mmol/L）患者体液摄入量应<2L/d。严重心衰患者液量限制在 1.5~2.0L/d 有助于减轻症状和充血。轻中度症状患者常规限制液体并无益处。

③营养和饮食：宜低脂饮食、戒烟，肥胖患者应减轻体重。严重心衰伴明显消瘦（心脏恶病质）者，应给予营养支持。

④休息和适度运动。失代偿期需卧床休息，多做被动运动以预防深部静脉血栓形成。临床情况改善后，在不引起症状的情况下，鼓励体力活动，以防止肌肉“去适应状态”（失用性萎缩）。NYHA Ⅱ~Ⅲ级患者，可在康复专业人员指导下进行运动训练，能改善症状，提高生活质量。

4）心理和精神治疗

（2）药物治疗

1）利尿剂：每天体重的变化，是最可靠的监测利尿剂效果和调整利尿剂剂量的指标。护理要点如下：

①安排给药时间，以早晨或上午为宜。向患者解释用药后会出现排尿次数和尿量增多，帮助患者并做好相应准备。

②静脉用托拉塞米时要先稀释后再缓慢注入。

③严格记录出入量、体重和水肿变化。要求患者每天早晨空腹排尿后在固定的时间测量体重。

④密切观察有无电解质紊乱和酸碱失衡的症状。低钾时可出现恶心、呕吐、腹胀、肌无力及心律失常；低钠时可出现肌无力、下肢痉挛、口干；低钾低氯性碱中毒可出现神志淡漠、呼吸浅慢等；出现低钾时鼓励患者多摄入含钾丰富的食物，如橘子、香蕉、苹果、鱼、肉和青菜，必要时口服钾盐。用保钾利尿剂的患者应少食含钾丰富的食物。

⑤观察药物的其他毒副作用。注意药物的相互作用，特别是同时使用洋地黄类、多巴

胺、血管紧张素转换酶抑制剂、抗心律失常药、阿司匹林、激素等。

⑥糖尿病、痛风患者观察是否有病情恶化。

2）ACEI 类药物：是被证实能降低心衰患者病死率的第一类药物，所有 LVEF 下降的心衰患者必须且终生使用，除非有禁忌证或不能耐受。

护理要点：应监测血压、血钾和肾功能，如果肌酐增高 > 30%，应减量，如仍继续升高，应停用。不良反应一类为与血管紧张素Ⅱ抑制有关的，如低血压、肾功能恶化、高血钾；另一类为与缓激肽积聚有关的，如咳嗽和血管性水肿。

3）β 受体拮抗剂：适应证为结构性心脏病，伴 LVEF 下降的无症状性心衰患者，无论有无 MI，均可应用。有症状或曾经有症状的 NYHA Ⅱ～Ⅲ级、LVEF 下降、病情稳定的慢性心衰患者必须终生应用，除非有禁忌证或不能耐受。NYHA Ⅳa 级心衰患者在严密监护和专科医师指导下也可应用。伴二度及以上房室传导阻滞、活动性哮喘和反应性呼吸道疾病的患者禁用。

护理要点：应用早期如出现某些不严重的不良反应一般不需停用，可延迟加量直至不良反应消失。起始治疗时如引起液体潴留，应加大利尿剂用量，直至恢复治疗前体重，再继续加量。常见有低血压、液体潴留和心衰恶化、心动过缓和房室传导阻滞。

4）醛固酮受体拮抗剂：长期应用 ACEI 或 ARB 时起初醛固酮降低，随后出现“逃逸现象”，因此加用醛固酮受体拮抗剂，可抑制醛固酮的有害作用，对心衰患者有益。

护理要点：血钾 > 5.0mmol/L，肾功能受损不宜应用。使用后需定期检测血钾和肾功能，如血钾 > 5.5mmol/L 应减量或停用。螺内酯可引起男性乳房增生症，为可逆性，停药后消失。

5）ARB 类药物：基本与 ACEI 相同，推荐用于不能耐受 ACEI 的患者。也可用于经利尿剂 ACEI 和 β 受体拮抗剂治疗后临床状况改善仍不满意，又不能耐受醛固酮受体拮抗剂的有症状的心衰患者。

护理要点：与 ACEI 相似，如可能引起低血压、肾功能不全和高血钾等，开始应用及改变剂量的 1~2 周内，应监测血压、肾功能和血钾。

6）地高辛：适用于慢性 HF-REF 已应用利尿剂、ACEI（或 ARB）、β 受体拮抗剂和醛固酮受体拮抗剂，LVEF ≤ 45%，仍持续有症状的患者，伴有快速心室率的房颤患者尤为适合。

护理要点：给药前要仔细了解患者的基本临床资料，如年龄、症状、体征、血电解质、肝肾功能、心电图表现、体重、脉搏、心率 / 律（记录 1min 的脉率和心率）；用药后每天观察心力衰竭症状和体征改善情况，记录出入量，注意脉搏和心电图的变化；观察是否出现洋地黄类中毒的临床表现，每次给药前测量心率 / 律，如果成人心率低于 60 次 /min，儿童低于 100 次 /min，或出现心律失常，高度警惕洋地黄中毒；识别易导致洋地黄类药物中毒的因素；教育并鼓励患者自我监测，记录脉搏、尿量和体重变化，有异常反应及时报告医务人员；严格按处方服药，最好在每日同一时间服药，避免漏服或因漏服而加服。

7）伊伐布雷定：适用于窦性心律的 HF-REF 患者。使用 ACEI 或 ARB、β 受体拮抗剂、醛固酮受体拮抗剂，已达到推荐剂量或最大耐受剂量，心率仍然 ≥ 70 次 /min，并持续有症状（NYHA Ⅱ～Ⅳ级），可加用伊伐布雷定。不能耐受 β 受体拮抗剂、心率 ≥ 70 次 /min 的有症状患者，也可使用伊伐布雷定。

护理要点：识别不良反应如心动过缓、闪光现象、视力模糊、心悸、胃肠道反应等。

8）血管扩张剂：降低左心室舒张末期容量和室壁张力减轻前负荷，降低体循环阻力和左室射血时的阻抗,降低后负荷,从而降低心肌耗氧量,增加缺血心肌的收缩性。

硝酸酯类主要扩张静脉和肺小动脉,可通过不同途径给药。常见的副作用有头胀、头痛、恶心、心率加快、低血压等。

硝普钠可扩张动、静脉。患者对此药的敏感性差异很大,因此滴速的调节要个体化。持续应用一周以上,要注意有无氰化物中毒。需避光使用。症状缓解后停药应逐渐减慢滴数,避免出现反跳现象。静脉注射时应单独使用一静脉通路。常见的副作用有低血压、氰化物中毒。氰化物中毒出现恶心、呕吐、出汗、不安和头痛。

9)β受体激动剂:常用的有多巴胺和多巴酚丁胺。

多巴胺:小剂量<2μg/(kg·min)输注时有明显利尿作用;中剂量2~5μg/(kg·min)输注,主要为强心作用;大剂量>5μg/(kg·min)可使所有动脉和静脉收缩,外周阻力增加,心脏后负荷增加,血压升高,心脏做功下降及肾血流下降。使用多巴胺时,最好用微量泵输入。用药期间要进行心电、血压监测,注意是否出现室性心律失常和心绞痛;输注时可引起静脉炎,需定时观察穿刺局部情况,必要时予以预防静脉炎的敷料保护;若漏出血管可引起组织坏死,应及时更换部位。大剂量时注意是否有严重血管收缩引起的组织坏死,建议使用中心静脉输注。

多巴酚丁胺(Dobutamine):作用与多巴胺类似,增加心肌收缩力,但对心率影响不大,只在大剂量时才使心率加快。副作用有出汗、面部发热、潮红、恶心、头痛和不安。配制时不应与碱性溶液配合。

(3)非药物治疗

1)心脏再同步化治疗(CRT):可恢复正常的左右心室及心室内的同步激动,减轻二尖瓣反流,增加心排血量,改善心功能。

2)置入式心脏转复除颤器(implantable cardioverter defibrillator,ICD):用作心衰患者猝死的二级预防。

3)机械辅助循环:包括主动脉内气囊反搏术(intra-aortic balloon pump,IABP)、左心室辅助装置(left ventricular assist device,LVAD)以及体外膜氧合器治疗(extracorporeal membrane oxygenerator,ECMO)、心衰专用超滤治疗。终末期可考虑心脏移植。

8. 慢性HFpEF的治疗

(1)积极控制血压:目标血压宜低于单纯高血压的标准,即收缩压<130mmHg。5大类降压药物均可应用,优先选择β受体拮抗剂、ACEI或ARB。

(2)应用利尿剂:可缓解肺淤血改善心功能,但不宜过度利尿,以免前负荷过度降低而导致低血压。

(3)控制和治疗其他基础疾病和合并症。

(4)血运重建治疗。

(5)如同时有HFrEF,以治疗后者为主。

9. 对慢性心力衰竭患者的健康指导

(1)避免诱因,饮食注意控制食盐量;保持心情舒畅。

(2)让患者理解继续服药的重要性,了解用药的目的、作用、剂量、用法、副作用,尤其是对地高辛不良反应的识别。

(3)适当运动,保持心脏代偿功能。根据心脏病的性质、心功能和体力情况,选择适当的运动,避免长期卧床。保证充足的睡眠。

(4)帮助患者识别病情恶化的主要指标，例如气短、咳嗽、体重变化和外周水肿等。患者每天早晨空腹排尿后在固定的时间测量体重。叮嘱患者每次测体重时穿相似的衣物并坚持使用同一个体重计，将数值记录在专用表格中。体重在 3 天内增长 2kg 以上者，需及时到医院就诊。

(5)定期复查。

(6)院外护理干预：家庭访问、电话随访、网络随访等。

五、急性心肌梗死

1. 概念　急性心肌梗死是冠状动脉急性、持续性缺血、缺氧所引起的心肌坏死。临床上多有剧烈而持久的胸骨后疼痛，休息及硝酸酯类药物不能完全缓解，伴有血清心肌酶活性增高及进行性心电图变化，可并发心律失常、休克或心力衰竭，常可危及生命。

2. 主要病因及诱因

(1)过度劳累：过重的体力劳动，可使心脏负担加重，心肌需氧量突然增加，而冠心病患者的冠状动脉已发生硬化、狭窄，不能充分扩张而造成心肌缺血。剧烈体力负荷也可诱发斑块破裂，导致急性心肌梗死。

(2)情绪激动：由于激动、紧张、愤怒等激烈的情绪变化诱发。

(3)暴饮暴食：进食大量含高脂肪高热量的食物后，血脂浓度突然升高，导致血黏稠度增加，血小板聚集性增高。在冠状动脉狭窄的基础上形成血栓，引起急性心肌梗死。

(4)寒冷刺激：突然的寒冷刺激可能诱发急性心肌梗死。

(5)便秘：便秘在老年患者中十分常见。临床上，因便秘时用力屏气而导致心肌梗死的老年患者并不少见。

(6)吸烟、大量饮酒：吸烟和大量饮酒可通过诱发冠状动脉痉挛及心肌耗氧量增加而诱发急性心肌梗死。

3. 临床表现　约半数以上的急性心肌梗死患者在起病前 1~2d 或 1~2 周有前驱症状，最常见的是原有心绞痛加重，发作时间延长，或对硝酸甘油效果变差；或既往无心绞痛者，突然出现长时间心绞痛。典型的心肌梗死症状包括：

(1)疼痛

1)突然发作剧烈而持久的胸骨后或胸前区压榨性疼痛：休息和含服硝酸甘油不能缓解，常伴有烦躁不安、出汗、恐惧或濒死感。

2)部分患者疼痛位于上腹部；少数患者表现为颈部、下颌、咽部及牙齿疼痛，易误诊。

3)少数患者无疼痛：一开始即表现为休克或急性心力衰竭。

(2)神志障碍：可见于高龄患者。

(3)全身症状：难以形容的不适、发热。

(4)胃肠道症状：表现为恶心、呕吐、腹胀等，下壁心肌梗死患者更常见。

(5)心律失常：见于 75%~95% 的患者，起病前 24h 内多见，前壁心肌梗死易发生室性心律失常，下壁心肌梗死易发生心率减慢、房室传导阻滞。

(6)心力衰竭：主要是急性左心衰竭，表现为呼吸困难、咳嗽、发绀、烦躁等症状。

(7)低血压、休克：急性心肌梗死时由于剧烈疼痛、恶心、呕吐、出汗、血容量不足、心律失常等可引起低血压，大面积心肌梗死时心排血量急剧减少，可引起心源性休克，收缩

压<80mmHg，面色苍白，皮肤湿冷，烦躁不安或神志淡漠，心率增快，尿量减少等。

4. 主要治疗方法　急性心肌梗死发病突然，应及早发现、及早治疗，并加强入院前处理。治疗原则为挽救濒死的心肌，缩小梗死面积，保护心脏功能，及时处理各种并发症。

(1)监护和一般治疗：无并发症者急性期绝对卧床1~3d；吸氧；持续心电监护，观察心率/律变化及血压和呼吸，低血压、休克患者必要时监测肺毛细血管楔压和静脉压。饮食上注意低盐、低脂、少量多餐，保持大便通畅。无并发症患者3d后逐步过渡到坐在床旁椅子上吃饭、大小便及室内活动。一般可在2周内出院。有心力衰竭、严重心律失常、低血压等疾病的患者卧床时间及出院时间需酌情延长。

(2)镇静止痛：小剂量吗啡静脉注射为最有效的镇痛剂，也可用哌替啶。烦躁不安、精神紧张者可给予地西泮口服。

(3)调整血容量：入院后尽快建立静脉通道，注意出入量。

(4)再灌注治疗，缩小梗死面积：在发病12h内开通闭塞冠状动脉，恢复血流，可缩小心肌梗死面积，减少死亡。越早使冠状动脉再通，患者获益越大。

1)直接冠状动脉介入治疗：在患者到达医院90min内能完成第一次球囊扩张的情况下，对所有发病12h以内的急性ST段抬高型心肌梗死患者均应进行直接PCI治疗，球囊扩张使冠状动脉再通，必要时置入支架。急性期只对梗死相关动脉进行处理。心源性休克患者不论发病时间都应行直接PCI治疗。

2)溶栓治疗：如无急诊PCI治疗条件，或不能在90min内完成第一次球囊扩张时，若患者无溶栓治疗禁忌证，对发病12h内的急性ST段抬高型心肌梗死患者应进行溶栓治疗。常用溶栓剂包括尿激酶、链激酶和重组组织型纤溶酶原激活剂(recombinant tissue plasminogen activator，rt-PA)等，静脉注射给药。溶栓治疗的主要并发症是出血，其中最严重的是脑出血。

非ST段抬高型心肌梗死患者不应进行溶栓治疗。

(5)药物治疗：持续胸痛患者若无低血压可静脉滴注硝酸甘油。应用rt-PA溶栓或未溶栓治疗的患者可用低分子肝素皮下注射或肝素静脉注射3~5d。对无禁忌证的患者应给予β受体拮抗剂。对无低血压的患者应给予肾素-血管紧张素转换酶抑制剂(ACEI)，对ACEI不能耐受者可应用血管紧张素受体拮抗剂(ARB)。对β受体拮抗剂有禁忌证(如支气管痉挛)而患者持续伴有缺血或心房颤动、心房扑动伴快速心室率，而无心力衰竭、左室功能失调及房室传导阻滞的情况下，可给予维拉帕米或地尔硫䓬。所有患者均应给予他汀类药物。

(6)抗心律失常：偶发室性期前收缩可严密观察，不需用药；频发室性期前收缩或室性心动过速时，立即给予抗心律失常药物使用。室速引起血压降低或发生室颤时，尽快采用直流电转复。缓慢心律失常可用阿托品静脉注射；Ⅱ~Ⅲ度房室传导阻滞时，可安置临时起搏器。房性期前收缩不需特殊处理，阵发性室上性心动过速和快心室率心房颤动可给予维拉帕米、地尔硫䓬、美托洛尔、洋地黄制剂或胺碘酮静脉注射。对心室率快、药物治疗无效而影响血流动力学者，应直流电同步电转复。

(7)急性心肌梗死合并心源性休克和泵衰竭的治疗：肺水肿时应吸氧，静脉注射吗啡、呋塞米，静脉泵入硝普钠等。心源性休克可用多巴胺等静脉泵入，如能维持血压，可在严密观察下加用小剂量的硝普钠。药物反应不佳时应在主动脉内球囊反搏术支持下行直接PCI，若冠状动脉造影病变不适于PCI，应考虑急诊冠状动脉旁路移植术。

5. 护理要点

(1)急性期监护：患者被收入重症监护病房，应用监护仪对其进行连续的生命体征、血气等监测，一旦发现恶性心律失常、休克、心衰等严重并发症，及时予以纠正；每日检查除颤器、呼吸机、临时起搏器的功能是否良好，并置于备用状态，备齐抢救车内的各种抢救物品。

(2)一般护理：注意休息，避免过度疲劳或运动量过大，防止心功能不全的发生。保持大便通畅，防止过度用力。

(3)镇静止痛：心肌梗死的患者多发病突然，并伴有疼痛、压榨感，因此护士要认真观察疼痛的性质、持续时间。疼痛时要尽快止痛，可遵医嘱给予吗啡止痛。同时应密切观察呼吸、面色的变化，防止药物对呼吸循环的抑制。

(4)吸氧：吸氧可改善心肌缺血、缺氧状态，缓解心绞痛，减少心律失常，吸氧速度和流量根据病情而定。

(5)控制输液速度和液体总量：过量及过速输液可致心脏负荷过重，导致肺水肿，加重患者病情。

(6)溶栓护理：溶栓期间要严密观察患者是否有抗凝过度引起的出血情况：患者皮肤黏膜有无出血点、患者大小便颜色及呕吐物颜色。特别注意患者意识、瞳孔有无异常变化，以观察有无颅内出血。此外还应观察患者的意识及生命体征变化。

(7)心理护理：由于急性心肌梗死发生突然，大部分患者存在不同程度的恐惧和焦虑，为此患者需要一个安静、整洁、舒心的治疗护理环境，以缓解患者的紧张情绪，减少外界环境对患者的不良刺激。安慰患者保持情绪稳定：避免大喜大悲或精神抑郁，冠心病患者均有不同程度的心理压力，这样会加快动脉硬化病变的进展，增加心脏突发事件的发生。

6. 健康指导

(1)出院指导：每个心肌梗死患者的情况都不相同，运动康复必须个体化，必须在医生指导下进行，并应有家属陪伴进行。

1)按时服药，定期复诊；保持大便通畅；坚持适度体育锻炼。

2)不要情绪激动和过度劳累；戒烟、限酒和避免吃得过饱。

3)坚持合理适当的体育锻炼是康复治疗的主要措施。因为心肌梗死后，1~2个月心肌坏死已愈合。此时促进体力恢复，增加心脏侧支循环，改善心肌功能，减少复发及危险因素，是康复治疗的目的。

(2)二级预防：心肌梗死后必须做好二级预防，预防心肌梗死再发。患者应合理膳食（低脂肪、低胆固醇饮食），戒烟、限酒，适度运动，保持心态平衡。坚持服用抗血小板药物（如阿司匹林）、β受体拮抗剂、他汀类调脂药及ACEI制剂，控制高血压及糖尿病等危险因素，定期复查。

六、永久起搏器植入术

1. 概念 植入性心脏起搏器（心脏起搏系统）是一种植入体内的电子治疗仪器，通过发放电脉冲刺激心脏跳动。心脏起搏系统包括脉冲发生器（即起搏器）、电极导线两部分。

(1)作用原理：脉冲发生器的功能是发放电流脉冲，通过电极导线，传输至心脏，组成起搏回路。心脏本身激动的电信号，也可由电极导线传送至起搏器，以协调同步起搏的脉冲发放。

(2)适应证

1)"症状性心动过缓":指直接由于心率过于缓慢,导致心排出量下降,重要脏器及组织尤其大脑供血不足而产生的一系列症状如:晕厥、头昏、黑矇等。如:病态窦房结综合征、窦性停搏、R-R长间歇、二度及三度房室传导阻滞等。

2)其他方面应用:梗阻性肥厚型心肌病药物治疗无效,可考虑安装双腔起搏器(DDD)。充血性心力衰竭伴有心室内传导阻滞者,可考虑安装三腔双心室起搏器(CRT)。

(3)起搏器类型

1)单腔起搏器:只需要在一个心腔(右心房或右心室)放置一条电极导线起搏的起搏器。

2)双腔起搏器:需要在右心房和右心室分别放置一条电极导线起搏的起搏器。

3)三腔起搏器:除了传统的右心房和右心室之外,又增加左心室起搏的起搏器。

(4)起搏方式:1974年,美国心血管学会和美国心脏学会(ACC/AHA)联合专门委员会首次提出起搏器基本功能的三位字母代码。此代码指定为起搏名称的NBG代码。表2-1-1-1简单介绍三位字母代码。

表2-1-1-1 起搏器三位字母代码

Ⅰ	Ⅱ	Ⅲ
起搏心腔	感知心腔	感知的反应
V=心室	V=心室	T=触发
A=心房	A=心房	I=抑制
D=双腔	D=双腔	D=T+I
O=无	O=无	O=无

例如:VVI,表示心室起搏,心室感知,感知心室活动后抑制起搏器发放脉冲。

2. 治疗方法 安装起搏器包括心内膜、心肌、心外膜三层均可放置电极导线起搏,心肌和心外膜安放电极均需外科开胸手术,目前最常用的是经静脉心内膜起搏,即电极导线通过静脉(锁骨下静脉或头静脉)进入心房或心室,电极头嵌顿于心肌小梁内进行起搏。囊袋一般位于胸大肌浅层筋膜内。

3. 术后常见并发症 伤口出血或血肿形成,囊袋伤口破裂和感染,血胸或血气胸,心肌穿孔,静脉血栓或气栓,电极导线移位,电极导线损伤和断裂,脉冲发生器故障。

4. 安装永久起搏器患者的护理要点

(1)术前护理

1)评估患者的病情、对手术的心理反应及对手术的接受程度、手术部位的皮肤情况及患者的支持系统和经济情况。

2)耐心向患者及家属做好解释工作,减轻患者及家属的心理压力,取得患者的配合。

3)术前协助完善各项常规检查。

4)术前手术区备皮:范围是下颌以下,剑突以上,包括两侧腋后线以内范围。

5)术前晚练习使用便器床上排便。

6）术前晚为患者创造良好的睡眠环境，保证良好的休息，必要时遵医嘱予适量的镇静剂。

7）手术当日清晨暂停抗凝药物，必须抗凝的患者应遵医嘱执行。

8）术前建立静脉通道。

9）术前30~60min遵医嘱予抗生素静脉滴注，以达到预防感染的目的。

10）有活动义齿的患者手术前取下义齿以免术中脱落发生窒息。

（2）术后护理

1）埋置起搏器的部位以弹力绷带加压包扎，防止伤口渗血发生血肿。严密观察局部有无渗血、血肿及波动感，如有异常报告医生。

2）严密观察生命体征变化。

3）术后予心电监测，密切观察动态变化，尤其注意观察起搏功能是否良好。

4）密切观察有无并发症的发生。

5）体位及活动：患者术后12~24h卧床休息，根据手术方式不同及起搏器电极植入位置不同可采用不同的卧床时间，卧床期间务必密切观察心电监护显示的起搏情况及手术切口的局部情况。

6）手术早期要避免术侧上肢快速突然移动或用力高举等动作，日常活动基本不受限制。

7）因有手术切口，术后应用抗生素预防感染。密切观察手术切口是否出现皮肤发红、发热，手术切口异样疼痛，若有以上情况发生及时报告医生处理。

8）及时准确做好护理记录。

9）在执行各项医疗护理操作过程中，严格执行无菌技术原则，限制探视人员，以严防感染的发生。

10）术后卧床期间应予清淡易消化的饮食，避免食用高蛋白、生冷、易产气的食物（如鸡蛋、牛奶、豆制品），以减少因卧床胃肠蠕动减慢引起胃胀、腹部不适。保持大便通畅。

5. 安装永久起搏器患者的出院指导

（1）随时注意安装永久起搏器处皮肤的清洁，观察有无红肿破溃，如有此症状马上来院就诊。避免穿紧身的内衣，女性患者避免穿带有钢托的内衣，以免造成囊袋皮肤破溃引发囊袋感染。

（2）如有心慌、心悸、头晕、心率低于出院时起搏器设定的频率时，应就近到医院就诊。

（3）定期检查，起搏器术后1~3个月需复查1次，此后，每半年随诊1次。

（4）术后3个月后，在体力允许的情况下可从事较剧烈的活动，但尽量避免游泳、过度打羽毛球等术侧肢体过度外展或上举的活动。

（5）日常生活中所遇到的大部分电器均不会影响起搏器的正常功能。

（6）电磁波近距离可影响起搏器功能，如：电磁灶<60cm、移动电话<15cm、电钻<30cm、大型音响<15cm等。

（7）安装起搏器后不可靠近的地区有雷达、广播电视发射天线、大型发电设备、高压变电站、高压设备、大型电极、强磁场等。

（8）随身携带起搏器植入卡。

（9）安装起搏器的患者接受检查和治疗前应告知医生自己安有起搏器，以避免有影响的检查和治疗，如：磁共振、电手术刀、电除颤、电针灸、放射治疗等。

七、心脏复律除颤器植入术

1. 概念 植入式心脏复律除颤器(implantable cardioverter defibrillator,ICD),是集起搏和电复律两项功能为一体的心律失常治疗装置,具有体积小、转复心律安全可靠的特点。当患者发生严重室性心律失常(包括室性心动过速、心室扑动、心室纤颤)时,ICD通过电极感知识别后,则综合运用抗心动过速起搏,低能量、高能量电复律等方法迅速终止室性心律失常的发作。

2. 适应证

(1) Ⅰ类——明确适应证

1)非一过性或可逆性原因所致室颤或室速引起的心搏骤停。

2)自发性持续性室速。

3)原因不明的晕厥患者,经心脏电生理检查可诱发出血流动力学障碍的持续性室速或室颤,药物治疗无效或不能耐受者。

4)陈旧性心肌梗死伴左心衰竭(左室射血分数<35%)所致的非持续性室速,心脏电生理检查可诱发出持续性室速或室颤,不能被Ⅰ类抗心律失常药物所抑制者。

(2) Ⅱ类——相对适应证

1)先天性长QT综合征或其他家族性遗传性疾病如致心律失常右室发育不良、Brugada综合征等引起的药物不能有效控制的恶性心律失常。

2)陈旧性心肌梗死或心肌病合并左心衰竭所致的非持续性室速,心脏电生理检查可诱发出持续性室速或室颤。

3. 治疗方法 穿刺锁骨下静脉(或切开头静脉)送入导线电极至右室心尖部,使导线远端弹簧电极在右室腔内的部分尽量延长,以便电击时电流较多地覆盖心肌,提高疗效。

4. 常见并发症 同起搏器植入术。

5. 护理要点 同起搏器植入术。

6. 出院指导 同起搏器植入术。

八、心脏再同步化治疗

1. 概念 心脏再同步化治疗(cadiac resyn-chronization,CRT),是在传统右心房、右心室双心强起搏基础上增加左心室起搏,通过设定适当的房室间期和室性间期,纠正异常的心房、心室电激动传导,以恢复房室、左右室间和左室室内运动的同步性。

2. 适应证

(1) Ⅰ类适应证:同时满足缺血性或非缺血性心肌病;充分抗心律失常药物后,NYHA心功能分级仍在Ⅲ级或不必卧床的Ⅳ级窦性心律;左心室射血分数≤35%;QRS波时限≥120ms。

(2) Ⅱ类适应证

1)慢性心房颤动患者,合乎Ⅰ类适应证的其他条件(部分患者需结合房室结射频消融以保证有效夺获双心室)

2)左心室射血分数≤35%,符合常规心脏起搏适应证并预期心室起搏依赖的患者,NYHA心功能分级Ⅲ级及以上者。

3）左心室射血分数≤35%，已植入心脏起搏器并心室起搏依赖的患者，心脏扩大及NYHA心功能分级Ⅲ级及以上者。

4）充分药物治疗后NYHA心功能分级Ⅱ级，左心室射血分数≤35%，QRS波时限≥120ms者。

3. 治疗方法　除了传统的右心房和右心室之外，又增加左心室进行起搏的起搏器。经冠状静脉窦将起搏电极送至适当的心脏静脉以起搏左心室。此方法无需开胸，并发症较少，是目前临床上应用的主要方法。

4. 常见并发症　同起搏器植入术。

5. 护理要点　同起搏器植入术。

6. 出院指导　同起搏器植入术。

九、射频消融术

1. 概念　射频消融术是通过心内电极导管输入一定的物理能量，通过热效应使局部脱水干燥，凝固坏死，从而消除心律失常病变病灶。

2. 适应证

(1)频率过快的窦性心动过速。

(2)房颤伴有预激综合征。

(3)伴有症状的房性心动过速、房扑、房颤。

(4)心室率控制不理想的快速房扑、房颤。

(5)伴有症状的室上性心动过速。

(6)室性心动过速。

3. 相对禁忌证

(1)感染性疾病，如感染性心内膜炎、败血症、肺部感染等。

(2)严重出血性疾病。

(3)外周静脉血栓性静脉炎。

(4)严重肝肾功能损害者。

4. 射频消融的方法

(1)电生理检查：应用于明确心律失常的起源处及其发生机制。主要由两部分组成：一是将电极导管安放在心脏的任何部位，记录该部位电位波，以记录心内电活动；二是在心内不同部位进行电刺激，观察不同部位电活动的反应。

(2)用导管引入射频电流：消融左侧房室旁路时，导管经股动脉逆行置入；消融右侧房室旁路或改良房室结时，导管经股静脉置入。

5. 常见并发症

(1)与穿刺有关：血管损伤、局部血肿、动静脉瘘、假性动脉瘤、气胸以及穿刺局部神经损伤等。

(2)术后并发症：血栓形成、肺动脉栓塞、肢体动脉栓塞、心脏压塞。

6. 护理要点

(1)术前护理

1)评估患者的病情、对手术的心理反应及对手术的接受程度、预计穿刺部位的皮肤情况

及患者的支持系统和经济情况。

2）耐心向患者及家属做好解释工作。

3）术前协助完善各项常规检查。

4）术前遵医嘱停用抗心律失常药物至少5个半衰期。

5）房颤患者术前需行经食管超声心动图检查，检查有无心房血栓，无血栓者方可行射频消融术。

6）行房颤射频消融的患者围手术期使用抗凝药物，可选择华法林或新型抗凝药物，服用华法林患者的INR维持在2~3之间。

7）术前手术区备皮范围：颈部、脐以下大腿上三分之一。

8）术前晚练习使用便器床上排便。

9）术前晚为患者创造良好的睡眠环境，保证良好的休息，必要时遵医嘱予适量的镇静剂。

10）术前于左上肢建立静脉通道。

⑵术后护理

1）穿刺部位以弹力绷带加压包扎，沙袋压迫止血，密切观察穿刺处有无出血，血肿及血管杂音情况。静脉穿刺者沙袋压迫2h，卧床6h；动脉穿刺者沙袋压迫8h，卧床12h，同时观察足背动脉搏动情况，间断给予下肢被动按摩，特殊沙袋压迫时间情况根据术者要求执行。

2）密切观察生命体征及心电监测变化。

3）密切观察有无并发症的发生。

4）房颤患者应遵医嘱予以补液，同时嘱患者尽量进食，密切观察心率/律、血压变化，观察有无迷走反应发生。

5）及时准确做好护理记录。

6）严格执行无菌技术原则。

7）术后卧床期间应予清淡易消化的饮食；保持大便通畅，避免过度用力而引起穿刺部位的出血。

8）遵医嘱口服抗血小板聚集药，如阿司匹林。

7. 出院指导

⑴穿刺动脉的患者术后1个月内避免术肢负重，以免出血。

⑵注意观察穿刺处有无红肿、出血等情况，一旦发生即就医。

⑶如有心慌、心悸、头晕等不适应立即就医。

十、左心耳封堵术

1. 概念 经皮导管左心耳封堵术（left atrial appendage closure，LAAC）是经静脉系统穿刺房间隔，使用特制的封堵器闭塞左心耳，从而达到预防房颤患者血栓栓塞的新技术。心房颤动（房颤）患者心房内易形成血栓，栓子脱落可引起脑卒中等外周血管栓塞症，因此预防血栓形成是房颤治疗的主要目的之一。房颤患者长期口服华法林等抗凝药物能够有效降低血栓形成与卒中风险。然而在临床实践中许多患者因合并存在增加出血风险的疾病或因禁忌证等各种因素不能或不愿长期应用口服抗凝药物（oral anticoagulants，OAC）治疗。非瓣膜病性房颤患者90%的左房血栓位于左心耳内。外科手术切除左心耳后脑卒中发生率大大降低，但仅仅适用于需要同时进行心外科手术的少数房颤患者。因此，临床医生设想通过介入封堵左心耳的方法“堵住”栓子形成的根源，预防栓塞与卒中的发生。近年来，大量临床试验进一步证实了这种设想的可行性、安全性和有效性。

2. 适应证

(1) CHA_2DS_2-VASc 评分 ≥ 2 分的房颤患者同时具有下列情况之一：

1) 不适合长期口服抗凝药物者。

2) 服用华法林 INR 达标的基础上仍发生卒中或栓塞事件。

3) HASD-BLED 评分 ≥ 3 分。

(2) 术前应做相关影像学检查以明确心耳结构，应除外其结构不宜植入封堵器者。

3. 护理要点

(1) 术前护理

1) 完善各项实验室检查和相关检查（经食管超声心动图检查和心脏 CT）。

2) 术前一日于患者左侧前臂留置静脉留置针，双侧腹股沟区手术野备皮、备血。

3) 手术当日暂停晨起口服抗凝药物、降糖药物，降压、抗心律失常、胃肠黏膜保护剂、抑酸药物等继续服用。

4) 手术当日遵医嘱应用术前抗生素。

5) 为患者做好术前宣教，解释手术相关疑问，消除患者紧张情绪，以良好的状态迎接介入治疗。

6) 根据术者选择麻醉方式决定患者是否需要禁食水 8h 及术前留置导尿的情况。做好留置导尿。

(2) 术中护理

1) 配合麻醉科做好全麻的相关护理。

2) 按要求为术者提供所有手术用物、器械和耗材。

3) 严密观察生命体征和监测 ACT，发现异常及时和术者沟通并协助采取相应措施。

4) 患者病情变化时做好抢救的配合工作。

(3) 术后护理

1) 按介入术后常规护理。

2) 根据患者术中采用的麻醉方式进行术后护理，尤其是呼吸道和消化道的护理。

3) 严密监测患者的生命体征，记出入量，遵医嘱给予抗凝等药物、查血凝功能、血常规、电解质肝肾功、血气分析。

4) 术后常见并发症：心包积液、心脏压塞、封堵器脱落的观察和护理。

4. 健康指导

(1) 鼓励患者平衡饮食，术后半个月内以偏冷偏凉食物为主，避免饮食习惯变化过大。

(2) 术后 1 周内应避免提取重物，避免过于剧烈的运动。

(3) 出院后 1 周内不要游泳，洗澡采用淋浴，保持穿刺点干净和干燥。

(4) 鼓励患者改变不健康的生活方式。

(5) 按医嘱服药，定期复查（45 天、3 个月、6 个月、12 个月）。

十一、经皮肺动脉瓣植入术

1. 概念 经皮肺动脉瓣植入术应用介入治疗方式有效终止了肺动脉的大量反流，改善了右心室功能和肺组织血液循环，达到了治疗的目的，并避免了再次开胸手术。

2. 病因 右室流出道狭窄的先天性心脏病患者，需要在婴幼儿或儿童早期施行体外循环下开胸心脏纠治术。在右室流出道狭窄的先天性心脏疾病中法洛四联症（TOF）是最常见的，上海儿童医学中心资料显示 TOF 手术最常见患者的年龄为 6 个月 ~3 岁，这个年龄阶段的手术患者占总手术人数的 74%。经典手术包括 VSD 修补，右室流出道梗阻和肺动脉（瓣环与瓣膜）狭窄解除。大部分法洛四联症的患者都合并肺动脉瓣上狭窄（肺动脉主干与左右肺动脉分支狭窄），通常采用自右室流出道跨肺动脉瓣至肺动脉主干和左右肺动脉分支补片扩大成形术治疗。

3. 临床表现 重度的肺动脉瓣反流（pulmonary valve regurgitation，PR）会导致右心室容量负荷大量增加、右心室腔扩大，随之右心室收缩排血功能下降，患者运动耐量明显下降，出现心律失常甚至造成猝死，国外研究资料提示当右心室舒张末容量 / 体表面积（RV EDV index）> $150ml/m^2$ 时，患者会发生猝死。

4. 主要的治疗方法 经皮介入人工心脏瓣膜系统是一种新型的自膨胀性的心脏瓣膜，该瓣膜由异源性的猪心包膜组织安装和缝合于自膨胀式镍钛记忆合金框架（支架）上，为三叶式瓣膜结构。导管路径为右股静脉→下腔静脉→右房→右室→主肺动脉。主要用于治疗 PR（中至重度），RV 增大及 EF 值下降，RVEF < 50% 的患者。

5. 护理要点

（1）术前护理

1）完善术前检查：常规术前实验室检查、超声、胸片、心电图检查；NT-proBNP（氨基末端利尿钠肽前体）、心肌肌钙蛋白、6min 步行测试，CT、心脏磁共振，影像学检查用于评估心脏解剖结构，PR 的存在与严重程度是否合并狭窄，右心室、左心室大小及功能，是否合并三尖瓣反流（tricuspid regurgitation，TR）及严重程度，右室流出道（right ventricular outflow tract，RVOT）形态特点，是否存在肺动脉及其分支的狭窄，选择合适的带瓣支架及用于术后随访。

2）调节心功能：准确记录出入量，控制单位时间液体入量，定时复查血钾，防止电解质紊乱，引起心律失常。

3）心理护理：对患者进行有针对性的术前宣教，让其了解手术过程，术前、术后注意事项，缓解患者紧张情绪，积极配合治疗。

4）术前准备

①配血、双侧腹股沟及会阴处备皮，建立静脉通路。

②肠道准备：术前晚给予 110ml 甘油灌肠剂灌肠，排便后测量体重，凌晨禁食水。

③术前用药准备：术前一天服用阿司匹林 ≥ 100mg，预防性应用抗生素。术前服用华法林的患者，改为低分子肝素钙，要求 INR < 1.2。

（2）术后护理

1）按全麻术后护理常规护理。

2）维护左右心功能：监测生命体征，根据中心静脉压、血压、心率给予补液，维持循环稳定，定时检测血钾，防止电解质紊乱引起心律失常。

3）预防感染：严格无菌操作，严密监测体温的变化，术前及术后连续3d使用抗生素预防感染。

①发热期间，卧床休息，保持大便通畅，减少活动，防止赘生物脱落。增加营养以提高自身免疫力。

②发热时积极给予物理降温，患者出汗较多时及时更换衣物，以增加舒适感。

③预防交叉感染，经常通风换气，减少人员探视，进出患者房间需戴口罩。

④用药护理：严格按时、按量给药，以确保维持有效的血药浓度。

4）监测心律变化

①瓣膜支架有可能压迫冠状动脉引起心肌缺血和梗死，是PPVI最严重的并发症之一，术后注意观察患者心律的变化，如出现ST段改变并伴有胸闷、胸痛等症状，要及时做心电图，抽血查心肌梗死相关指标，做超声检查以判断支架位置，评估是否存在心肌梗死的风险。

②患者术后频繁出现室性期前收缩，要警惕支架移位。

5）伤口护理：定时巡视，观察伤口有无出血、血肿，多倾听患者主诉，是否有伤口疼痛难忍，听诊有无血管杂音，必要时做下肢血管超声以排除假性动脉瘤及动静脉瘘。

6. 健康指导　指导患者自我监测体温，告知患者不要在饭后、热饮后、出汗时及活动后测量体温，出现发热时及时就诊。坚持口服阿司匹林半年或阿司匹林与硫酸氢氯吡格雷双抗半年。

十二、经导管主动脉瓣置换术

1. 概念　经导管主动脉瓣置换术（transcatheter aortic valve replacement，TAVR）是经大动脉血管或心尖的介入导管装置将人工心脏瓣膜输送至主动脉瓣环区域释放或球囊扩张，从而完成人工瓣膜支架的置入即刻恢复主动脉瓣膜正常功能。

2. 适应证和禁忌证　TAVR主要是针对钙化性主动脉瓣膜中到重度狭窄，需要行外科主动脉瓣膜置换手术，但由于患者外科手术死亡率高、风险高、不能耐受，是外科手术禁忌证或高危患者的首选。

（1）适应证

1）老年退行性钙化性重度主动脉瓣狭窄：超声心动图示跨主动脉瓣血流速度≥4m/s，或跨主动脉瓣平均压差≥40mmHg，或主动脉瓣口面积<1.0cm。

2）患者有主动脉瓣狭窄导致的临床症状（分期D期）或心功能减低，包括左心室射血分数<50%及纽约心脏协会（NYHA）心功能分级Ⅱ级以上。

3）外科手术禁忌或高危，外科手术禁忌是指预期术后30d内发生死亡或不可逆合并症的风险>50%，或存在手术禁忌的合并症如胸部放射治疗后、肝功能衰竭、主动脉弥漫性严重钙化、极度虚弱等。

4）主动脉根部及入路解剖结构符合TAVR要求。

5）三叶式主动脉瓣。

6）术后预期寿命>1年。因目前TAVR瓣膜耐久性尚缺乏大规模临床数据支持，对于年龄小于70岁的患者应充分考虑其预期寿命及外科手术风险以决定治疗方法。

7）经内外科医生组成的心脏小组综合评定，该患者的解剖结构和临床风险适合手术。

（2）禁忌证

1）左心室内血栓。

2)左心室流出道梗阻。

3)30d 内发生过心肌梗死。

4)左心室射血分数<20%。

5)严重右心室功能不全。

6)主动脉根部解剖形态不适合 TAVR 治疗。

7)存在其他严重合并症且纠正了瓣膜狭窄仍预期寿命不足 1 年。

3. 主要的手术方法　根据我国的手术治疗经验,80% 以上的患者可以选择股动脉入路。如存在股动脉血管管径小于 6mm,血管严重迂曲以及重度钙化等困难因素,其他可以选择的入路包括心尖、升主动脉、锁骨下动脉、颈动脉、腋动脉以及下腔静脉,但是这些入路建议在具备血管外科支持,并且经验丰富的中心来完成。

(1)经动脉途径:(逆行法)股动脉—腹主动脉—降主动脉—主动脉弓—主动脉根部—跨主动脉瓣—左心室。其他:经颈动脉途径、经锁骨下动脉途径、经升主动脉途径等。

(2)经心尖途径:小切口穿刺心尖部(适用于动脉血管条件不佳的患者)。

4. 护理要点

(1)术前护理

①一般资料采集:性别、年龄、家族史、既往史、过敏史、生活方式等。了解发病时间,明确瓣膜病变情况,注意有无外科瓣膜手术禁忌证等。

②了解患者主动脉瓣膜结构、功能情况,患者心功能情况:表现为主动脉狭窄症状及血流动力学的改变(主动脉瓣跨瓣压差等)。

③了解患者呼吸功能情况。

④观察患者出入量情况、心衰表现。

⑤其他评估:包括患者虚弱及营养状态、运动功能、认知功能及心理评估等。

⑥术前进行预康复和饮食指导。

(2)协助完成辅助检查

1)实验室检查:血、尿、便常规,血型,生化检查,血气分析,凝血功能,病毒学检查,传染病相关检验。

2)影像学检查:经食管超声心动图(transesophegeal echocardiography,TTE)、多排螺旋计算机体层摄影(multi detector computed tomography,MDCT)、心脏磁共振成像(cardiac magnetie resonance imaging,CMR)等。

(3)术前准备

1)维护心脏功能,强心利尿,维持水、电解质平衡,控制入量。

2)术前一日患者行术前准备,备皮、备血,遵医嘱停用影响心率的药物,做好术前宣教。

3)手术当日术前 4h 禁食、禁水。

4)手术当日遵医嘱给予抗血小板药物,给予术前抗生素及静脉补液。

5)接患者:病房护士与介入导管室护士共同核对患者床号、姓名、诊断、手术名称,检查手术部位备皮情况,是否禁食水,患者及家属是否签署知情同意书,术前用药等情况。

(4)术后护理

1)严密监测生命体征,血流动力学指标。

2)维护心功能,必要时遵医嘱药物辅助。

3）记出入量，遵医嘱及时补液或利尿。

4）遵医嘱查电解质、肝功、肾功及尿常规，并监测凝血功能。

5）定时做心电图及超声、胸片等检查。

6）严格无菌操作，遵医嘱给予抗感染治疗，定期复查验血项目。

7）术后临时起搏器护理常规。

8）术后留置深静脉管路。

9）术后留置尿管护理常规。

10）指导和协助患者合理安排术后饮食，加强营养和蛋白质的摄入，保证大便通畅，对没有消化道溃疡病史的患者鼓励多食粗纤维食物。

11）病情允许的情况下尽早下地，提高心肺功能，减少并发症。

（5）术后康复训练：包括饮食、药物、运动、戒烟和心理。

1）健康教育，改变生活方式：改变不良的生活方式，进行饮食指导和疾病知识健康教育，控制危险因素，劝导戒烟。

2）药物处方：根据患者的病情和诊断及时调整处方药物，规律服药。

3）心理疏导和治疗：针对患者心理和情绪评估结果，给予心理疏导和咨询，必要时请心理医师协助诊疗。

4）运动处方：根据病情或患者体能评估、心肺运动试验结果，制定个体化的运动康复计划。

5. 常见并发症的护理

（1）传导阻滞：TAVR 可引起左、右束支传导阻滞和房室传导阻滞，是最常见的并发症之一。房室传导阻滞一半发生于 TAVR 术后 1 周内，80% 发生在 1 个月内。随着极简式的发展，TAVR 患者术后根据病情，结合心电图情况，保留临时起搏器，72h 以内拔除。对于术后有明确安装起搏器指征的患者，建议考虑安装永久起搏器。

（2）瓣周漏：TAVR 术后，几乎所有的患者都会存在着不同程度的瓣周漏（有些患者存在瓣膜反流），但绝大多数的患者为轻微至轻度的反流且不会随着时间延长恶化。

（3）冠脉阻塞及心肌梗死：由于瓣膜支架放置位置不当，可挡住左、右冠状动脉窦口，引起冠脉阻塞及心肌梗死。术中及术后严密观察心电图变化，冠脉血管造影情况，术中用冠脉保护导丝及时应对紧急情况。

（4）脑卒中：TAVR 可导致部分患者发生脑卒中，术后注意观察患者神志、语言、呼吸、肢体活动等情况，鼓励早期下地并给予认知能力的指导，尽早进行康复训练。

（5）外周血管并发症（尤其是经股动脉途径）：术后严密观察患者穿刺处伤口敷料有无渗血、渗液，皮下有无血肿。保持敷料干燥。术后 1~2h 压沙袋，24h 绷带加压包扎。患者撤除沙袋后最好观察 4~6h 后可床上翻身，24h 后拆除绷带并行伤口换药观察穿刺处伤口无渗血患者可下地活动，初次下地注意严密观察双侧股动脉穿刺处伤口有无渗血或血肿并提前告知患者避免剧烈活动和做大幅度蹲起动作。

（6）出血：由于患者术后常规口服双联抗血小板药物，房颤患者口服抗凝药物和一种抗血小板药物，老年患者肾脏及肝脏功能不好等全身综合因素易造成出血。术后做好口服抗血小板或抗凝药物的用药指导，注意观察有无皮下出血点、牙龈、眼底、消化道出血，发现血尿、黑色大便及时告知医生。穿着柔软衣物，早、晚用软毛牙刷轻轻刷牙，三餐后用漱口水漱口，保持口腔卫生。

6. 出院指导

(1)指导患者加强营养,学会如何记录关注出入量,防止心衰。

(2)了解药物(双联抗血小板药物)的作用、副作用及药物使用中的注意事项。

(3)告知患者要戒烟限酒,劳逸结合;按医嘱服药,定期复查。

(4)对患者给予个案化出院康复指导和家庭康复规划,建议随访。

(5)如术后安装永久起搏器,需告知其永久起搏器的术后注意事项并做出院指导。

第二节 儿童常见心血管疾病相关护理

一、主动脉缩窄

1. 概念 主动脉缩窄(coarctation of aorta,COA)是胸主动脉的一种先天性重度狭窄,通常发生于主动脉(峡部),相当于左锁骨下动脉或动脉导管韧带远侧,是一种可做外科治疗的高血压症。缩窄广泛的婴儿常并存主动脉瓣二瓣化畸形、动脉导管未闭、室间隔缺损、二尖瓣异常等畸形。临床上根据缩窄位置与动脉导管的关系分为导管前(婴儿)型、导管后(成人)型。

2. 临床表现

(1)上肢高血压而股动脉搏动微弱或无搏动。

(2)危重婴儿型表现为顽固的充血性心力衰竭(呼吸困难、面色苍白、代谢性酸中毒、继发性脏器损害)。

(3)成人缩窄型,在幼年期可无症状。常因寻找头痛、头晕、鼻出血、心悸及高血压等的病因而发现主动脉缩窄和与之相伴的主动脉缩窄后扩张或升主动脉瘤、主动脉二瓣化及心内膜炎。

(4)严重的下肢供血不足,乏力、酸痛麻木、间歇性跛行以及肾功能不全等。

(5)躯干浅层的侧支循环小血管增多,于左胸前上部及背部可闻及2~3/6级收缩期喷射样血管性杂音。

3. 主要治疗方法 主动脉缩窄患者的治疗决策取决于患者的年龄、临床表现以及病变严重程度。有临床症状者如:心力衰竭、呼吸困难、面色苍白,应及时手术。无症状者:影像学提示缩窄直径<50%,缩窄前、后压力阶差>20mmHg有手术指征。一般建议2个月左右手术最好。1个月时窄缩处仍继续有纤维化,术后再窄发生率高,5~10岁仍不手术者易形成永久性高血压。

手术方法有:①球囊扩张加血管内支架植入;②缩窄段切除,端-端吻合术(新生儿和小婴幼儿首选);③补片扩大成形术;④左锁骨下血管翻转术。

4. 术后早期监护要点

(1)术后常规护理

1)监测上下肢血压:上肢血压高容易造成颅内出血、吻合口出血;下肢血压过低易造成腹腔脏器供血不足。

2)肺动脉高压的护理。

3)心功能的维护:左室流出道梗阻解除后需要中小剂量的血管活性药物维护心功能,无需较快的心率来维持心排出量。

4）胃肠道护理：主动脉弓缩窄者术后可出现腹痛、恶心、呕吐、胃肠道出血等症状，可能与术后腹部供血增加、肠系膜动脉痉挛有关。术后观察腹胀情况，注意观察腹部体征，警惕坏死性小肠结肠炎的发生。

（2）预防相关并发症的发生

1）残余梗阻：可发生吻合口梗阻（以收缩压阶差>20mmHg为标准），同时监测上下肢血压，上肢血压高易造成颅内出血、吻合口出血；下肢血压过低，造成肾脏等腹腔脏器供血不足；监测股动脉及足背动脉搏动情况以及下肢活动情况。

2）高血压：遵医嘱静脉泵入硝普钠、酚妥拉明等扩血管药物；拔管后患儿可口服卡托普利。烦躁时，遵医嘱应用镇静剂，警惕血压大幅度波动。

3）出血：维持患儿安静，控制高血压。镇痛、镇静，应用止血药物。必要时再次开胸止血。

4）喉返神经损伤：可用激素（地塞米松）治疗，同时应用维生素B_{12}、谷维素等营养神经的药物。

5）乳糜胸：建立通畅的胸腔闭式引流；禁食或进食无脂饮食7~10d；胸腔积液引流>20ml/（kg·d）可考虑开胸结扎胸导管。

6）缩窄切开后综合征：胃肠减压，遵医嘱静脉补液，症状消失后再开始胃肠道喂养。

7）膈肌麻痹：经鼻持续气道正压通气（nasal continuous positive airway pressure，NCPAP）辅助呼吸，胃管进食；外科手术膈肌折叠，防止肺部感染的发生。

8）脊髓缺血：观察瞳孔的变化、神志情况、足背动脉及下肢活动情况，警惕因术中主动脉阻断时间过长导致脊髓缺血而出现截瘫。

二、主动脉弓中断

1. 概念　主动脉弓中断（interrupted aortic arch，IAA）是指主动脉弓的某个部位缺如、闭锁，使得两段管腔在解剖上完全离断，引起升主动脉和降主动脉之间的血流中断。几乎所有的患者都合并大的室间隔缺损，还有些患儿合并左心室流出道至升主动脉的不同程度的狭窄，甚至主动脉瓣二瓣化。

2. 临床表现　近似于主动脉发育不全或主动脉狭窄合并动脉导管未闭症状。

3. 主要的治疗方法　确诊后可行外科手术治疗，选择相应术式。

（1）姑息手术：左胸切口，非体外循环下，恢复主动脉弓血流，切断或结扎PDA；伴VSD时做肺动脉环缩术。

（2）根治手术：在体外循环下实行一期纠治术，重建胸主动脉，包括PDA切除，胸主动脉与主动脉远端吻合。必要时，重建主动脉弓及其他的血管畸形一起纠治。

4. 术后早期的监护要点

（1）术后护理常规：见主动脉弓缩窄术后护理要点。

（2）预防相关并发症的发生

1）左主支气管压迫：因为主动脉弓部重建时张力过高，主动脉弓缩短并下移，压迫左主支气管，临床表现为患儿清醒后气道阻力高，呼吸困难，呼吸机条件高、X线片示左侧肺不张。

护理要点：

①纤维支气管镜检查气管严重受压。

②给予镇静，避免过度刺激。

③保持呼吸道通畅，做好气道温湿化。

④必要时行主动脉弓部悬吊术或重建术。

2）神经系统损伤：因为主动脉弓位置与喉返神经相邻、深低温、停循环增加大脑缺血缺氧、术中阻断时间过长、过度离断脊髓血管引起脊髓缺血而出现截瘫。

护理要点：密切观察神志、四肢运动感觉及足背动脉搏动情况；注意喂养安全，防止误吸；遵医嘱给予糖皮质激素、脱水治疗及冰帽降温，并行脑电图及脑部 CT 检查。

3）远期左室流出道梗阻：因术前最常见的原因是圆锥隔后移导致的主动脉瓣下狭窄（主动脉瓣瓣口直径<4.5mm，Z 值<-5）；术后 VSD 补片过小，临床表现有心律失常、心衰、低心排血量。

护理要点：左心功能的维护，必要时二次手术。

三、房室隔缺损

1. 概念　房室隔缺损（atrioventricular septal defect，AVSD）是指胚胎期由于心内膜垫发育异常，导致房室瓣上方的原发孔缺损或房室瓣下方的膜周室间隔缺损，以及房室瓣环不同程度分裂的一组复杂畸形。根据心内膜垫缺损的程度不同，临床上分为部分性房室隔缺损、原发孔缺损和完全性房室隔缺损。

2. 临床表现　生长发育迟缓，静息状态下可见轻微发绀，哭闹时加重；活动耐力差，营养不良，多汗，气急、反复呼吸道感染，多并发肺动脉高压。

3. 主要的治疗方法　确诊后可行外科手术治疗。原则上主张一期矫治术，但对新生儿和婴儿先行肺动脉环缩术，3~6 个月后再行矫治术。

完全型房室隔缺损常用的手术方法为：

(1) 双片法：手术关键是合理确定左右房室瓣的分界面。

(2) 单片法：适用于共同房室瓣有自然裂隙者。

(3) 改良单片法：适用于室间隔缺损较小者。

4. 术后早期的监护要点

(1) 防止肺动脉高压危象的发生

1）早期绝对镇静，首选芬太尼、咪达唑仑、阿端联合用药，防止因烦躁、缺氧导致肺动脉压力升高；适当延长呼吸机辅助时间，充分供氧。

2）维持 pH：7.5~7.6，过度通气 $PaCO_2$：30~35mmHg，降低肺血管阻力。

3）避免诱发肺动脉压力升高的一切因素：低温、低氧、低血糖、疼痛及不适当的气管内吸痰等刺激。

4）给予扩血管药：米力农、前列腺素 E_1（phenyl glycidyl ether 1，PGE_1）等降低肺动脉压力，改善右心功能。

5）吸痰间隔时间相应延长，减少吸痰及体疗次数，尽可能减少刺激。

(2) 维护心功能，降低左室前负荷，避免二尖瓣反流。术后应用正性肌力药多巴胺、多巴酚丁胺。早期左房压控制在 10mmHg 以内，控制静脉入量，避免快速扩容。控制血压在正常值低限；选用降低左心室后负荷的扩血管药：硝普钠、卡托普利等。

(3) 观察心率：密切观察患儿生命体征，心率 / 律的动态变化。完全性房室传导阻滞最多见于传导系局部组织创伤水肿或机械损伤，术中低温、缺氧和酸中毒影响传导功能。术后有房室传导阻滞者，使用临时起搏器选择房室顺序起搏维持心律，并应用促进房室传导的药物及心肌保护药物。床旁备起搏器电池，保证起搏器的正常工作，以免发生意外。

(4) 静脉泵入异丙肾上腺素 0.01~0.05μg/(kg·min)，同时给予激素及心肌营养液等；维持电解质在正常水平；安置心内临时起搏器。

5. 房室瓣关闭不全的护理　术后超声提示出现中大量以上反流的患儿，每日超声心动图评估瓣膜反流程度。观察尿液颜色有无溶血现象，如出现血红蛋白尿应采取利尿、碱化尿液、给予止血药、纠正贫血等措施。房室瓣关闭不全的患儿可适当延长呼吸机使用时间，严格控制入量，加强心功能的维护，充分利尿，维持血压低水平，必要时再次手术。

四、永存动脉干

1. 概念　永存动脉干(persistent truncus arteriosus，PTA)是一种单一动脉干起源于心脏，骑跨在室间隔上供应体循环、肺循环、冠状动脉的先天性畸形。

2. 临床表现　呼吸急促、三凹征、发绀及充血性心力衰竭表现。

3. 主要的治疗方法　确诊后行外科手术治疗，选择相应术式，包括主动脉重建、带瓣管道连接右心室和肺动脉、共干瓣成形或置换。

4. 术后早期的监护要点

(1) 见低温、体外循环术后护理常规。

(2) 预防肺动脉高压危象

1) 遵医嘱早期静脉泵入芬太尼、咪达唑仑、阿端联合镇静；根据患儿对刺激的反应程度更换镇静方式。

2) 选用靶向药曲前列尼尔、西地那非、波生坦及吸入一氧化氮降低肺阻力。

3) 合理调整呼吸机参数，维持适度的过度换气。

4) 积极纠正酸中毒、低氧血症、高碳酸血症。

(3) 纠正低心排血量综合征

1) 保证足够的血容量，术后维持中心静脉压 10mmHg 以下。

2) 遵医嘱泵入米力农、多巴酚丁胺、多巴胺等正性肌力药物。

3) 加强利尿，必要时应用腹膜透析、血液滤过。

4) 控制体温在 36~37℃之间，减少循环波动。

(4) 改善低氧血症：改善右心功能，降低肺血管阻力。合理调整呼吸机参数，预防呼吸系统并发症。

五、完全型肺静脉畸形引流

1. 概念　完全型肺静脉畸形引流(total anomalous pulmonary venous connection drainage，TAPVD)又称为肺静脉异常连接，是指全部肺静脉不与左心房直接相连，而与右心房或体静脉系统连接。完全型肺静脉畸形引流分为四型：心上型、心内型、心下型和混合型。

2. 临床表现

(1) 肺静脉回流梗阻明显，表现为发绀、呼吸困难、充血性心力衰竭。

(2) 肺静脉回流梗阻不明显且合并大的房间隔缺损，表现为经常感冒、咳嗽、活动后心

悸、气喘。

3. 主要的治疗方法　确诊后可行外科手术治疗，选择相应术式：

(1) 心上型：游离结扎垂直静脉，将肺静脉共干与左房后壁或房顶吻合，同时关闭房间隔。

(2) 心内型：扩大房间隔缺损或卵圆孔至冠状静脉窦或静脉入右房处，修补房间隔缺损，将肺静脉隔入左心房。

(3) 心下型：虽手术难度略高，但基本同心上型。

(4) 混合型：根据具体解剖形态不同，选择不同术式。

4. 术后早期的监护要点

(1) 预防肺动脉高压危象

1) 呼吸机维持适当过度通气，保持 PaO_2>80mmHg，$PaCO_2$ 30~35mmHg，降低肺血管阻力。

2) 静脉联合应用镇痛、镇静药物。

3) 积极纠正酸中毒，维持电解质在正常范围。

4) 选用靶向药曲前列尼尔、西地那非、波生坦降低肺阻力。

(2) 维护左心功能

1) 术中常规安放左房管，维持左心房压 6~10mmHg。

2) 严格限制入量，术后当晚循环稳定，晶体液入量保持在 2~3ml/(kg·h)，适当利尿，维持负平衡。

3) 维持适当心率：150~170 次 /min，必要时遵医嘱静脉泵入异丙肾上腺素，术中心率不满意者，积极安置房室顺序起搏器。

4) 遵医嘱应用正性肌力药，提高左心室收缩功能。

5) 积极应用降低体 / 肺循环阻力的药物，适当止痛和镇静，并保持末梢肢体温暖。

(3) 呼吸功能不全的观察

1) 术前及时机械通气，给予呼气末正压改善肺泡氧合功能，应用米力农改善心功能。

2) 术后当晚保持液体负平衡，加强利尿；预防肺水肿。

3) 机械通气采用呼气末正压、小潮气量和较快呼吸频率。

4) 预防肺动脉高压。

(4) 营养支持：术后呼吸机辅助时间较长，应注意加强营养，尽量胃肠营养，必要时可加用静脉营养。

(5) 控制感染：机械通气时间过长，易并发呼吸机相关肺炎，带气管插管>3d 应积极送痰培养；注意观察肺部有无感染，根据情况更换抗生素。

第三节　连续性肾脏替代治疗

一、概念

肾脏替代治疗(renal treplacement therapy，RRT)是利用血液净化技术清除溶质，以替代受损肾功能以及对脏器功能起保护支持作用的治疗方法，基本模式有三类：血液透析（hemodialysis，HD）、血液滤过（hemofiltration，HF）和血液透析滤过（hemodiafiltration，HDF）。临床上一般将单次治疗持续时间<24h 的 RRT 称为间断性肾脏替代治疗（intermittent renal replacement therapy，IRRT）；将治疗持续时间 ≥ 24h 的 RRT 称为连续性肾脏替代治疗（continuous renal replacement therapy，CRRT）。

CRRT 的治疗模式（图 2-1-3-1）包括：缓慢连续性超滤（slow continuous ultrafiltration，SCUF）、连续动静脉血液滤过（continuous arterio-venous hemofiltration，CAVH）、连续性静脉 - 静脉血液滤过（continuous veno-venous hemofiltration，CVVH，图 2-1-3-2）、高容量血液滤过（high volume hemofiltration，HVHF）、连续性静脉 - 静脉血液透析（continuous veno-venous hemodialysis，CVVHD）、连续静静脉高通量透析（continuous veno-venous high-flow hemofiltration，CVVHFD）、连续性动 - 静脉血液透析滤过（continuous arterio-venous hemodiafiltration，CAVHDF）以及连续性静 - 静脉血液透析滤过（continuous veno-venous hemodiafiltration，CVVHDF，图 2-1-3-3）。其中临床中常用的模式为连续静静脉血液滤过（CVVH）和连续性静 - 静脉血液透析滤过（CVVHDF）。

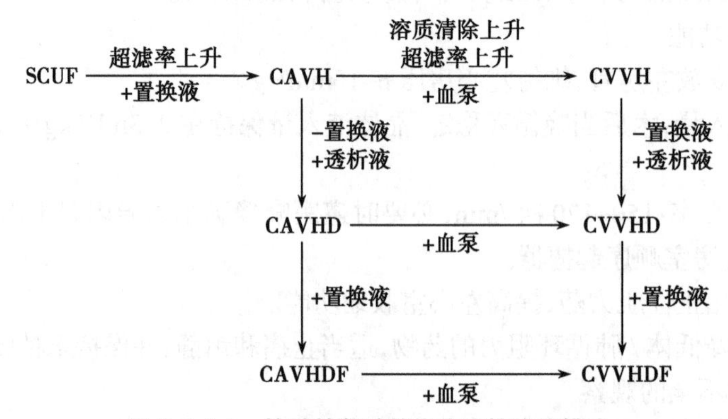

图 2-1-3-1　持续性肾脏替代治疗的治疗模式

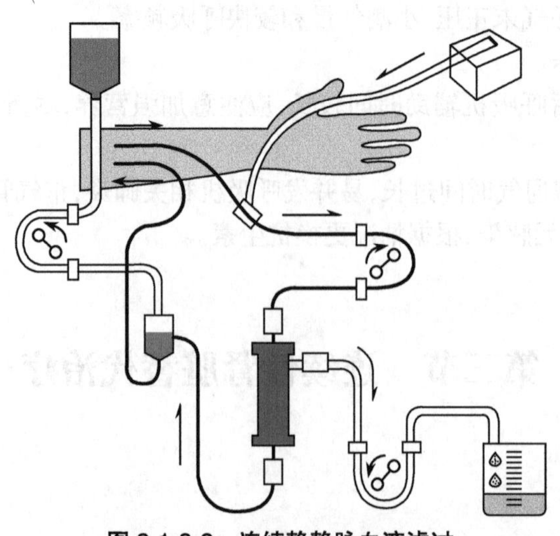

图 2-1-3-2　连续静静脉血液滤过

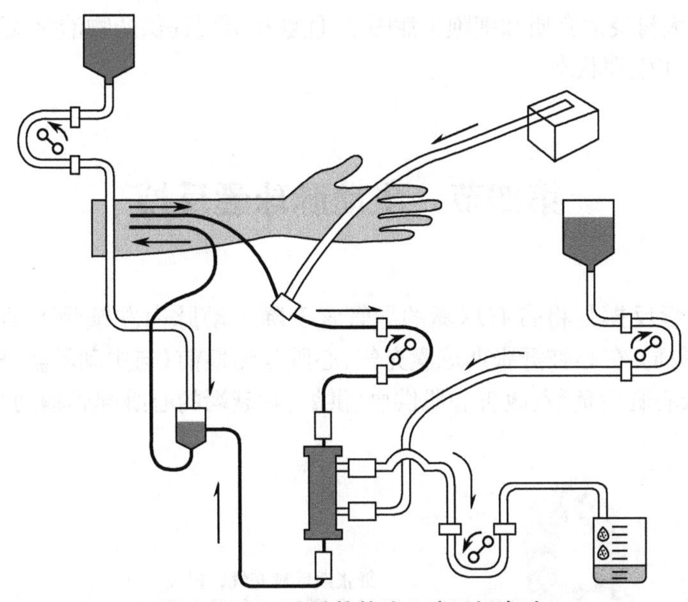

图 2-1-3-3 连续静静脉血液透析滤过

置换液前、后稀释的选择：

1. 前稀释法 由血液滤过器动脉端输入置换液，经过滤器的血液为稀释后的血液，血液黏稠度下降，不易发生凝血，肝素用量小，但代谢废物清除率下降。

2. 后稀释法 由血液滤过器静脉端输入，废物清除率高，但血液黏稠度高，易发生凝血，肝素用量大。

二、原理及特点

1. 基本原理 CRRT 清除物质主要有弥散、对流、吸附 3 种机制，弥散主要依靠溶质浓度差，使溶质透过半透膜从高浓度一侧向低浓度一侧转移；对流时在跨膜压的作用下，溶质从压力高的一侧透过半透膜向压力低的一侧转移；吸附是溶质吸附至滤器膜的表面，清除溶质。CRRT 通过弥散、对流、吸附原理持续、缓慢、大量地清除体内溶质及过多水分，并可有效去除血中中分子量物质，更好地模拟肾脏功能，更符合生理状态，血流动力学更稳定。

2. CRRT 的作用

(1) 清除细胞因子和炎性介质。

(2) 间接纠正血流动力学和内环境异常。

(3) 改善组织氧代谢。

(4) 补液方便，便于营养支持。

(5) 肾替代，去除多余水分和代谢产物。

3. CRRT 的优点

(1) 血流动力学稳定，低血压的发生率低，不会造成肾缺血，因此，它能减少缺血再灌注的发生，对肾功能的恢复以及机体其他脏器都有很好的保护作用。

(2) 持续、稳定地控制氮质血症及电解质和水盐代谢，可以清除体内更多的水分。

(3) 能够不断清除循环中存在的毒素或中分子物质，具有更高的溶质清除率。

(4)能够清除大量炎症介质和细胞炎症因子,能够按需要提供药物治疗及进行营养支持。

(5)更符合人体生理状态。

第四节　主动脉球囊反搏

主动脉内球囊反搏是将带有球囊的导管置于降主动脉内左锁骨下动脉开口远端(图2-1-4-1,见文末彩插),在心脏舒张期球囊充气,心脏收缩期前(与主动脉瓣开放同步)球囊排气,可以有效降低心脏后负荷,改善心肌供血、供氧,对衰竭的心脏起到辅助和支持的作用。

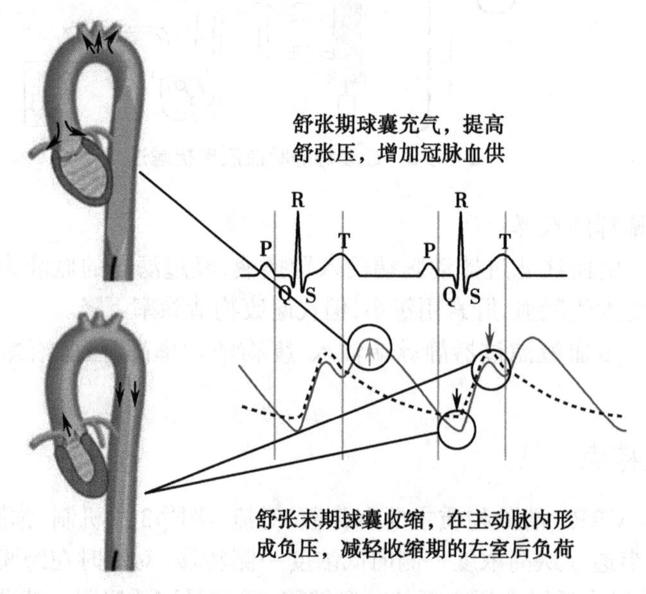

图 2-1-4-1　主动脉内球囊反搏的原理

第五节　体 外 膜 肺

体外膜氧合器,又称体外膜肺,是以体外循环系统为基本设备,采用体外循环技术进行操作和管理的一种辅助治疗手段。ECMO 是将静脉血液从体内引流至体外,经体外膜氧合后再由血泵将氧合血回输入体内。ECMO 可全部或部分替代心肺功能,使患者的心脏和肺脏得到充分休息,为患者心肺功能恢复赢得时间。

ECMO 辅助模式有两类:静脉 - 静脉(V-V)模式与静脉 - 动脉(V-A)模式。VA-ECMO 插管技术可以通过中心(外科开胸技术)置入,也可通过股动静脉、颈静脉与股动脉的外周置管置入,成人多采用股动静脉插管的方式。VA-ECMO 股动静脉插管技术更常用于成人患

者床旁急性血流动力学紊乱或心搏骤停的抢救,通过股静脉与股动脉的出入回路实现,即通过股静脉置入导管至右心房,引流右心房血液。经过氧合血液通过股动脉逆行灌注至人体内(图 2-1-5-1,见文末彩插)。

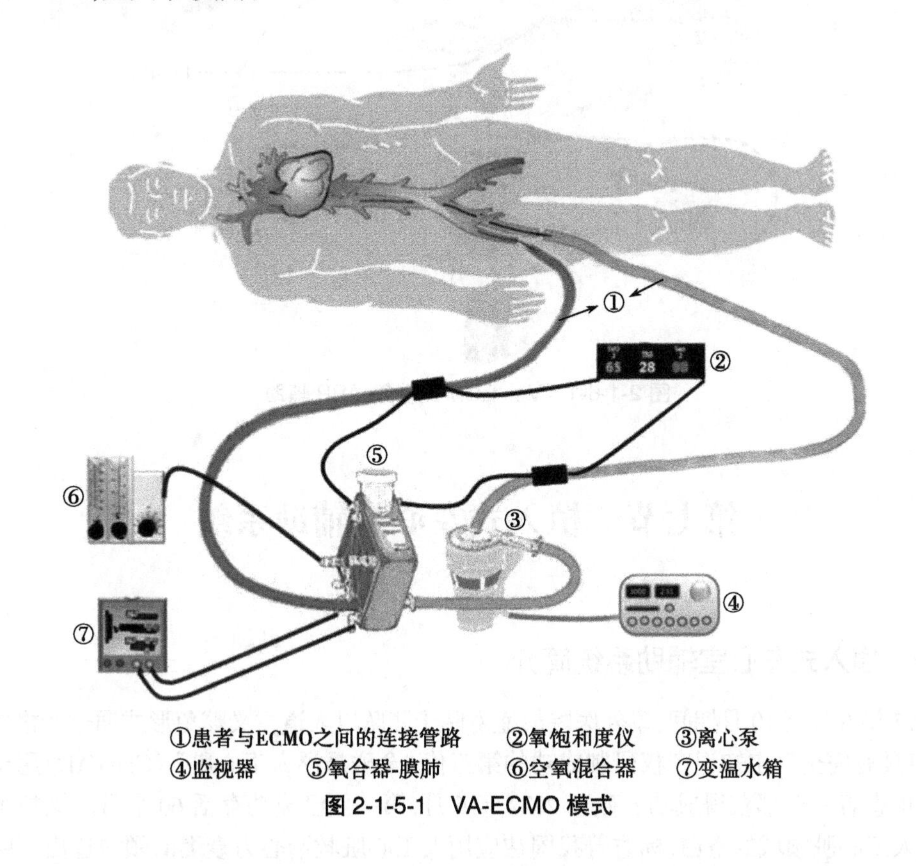

①患者与ECMO之间的连接管路 ②氧饱和度仪 ③离心泵
④监视器 ⑤氧合器-膜肺 ⑥空氧混合器 ⑦变温水箱

图 2-1-5-1 VA-ECMO 模式

第六节 联合辅助

心脏术后的联合辅助主要指体外膜氧合(ECMO)联合主动脉球囊反搏(IABP)辅助(图 2-1-6-1,见文末彩插)。ECMO 作为一种有效的心肺支持手段,可使患者心肺得到充分休息,功能恢复,或者为器官移植赢得时间,目前已成为心脏外科危重症的重要治疗手段。IABP 通过提高主动脉根部舒张压增加冠脉血供,同时降低收缩压减轻左室后负荷减少心肌氧耗,为心功能恢复提供帮助。ECMO 期间产生的平流灌注使主动脉根部压力降低,不利于冠脉血供;对于左室后负荷高,存在缺血性心肌损害的辅助效果不佳;同时平流灌注也不符合生理,不利于组织微循环灌注。而 IABP 虽然可以增加冠脉血供却不能代替心肺做功。当应用 ECMO 辅助后仍存在心肌缺血,左室后负荷高,应用大量血管活性药物效果不佳时,可以联合 IABP 辅助,两者联合可以起到协同作用,在心脏减负的同时增加心肌供血,并为重要脏器提供搏动灌注血流。

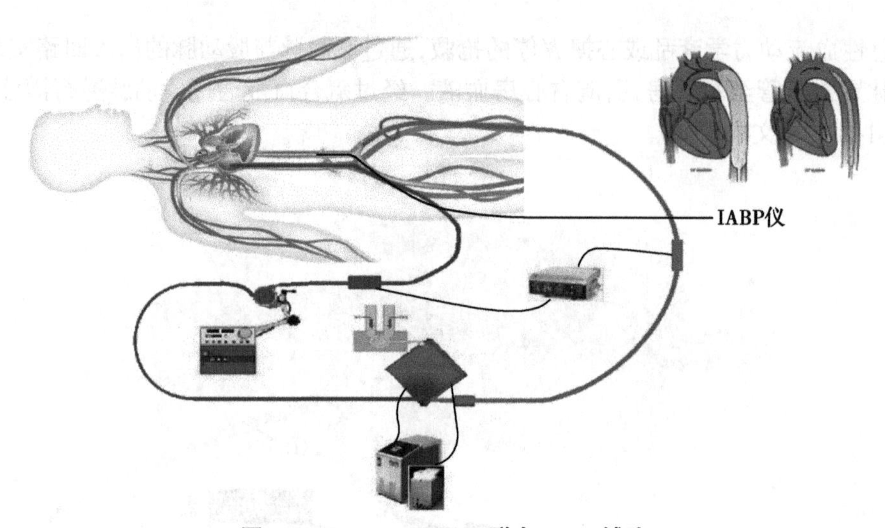

图 2-1-6-1　V-A ECMO 联合 IABP 辅助

第七节　植入式左心室辅助系统

一、植入式左心室辅助系统简介

2017 年 6 月至 10 月期间，阜外医院胡盛寿院士团队以人道主义豁免形式通过严格的伦理审查，将具有完全自主知识产权研制成功的第三代“全磁悬浮人工心脏”（CH-VAD）用于救治三例危重患者并全部获得成功。截至 2022 年 6 月，第一例已成功存活 60 个月。该技术填补了国内人工心脏领域的空白，标志着我国在应用人工心脏救治心力衰竭的领域迈出了跨时代扎实的一步。目前国内进行临床试验阶段的人工心脏装置只有两款，一款是中日联合研制的 EVHEART（图 2-1-7-1，见文末彩插）；另一款是由我国完全自主研制的第三代“全磁悬浮人工心脏”——“中国心”（CH-VAD）（图 2-1-7-2，见文末彩插），均为可植入式左心室辅助装置。

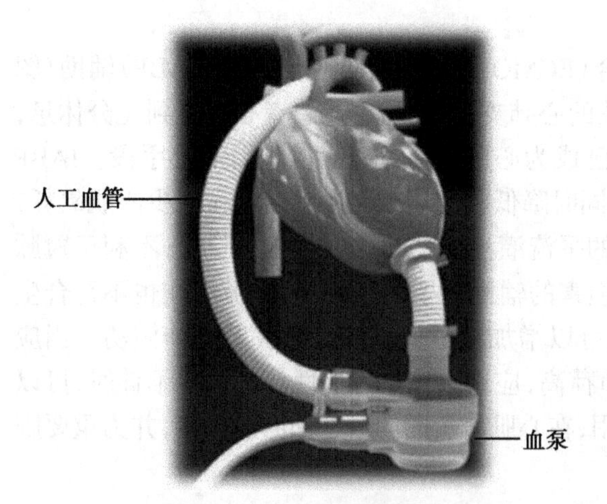

图 2-1-7-1　EVHEART

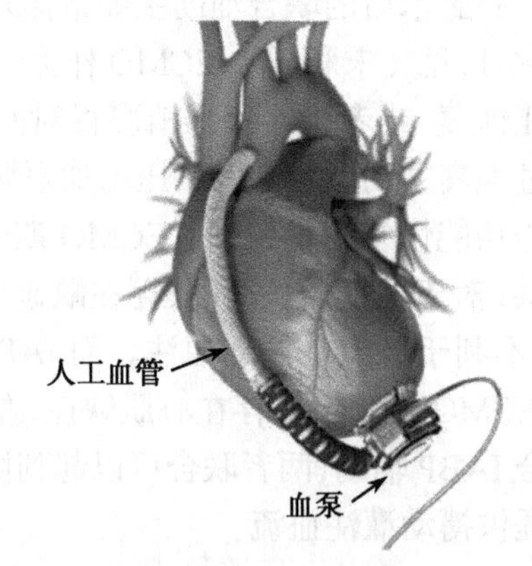

图 2-1-7-2　CH-VAD

二、全磁悬浮人工心脏(CH-VAD)系统概述

1. 基本组成(图 2-1-7-3)

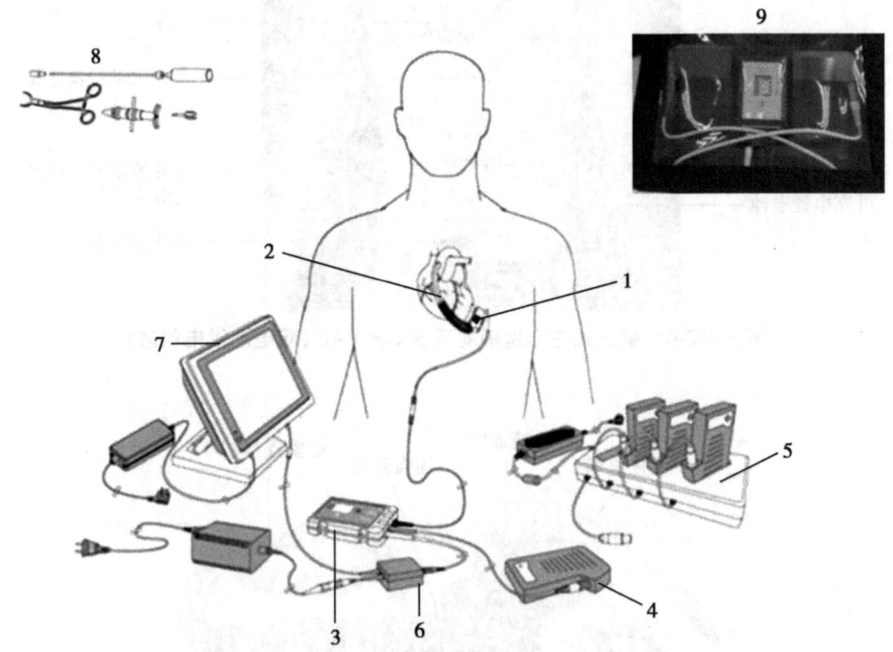

图 2-1-7-3 植入式左心室辅助系统 CH-VAD 组成图

1. 血泵,2. 人造血管,3. 体外控制器,4. 可充电锂电池,5. 电池充电器,
6. 适配器,7. 监控器,8. 手术工具,9. 淋浴包

(1)供电配置:植入式左心室辅助系统 CH-VAD 有两种供电配置。

1)一块可充电锂电池和适配器供电:系统可长时间运行而无需更换电池。通常用于久坐和睡眠时。

2)两块可充电锂电池供电:系统运行一段时间后需要更换电池。通常用于外出活动时(图 2-1-7-4)。

(2)植入部件:植入式左心室辅助系统 CH-VAD 的植入部件如图 2-1-7-5 所示,植入部件将长期植入患者胸腔。人造血管在血泵植入前,由医生在手术室连接至血泵本体。

2. 适应证及禁忌证

(1)适应证:本系统拟用于晚期顽固性心力衰竭患者,为其在住院期间及出院后提供血流动力学支持。

(2)禁忌证:植入式左心室辅助系统 CH-VAD 禁用于不能接受抗凝治疗,或对抗凝治疗过敏的患者。

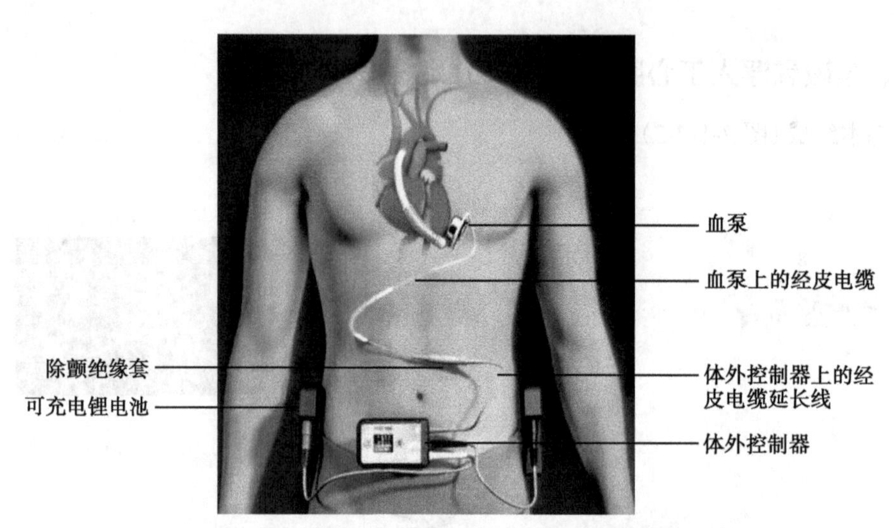

图 2-1-7-4　植入式左心室辅助系统 CH-VAD（双电池供电状态）

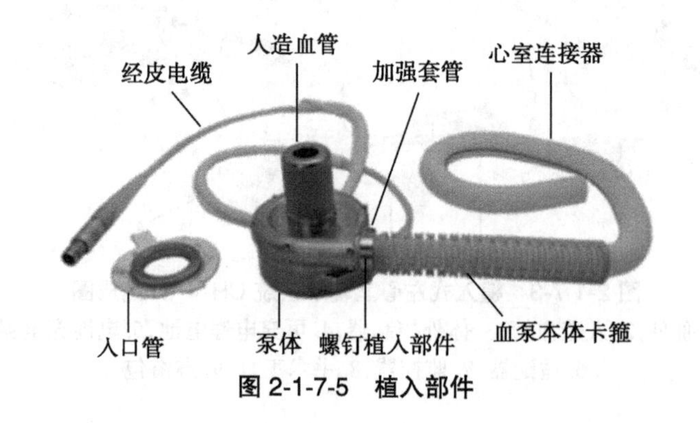

图 2-1-7-5　植入部件

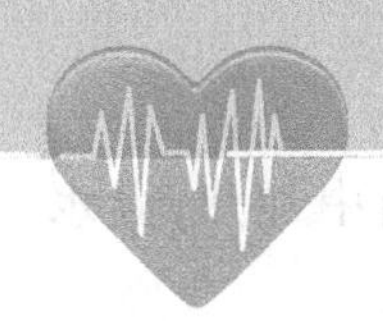

第二章　专科护理技能

第一节　婴幼儿鼻饲喂养

一、目的

1. 不能经口进食的患儿，从胃管灌入流质食物，保证患儿摄入足够的营养、水分和药物，利于康复。

2. 通过对胃内容物的观察判断协助诊断病情。

二、评估

1. 患儿肺部情况。
2. 60min 内是否进行过刺激性操作(如吸痰)。
3. 胃管长度，检查胃管是否在胃内。
4. 胃内容物、胀气的程度。

三、用物

手消液、奶粉、母乳、碗、奶瓶、热水、专用口服注射器(5ml、20ml 各一支)、听诊器。

四、操作步骤

1. 核对医嘱、患儿信息。
2. 洗手、戴口罩。
3. 判断胃管位置

(1)注射器抽吸胃液。

(2)注射器快速注入 5ml 空气于胃管内，听诊患儿胃部有无气过水声。

4. 观察胃液的颜色、性质、量，报告医生，遵医嘱给予鼻饲量。

5. 听诊患儿双肺呼吸音，评估肺部情况。听诊痰鸣音，给予拍背、体疗，必要时清理痰液。吸痰后观察患儿的呼吸状态，出现呼吸困难、鼻煽暂停喂养或延迟喂养，如无异常，60min 后进行喂养。

6. 携医嘱至配奶间，洗手准备用物。

7. 配制方法

(1) 母乳喂养：遵医嘱将冷藏的母乳倒入奶瓶中，放在盛满温水的碗中加热，温水(37~40℃)，加热时间≤15min，不可使用沸水、微波炉。

(2) 配方奶喂养：用奶瓶量取所需热水倒入碗中，遵医嘱将奶粉倒入事先准备好的50℃左右水中，配制所需浓度的配方奶。

8. 携配制完成的配方奶/母乳至患儿床旁。

9. 核对患儿信息，再次评估患儿的呼吸音。

10. 抬高床头45°，将患儿头偏向一侧。将注射器活塞拔出，针筒连接胃管头，倒入鼻饲液，利用重力作用流入胃内。病情平稳的患儿鼻饲后取右侧卧位(新生儿左侧卧位)，防止呕吐、误吸。鼻饲过程中将氧气面罩放在患儿口鼻旁防止缺氧。如患儿出现呛咳、呕吐立即停止鼻饲，待患儿缓解后再喂养，如症状不缓解请示医生进行下一步处理。

11. 整理用物，洗手，记护理记录。

五、注意事项

1. 喂养过程中(未置气管插管)保证氧气供给，防止患儿缺氧。
2. 喂养结束后床旁观察5~10min，防止患儿呕吐误吸。
3. 喂养后1h内避免刺激性操作。

六、评分标准(表2-2-1-1)

表2-2-1-1　患儿鼻饲喂养的操作评分标准

项目	技术操作要求	权重				实得分
		A	B	C	D	
目的	不能经口进食的患儿，保证摄入足够的营养、水分和药物	3	1	0	0	
	通过对胃内容物的观察判断，协助诊断病情	3	1	0	0	
评估	胃管是否在胃内	4	2	0	0	
	是否存在胃胀气/潴留	4	2	0	0	
	60min内是否进行刺激性操作	4	2	0	0	
	肺部情况(是否需要排痰)	4	2	0	0	
用物	手消液、奶粉、母乳、碗、奶瓶、热水、听诊器、专用口服注射器5ml、20ml各一支	6	3	2	0	
操作步骤	核对医嘱及患儿信息	5	3	0	0	
	洗手、戴口罩	5	3	1	0	
	至患儿床旁，注射器抽吸胃液，观察胃液的颜色、性质、量	5	2	0	0	
	特殊情况报告医生，遵医嘱给予鼻饲量	5	3	2	0	

续表

项目	技术操作要求	权重				实得分
		A	B	C	D	
操作步骤	听诊双肺呼吸音，评估肺部情况	5	2	1	0	
	洗手、准备用物。携用物到患儿床旁	5	2	1	0	
	床头抬高 45°，将患儿头偏向一侧	4	2	1	0	
	将注射器活塞拔出，针筒与胃管相连接，注入鼻饲液，利用重力作用流入胃内	4	2	0	0	
	喂养过程中，严密观察患儿的生命体征，出现呛咳、呕吐立即停止鼻饲	4	2	0	0	
	鼻饲过程中将氧气面罩放在患儿口鼻旁防止缺氧	4	2	0	0	
	喂养结束后，生命体征平稳的患儿取右侧卧位（新生儿左侧卧位），防止呕吐、误吸	4	2	0	0	
	床旁观察 5~10min	3	1	0	0	
	整理用物、垃圾分类处理	3	1	0	0	
	洗手、签字、记录	4	2	0	0	
注意事项	喂养过程中保证患儿氧气供给，防止缺氧	4	2	1	0	
	喂养结束后，床旁观察 5~10min，防止呕吐、误吸	4	3	1	0	
	喂养后 1h 内避免刺激性操作	4	3	1	0	
合计		100				

第二节　婴幼儿保暖和降温

低体重患儿的体温调节中枢发育不成熟，对外界环境的适应能力差，体温容易随环境温度及病情的变化而变化。适宜的温度环境是使婴幼儿保持最低新陈代谢水平的重要因素。

1. 保暖

(1) 低温对患儿的影响

1) 低温时对血糖的需要量增加，可引起低血糖。

2) 低温使机体对氧的利用率增加，代谢率增加，可引起低氧血症。

3) 低温可导致酸中毒。

4) 低温可引起患儿感染。

(2) 保暖时的注意事项

1）四肢冰凉的患儿可用暖水袋保暖。暖水袋温度在30~40℃。

2）暖水袋使用前应包裹好，不能直接接触患儿皮肤，护士应先将暖水袋置于自己前臂内侧30s，感觉温度适宜，才可用于患儿。

3）暖水袋在使用期间应随时察看，并根据体温随时更换，切忌由于温度过高烫伤患儿，或放置时间过长，暖水袋变凉，起不到保暖作用。

4）在保暖期间，应根据情况每小时测量体温1次。

5）如患儿体温低于35℃，还可选择使用自动调节辐射床进行复温。

6）使用辐射床时，一定要将温度传感器贴于患儿的皮肤表面（躯干表面或头部），不宜放在肢体上（易脱落），并随时察看。防止传感器脱落，床温失控烫伤患儿。

7）复温时可将控制温度调到高于患儿实际体温的1~2℃，一般每小时可升温1℃。

8）在整个保暖复温过程中，要尽量集中操作治疗，避免过多的刺激引起散热增加。

9）在整个保暖复温过程中，要严密观察生命体征的变化。

10）患儿复温过程不宜过快，复温过快可导致呼吸暂停、心动过缓、血糖及耗氧量增加、呼吸窘迫综合征及心率加快等。

2. 降温

（1）高热对患儿的影响

1）心率及呼吸频率增快易发生呼吸窘迫综合征。

2）耗氧增加易引发低氧血症。

3）惊厥诱发呼吸暂停。

（2）降温注意事项

1）温水擦浴即可，禁用酒精擦浴，以免刺激患儿。

2）温水擦浴部位仅限于头部、背部或两肋下，严禁擦四肢（末梢循环差）。

3）可选用凉水袋置于患儿颈下，表面须用纱布包裹，并随时察看以免冻伤发生。禁用冰袋降温，如果使用药物降温，要遵医嘱使用，并在药物应用之后1h监测体温，常用药物为布洛芬类。

4）降温过程中严密监测生命体征变化，每小时测体温1次。

5）注意患儿末梢保暖，必要时保暖降温同时进行。

第三节　常规患者转运

一、目的

确保患者安全转运到达目的地，获得及时有效的诊断和治疗。

二、评估

1. 评估患者（心律、血压、呼吸、动脉、血氧饱和度等）是否可以转运。

2. 评估各仪器工作是否正常，如微量泵是否有蓄电、起搏器是否需要携带备用电池等。

三、准备

1. 患者物品(包括日用品、特殊药、贵重物品含贵重物品交接单、胸片、病历等)。

2. 正常工作状态下的仪器,如有蓄电的微量泵、氧气袋或氧气瓶。

3. 护理记录,ICU临时医嘱单,患者交接单(包括皮肤压力性损伤单、抗凝记录单)。

4. 通知护理员,提前安排转运专用电梯。

四、操作步骤

1. 洗手,戴口罩。

2. 接到病房转运患者通知,核对、确认转出信息。

3. 告知患者,做好转运准备。

4. 根据医嘱拔除动脉穿刺针,充分按压止血。如病房要求保留则需要备好压力包并充气合格。

5. 检查静脉通路,合理简化,撤除不必要的三通连接。

6. 检查药品及微量泵蓄电,药液剩余不多时要提前配制并更换,微量泵妥善安置在输液杆上并与床平行,以免在转运过程中磕碰发生意外。

7. 夹闭尿管并妥善悬挂于床尾,胸腔负压引流瓶放置于患者两腿之间,防止倾倒,水封瓶要暂时夹闭防止进气。

8. 撤除血氧饱和度指套以外的多参数监测导联,并清理电极片和胶布痕迹。整理患者衣物,戴一次性帽子并盖上被子(冬天加盖棉被)。

9. 整理并认真填写护理记录、临时医嘱、患者交接单、转科患者清点表、皮肤压力性损伤单、抗凝记录单等,并一同带回病房。

10. 联系护理员并联系转运专用电梯。

11. 患者转出时,再次核对并关闭氧气并撤除氧气面罩,撤除微量泵电源线及患者血氧饱和度指套,通知保洁员清洁病区。

12. 转运过程中注意观察患者循环,随时与患者沟通,保护患者安全及隐私。

13. 病房交接过程中,注意转床安全及保护患者隐私,并全面交接班。

14. 返回ICU后清点物品,保洁员进行床单位的清洁消毒,护士按流程进行床单位的消毒、准备。

五、注意事项

1. 当患者血管活性药物量大于5ml/h,或者带有其他特殊治疗时,需提前与病房沟通。

2. 特殊患者(如哮喘等)需评估并备应急用药。

3. 患者血氧饱和度低时,需评估是否携带氧气袋或氧气瓶。

4. 为防止微量泵蓄电不足,电源线在转出时再撤除,必要时配不间断电源(UPS)。

5. 特殊管路(如血液滤过针)需妥善固定并与病房交接清楚。

6. 拔除动脉穿刺针时要注意按压时间,防止出血,刚按压止血后不可放入被子里覆盖,以免影响观察。

六、评分标准(表 2-2-3-1)

表 2-2-3-1　常规患者转运的操作评分标准

项目	技术操作要求	权重				实得分
		A	B	C	D	
目的	确保患者安全转运到达目的地，获得及时有效的诊断和治疗	3	2	1	0	
评估	准确评估患者病情	5	3	1	0	
	准确评估各仪器工作是否正常	3	2	1	0	
准备	患者物品、仪器、各记录准备齐全	3	1	0	0	
	通知护理员、转运专用电梯	3	1	0	0	
操作步骤	接到病房转运患者通知，核对、确认转出信息；告知患者，做好转运准备	5	3	1	0	
	拔除动脉穿刺针，充分按压止血；如病房要求保留则需要备好压力包并充气合格	5	3	2	0	
	简化静脉通路	3	1	0	0	
	药液剩余不多时提前配制并更换	3	1	0	0	
	微量泵与床平行妥善安置在输液杆上	3	1	0	0	
	夹闭尿管挂于床尾	3	2	1	0	
	胸腔负压引流瓶置于患者两腿之间，防止倾倒，水封瓶要暂时夹闭防止进气	3	1	0	0	
	撤除血氧饱和度指套以外的多参数监测导联，并清理电极片和胶布痕迹	4	3	1	0	
	整理患者衣物，注意保暖	2	1	0	0	
	整理并认真填写记录，带回病房交接	3	2	1	0	
	联系护理员并联系转运专用电梯	3	1	0	0	
	转出时，再次核对并撤除氧气面罩，撤除微量泵电源及患者血氧饱和度指套	5	3	1	0	
	通知保洁员清洁病区	2	1	0	0	
	转运过程中随时观察患者循环，保护患者安全隐私	8	5	1	0	
	病房交接过程中，注意转床安全并全面交接班	5	3	1	0	
	返回 ICU 后清点物品，保洁员进行床单位的清洁消毒	3	1	0	0	
	护士按流程进行床单位的消毒、准备	3	1	0	0	
注意事项	当患者血管活性药物量大于 5ml/h，或者带有其他特殊治疗时，需提前与病房沟通	4	3	1	0	
	特殊患者(如哮喘等)需评估并备应急用药	4	3	2	0	

续表

项目	技术操作要求	权重				实得分
		A	B	C	D	
注意事项	患者氧合低时,需评估是否携带氧气袋或氧气瓶	4	3	1	0	
	为防止微量泵蓄电不足,电源线在转出时再撤除,必要时配 UPS	4	3	1	0	
	特殊管路(如血液滤过针)需妥善固定并与病房交接清楚,动脉穿刺点按压到位	4	3	1	0	
合计		100				

第四节　伤口换药

一、目的

1. 观察伤口愈合情况,以便酌情给予相应的治疗和处理。
2. 清洁伤口,去除伤口渗液、脓液,减少细菌的繁殖和分泌物对局部组织的刺激。

二、评估

1. 评估患者病情及伤口情况。
2. 评估患者配合程度。

三、用物

换药车、一次性换药弯盘、无菌治疗巾、碘伏、手消液、无菌剪刀、无菌手套、敷料(根据患者伤口大小选择适当型号)、帽子、口罩。

四、操作步骤

1. 核对医嘱并评估。
2. 洗手,戴口罩。
3. 携用物至患者床旁,核对并向清醒患者解释操作目的,以取得配合。
4. 协助患者取合适体位。
5. 更换胸腔伤口敷料

(1)打开敷料外包装,注意不要碰触敷料。
(2)移去旧敷料,揭胶布由外向里,要轻柔。
(3)手部消毒。
(4)戴无菌手套。
(5)碘伏消毒伤口(由内向外),消毒2遍后待干。

(6)测量伤口长度,用无菌剪刀在敷料适当的位置裁剪 Y 口(具体根据胸腔引流管的位置)。
(7)粘贴敷料。
6. 配合医生下肢伤口换药
(1)医生消毒伤口并换药。
(2)协助医生用无菌纱布覆盖伤口,并用医用胶布固定,密切观察伤口情况。
7. 再次核对患者,整理患者衣物,取舒适体位。
8. 整理用物,垃圾分类处理,物品归位。
9. 洗手,记录。

五、注意事项

1. 冠状动脉旁路移植术后患者取血管肢体:医生根据患者病情于术后 24~48h 摘除下肢伤口弹力绷带,换药。
2. 伤口渗液、渗血,浸透外层敷料时需随时更换。

六、考核标准(表 2-2-4-1)

表 2-2-4-1　为患者伤口换药的操作评分标准

项目	技术操作要求	权重				实得分
		A	B	C	D	
目的	观察伤口愈合情况,以便酌情给予相应的治疗和处理	4	2	0	0	
	清洁伤口,去除伤口渗液、脓液,减少细菌的繁殖和分泌物对局部组织的刺激	4	2	0	0	
评估	评估患者病情及伤口情况	4	2	0	0	
	评估患者配合程度	4	2	0	0	
用物准备	换药车,一次性换药弯盘,无菌治疗巾,碘伏,手消液,无菌剪刀,无菌手套,敷料(根据患者伤口大小适当选择型号),帽子,口罩	5	3	2	0	
操作步骤	核对医嘱并评估	3	1	0	0	
	洗手,戴口罩	3	1	0	0	
	携用物至患者床旁,核对并向清醒患者解释操作目的,以取得配合	5	3	0	0	
	协助患者取合适体位	3	1	0	0	
	更换胸腔伤口敷料方法正确: 1. 打开敷料外包装,注意不要碰触敷料 2. 移去旧敷料,揭胶布由外向里,要轻柔 3. 手部消毒 4. 戴无菌手套 5. 碘伏消毒伤口(由内向外),消毒 2 遍后待干 6. 测量伤口长度,用无菌剪刀在敷料适当的位置裁剪 Y 口(具体根据胸腔引流管的位置) 7. 粘贴敷料	20	15	10	0	

续表

项目	技术操作要求	权重				实得分
		A	B	C	D	
操作步骤	配合下肢伤口换药方法正确： 1. 医生消毒伤口并换药 2. 协助医生用无菌纱布覆盖伤口，并用医用胶布固定，密切观察伤口情况	20	15	10	0	
	再次核对患者，整理患者衣物，取舒适体位	5	3	0	0	
	整理用物，垃圾分类处理，物品归位	5	3	0	0	
	洗手，记录	5	3	1	0	
注意事项	冠状动脉旁路移植术后患者取血管肢体：术后 24h 医生根据患者病情，摘除下肢伤口弹力绷带，换药	5	3	2	0	
	伤口渗液、渗血，浸透外层敷料时需随时更换	5	3	2	0	
合计		100				

第五节　负压吸引技术

一、目的

用于医学引流、排痰、排污血及分泌物等。

二、用物

压力表、负压吸引连接管、负压吸引瓶、不锈钢支架。

三、操作步骤

1. 安装压力表至墙上中心负压装置上。
2. 将负压吸引瓶安装至不锈钢支架上，连接连接管。
3. 调节压力表上负压值：成人一般 0.02~0.04MPa。

四、注意事项

1. 使用前检查吸引效能是否良好，各连接管连接是否紧密、正确。
2. 调节合适的压力。负压不可过高，开始时可从 0.02MPa 开始，最高不可超过 0.04MPa，压力过高易造成肺泡萎陷，引起肺不张。

五、评分标准(表 2-2-5-1)

表 2-2-5-1　负压吸引技术的操作评分标准

项目	技术操作要求	权重				实得分
		A	B	C	D	
1	负压吸引时压力表调节的压力值? 答:成人一般 0.02~0.04MPa。	20	0	0	0	
2	负压吸引时压力不够,应考虑哪几方面的问题? 答:(1)压力表压力值太小,未起到负压的作用。 (2)压力表与负压吸引装置连接不紧密或者负压桶与负压装置连接不紧密。 (3)负压装置漏气。	20	15	10	0	
3	负压吸引的目的? 答:用于医学引流、排痰、排污血及分泌物等。	20	10	0	0	
4	负压吸引压力过大或过小的结果? 答: (1)负压过大:易造成肺泡萎陷,引起肺不张、肺组织损伤。 (2)负压过小:吸引不畅、吸引不完全。	20	10	0	0	
5	负压吸引应注意什么? 答: (1)使用前检查吸引效能是否良好,各连接管连接是否紧密、正确。 (2)调节合适的压力。负压不可过高,开始时可从 0.02MPa 开始,最后不可超过 0.04MPa。	20	10	0	0	
合计		100				

第六节　胸腔闭式引流的护理

一、目的

心外科术后需放置心包、纵隔、胸腔引流管,排出心包、纵隔腔、胸腔内的渗血、渗液,预防纵隔移位,防止心脏压塞引起心搏骤停等并发症,促进术后恢复。

二、评估

1. 评估患者病情。
2. 评估患者引流管留置的位置及时间。

3. 评估患者生命体征。

三、护理要点与注意事项

1. 交接班

(1)接术后患者时,应认真观察引流情况。如引流装置负压腔内有气体逸出,需检查引流瓶及负压腔是否漏气,引流管是否有侧孔外露,以及引流管是否与切口粗细不匹配。

(2)查看引流管皮肤切口有无明显渗血,如出现渗血应及时更换敷料。

(3)当患者手术结束返回恢复室时,护士需与外科大夫确认各引流管的详细放置位置。并在各引流管距皮肤5cm处标记引流管名称(可用透明抗过敏胶带书写名称后缠绕引流管)。每班查看引流管标识是否仍距皮肤5cm,若有长度变化,及时汇报、处理。

2. 引流瓶的位置应低于患者,置于床旁下侧挂钩上。不要放在地面上,以免污染引流瓶。

3. 保持引流管通畅,避免引流管打折、扭曲,定时挤压负压腔,保证有足够的负压以利于引流,防止胸腔积液或心脏压塞。

4. 引流管固定牢固,注意变换患者的体位,给予体位引流,保证引流充分。当患者变换体位或搬动患者时,注意不要牵拉引流管,防止引流管脱出。

5. 随时观察引流液的颜色、性质、量和温度。每小时总结引流量,记录在护理记录单上。当术后早期引流液突然减少时,应通知医生判断是否有引流不畅的情况,同时结合患者生命体征观察是否出现了胸腔积液或心脏压塞。

6. 术后早期,患者引流液较多,应考虑是否有鱼精蛋白中和不全或肝素反跳的情况。可根据ACT激活全血凝固时间的结果给予鱼精蛋白中和肝素,若鱼精蛋白已补足,应用大量止血药后引流量仍多,并且颜色鲜红,性质较浓稠,温度较高,引流量每小时大于4ml/kg时,应及时报告医生进行处理。

7. 保持引流管切口处的干燥,常规每日晨起更换一次敷料,若有渗血要及时更换。

8. 常规每日晨起更换引流瓶,引流液多、引流瓶破损或变形时应及时更换,更换时应以血管钳夹闭引流管,注意保证引流管与引流瓶连接牢固,防止空气进入,严格执行无菌操作。

9. 拔管护理:拔除引流管后,嘱患者平卧1h,观察患者的呼吸变化及生命体征,听诊呼吸音,防止气胸的发生。异常情况时需拍床旁X线胸片,并追查结果。

四、评分标准(表2-2-6-1)

表2-2-6-1　胸腔闭式引流的护理操作评分标准

项目	技术操作要求	权重				实得分
		A	B	C	D	
目的	心外科术后需放置心包、纵隔引流管,排出心包、纵隔腔、胸腔内的渗血、渗液,预防纵隔移位,防止造成心脏压塞引起心搏骤停等并发症,促进术后恢复	5	3	1	0	

续表

项目	技术操作要求	权重				实得分
		A	B	C	D	
评估	评估患者病情	5	3	2	1	
	评估患者引流管留置的位置及时间	5	3	2	1	
	评估患者生命体征	5	3	2	1	
护理要点	当引流液出现异常情况时应及时报告医生,查明原因	10	7	4	0	
	为了保持引流管的通畅,应采取哪些措施	10	7	4	0	
	引流瓶的正确位置	10	8	5	2	
	更换引流瓶的时间,更换时如何防止空气进入	20	10	5	0	
	拔除引流管后的护理	10	8	5	2	
	引流装置负压腔有气体逸出时,应检查的内容包括: (1)引流瓶内引流管口是否在水平面以下。 (2)患者咳嗽时引流管是否有水柱波动。 (3)引流管内的液体和气体的溢出速度,不能太快。 (4)胸部引流口周围是否有气体或液体溢出。 (5)定时挤压胸管,保持胸管通畅,保证液体和气体的顺利引出。 (6)定时检查胸管,防止胸管破损,防止气体不正常进入胸腔。	10	8	5	2	
	患者变换体位或搬动患者时应注意什么? 答:应首先关闭负压吸引装置,夹闭胸腔引流管,保证引流瓶直立。	10	8	5	2	
合计		100				

第七节　拔除气管插管的护理

气管插管术(tracheal intubation)是建立人工气道最有效及最可靠的一种方法,指将一种特制的气管导管通过口腔或鼻腔,经声门置入气管的技术,这一技术能为解除呼吸道梗阻、保证呼吸道通畅、清除呼吸道分泌物、防止误吸、进行辅助或控制呼吸等提供最佳条件。目前大部分心脏外科手术术中及术后早期均需要通过气管插管和呼吸机对患者进行呼吸辅助。

一、目的

患者呼吸与循环功能恢复正常后,应适时撤除呼吸机的辅助,拔除气管插管,恢复正常的呼吸模式。

二、评估

评估拔除气管插管指征：

1. 患者神志清醒，可完成指令动作。
2. 血流动力学稳定，末梢循环好，尿量可，引流液不多。
3. 血气、电解质指标正常，无酸中毒。
4. 胸片正常，自主呼吸有力，呛咳有力，无发绀、呼吸困难等症状。
5. 呼吸机参数在正常范围内，PEEP ≤ 2cmH$_2$O，氧浓度 ≤ 55%。

三、用物

负压装置、吸氧装置、吸痰管、气囊压力表、垃圾袋、湿纸巾、卫生纸。

四、操作步骤

1. 拔管前

(1) 抬高床头 30°，向患者做好解释工作。

(2) 检查用物、检查负压及吸氧装置工作正常。

(3) 减少呼吸次数：每 15~30 分钟减少 2 次呼吸次数（小儿每 15 分钟减 5 次呼吸次数），减至 4 次 /min，半小时后查血气。请领班评估，请示医生并配合医生拔管。

2. 拔管中

(1) 洗手，戴口罩。

(2) 核对患者，双人配合，医生在患者左侧，护士在右侧。

(3) 带胃管的患者先回抽胃液。

(4) 充分清除呼吸道、后鼻道及口腔分泌物：清除气道分泌物后需更换吸痰管再清洁后鼻道。评估插管气囊压：患者取平卧位，吸除口鼻及咽部的滞留物，避免过度刺激。

(5) 抬高床头 >45°，呼吸机给予纯氧吸入 2min。

(6) 气管内充分吸痰，吸痰后连接呼吸机，给予 100% 纯氧吸入 2min，随时观察心率、血压及血氧饱和度。

(7) 再次核对，当心率、血压平稳，血氧饱和度正常，松开固定插管的寸带和胶布。

(8) 更换吸痰管，断开呼吸机，将吸痰管插入插管中。

(9) 抽空气管插管套囊内空气，护士边吸痰边拔出气管插管。

(10) 拔管过程中注意在口腔处稍微停留吸净口腔分泌物（备好卫生纸，当患者呛咳有痰时直接擦拭），然后立即行口罩雾化吸氧。

(11) 插管等废弃物品扔于垃圾袋中，整理用物。

(12) 再次核对。

(13) 洗手、签字、记录。

3. 拔管后

(1) 密切观察、记录患者的生命体征。

(2) 呼吸道管理：口罩雾化吸氧、协助患者咳痰。

(3) 口腔护理：患者平稳后给予口腔护理。

(4)拔管后30min复查血气,请示医生,做好记录。

五、注意事项

1. 危重患者拔管评估必要时将呼吸机呼吸模式调至CPAP或试脱呼吸机30~60min后拔管。

2. 病情重或患有肺动脉高压的患者为了避免刺激,可充分吸痰后带气管插管观察15min后直接拔管。

3. 患者拔管后应随时观察患者胸廓起伏、呼吸波形及频率,肺部听诊呼吸音,发现异常应及时拍X线胸片,进行相应处理。

4. 观察患者有无喉头水肿现象,必要时遵医嘱给予雾化。

5. 注意患者拔管后体位,抬高床头,防止舌后坠(尤其肥胖患者,脖子偏短,必要时头偏向一侧,监测呼吸)。

6. 每2小时行有效的胸部体疗并变换体位,以利于痰液的引流及排出。

六、评分标准(表2-2-7-1)

表2-2-7-1 拔除气管插管的护理操作评分标准

项目		技术操作要求	权重				实得分
			A	B	C	D	
目的		患者呼吸与循环功能恢复正常后,应适时撤除呼吸机的辅助,拔除气管插管,恢复正常的呼吸模式	2	1	0	0	
评估拔管指征		患者神志清醒,可完成指令动作	4	2	0	0	
		血流动力学稳定,末梢循环好,尿量可,引流液不多	4	2	0	0	
		血气、电解质指标正常,无酸中毒	4	2	0	0	
		胸片正常,自主呼吸有力,呛咳有力,无发绀、呼吸困难等症状	4	2	1	0	
		呼吸机参数在正常范围内,PEEP ≤ 2cmH_2O,氧浓度 ≤ 55%	4	2	0	0	
操作步骤	拔管前	检查用物、检查负压及吸氧装置工作正常	2	0	0	0	
		抬高床头30°,向患者做好解释工作	2	1	0	0	
		按要求减少呼吸次数,减至4次/min,半小时后查血气。请医生、领班评估	3	1	0	0	
	拔管中	洗手、戴口罩	2	1	0	0	
		核对患者,双人配合,医生在患者左侧,护士在右侧	2	0	0	0	
		带胃管的患者先回抽胃液	3	1	0	0	
		充分吸除呼吸道、后鼻道及口腔分泌物:吸气道后需更换吸痰管再清洁后鼻道。避免过度刺激	3	2	1	0	

续表

项目		技术操作要求	权重 A	权重 B	权重 C	权重 D	实得分
操作步骤	拔管中	抬高床头＞45°，呼吸机给予纯氧吸入 2min	3	1	0	0	
		气管内充分吸痰，吸痰后连接呼吸机，给予 100% 氧吸入 2min，随时观察心率、血压及血氧饱和度	4	3	0	0	
		再次核对，当心率、血压平稳，血氧饱和度正常，松开固定插管的寸带和胶布	5	4	2	0	
		更换吸痰管，断开呼吸机，将吸痰管插入插管中	3	1	0	0	
		抽空气管插管套囊内空气，护士边吸痰边拔出气管插管	3	1	0	0	
		拔管过程中注意在口腔处稍微停留吸净口腔分泌物，然后立即给予口罩雾化吸氧	3	1	0	0	
		插管等物品置于垃圾袋中，整理用物	2	1	0	0	
		核对，洗手、签字、记录	2	1	0	0	
	拔管后	密切观察患者的生命体征：神志、心率 / 律、血压、呼吸波形及频率、血氧饱和度等，洗手并做好相应的护理记录	4	3	1	0	
		呼吸道管理：雾化（湿化气道）、协助患者咳痰	4	3	1	0	
		口腔护理：患者平稳后给予口腔护理	4	3	1	0	
		拔管后 30min 复查血气，请示医生，做好记录	4	3	2	0	
注意事项		重患者拔管评估必要时行 CPAP 或试脱呼吸机 30~60min 后拔管	4	3	2	0	
		病情重或患有肺动脉高压的患者为了避免刺激，可充分吸痰后带气管插管观察 15min 后直接拔管	4	3	2	0	
		患者拔管后应随时观察患者胸廓起伏、呼吸波形及频率，肺部听诊呼吸音，发现异常应及时拍 X 线片，进行相应处理	4	3	2	0	
		观察患者有无喉头水肿现象，必要时遵医嘱给予雾化	4	3	2	0	
		注意患者拔管后体位，抬高床头，防止舌后坠（尤其肥胖患者，脖子偏短，必要时头偏向一侧，监测呼吸）	4	3	2	0	
合计			100				

第八节　口腔护理（使用可吸引牙刷）

一、目的

1. 保持口腔清洁湿润，使患者舒适。
2. 防止口腔、咽腔和气道被插管或气囊损伤。
3. 促进通气。
4. 降低呼吸机相关性肺炎。

二、评估

1. 患者病情。
2. 意识状态、合作程度。
3. 口腔黏膜情况及气囊压力(带气管插管患者)。

三、用物

可吸引牙刷1根、一次性治疗巾、冲洗液(口泰含漱液20ml+生理盐水50ml)、生理盐水50ml、吸痰管、负压装置、套囊测压表、纱布、溶剂油、棉签、手电筒、液体石蜡油、压舌板。

四、操作步骤

1. 核对医嘱及患者信息。
2. 操作前洗手、戴口罩,评估患者。
3. 携用物至患者床旁,清醒患者做好解释,以取得配合。
4. 摇高床头10°,协助患者头稍偏向一侧,垫治疗巾于患者颌下(如戴气管插管或气管切开套管的患者需测量气管插管套囊压力)。
5. 双人配合操作,再次核对患者。
6. 连接负压,按口腔护理的方向、顺序,一人注冲洗液,另一人边擦拭边将冲洗液吸出。反复操作,最后再用生理盐水冲净口腔直至清洁为止。冲洗后按需用吸痰管清除口鼻咽腔分泌物。
7. 用棉签蘸溶剂油清洁胶布痕,清洁面部。
8. 撤去治疗巾,按需口唇涂石蜡油。
9. 协助患者取舒适卧位,整理床单位。
10. 再次核对,告知患者注意事项。
11. 整理用物、洗手、签字、记录。

五、注意事项

1. 操作过程中密切观察患者生命体征变化。
2. 操作时动作需轻柔,避免黏膜损伤。带气管插管的患者需妥善固定插管位置,冲洗时冲洗液量不可过多、过快,以免引起误吸。

六、评分标准(表2-2-8-1)

表2-2-8-1　口腔护理的操作评分标准

项目	技术操作要求	权重				实得分
		A	B	C	D	
目的	保持口腔清洁湿润,使患者舒适	2	1	0	0	
	防止口腔、口咽和气管被插管或气囊损伤	2	1	0	0	
	促进通气	2	1	0	0	
	降低呼吸机相关性肺炎	2	1	0	0	

续表

项目	技术操作要求	权重				实得分
		A	B	C	D	
评估	核对医嘱及患者信息	3	3	0	0	
	评估患者病情	3	3	2	0	
	评估意识状态、合作程度	3	2	1	0	
	口腔情况及气囊压力等(带气管插管患者)	3	2	1	0	
用物	可吸引牙刷1根、一次性治疗巾、冲洗液(口泰含漱液20ml+生理盐水50ml)、生理盐水50ml、吸痰管、负压装置、套囊测压表、纱布、溶剂油、棉签、手电筒、液体石蜡油、压舌板	5	3	1	0	
操作步骤	接到医嘱并核对	3	0	0	0	
	洗手、戴口罩,评估患者	3	2	0	0	
	携用物至患者床旁,再次核对患者	4	2	0	0	
	清醒患者做好解释,以取得配合	3	2	0	0	
	摇高床头10°左右,协助患者头稍偏向一侧,垫治疗巾于患者颌下(如戴气管插管或气管切开套管的患者需测量气管插管套囊压力)	5	4	3	1	
	核对患者	3	0	0	0	
	双人配合操作,按口腔护理的方向、顺序,一人注冲洗液,另一人边擦拭边将冲洗液吸出。反复操作,最后再用生理盐水冲净口腔直至清洁为止。冲洗后按需用吸痰管清除口鼻咽腔分泌物	20	15	10	5	
	用棉签蘸溶剂油清洁胶布痕,清洁面部	5	3	0	0	
	撤去治疗巾按需口唇涂石蜡油	5	3	0	0	
	协助患者取舒适卧位,整理床单位	5	3	0	0	
	再次核对,告知患者注意事项	4	3	0	0	
	整理用物、洗手、签字、记录	5	3	0	0	
注意事项	操作过程中密切观察患者生命体征变化	5	3	2	0	
	操作时动作需轻柔,避免黏膜损伤。带气管插管的患者需妥善固定插管位置,冲洗时冲洗液量不可过多、过快,以免引起误吸	5	3	2	0	
合计		100				

第九节　口、鼻、咽腔冲洗

一、目的

1. 保持口腔清洁、湿润,去除口臭,使患者舒适。
2. 观察口腔病情变化,改变气管插管固定的受力点,防止皮肤损伤。

3. 清洁口腔，预防口腔感染，降低呼吸机相关性肺炎。

二、评估

1. 患者病情。
2. 意识状态、合作程度。
3. 口腔黏膜、牙龈、舌苔、气味等情况及气管插管气囊压力。

三、用物

一次性组合吸痰管（负压吸引牙刷）、一次性治疗巾、冲洗液（口泰含漱液 20ml+ 生理盐水 50ml）、生理盐水 50ml、8 号吸痰管、寸带、尺子、胶布、纱布、溶剂油、棉签、手电筒、液体石蜡油、压舌板。

四、操作步骤

1. 核对医嘱，评估患者。
2. 洗手、戴口罩。
3. 携用物至患者床旁，再次核对，向清醒患者做好解释，以取得配合。
4. 摇高床头 10° 左右，协助患者头稍偏向一侧，垫治疗巾于患者颌下，检查气囊压力。
5. 双人配合操作。先行口腔冲洗，冲洗前测量好气管插管距离，观察患者是否耐受，必要时给予适当镇静，拆除寸带及胶布，固定气管插管于一侧嘴角。一人将冲洗液注入口腔，另一人使用一次性组合吸痰管边擦拭边将冲洗液吸出，反复操作，最后再用生理盐水冲净口腔直至清洁为止。
6. 用棉签蘸溶剂油清洁胶布痕，用纱布清洁面颊。
7. 测量气管插管距离、检查气囊压力，重新固定气管插管。
8. 后鼻道冲洗，冲洗前先用吸痰管将后鼻道分泌物吸净，一人将冲洗液注入一侧鼻孔，另一人用 8 号吸痰管从另一侧鼻孔吸出冲洗液，经反复冲洗后用生理盐水冲净。
9. 撤去治疗巾，清洁面部，按需口唇涂石蜡油，再次检查气囊压力。
10. 协助患者取舒适卧位，整理床单位。
11. 再次核对，告知患者注意事项。
12. 整理用物、洗手、签字、记录。

五、注意事项

1. 术后延期拔管、气管切开、严重口腔疾病、生活不能自理患者需做口、鼻、咽腔冲洗，每日 1 次。
2. 操作前检查气囊压力，避免气管插管脱出或冲洗液逆流入肺。
3. 操作过程中密切观察患者生命体征，如烦躁、不合作，可适当约束或镇静后操作，防止气管插管脱出。
4. 冲洗时冲洗液量不可过多、过快，以免引起误吸。吸引时动作轻柔，避免损伤黏膜。

六、评分标准(表 2-2-9-1)

表 2-2-9-1　口、鼻、咽腔冲洗的护理操作评分标准

项目	技术操作要求	权重				实得分
		A	B	C	D	
目的	保持口腔清洁、湿润,去除口臭,使患者舒适	2	1	0	0	
	清洁口腔,预防口腔感染,降低呼吸机相关性肺炎	2	1	0	0	
	观察口腔病情变化,改变气管插管固定的受力点,防止皮肤损伤	2	1	0	0	
评估	了解患者病情、意识状态、合作程度	5	3	0	0	
	口腔黏膜、牙龈、舌苔、气味等情况及气管插管气囊压力。	5	3	0	0	
用物	一次性组合吸痰管、一次性治疗巾、冲洗液(口泰含漱液 20ml+ 生理盐水 50ml)、生理盐水 50ml、8 号吸痰管、寸带、尺子、胶布、纱布、溶剂油、棉签、手电筒、液体石蜡油、压舌板	5	2	1	0	
操作步骤	核对医嘱,评估患者	4	2	0	0	
	洗手、戴口罩	3	2	0	0	
	携用物至患者床旁,再次核对,向清醒患者做好解释,以取得配合	3	2	1	0	
	摇高床头 10°,协助患者头稍偏向一侧,垫治疗巾于患者颌下,检查气囊压力	4	3	1	0	
	双人配合操作。冲洗前测量好气管插管距离	4	3	1	0	
	评估患者是否配合,必要时给予适当镇静	3	1	0	0	
	拆除寸带及胶布,固定气管插管于一侧嘴角	3	1	0	0	
	行口腔冲洗,一人将冲洗液注入口腔,另一人使用一次性组合吸痰管边擦拭边将冲洗液吸出,反复操作,最后再用生理盐水冲净口腔直至清洁为止	5	3	1	0	
	用棉签蘸溶剂油清洁胶布痕,用纱布清洁面颊	4	2	0	0	
	测量气管插管距离、检查气囊压力,重新固定气管插管	4	3	2	0	
	后鼻道冲洗,用吸痰管将后鼻道分泌物吸净	4	2	0	0	
	一人将冲洗液注入一侧鼻孔,另一人用吸痰管从另一侧鼻孔吸出,经反复冲洗后用生理盐水冲净	5	3	1	0	
	撤去治疗巾,清洁面部,按需口唇涂石蜡油,再次检查气囊压力	4	3	2	1	
	协助患者取舒适卧位,整理床单位	3	1	0	0	
	再次核对,告知患者注意事项	3	1	0	0	
	整理用物、洗手、签字、记录	3	2	1	0	
注意事项	术后延期拔管、气管切开、严重口腔疾病、生活不能自理患者需做口鼻咽腔冲洗,每日 1 次	5	3	2	1	
	操作前检查气囊压力,避免气管插管脱出或冲洗液逆流入肺	5	3	2	1	

续表

项目	技术操作要求	权重				实得分
		A	B	C	D	
注意事项	操作过程中密切观察患者生命体征，如烦躁、不合作可适当约束或镇静后操作，防止气管插管脱出	5	3	2	1	
	冲洗时冲洗液量不可过多、过快，以免引起误吸。吸引时动作轻柔，避免损伤黏膜	5	3	2	1	
合计		100				

第十节　中心静脉导管的使用

一、构造

1. 导管一般分为单腔、双腔和三腔。

2. 三腔导管（图 2-2-10-1，见文末彩插）从蓝色分叉处分出三条管腔，分别开口于管端的三个小孔，即近心端侧孔（DISTAL）、中间侧孔（MIDDLE）和远心端侧孔（PROXIMAL）。

3. DISTAL 管路开口最接近右心房，所以用 DISTAL 端测量中心静脉压力相对准确。

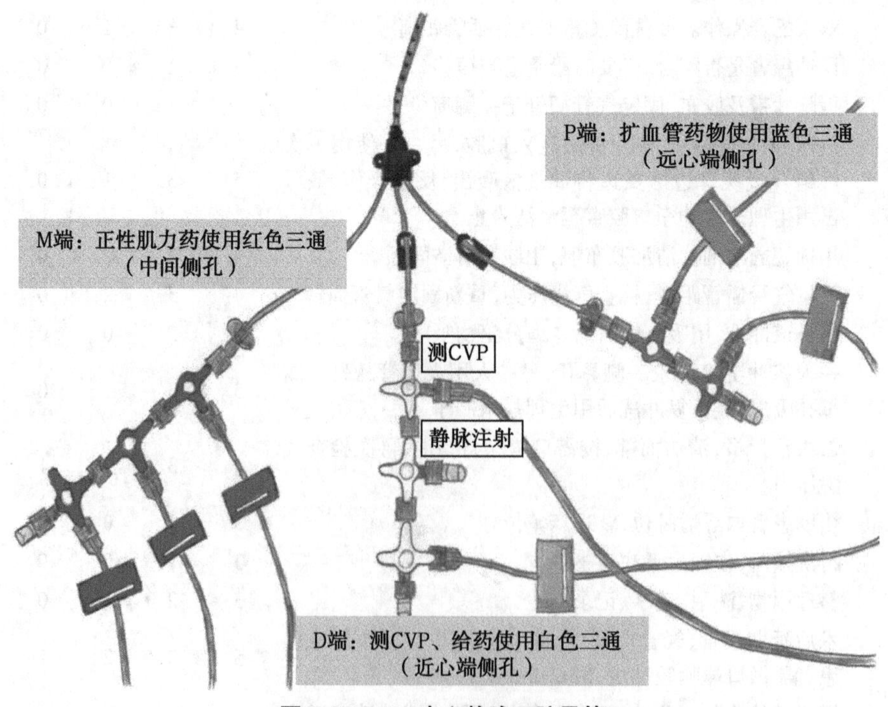

图 2-2-10-1　中心静脉三腔导管

二、给药原则

1. 静脉泵入血管收缩药(如多巴胺、多巴酚丁胺、去甲肾上腺素、肾上腺素、异丙肾上腺素等)或血管扩张药(如硝普钠、硝酸甘油、地尔硫䓬等),浓度15‰及以上的氯化钾溶液、米力农、胺碘酮、胰岛素等药物时应注意:

(1)不要使用泵入此类药物的管路进行静脉输液和静脉注射,以防药物快速进入血管而引起患者病情变化。

(2)血管收缩药和血管扩张药尽量分开,各单独使用一条通路;如果通路不够用时,可将血管收缩药和血管扩张药使用一条通路,但要与其他药物分开。

(3)当泵入此类药物的通路暂时不用时,要先回抽3~5ml血(小儿回抽2ml)弃掉,再以生理盐水或肝素盐水封管、备用。

2.DISTAL端除测量中心静脉压外还可以同时输注抗生素,进行静脉补钾(浓度小于30‰)或静脉推注药物。

3. 输注大分子物质如TPN(静脉营养)药物时,应尽量单独使用一条通路;如通路不够可使用DISTAL端输注。

4.DISTAL端应预留一肝素帽,静脉推注药物时密闭给药并严格执行无菌操作。

5. 经中心静脉导管输注的各类药物,应使用明显标识加以区别。

三、护理

1. 留置时间

(1)每日评估中心静脉导管留置的必要性,尽早拔除。

(2)中心静脉导管留置时间遵照医嘱和产品说明书执行。

2. 标识方法

(1)穿刺时间及刻度标识:标识上应注明穿刺时间和刻度(图2-2-10-2),置管标识应粘贴在中间管腔远端1cm处(图2-2-10-3)。

穿刺时间:2023-2-1 9:00
刻度:15cm

图2-2-10-2　穿刺时间及刻度标识

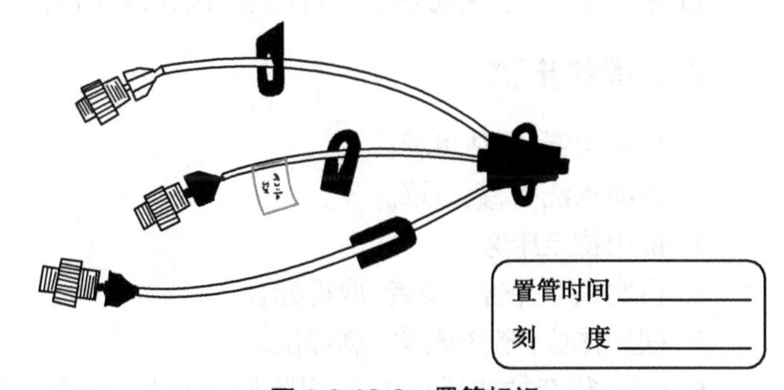

图2-2-10-3　置管标识

(2)敷料更换时间标识:敷料更换时间应标注于敷料标签贴上,不可直接在透明贴膜上书写(图2-2-10-4)。

(3)管腔禁止使用标识:如果任何一条管腔出现堵塞或无法抽出回血,需以明显标识注明(图2-2-10-5),并进行交接班,必要时遵医嘱更换管路。严禁冲封管和使用此管腔输液。

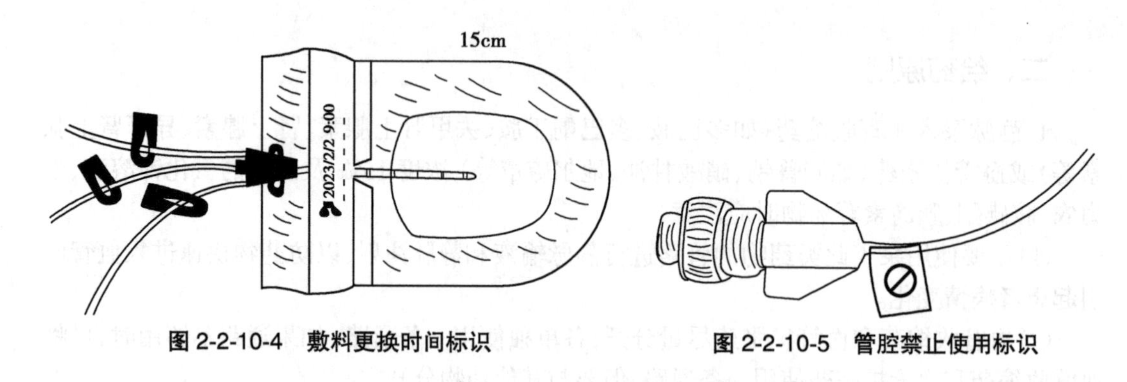

图 2-2-10-4　敷料更换时间标识　　　图 2-2-10-5　管腔禁止使用标识

第十一节　中心静脉导管换药

一、目的

1. 保持穿刺处皮肤清洁干燥，预防中心静脉导管相关性感染。
2. 预防中心静脉导管移位。

二、评估

1. 中心静脉导管留置时间是否到期，是否可以拔管。
2. 中心静脉导管固定敷料是否卷边，有无渗血、渗液。
3. 中心静脉导管置入刻度是否变化。
4. 中心静脉导管穿刺局部有无红肿热痛，全身有无感染体征。
5. 中心静脉导管各管腔是否通畅，堵塞或无回血端是否有标记。

三、用物

敷料、无菌手套、消毒液、一次性换药包、必要时备酒精、棉签、尺子。

四、操作步骤

1. 核对医嘱，评估患者。
2. 流动水洗手，戴口罩。
3. 携用物至床旁。
4. 再次核对并告知患者，取得配合。
5. 摆好体位，充分暴露穿刺部位。
6. 0° 平行牵拉或反折 180° 揭除原有敷料，动作尽量轻柔，同时注意固定好导管，避免导管牵拉移位。
7. 用酒精棉签充分擦拭患者皮肤。
8. 手消液进行手部消毒。
9. 无菌操作方法打开换药包，倒入适量消毒液，撕开贴膜外包装。
10. 戴无菌手套。

11. 用镊子拧干消毒棉球，以穿刺点为中心消毒皮肤和导管，面积大于敷料面积。

12. 待干后，第二次消毒，方法同第一次消毒（待干时间充分，皮肤完全干燥）。

13. 撕开贴膜背胶，无张力持膜。

14. 摆放导管位置，使导管刻度易于读取。

15. 敷料中央对准穿刺点，有缺口的要对准导管延长管，以无延展的方式从中心开始粘贴敷料。捏抚导管进行塑形。充分按压敷料各个部位，使敷料与皮肤完全贴合。在导管下对敷料缺口进行加强固定。

16. 敷料标签上记录换药时间，导管末端标签记录穿刺日期和内置深度。

17. 向患者宣教带管注意事项。

⑴穿刺后24h内穿刺点容易渗血，患者应减少头部和穿刺肢体的活动。

⑵管路留置期间患者应避免头部以很大角度转向穿刺方向或弯曲穿刺的下肢，防止管路打折、受压等。

⑶应穿适度宽松的衣服并在护士的协助下更换，防止管路滑出或连接处松动。

⑷置管期间，应避免剧烈运动，翻身、坐起或站起时应注意管路，防止拖拽。

⑸剧烈咳嗽时，可以用手轻抚穿刺部位，防止因腹压突然增高，导致管路位置改变。

⑹若感觉皮肤瘙痒、出汗较多或贴膜不能服帖于皮肤上可及时告知护士处理。

18. 核对并整理患者衣物及床单位。

19. 洗手，整理用物。

20. 材料记账，记护理记录。

五、注意事项

1. 消毒时两把镊子按照无菌原则使用，上下位置不颠倒，不污染。
2. 粘贴敷料要求敷料内皮肤无皱褶，敷料无牵拉现象，导管与敷料贴合完全。
3. 透明贴膜至少每72小时更换1次，发现伤口渗血、贴膜污染或可疑污染等立即更换。
4. 如果患者对透明贴膜过敏，可更换纱布敷料贴膜且每48小时更换1次。
5. 对于新生儿，由于皮肤较脆弱，更换敷料时间应遵循“必要时更换”的原则。

六、考核标准（表2-2-11-1）

表2-2-11-1　中心静脉导管换药的护理操作考核标准

项目	技术操作要求	权重				实得分
		A	B	C	D	
目的	保持穿刺处皮肤清洁干燥，预防中心静脉导管相关性感染	2	0	0	0	
	预防中心静脉导管移位	2	0	0	0	
评估	中心静脉导管留置时间是否到期，是否可以拔管	2	0	0	0	
	敷料是否卷边，有无渗血、渗液	2	0	0	0	
评估	导管置入刻度是否变化	2	0	0	0	
	触诊穿刺局部有无红肿热痛，全身有无感染体征	2	0	0	0	
	各管腔是否通畅，堵塞或无回血端是否有标记	2	0	0	0	

续表

项目	技术操作要求	权重				实得分
		A	B	C	D	
用物	敷料、无菌手套、消毒液、一次性换药包、必要时备酒精、棉签、尺子	3	0	0	0	
操作步骤	核对医嘱，评估患者	2	0	0	0	
	洗手，戴口罩	2	0	0	0	
	携用物至床旁	2	0	0	0	
	核对并告知患者，取得配合。摆好体位，充分暴露穿刺部位	2	0	0	0	
	0° 平行牵拉或反折 180° 揭除原有敷料，动作尽量轻柔，同时注意固定好导管，避免导管牵拉移位	5	3	2	0	
	先用酒精棉签充分擦拭患者皮肤	2	0	0	0	
	手消液消手	2	0	0	0	
	无菌操作方法打开换药包，倒入适量消毒液，撕开贴膜外包装	4	2	0	0	
	戴无菌手套（方法正确不污染）	3	1	0	0	
	用镊子拧干消毒棉球，以穿刺点为中心消毒皮肤和导管，面积大于敷料面积	2	0	0	0	
	两把镊子按照无菌原则使用，上下位置不颠倒，不污染	2	1	0	0	
	待干后，第二次消毒，方法同第一次消毒	2	1	0	0	
	待干时间充分，皮肤完全干燥	5	3	1	0	
	撕开贴膜背胶，无张力持膜	2	0	0	0	
	摆放导管位置，使导管刻度易于读取	2	0	0	0	
	敷料中央对准穿刺点，有缺口的要对准导管延长管，以无延展的方式从中心开始粘贴敷料	4	3	1	0	
	捏抚导管进行塑形	5	3	1	0	
	充分按压敷料各个部位，使敷料与皮肤完全贴合	5	3	1	0	
	要求：敷料内皮肤无皱褶，敷料无牵拉现象，导管与敷料贴合完全	10	8	5	0	
	在导管下对敷料缺口进行加强固定	2	0	0	0	
	敷料标签上记录换药时间（导管末端标签记录穿刺日期和内置深度）	2	0	0	0	
	向患者宣教带管注意事项	6	3	1	0	
	再次核对，整理患者衣物及床单位	1	0	0	0	
	洗手，整理用物，记录	3	0	0	0	
提问	透明敷料换药时机： 敷料卷边、破损，怀疑污染时立即更换；患者出汗多、敷料潮湿松弛或穿刺局部渗血、渗液时立即更换；至少每 72 小时更换 1 次	3	0	0	0	
	不透明敷料使用时机： 穿刺当日；患者多汗、穿刺局部渗血、渗液时。不透明敷料需每 48 小时更换 1 次	3	0	0	0	
合计		100				

第十二节　临时心脏起搏器

一、概念

临时心脏起搏是一种非永久性心脏起搏方式，通常使用双极起搏导管电极，起搏器放置在体外，起搏电极放置时间常规为 7d，最长不超过 4 周。

二、目的及适应证

1. 可逆性因素(如急性心肌梗死、急性心肌炎、高钾血症、药物中毒等)所致的缓慢性心律失常，包括频率缓慢的心室逸搏、有症状的二度房室传导阻滞或三度房室传导阻滞。

2. 反复出现阿 - 斯综合征，有永久起搏器的适应证，但因其他原因暂时不能安置永久起搏器的过渡治疗。

3. 已置入的永久起搏器失灵、电池耗竭等原因需要更换永久起搏器，又存在起搏器依赖的患者。

4. 心脏手术后留置临时起搏导线，可处理手术所致房室传导阻滞，改善心脏的血流动力学障碍。

5. 具有心律失常潜在危险的患者，在施行介入或外科手术时作为保护性措施。

三、导线放置位置

心外膜：心房、心室。

心内膜：通常右心室心尖部。

四、起搏器类型

1. 单腔起搏器
2. 双腔起搏器

五、参数设置

1. 参数　起搏频率(次 /min)、输出电流(mA)/ 输出电压(V)、感知灵敏度(mV)。

2. 设置

(1)起搏频率：一般为 40~120 次 /min，具体根据患者病情调整。

(2)输出电流：心室起搏要求电流一般为 3~15mA。

(3)感知灵敏度：心室感知灵敏度值一般为 1~3mV。

六、操作流程(以单腔心室起搏为例)

1. 检查起搏器能否正常工作，无低电量。

2. 中继线与起搏导线连接，妥善固定中继线与起搏器连接处(图 2-2-12-1)。

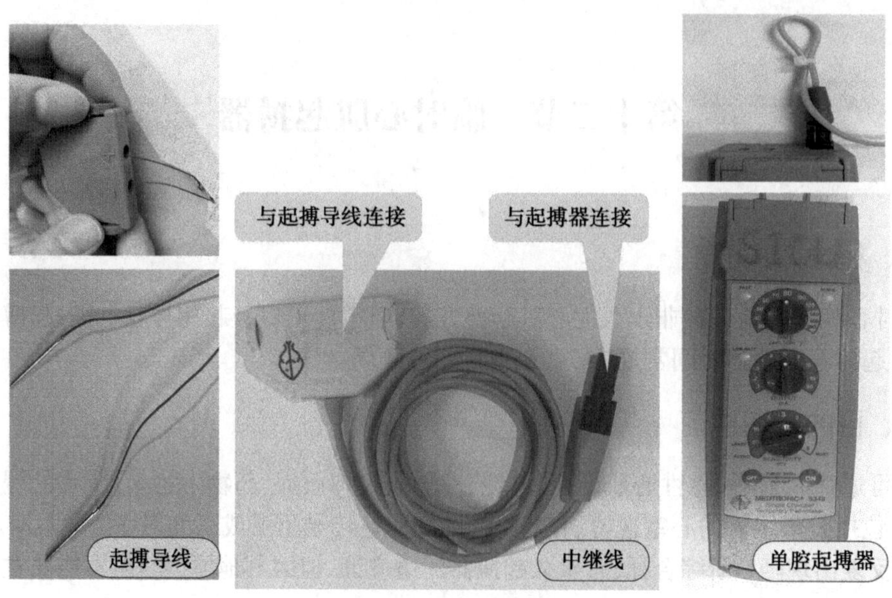

图 2-2-12-1　起搏器

3. 开机，遵医嘱设定起搏模式（有起搏模式的设定模式，没有起搏模式选择的不需设定）及参数。

4. 观察起搏器工作状态，打开监护仪起搏信号。

七、临时起搏器的护理

1. 患者由手术室 / 介入中心转入病房、转科、交接班时严格床旁交接，交班内容包括穿刺部位、电极位置、起搏模式、参数设置、连接是否紧密、起搏器工作状态、起搏效果。心内膜临时起搏器植入患者转科完成后行床旁胸片检查，确认电极位置。

2. 进行持续的心电监测，了解起搏器的工作情况。观察生命体征、电解质水平及有无打嗝或腹肌抽动现象。

3. 起搏器应固定在合适位置，起搏导线及起搏器要连接紧密，防止脱开及发生意外。定期行床旁胸片检查，确认电极位置。

4. 观察穿刺部位有无出血或血肿，每日更换敷料，防止感染。

5. 起搏信号的识别

(1)心电图表现为心室起搏信号后紧随一宽大畸形 QRS 波。

(2)起搏器起搏信号与心电图显示起搏信号一致。

6. 起搏器显示有起搏信号，但心电图显示为自主心律，要及时查找原因。如起搏器低电量报警；起搏导线与中继线或中继线与起搏器松脱；起搏器输出电流偏低，应适当调整。

7. 电池电量的判断　低电压（LOW BATT）是否报警，如红灯闪烁说明电量不足，需更换电池。

8. 临时起搏器电池耗竭时更换电池的方法　选择患者自主心率较快的时机更换。如有起搏器依赖现象，应先将起搏频率逐渐减慢，观察患者的自主心律能否出现，再迅速更换，或用其他临时起搏器替代后再行更换。如起搏器本身有备用电池，出现低电量报警时应立即随时更换,不需选择时机。双腔起搏器低电量报警可直接更换电池。

9. 遵医嘱用药 心内膜临时起搏器患者除有抗凝禁忌证,需根据医嘱应用抗凝药,避免血栓形成。心内膜临时起搏器患者遵医嘱应用抗生素,预防感染。

10. 为避免电极脱位,要绝对卧床,采用锁骨下静脉或颈内静脉穿刺的患者可将床头适当抬高。采用股静脉穿刺者,每 2 小时要做下肢的被动按摩以防止下肢深静脉血栓的形成。

11. 如双腔起搏器作为单腔起搏器使用时,应根据起搏导线放置在心房或心室的位置,来选择中继线与起搏器连接的接口,参数设定方法一致。

12. 双腔起搏器用于房室顺序起搏时,需要用 2 根中继线,连接心房的中继线一端为蓝色,连接心室的中继线一端为白色,并与起搏器端口对应插入,起搏导线在术后返室时应确定好心房、心室的位置,并做好标识。

参数设定:起搏频率(次 /min);输出电流(mA):分别设心房输出电流、心室输出电流;感知电压(mV):分别设心房感知电压、心室感知电压。还需设置房室顺延时间。

13. 外科手术当日患者在术中需要用起搏器时,责任护士与手术室人员核对无误后方可取走,并做好登记。起搏器用完后应清水清洁起搏器及中继线并归位,中继线将统一送供应室消毒,在清洁过程中应注意有无损坏等情况。

第十三节 经腰椎穿刺脑脊液引流

一、目的

1. 主动脉疾病截瘫或截瘫高危患者监测脑脊液压力。
2. 间断脑脊液引流,减轻脑脊髓水肿,降低脑脊液压力,缓解脊髓缺血症状。

二、评估

1. 环境评估 环境干净整洁,床摇平,垫尿垫防止污染床单位。
2. 生命体征 患者心率、血压、血氧饱和度。
3. 体位 左侧膝胸卧位,尽量含胸,注意管路安全。
4. 清醒患者告知注意及配合事项。

三、用物

脑脊液穿刺包(麻醉科备)、碘伏、5% 利多卡因、注射器、治疗巾、手套、纱布、三通、丝绸胶布、一次性连接管、透明贴膜、脑脊液收集器、尿垫。

四、操作步骤

1. 麻醉医师行腰部脑脊液穿刺并成功(图 2-2-13-1)。
2. 固定 固定时注意无菌操作(图 2-2-13-2,见文末彩插)。

(1)穿刺置管成功后消毒穿刺点以无菌纱布覆盖。

(2)纱布用透明贴膜覆盖，以观察局部渗血情况，引流管沿脊柱上行，胶布纵行全程覆盖。

(3)再次固定透明贴膜边缘，防止卷边。注意避开骨性突出部位，避免皮肤压力性损伤。

3. 管路连接　管路连接需密闭无菌(图 2-2-13-3，见文末彩插)。

(1)将收集器上端剪断并与连接管(长)相连接。

(2)将长连接管(收集器)另一端通过短连接管、三通与脑脊液管及换能器相连接。

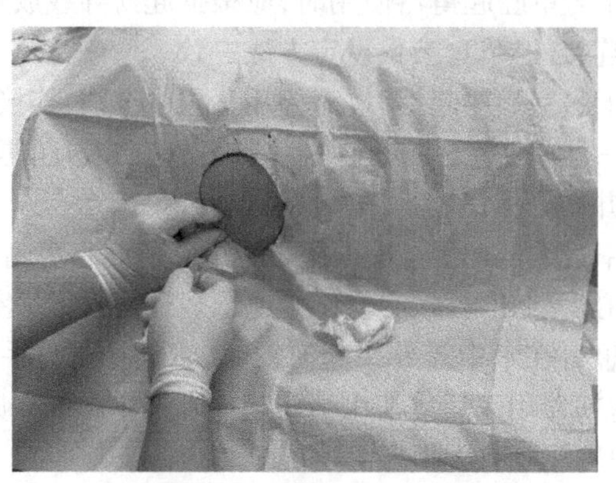

图 2-2-13-1　脑脊液引流穿刺图

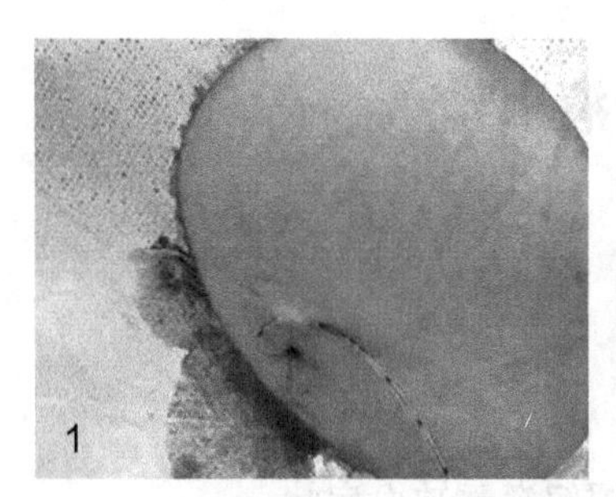

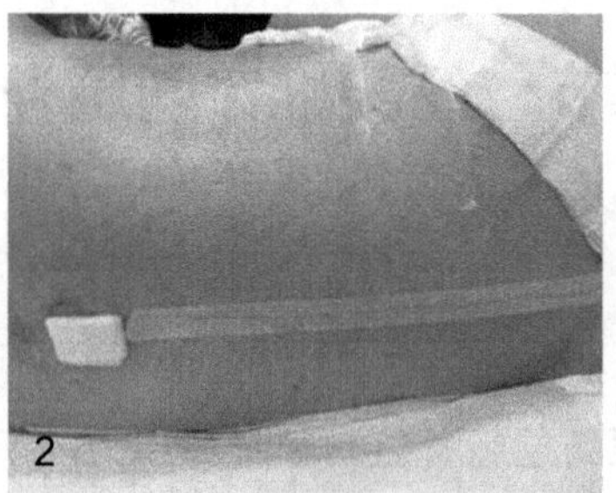

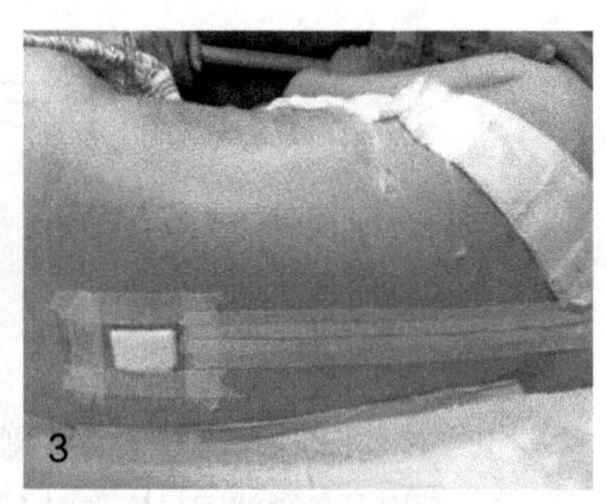

图 2-2-13-2　脑脊液管固定图

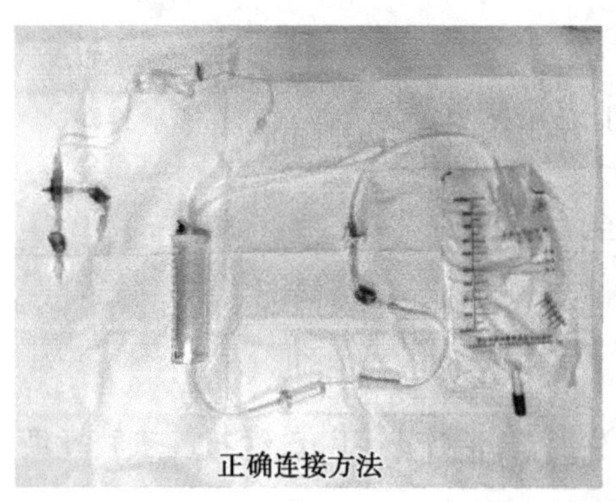

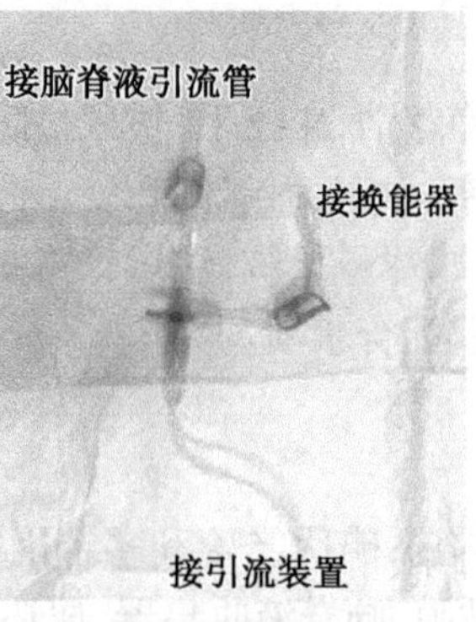

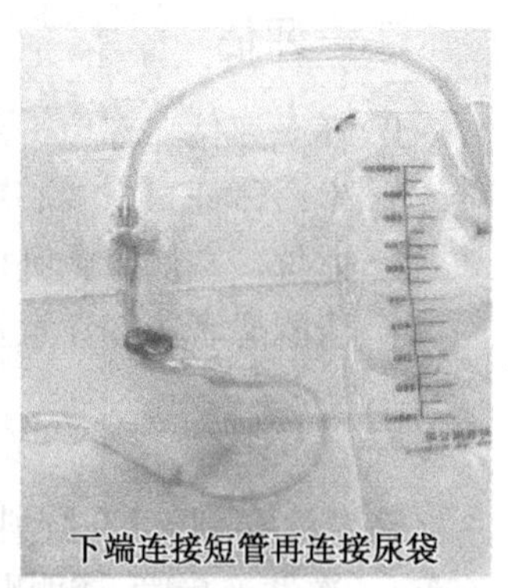

图 2-2-13-3　脑脊液管路连接图

4. 测压及引流(图 2-2-13-4，见文末彩插)

(1)测压：关闭收集器端夹子。旋转三通并打开换能器端夹子，保证换能器端与脑脊液管端相通。测压时换能器平行同侧耳郭。

(2)引流：旋转三通，打开收集器端夹子，使脑脊液管端与收集器端相通。关闭换能器端

夹子。多余管线要盘绕整齐。

5. 引流放置位置(图 2-2-13-5) 腰穿引流液收集器应高于外耳道 10cm,根据脑脊液压力引流效果调节高度。

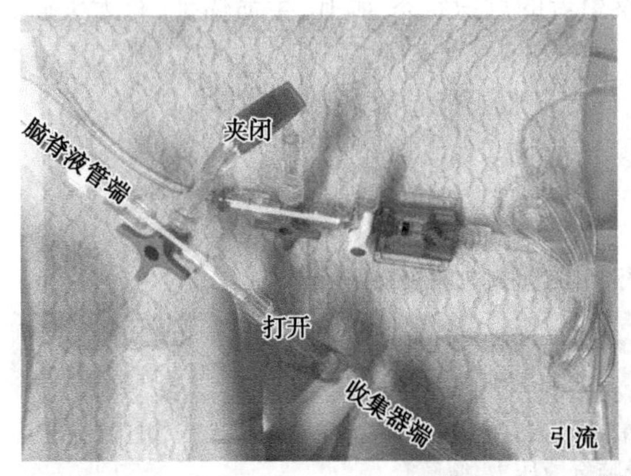

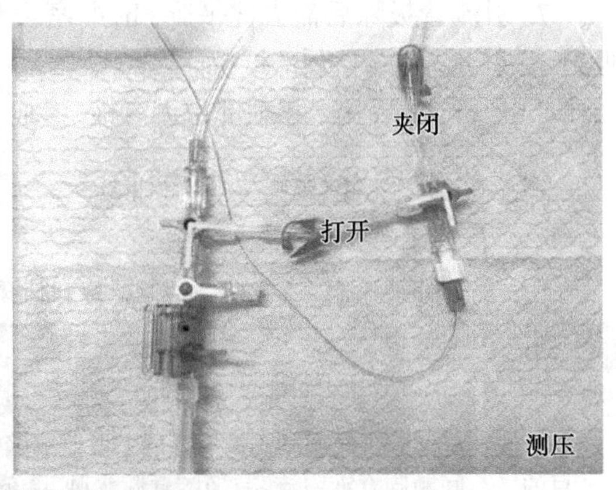

图 2-2-13-4 测压及引流示意图

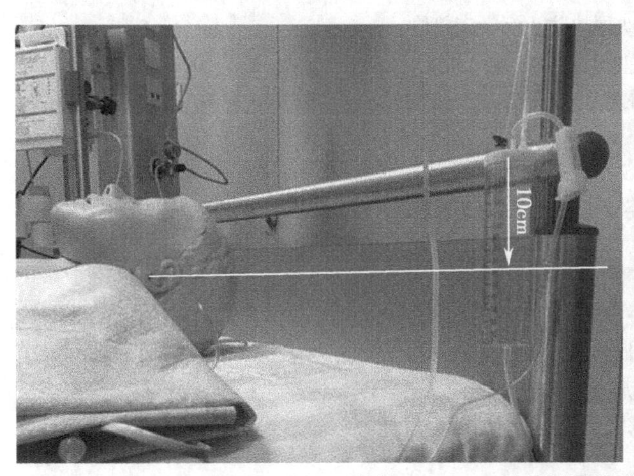

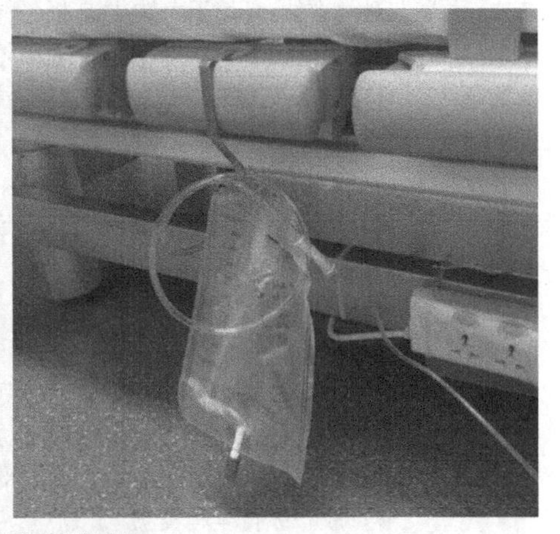

图 2-2-13-5 脑脊液引流收集器放置图

五、注意事项

1. 脑脊液引流严格无菌操作,防止感染。保证装置密闭,穿刺连接管固定牢固,防止脑脊液逆流及管路脱出。

2. 置管后患者绝对卧床,6h 内患者去枕平卧,严密观察患者意识状态、瞳孔、生命体征,有无头痛、呕吐、肢体活动障碍、颈部抵抗感。6h 后可左右翻身,严禁挫、拉,防止管道脱出。转动体位时夹闭引流管,避免逆流。

3. 腰穿引流液收集器应高于外耳道 10cm,根据脑脊液引流效果调节高度。

4. 间断引流脑脊液,严格控制流速,一般以 2~5 滴 /min 为宜,目标压力 10~12mmHg,避免脑脊液压力骤降,避免发生脑疝。

5. 脑脊液引流管留置期间,注意观察引流液量、颜色及性状,引流液性状应为透明、清亮,如有血性或浑浊脑脊液及时通知医生;观察脑脊液引流通畅情况,引流不畅及时通知医生。积极寻找原因,是否有管路扭曲、脱落等。

6. 引流管拔除后穿刺点局部以无菌纱布覆盖,注意保证清洁干燥,渗出增多及时换药,防止脑脊液渗漏。

7. 引流管拔除后需去枕平卧 6h,严密观察患者的意识状态、瞳孔、生命体征,有无头痛、呕吐、肢体活动障碍、颈部抵抗感。

8. 各班交接到位,穿刺部位无渗液、渗血,固定贴膜不能卷曲,标识清楚。

六、评分标准(表 2-2-13-1)

表 2-2-13-1　经腰椎穿刺脑脊液引流管的护理操作评分标准

项目	技术操作要求	权重				实得分
		A	B	C	D	
目的	主动脉疾病截瘫或截瘫高危患者监测脑脊液压力	5	3	1	0	
	间断脑脊液引流,减轻脑脊髓水肿,降低脑脊液压力,缓解脊髓缺血症状	5	3	1	0	
评估	环境评估:环境干净整洁,床摇平,垫尿垫防止污染床单位	3	2	1	0	
	生命体征:患者心率、血压、血氧饱和度	3	1	0	0	
	体位:左侧膝胸卧位,尽量含胸,注意管路安全	3	1	0	0	
	清醒患者告知注意及配合事项	3	2	1	0	
用物准备	脑脊液穿刺包(麻醉科备)、碘伏、5% 利多卡因、注射器、治疗巾、手套、纱布、三通、丝绸胶布、连接管(长、短)、透明贴膜、脑脊液收集器、尿垫	5	3	1	0	
操作步骤	核对医嘱及患者信息	3	1	0	0	
	洗手、戴口罩	3	1	0	0	
	协助麻醉科大夫行腰部脑脊液穿刺并成功	3	1	1	0	
	穿刺置管成功后消毒穿刺点并以无菌纱布覆盖	3	2	0	0	
	纱布用透明贴膜覆盖,以观察局部渗血情况,引流管沿脊柱上行,胶布纵行全程覆盖	5	2	0	0	
	再次固定透明贴膜边缘,防止卷边。注意避开骨性突出部位,避免皮肤压力性损伤	5	3	1	0	
	管路连接:管路连接需密闭无菌 1. 将收集器上端剪断并与连接管(长)相连接 2. 将长连接管(收集器)另一端通过短连接管、三通与脑脊液管及换能器相连接	7	5	1	0	
	将腰穿引流液收集器置于高于外耳道 10cm,根据脑脊液压力引流效果调节高度,集液袋置于床下挂钩上	4	3	1	0	
	测压:关闭收集器端夹子。旋转三通并打开换能器端夹子,保证换能器端与脑脊液管端相通。测压时换能器平行同侧耳郭	5	3	1	0	
	引流:旋转三通,打开收集器端夹子,使脑脊液管端与收集器端相通。关闭换能器端夹子。多余管线要盘绕整齐	5	3	1	0	
	再次核对	3	1	0	0	
	整理用物及床单位,告知清醒患者注意事项	3	1	0	0	
	洗手、记录	3	1	0	0	

续表

项目	技术操作要求	权重				实得分
		A	B	C	D	
注意事项	八项选七项提问 1. 脑脊液引流严格无菌操作，防止感染。保证装置密闭，穿刺连接管固定牢固，防止脑脊液逆流及管路脱出。 2. 置管后患者绝对卧床，6h 内患者去枕平卧，严密观察患者意识状态、瞳孔、生命体征，有无头痛、呕吐、肢体活动障碍、颈部抵抗感。6h 后可左右翻身，严禁拽、拉，防止管道脱出。转动体位时夹闭引流管，避免逆流。 3. 腰穿引流液收集器应高于外耳道 10cm，根据脑脊液引流效果调节高度。 4. 间断引流脑脊液，严格控制流速，一般以 2~5 滴 /min 为宜，目标压力 10~12mmHg，避免脑脊液压力骤降，避免发生脑疝。 5. 脑脊液引流管留置期间，注意观察引流液量、颜色及性状，引流液性状应为透明、清亮，如有血性或浑浊脑脊液及时通知医生；观察脑脊液引流通畅情况，引流不畅及时通知医生。积极寻找原因，是否有管路扭曲、脱落等。 6. 引流管拔除后穿刺点局部以无菌纱布覆盖，注意保持清洁干燥，渗出增多及时换药，防止脑脊液渗漏。 7. 引流管拔除后需去枕平卧 6h，严密观察患者的意识状态、瞳孔、生命体征，有无头痛、呕吐、肢体活动障碍、颈部抵抗感。 8. 各班交接到位，穿刺部位无渗液、渗血，固定贴膜不能卷曲，标识清楚。	21	1	0	0	
合计		100				

七、并发症

1. 脑疝　引流速度过快，脑脊液压力过低，导致脑疝。
2. 脑炎　脑脊液引流发生逆流引起感染。

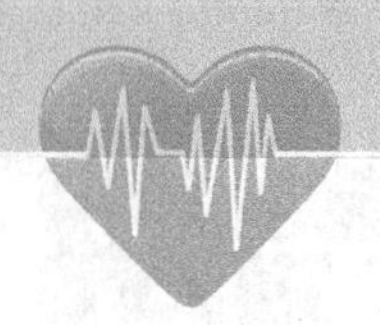

第三章　仪器设备使用

第一节　暖　　箱

一、目的

以科学的方法，创造一个温度和湿度相对适宜的环境，用以提高新生儿的成活率，利于高危新生儿的生长发育。

二、评估

入暖箱条件：出生体重在 2 000g 以下、异常新生儿、新生儿硬肿症、体温不升。

三、用物

暖箱、外用灭菌注射用水。

四、操作步骤

1. 将暖箱电源连接到插座上，并踩下脚轮的制动闸。
2. 确保机器后面总电源开关位于“ON”（开启）位置。
3. 将位于插座面板左侧的“Stand By”（待机）开关设置到“ON”（开启位置）。
4. 暖箱擦拭干净后将外用灭菌注射用水加入暖箱水槽中至水位线。
5. 将温度调至 28~34℃，预热后能升到所设置的温度，待接到入室早产儿再根据体重、胎龄大小、病情调整至适当的温度。
6. 患儿脱去衣服，包裹纸尿裤后放置暖箱内。
7. 协助患儿取舒适体位。

五、注意事项

1. 严格执行操作规程，定期检查有无故障，保证绝对安全。
2. 使用中随时观察使用效果，如暖箱发出报警信号应及时查找原因，妥善处理。
3. 严禁骤然提高暖箱温度，以免患儿体温上升造成不良后果。
4. 机械辅助时（ECMO）禁止升降床体，以防管道牵拉 / 脱出。

5. 护士入暖箱操作、检查、接触患儿前洗手,防止交叉感染。
6. 进行任何操作时注意保暖,操作完成后检查床挡 / 仓门是否关闭紧密,防止坠床。
7. 保持暖箱清洁,以消毒纸巾每 6 小时擦拭 1 次。

六、评分标准(表 2-3-1-1)

表 2-3-1-1　暖箱使用的操作评分标准

项目	技术操作要求	权重				实得分
		A	B	C	D	
目的	营造一个温度和湿度相适宜的环境,用以提高未成熟儿的成活率,利于高危新生儿的生长发育	5	3	1	0	
评估	是否出生体重在 2 000g 以下的新生儿	3	1	0	0	
	是否新生儿硬肿症	3	1	0	0	
	是否异常新生儿	3	1	0	0	
	是否新生儿体温低	3	1	0	0	
用物准备	暖箱、外用灭菌注射用水	6	3	2	0	
操作步骤	核对医嘱及患儿信息	5	3	0	0	
	洗手、戴口罩	5	3	1	0	
	将暖箱置于适当的位置	5	2	0	0	
	连接电源后踩下脚轮的制动闸	5	3	2	0	
	将机器后面的电源总开关置于“ON”(开启)位置	5	2	1	0	
	将面板左侧的“Stand By”(待机)开关设置到“ON”(开启位置)	5	4	1	0	
	将外用灭菌注射用水加入暖箱尾部水槽中至水位线	4	5	1	0	
	根据患儿体重、病情调至所需要设定的温度,预热	5	1	0	0	
	将患儿脱去衣服,包裹纸尿裤后放置暖箱内	5	0	0	0	
	协助患儿取舒适体位	4	2	0	0	
	整理用物、垃圾分类处理	3	1	0	0	
	洗手、签字、记录	5	1	0	0	
注意事项	严格按规定操作,使用过程中随时观察使用效果	4	2	0	0	
	严禁骤然提高暖箱温度,以免患儿体温上升造成不良后果	3	2	0	0	
	入箱进行任何操作时注意保暖,操作完成后检查床挡 / 仓门是否关闭紧密	4	3	0	0	
	机械辅助时(ECMO)禁止升降床体	3	2	0	0	
	接触患儿前洗手,防止交叉感染	3	2	0	0	
	使用中,根据水箱水位提示窗提示及时添加灭菌注射用水,避免影响水箱正常使用,防止机器干烧	4	3	1	0	
合计		100				

第二节 静脉输液泵(容积泵)

静脉输液是临床治疗中常用的一种给药方式。静脉输液泵(容积泵)是一种能够准确控制输液滴数或输液流速,保证药物能够速度均匀、药量准确并且安全地进入患者体内发挥作用的一种智能化输液装置(图 2-3-2-1)。

一、目的

对患者进行恒速、连续的静脉输注药液。

二、评估

1. 患者病情及意识状态
2. 输液管路是否通畅
3. 输液泵是否工作正常

三、用物

输液泵及电源线、治疗车、治疗盘、输注液、配套输液器、棉签、安尔碘。

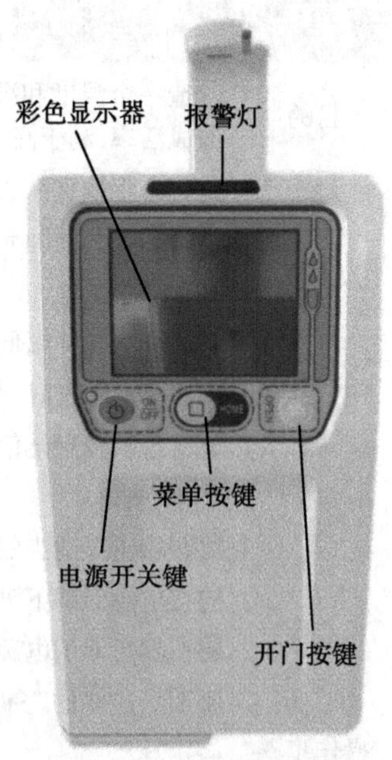

图 2-3-2-1 静脉输液泵

四、操作步骤

1. 核对医嘱及患者信息。
2. 洗手,戴口罩。
3. 携物品至床旁,向清醒患者解释操作目的以取得配合。
4. 协助患者摆放舒适体位,抬高床头>30°。
5. 将输液泵固定于输液架上,固定适当高度,旋紧旋钮,连接电源。
6. 按动“ON/OFF”按钮进行开机。输液泵自动进行自检。自检结束,进入准备输液界面。
7. 安装输液器

(1)输液瓶口用安尔碘棉签螺旋消毒2遍后将输液瓶与输液器连接紧密。输液器排气并关闭滚轮夹备用。

(2)按动“OPEN”键,打开泵门。

(3)按动“止液夹”按键,止液夹打开,把管道放进止液夹中,再次按动按键,止液夹自动夹紧管道。

(4)按照管道方向,把管道依次按入气泡传感器、压力传感器,然后拉直管道,并确定管道位于两端的管道槽中,关闭泵门。

8. 将输液器连接患者并打开水止。
9. 设置输液速度

(1)点击屏幕上的速度显示区域,进入设置界面。

(2)按动“清零”按钮,总量数据清零。

(3)点击“速度”区域,输入预设输液速度,并点击“确认”返回输注界面。

(4)点击“预置量”区域,输入预输入液体总量,并显示需输液时间,点击“确认”返回输注界面。

(5)再次核对医嘱,点击“启动”按钮,开始输液。

10. 停止输液泵程序

(1)按下“停止”键,停止输液工作,工作指示灯绿灯熄灭。按“ON/OFF”键,选择关机、待机。

(2)关闭输液器上滚轮夹,分离输液管与深静脉管路,分离输液管与输液泵。

11. 整理用物、垃圾分类,清洁输液泵、电源线等,保持良好备用状态。

12. 洗手、记录。

五、注意事项

1. 及时排除报警(气泡、阻塞)故障。

2. 患者如果出现呛咳、呼吸困难、发绀等,应立即停止泵入并向医生汇报。

3. 安装输液器时,需把管道完全压入气泡传感器里面,如果管道过于松弛或者过紧,可能导致流量不准确。

4. 输液工作过程中,更改输液速度时可直接点击“速度”区域进行更改,确认后将按更改后的速度输液。

5. 排气　输液管路没有连接到患者情况下,才能实施排气操作。可按动设置界面上的“排气”按钮,在弹出的提示界面下点击“是”,输液泵会快速排气。点击“停止”按钮,停止排气。

6. 当输液器连续工作一段时间后,由于管路受到挤压受损,会影响输液精度。可在输液器连续工作 8h 后停止输液,打开泵门,移动输液管的位置(10cm 左右),继续输液。

六、评分标准(表 2-3-2-1)

表 2-3-2-1　静脉输液泵的使用操作评分标准

项目	技术操作要求	权重				实得分
		A	B	C	D	
目的	对患者进行恒速、连续的静脉输注药液	3	1	0	0	
评估	评估输液泵是否工作正常	3	1	0	0	
	评估输液管路	3	0	0	0	
	评估患者病情以及意识状态	3	1	0	0	
用物准备	输液泵及电源线、治疗车、治疗盘、输注液、配套输液器、棉签、安尔碘	3	1	0	0	

续表

项目	技术操作要求	权重				实得分
		A	B	C	D	
操作步骤	核对医嘱及患者信息	3	0	0	0	
	洗手，戴口罩	3	1	0	0	
	携物品至床旁，向清醒患者解释操作目的以取得配合	3	1	0	0	
	协助患者摆放舒适体位，抬高床头 > 30°	3	1	0	0	
	将输液泵固定于输液架上，固定适当高度，旋紧旋钮，连接电源	3	2	0	0	
	按动“ON/OFF”按钮进行开机，输液泵自动进行自检，自检结束后进入准备输液界面	3	2	0	0	
	安装输液器： 1. 输液瓶口用安尔碘棉签螺旋消毒2遍后将输液瓶与输液器连接紧密 2. 输液器排气并关闭滚轮夹备用 3. 按动“OPEN”键，打开泵门 4. 按动“止液夹”按键，止液夹打开，把管道放进止液夹中 5. 再次按动“止液夹”按键，止液夹自动夹紧管道	5	4	2	0	
	按照管道方向，把管道依次按入气泡传感器、压力传感器，然后拉直管道，并确定管道位于两端的管道槽中，关闭泵门	3	2	0	0	
	将输液器连接患者并打开滚轮夹，设置输液速度	3	1	0	0	
	点击触屏幕上的速度显示区域，进入设置界面。按动“清零”按钮，总量数据清零	3	1	0	0	
	点击“速度”区域，输入预设输液速度，并点击“确认”返回输注界面	5	3	1	0	
	点击“预置量”区域，输入预输入液体总量，并显示需输液时间，点击“确认”返回输注界面	3	3	1	0	
	再次核对医嘱，点击“启动”按钮，开始输液	2	0	0	0	
	停止输液泵程序： 1. 按下“停止”键，停止输液工作，工作指示灯绿灯熄灭。按“ON/OFF”键，选择关机、待机 2. 关闭输液器上滚轮夹，分离输液管与深静脉管路，分离输液管与输液泵	6	4	2	0	
	整理用物、垃圾分类	3	1	0	0	
	清洁输液泵、电源线等，保持良好备用状态	2	0	0	0	
	洗手、记录	2	3	1	0	

续表

项目	技术操作要求	权重				实得分
		A	B	C	D	
指导患者	输液过程中注意避免输液管路牵拉、防止打折	3	2	0	0	
	如有不适，及时通知护士	3	0	0	0	
注意事项	及时排除报警(气泡、阻塞)故障	4	3	1	0	
	患者如果出现呛咳、呼吸困难、发绀等，应立即停止泵入并向医生汇报	4	3	1	0	
	安装输液器时，需把管道完全压入气泡传感器里面，如果管道过于松弛或者过紧，可能导致流量不准确	4	3	1	0	
	排气：输液管路没有连接到患者情况下，才能实施排气操作	4	3	1	0	
	输液工作过程中，更改输液速度时可直接点击“速度”区域进行更改，确认后将按更改后的速度输液	4	3	1	0	
	当输液器连续工作一段时间后，由于管路受到挤压受损，会影响输液精度。可在输液器连续工作 8h 后停止输液，打开泵门，移动输液管的位置(10cm 左右)，继续输液	4	3	1	0	
合计		100				

第三节 胃肠营养泵

胃肠营养泵供临床向肠内、胃内输送营养液及各种液体。其优点是模仿胃的蠕动节律，间断向肠内或胃内输送营养液，适合对无吞咽能力的患者进行肠内营养液的输送。能够实现多种喂养方式，为危重患者定向、定量、定时的营养输注提供保障。

一、目的

为患者提供身体所需的热量及营养物质，以维持体内的正氮平衡及营养均衡。

二、评估

1. 评估患者病情及胃肠排空情况。
2. 评估胃管是否通畅。
3. 评估患者意识状态。
4. 评估胃肠营养泵是否工作正常。

三、用物

胃肠营养泵及电源线、治疗盘、营养液、配套营养泵管及营养袋。

四、操作步骤

1. 接到医嘱并核对，告知清醒患者操作目的以取得配合。

2. 洗手，戴口罩。

3. 携物品至床旁，再次核对医嘱。

4. 协助患者摆放舒适体位，抬高床头>30°。

5. 将胃肠营养泵固定于输液架上，固定适当高度，旋紧旋钮，连接电源。

6. 将胃肠营养液及水分别倒入“营养袋”和“冲洗袋”中，关闭袋口并挂在输液杆上。

7. 按下电源开关键，将泵开启。

8. 按“设定参数清除”按钮清除上一次输注设置，按“设定参数维持”按钮将保留上一次输注设置。

9. 按如下步骤将营养泵管安装在营养泵上：

(1)打开营养泵管安装门。

(2)捏住防自流阀一端的突出小片，把突出小片后面的小阀门插入左边卡座内。

(3)抓住二通接头(含磁环)使管子绕过黑色转盘，向上拉，使垫圈卡在右边卡座内。

(4)下压突出小片，确保阀被充分固定。

(5)关闭安装门。

注意：显示器显示营养泵管已安装。

10. 进行营养泵管排气　按“泵管预灌注”进行营养液及冲洗液的排气并备用。

11. 遵医嘱设置胃肠营养泵输注参数。

(1)点击“调节喂养餐数”按钮，设置“喂养速率”及“喂养总量”并点击“完成”进行确认返回。

(2)点击“调节冲洗参数”按钮，设置“单次冲洗量”及“冲洗间隔时间”并点击“完成”进行确认返回。

12. 再次核对医嘱，连接胃管，开始胃肠内营养输注。

13. 整理用物，垃圾分类。

14. 洗手、记录。

15. 停止胃肠营养泵程序

(1)核对医嘱，向患者解释。

(2)按停止键。

(3)分离营养泵管与胃管，将胃管内残留营养液用纯净水冲洗干净并妥善固定。

(4)妥善安置患者，评估患者胃肠排空吸收情况，选择后续的进食方式。

(5)整理用物，垃圾分类。

(6)清洁胃肠营养泵、电源线等，保持良好备用状态。

(7)洗手、记录。

五、注意事项

1. 及时排除报警(气泡、阻塞)故障。

2. 鼻饲前先检查胃管位置是否在胃内、是否通畅。泵入期间 4~6h 需评估胃管位置及

患者胃肠排空吸收情况，如有问题及时处理或暂停泵入。

3. 鼻饲时需抬高床头>30°，防止患者误吸，一旦患者出现呛咳、呼吸困难、发绀等，应立即停止泵入并向医生汇报。

4. 鼻饲完毕后注入少量温开水，防止营养液凝结，营养泵管及营养袋应于24h更换。

六、评分标准(表2-3-3-1)

表2-3-3-1 胃肠营养泵的使用操作评分标准

项目	技术操作要求	权重				实得分
		A	B	C	D	
目的	提供身体所需的热量及营养物质，以维持体内的正氮平衡及营养均衡	3	1	0	0	
评估	患者病情、患者意识状态及胃肠排空情况	3	1	0	0	
	胃管是否通畅	3	1	0	0	
	胃肠营养泵是否工作正常	3	1	0	0	
用物	胃肠营养泵及电源线、治疗盘、营养液、配套营养泵管及营养袋	5	3	1	0	
操作步骤	接到医嘱并核对，告知清醒患者操作目的以取得配合	4	3	1	0	
	洗手，戴口罩	3	2	0	0	
	用物准备齐全，携物品至床旁	3	2	0	0	
	核对患者，协助患者摆放舒适体位，抬高床头>30°	3	1	0	0	
	将胃肠营养泵固定于输液架上，固定适当高度，旋紧旋钮，连接电源	5	3	1	0	
	将胃肠营养液及水分别倒入“营养袋”和“冲洗袋”中，关闭袋口并挂在输液杆上	5	3	1	0	
	按下营养泵的电源开关键，将泵开启	4	1	0	0	
	按“设定参数清除”按钮清除上一次输注设置	4	1	0	0	
	将营养泵管安装在营养泵上	5	3	1	0	
	进行营养泵管排气：按“泵管预灌注”进行营养液及冲洗液的排气并备用	5	3	1	0	
	遵医嘱设置胃肠营养泵输注参数：点击“调节喂养餐数”按钮，设置“喂养速率”及“喂养总量”并点击“完成”进行确认返回	5	3	1	0	
	点击“调节冲洗参数”按钮，设置“单次冲洗量”及“冲洗间隔时间”并点击“完成”进行确认返回	4	2	0	0	
	再次核对医嘱，连接胃管，开始胃肠内营养输注	4	2	0	0	
	停止胃肠营养泵程序：核对医嘱，向患者解释。按停止键，分离营养泵管与胃管，将胃管内残留营养液用纯净水冲洗干净并妥善固定	5	3	1	0	
	再次核对患者	2	1	0	0	
	整理用物，垃圾分类	4	2	0	0	
	洗手、记录	2	1	0	0	

续表

项目	技术操作要求	权重				实得分
		A	B	C	D	
注意事项	告知患者鼻饲过程中注意避免胃管牵拉、防止打折。如有不适,及时通知护士	4	1	0	0	
	及时排除报警(气泡、阻塞)故障	4	1	0	0	
	鼻饲前先检查胃管位置是否在胃内、是否通畅。鼻饲完毕后往胃管注入少量温开水,防止营养液凝结,营养泵管及营养袋应 24h 更换	4	1	0	0	
	鼻饲时抬高床头>30°,防止患者误吸,一旦患者出现呛咳、呼吸困难、发绀等,应立即停止泵入并向医生汇报	4	1	0	0	
合计		100				

第四节　心 电 图 机

心电图(ECG)是利用心电图机从体表记录心脏每一心动周期所产生的电活动变化图形的技术。

一、目的

1. 记录患者的心律 / 率、分析与鉴别心律失常。
2. 反映心肌受损的程度和发展过程。
3. 观察心律失常药物疗效,指导心律失常药物使用。

二、评估

1. 评估患者病情、皮肤情况。
2. 检查心电图机处于备用状态。

三、用物

心电图机、心电图纸、清水、纱布、手消液、PDA。

四、操作步骤

1. 核对医嘱、检查单及患者信息,打印条码。
2. 评估患者,做好解释,取得配合。
3. 洗手、戴口罩。
4. 推心电图机至患者床旁,核对患者。

5. 协助患者取平卧位，注意保护患者隐私。

6. 接通电源、开机。

7. 正确连接导联线。

(1)左位心导联位置

肢体导联：

黄——左上(LA)　　红——右上(RA)

绿——左下(LL)　　黑——右下(RL)

胸导联：

V_1——胸骨右缘第四肋间　　V_2——胸骨左缘第四肋间

V_3——V_2与V_4连线中点　　V_4——左锁骨中线第五肋间

V_5——左腋前线平V_4　　V_6——左腋中线平V_4

(2)右位心导联位置

肢体导联：

红——左上(LA)　　黄——右上(RA)

黑——左下(LL)　　绿——右下(RL)

胸导联

V_1——胸骨左缘第四肋间　　V_2——胸骨右缘第四肋间

V_3——V_2与V_4连线中点　　V_4——右锁骨中线第五肋间

V_5——右腋前线平V_4　　V_6——右腋中线平V_4

8. 核对患者信息与检查单条码一致，确认导联位置。

9. 确定心电图速度为25mm/s，心电图振幅为10mm/mV。

10. 基线稳定后按记录键打印结果。

11. 撤除导联线，给患者整理衣服，摆舒适卧位。

12. 再次核对患者信息。

13. 将心电图申请单粘贴于心电图左上角，条码粘贴于心电图右上角。

14. 请医生查阅后放在固定外送栏内，请外送人员送心电图室出报告。

15. 整理用物，洗手、记录。

五、注意事项

1. 仪器固定放置，定期充电，保持清洁处于备用状态。

2. 专人负责，每周校对时间，其他人不得随意更改时间。

时间修订步骤：开机→点击显示屏下方右键"》"→菜单→设定→功能设定→心电图控制→时间设定→按年、月、日、时、分、秒顺序输入→输入→设定一览→转移到检查→关机。

3. 患者病情变化或死亡时需描记心电图，心电图时间、护理记录时间与病程记录以及医嘱时间必须一致。

4. 女性乳房下垂者应托起乳房，将V_3、V_4、V_5电极按标准位置放置。

5. 如给感染患者使用后应用消毒纸巾擦拭，避免交叉感染。

6. 当心电图机故障时联系医学工程师送检维修。

六、评分标准(表 2-3-4-1)

表 2-3-4-1　心电图机使用的操作评分标准

项目	技术操作要求	权重				实得分
		A	B	C	D	
目的	记录患者的心律 / 率、分析与鉴别心律失常	3	0	0	0	
	反映心肌受损的程度和发展过程	3	0	0	0	
	观察心律失常药物疗效，指导心律失常药物使用	3	0	0	0	
评估	评估患者病情、皮肤情况	3	2	0	0	
	检查心电图机处于备用状态	3	2	0	0	
用物	心电图机、心电图纸、清水、纱布、手消液、PDA	5	3	2	0	
操作步骤	核对医嘱、检查单及患者信息，打印条码	3	1	0	0	
	洗手、戴口罩	3	1	0	0	
	推心电图机至患者床旁，核对患者	3	1	0	0	
	协助患者取平卧位，注意保护患者隐私	3	1	0	0	
	接通电源、开机	4	2	0	0	
	正确连接导联线	9	6	3	0	
	核对患者信息与检查单条码一致，确认导联位置	5	3	0	0	
	确定心电图速度为 25mm/s，心电图振幅为 10mm/mV	5	3	0	0	
	基线稳定后按记录键打印结果	5	3	1	0	
	撤除心电导联线，给患者整理衣服，摆舒适卧位	5	3	1	0	
	核对患者，粘贴条码于心电图纸上	3	1	0	0	
	请医生查阅后放在固定外送栏内，请外送人员送心电图室出报告	2	1	0	0	
	再次核对患者信息，消手	3	1	0	0	
	整理用物，洗手、记录	3	2	1	0	
注意事项	仪器固定放置，定期充电，保持清洁，处于备用状态	4	3	2	0	
	专人负责，每周校对时间，其他人不得随意更改时间	4	3	2	0	
	患者病情变化或死亡时需描记心电图，心电图时间、护理记录时间与病程记录以及医嘱时间必须一致	4	3	2	0	
	女性乳房下垂者应托起乳房，将 V_3、V_4、V_5 电极按标准位置放置	4	3	2	0	
	如给感染患者使用后应用消毒纸巾擦拭，避免交叉感染	4	3	2	0	
	当心电图机故障时联系医学工程师送检维修	4	3	2	0	
合计		100				

第五节 凝血分析仪

凝血分析仪是临床上测量人体血液中各种成分含量，定量生物化学分析结果，为临床诊断患者各种疾病提供可靠数字依据的常规检测医疗设备。可以用于即时检验(point-of-care testing，POCT)检测ACT、APTT等指标。

激活全血凝固时间(activated clotting time of whole blood，ACT)是监测血凝时间的一种客观、有效的方法。活化部分凝血活酶时间(activated partial thromboplastin time，APTT)是内源性凝血系统的一个较为敏感的筛选试验。

一、目的

1. ACT

(1)心血管手术时体外循环使用肝素抗凝和鱼精蛋白拮抗剂量的监测，确保机器安全运转。

(2)手术后用鱼精蛋白完全中和肝素，防止术后渗出、出血。

(3)ICU术后早期需肝素化治疗：肺动脉栓塞、复杂先心置外通道矫治术等，床旁IABP、血液滤过、ECMO等肝素化治疗时。

(4)冠状动脉造影术后未拔动脉鞘管患者拔除前的评估。

2. APTT

(1)检测内源性凝血是否正常。

(2)ICU术后早期需肝素化治疗：肺动脉栓塞、复杂先心置外通道矫治术等，床旁IABP、血液滤过、ECMO等肝素化治疗时。

二、评估

1. 患者病情、手术方式及治疗。
2. 抗凝药物的应用情况以及是否有出血倾向。
3. 动脉导管的位置及通畅情况。

三、用物

血凝分析仪、ACT-测试卡片(或APTT检测卡)、治疗盘、注射器(10ml、2ml各一支)、棉签、安尔碘、化验单、手消液。

四、操作步骤(以经动脉导管采集ACT标本为例)

1. 接到医嘱并核对。
2. 准备化验单及条码，将条码粘于化验单右下角。
3. 向清醒患者解释采血目的、方法及注意事项。
4. 洗手，戴口罩，准备和检查用物。

5. 携用物至床旁，核对患者，协助患者摆合适体位。

6. 将 ACT- 测试卡加样池朝上插入仪器专用插口，系统自动开机并识别测试条类型，显示“Test……ACT-LR”。仪器自检并预热后发出“嘟”声，显示窗交替出现：“Add Sample”（加样）和“Press Start”（按启动键）的提示字样，此时准备取血（图 2-3-5-1）。

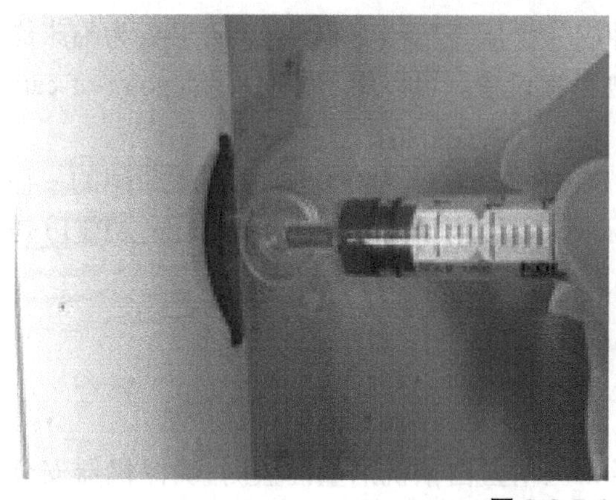
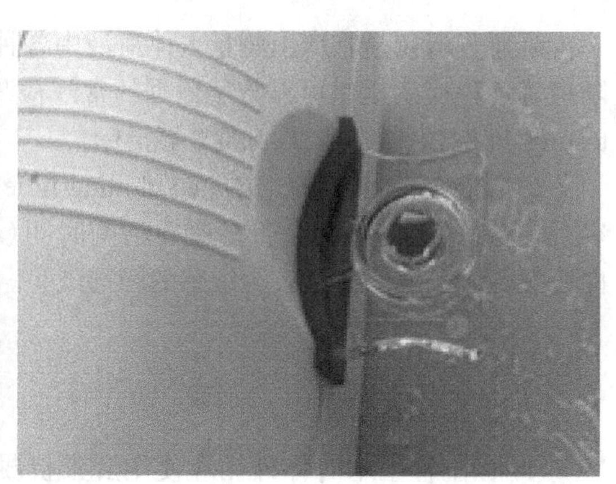

图 2-3-5-1　ACT 检测

7. 打开 10ml 及 2ml 注射器包装置于治疗盘上。

8. 再次核对。

9. 安尔碘棉签消毒动脉导管近穿刺端的肝素帽 2 遍，将 10ml 注射器带针头刺入肝素帽，抽尽导管内肝素盐水后继续回抽至 10ml。

10. 用 2ml 注射器取血样 0.2~0.5ml（不含组织液、不含肝素血样）。

11. 再次核对标本及化验单，将标本沿井壁从井底缓慢加样，避免产生气泡，液面与井上部平齐（图 2-3-5-2）。

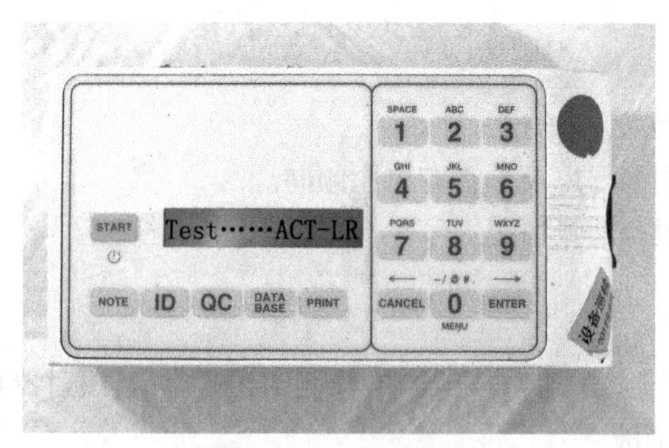

图 2-3-5-2　添加标本

12. 按“START”键（开始），仪器发出“嘟”的一声表示检测开始，此时仪器自动完成血液移取（15μl）、样品混合等过程。

13. 将 10ml 注射器内血液推回动脉导管，用肝素盐水冲洗管腔及肝素帽内至无血迹。

14. 检测结束后仪器发出一声“嘟”响，液晶显示器显示的时间即检测结果（单位为 s）。

15. 再次核对患者。

16. 拿化验单至血气室在电脑程序上点击“下一样本”，进行电脑扫码，选择 ACT- 并输入刚测得的数据，点击“标本审核”“报告发送”进行上传并通知医生。

17. 手消液进行手部消毒，清理用物，医疗垃圾分类处理。

18. 洗手、签字、记录。

五、注意事项

1. 参考值范围　ACT 81~125s，APTT 23~39s。

2. 测试条于 2~8℃冰箱内保存。使用之前必须提前取出，放置至室温方可使用，注意有效期。

3. 抽取的血样不含肝素，不可有血凝块及气泡。

4. 机器预热开始后，取血过程要求在 5min 内完成。超过 5min 仪器自动切断电源。需取出测试条重新插入启动。

5. 抽血时，防止用力过猛引起溶血。

6. 添加血样时，血样必须充满整个样品池，如果提供的样品太多或不足，显示窗会出现“样品太多”或“样品太少”字样，需重新检测。

7. 充好电的仪器可连续工作 2h，大约能测 30 份样品。当仪器显示“BATTERY LOW”时，最多还可以工作 10min，需马上充电。也可以插上交流电继续工作。

六、评分标准(表 2-3-5-1)

表 2-3-5-1　凝血分析仪使用的操作评分标准

项目	技术操作要求	权重				实得分
		A	B	C	D	
目的	心血管手术时体外循环使用肝素抗凝和鱼精蛋白拮抗剂量的检测，确保机器安全运转	2	1	0	0	
	手术后用鱼精蛋白完全中和肝素，防止术后渗出、出血	2	1	0	0	
	ICU 术后早期需肝素化治疗：肺动脉栓塞、复杂先心置外通道矫治术等，床旁 IABP、血液滤过等肝素化治疗时	2	1	0	0	
	冠状动脉造影术后未拔动脉鞘管患者拔除前的评估	2	1	0	0	
评估	患者病情、手术方式及治疗	3	2	1	0	
	抗凝药物的应用情况以及是否有出血倾向	3	2	1	0	
	动脉导管的位置及通畅情况	3	2	1	0	
用物	血凝分析仪、ACT- 测试卡片、治疗盘、注射器(10ml、2ml 各一支)、棉签、安尔碘、化验单、手消液	5	3	2	0	
操作步骤	核对医嘱及患者，打印粘贴条码	3	1	0	0	
	洗手，戴口罩	2	1	0	0	
	携用物至床旁，核对患者信息	3	1	0	0	

续表

项目	技术操作要求	权重				实得分
		A	B	C	D	
操作步骤	向清醒患者解释采血目的、方法及注意事项	3	1	0	0	
	协助其取合适体位，暴露取血部位	4	2	0	0	
	将测试卡片插入机器卡槽并预热	3	2	0	0	
	核对患者	2	0	0	0	
	调整三通方向，消毒肝素帽方法正确	5	3	0	0	
	注射器带针头刺入肝素帽抽尽导管内肝素盐水继续回抽至 10ml 动脉血	5	3	0	0	
	再用另一无肝素化的注射器以同样方法抽取动脉血 0.2~0.5ml	5	3	0	0	
	拔除抽血样注射器并排尽空气	5	0	0	0	
	将标本沿井壁从井底缓慢加样，避免产生气泡，液面与井上部平齐	5	3	0	0	
	按“START”键(开始)，进行检测	2	0	0	0	
	调整三通方向，将测压管道冲洗干净	4	2	0	0	
	调整三通方向，将三通及肝素帽冲洗干净	3	1	0	0	
	再次核对患者	2	0	0	0	
	记录检测结果并上传电脑审核	3	1	0	0	
	手消液进行手部消毒，清理用物，医疗垃圾分类处理	2	1	0	0	
	洗手、记录、签字	2	1	0	0	
注意事项	测试卡提前取出常温放置，预热开始后，取血过程在 5min 内完成	3	2	0	0	
	操作过程中严格无菌操作，通路保证密闭状态	3	2	0	0	
	抽取过程中不能有肝素液混入检测注射器内	3	2	0	0	
	抽取过程不能有空气进入导管内	3	2	0	0	
	患者清醒时需指导患者抽取血气时尽量放松，避免影响检测结果	3	2	0	0	
合计		100				

第六节　患者由病区转入恢复室流程

因跨科室抢救，患者转入紧急，而电子病历转入滞后，故需使用跨科室“待转区”功能，即确以转科医嘱时间为科室间的分界点，处于“待转区”内的患者电子病历共享，并遵循紧急抢救患者的科室优先使用的原则，逐步完成抢救，最终将各科室的医疗与护理文件

归档(图 2-3-6-1)。

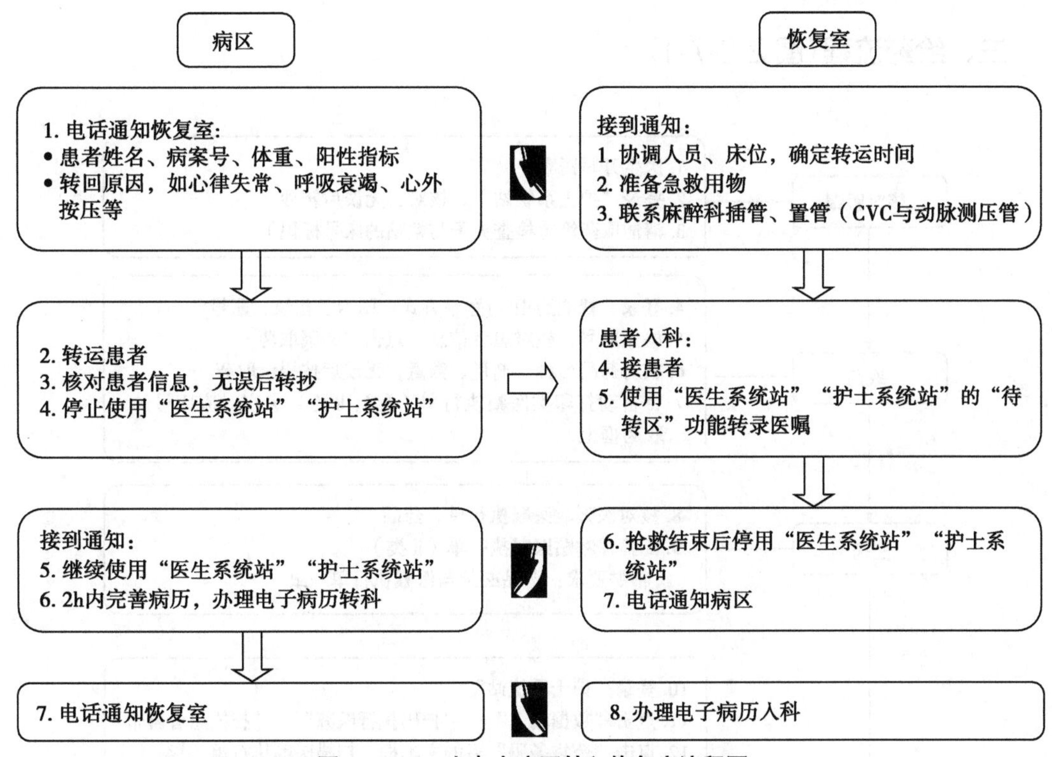

图 2-3-6-1　患者由病区转入恢复室流程图

第七节　智 能 药 柜

一、药剂科管理部分

1. 各病区智能药柜由药剂科住院药房组长统一管理,药师负责协助组长完成相关工作。

2. 住院药房根据病区用药需求,确定存储在药柜中的药品种类和基数。药剂人员和护理人员定期根据药品的实际使用情况,与临床协商增减药品种类和基数。

3. 药柜中药品的种类、基数、有效期、清点与存储定位管理等由住院药房负责。

二、临床护理管理部分

1. 智能药柜执行毒麻药品、高危药品、药品基数和有效期管理等制度。

2. 护士应及时处理医嘱,并严格按照智能药柜护士站使用说明执行。

3. 必须严格遵守取药、退药流程。

4. 需回溯数量的药品必须认真清点,数量有误时不得擅自修改,应及时查找原因并与药剂人员沟通。

5. 护士应熟练掌握智能药柜应急预案。

三、给药流程(图 2-3-7-1)

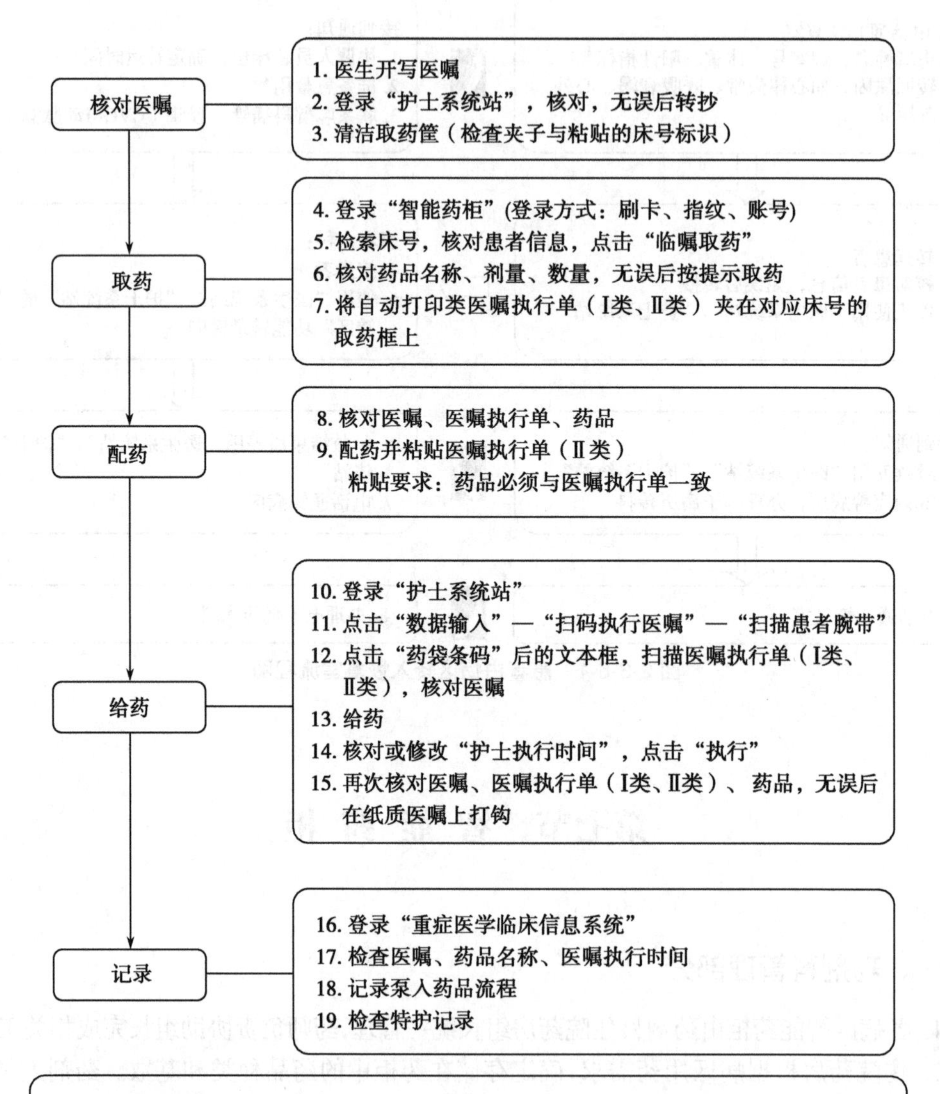

图 2-3-7-1　智能药柜取药与给药流程图

四、毒麻药品给药流程(图 2-3-7-2)

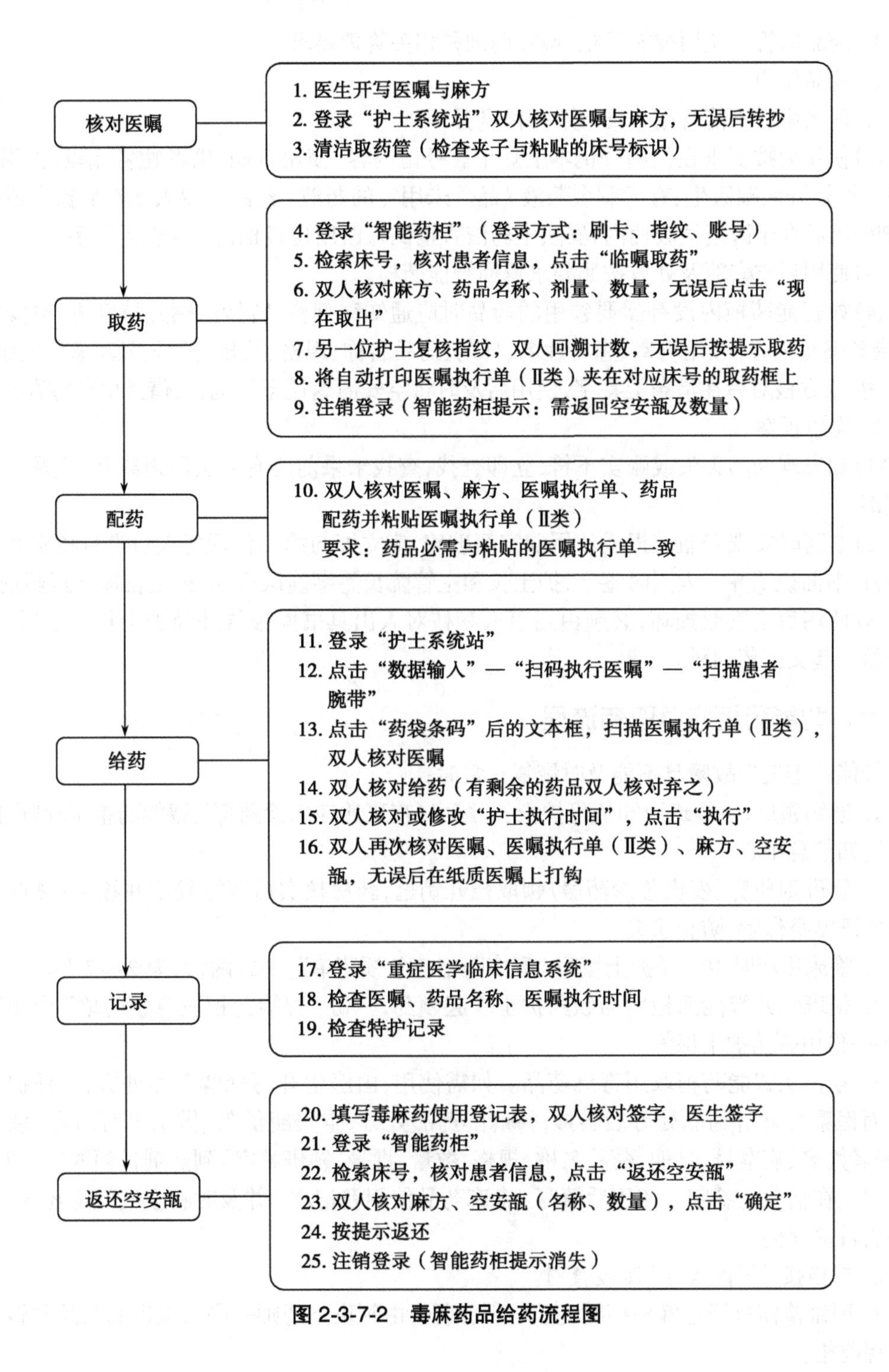

图 2-3-7-2　毒麻药品给药流程图

五、毒麻药品安全相关管理制度

1. 药品保管　使用智能药柜，遵守药剂科相关管理要求

2. 药品使用

(1) 两名患者不能合用一支(或一片)药品。

(2) 使用后按要求在使用登记本上登记。登记内容：使用日期、患者姓名、诊断、病案号、用量、批号、开医嘱医生、有无剩余药液 / 品。未用完的药液 / 药品应双人核对后摒弃或销毁(片剂碾碎后弃于医用垃圾桶内，安瓿中药液直接倒入医用垃圾桶内)，并规范签字。

(3) 使用后空安瓿及处方按照要求返回智能药柜。

(4) 如智能药柜内没有需要领用的药品时应通知药剂科，转抄医嘱并持麻方、空安瓿借条(借条书写内容：领用科室、患者姓名、日期、药品名称、规格、数量、批号、领班签字)到药剂科领用，双方核对后在借条上签字，使用后及时将空安瓿返还至药剂科，借条由科室存档。

3. 应急预案

(1) 如发现药品丢失或账实不符，立即查找，查找未果前所有人员不得离开，应及时报告护理部。

(2) 取药时发现安瓿破损或使用前安瓿破碎，应立即与第二位现场人员进行核实并通知药剂科，书面说明并二人同时签字，护士长和主管院长签字确认后，由护士长提交至药剂科。

(3) 使用后空安瓿损坏，必须由当事人和核对人出具书面报告并经护士长签字后，与损坏安瓿一起交至药剂科。

六、智能药柜应急取药流程

智能药柜发生故障且不能及时恢复正常时：

1. 通知领班，由领班通知值班护士长、药房(夜班通知急诊药房)、智能药柜工程师，网络故障通知信息中心。

2. 领班到药房(夜班急诊药房)领取强开钥匙，药房核实后双方登记并签字；领取钥匙后由领班贴身保管，防止遗失。

3. 临床用药时由责任护士填写“智能药柜应急领药单”，一式两份(表 2-3-7-1)。

4. 领班强开智能药柜后与领药护士一起领药，一份“智能药柜应急领药单”由领班保管，另一份由领药护士保管。

5. 停止从智能药柜取用毒麻药品。如需使用，由医生开写麻醉药品处方，责任护士双人核对医嘱与麻醉药品处方后转抄，持麻醉药品处方、空安瓿借条(借条书写内容：领用科室、患者姓名、病案号、日期、药品名称、规格、数量、批号，领班签字)到药剂科领取，与药师核对后双人在借条上签字。使用后填写“毒麻药品使用登记本”并及时将空安瓿返还药剂科，借条由科室存档。

6. 严格按“三查八对”制度查对。

7. 因维修需打开毒麻药柜时，应联系药剂科，由领班与药师一同清点毒麻药品并转移至科室保险柜。

8. 智能药柜恢复正常后，领班与药师一同盘点核对药品使用数量，并将强开钥匙返还至药剂科(夜班返还至急诊药房)。

表 2-3-7-1　智能药柜应急领药单（一联）

患者姓名________　病案号________　床号________　日期________

医嘱时间	药品名称	药品规格	领用数量	领用签字

智能药柜应急领药单（二联）

患者姓名________　病案号________　床号________　日期________

医嘱时间	药品名称	药品规格	领用数量	领用签字

七、评分标准（表 2-3-7-2、表 2-3-7-3）

表 2-3-7-2　常规药品取药给药的操作评分标准

项目	操作流程	权重				实得分
		A	B	C	D	
核对医嘱	接到医嘱并核对	5	3	1	0	
	登录护士系统站，核对无误后转抄医嘱	5	3	1	0	
	清洁取药框：取药框要有床号标识、黑色夹子	2	0	0	0	
取药	登录智能药柜：指纹登录、刷卡登录、账号登录	3	1	0	0	
	检索床号，核对患者信息，点击“临嘱取药”	3	1	0	0	
	核对药品名称、剂量、数量，无误后按提示取药 注意：不允许多人同时取药；取完一位患者的药品再取另外一位患者的药品，无特殊情况下不允许帮忙取药	10	5	3	1	
	将医嘱取药条码夹在对应床号的取药框上	2	0	0	0	
	注销登录	2	0	0	0	
配药	核对医嘱、医嘱取药条码、药品	3	0	0	0	
	配药，并粘贴医嘱取药条码至注射器或输液袋 / 瓶	5	0	0	0	
给药	登录“护士系统站”，扫描患者腕带进行身份识别	2	0	0	0	
	扫描医嘱取药条码，核对医嘱与药品	6	3	1	0	
	给药	6	3	1	0	
	核对或修改“护士执行医嘱时间”	2	0	0	0	
	点击“执行”，完成执行医嘱签字	2	0	0	0	
	再次核对医嘱、医嘱取药条码、药品，无误后在对应的纸质医嘱上打钩	2	0	0	0	
记录	登录“重症医学临床信息系统”	2	0	0	0	
	检查医嘱、药品名称、医嘱执行时间	6	3	1	0	
	记录泵入药品流速	6	3	1	0	
	检查特护记录	1	0	0	0	

续表

项目	操作流程	权重				实得分
		A	B	C	D	
提问	何种情况下可以帮忙取药,如何操作? 答:遇抢救情况下可以帮助责任护士进行药品的取用,取药人应使用自身账号登录药柜机,按照药柜机提示进行药品的取用,并双人核对无误。	15	3	1	0	
	电子特护记录不显示药品名称或显示不正确,该如何处理? 答:应将药品包装与电子屏幕显示药品名称进行核对,再次确认不显示或显示错误时,应及时联系工程师进行系统维修,并正确添加药品名。	10	3	1	0	
合计		100				

表 2-3-7-3　毒麻药品取药给药的操作评分标准

项目	操作流程	权重				实得分
		A	B	C	D	
取药	接到医嘱及麻醉药品处方	5	3	1	0	
	登录“护士系统站”,双人核对医嘱、麻醉药品处方,无误后转抄医嘱	5	3	1	0	
	清洁取药框:取药框要有床号标识、黑色夹子	2	0	0	0	
	责任护士登录智能药柜:指纹登录、刷卡登录、账号密码登录	4	3	1	0	
	检索床号,核对患者信息,点击“临嘱取药”	2	0	0	0	
	双人核对药品名称、剂量、数量,点击“现在取出”	3	1	0	0	
	另一位护士指纹复核,双人回溯计数,无误后按提示取药	6	3	1	0	
	将医嘱取药条码夹在对应床号的取药框上	2	0	0	0	
	注销登录	2	0	0	0	
	药柜机提示需返还的空安瓿数量	2	0	0	0	
配药	核对医嘱、医嘱取药单、麻醉药品处方、毒麻药品	3	1	0	0	
	配药,将医嘱取药单粘贴至注射器上	4	3	1	0	
给药	登录护士站系统,扫描患者腕带进行身份识别	2	0	0	0	
	扫描医嘱取药条码,双人核对医嘱与药品	2	0	0	0	
	双人核对给药,如有剩余的毒麻药品,双人核对后弃之	5	3	1	0	
	双人核对或修改“护士执行医嘱时间”	5	3	1	0	
	点击“执行”,完成执行医嘱签字	2	0	0	0	
	双人再次核对医嘱、医嘱执行单、麻醉药品处方、空安瓿,无误后,在纸质医嘱上打钩	2	0	0	0	

续表

项目	操作流程	权重				实得分
		A	B	C	D	
记录	登录“重症医学临床信息系统”,检查医嘱、药品名称、医嘱执行时间、特护记录	2	0	0	0	
返还安瓿	填写毒麻药品使用登记表,双人核对签字,医生签字	2	0	0	0	
	麻醉药品处方背面注明麻醉药品批号并签字	3	0	0	0	
	登录智能药柜,检索床号,核对患者信息,点击“返还空安瓿”	3	1	0	0	
	双人核对、麻醉药品处方,空安瓿(名称、数量),无误后点击“确定”	5	3	1	0	
	按操作提示返还空安瓿、麻醉药品处方,注销登录(提示消失)	2	0	0	0	
提问	问:毒麻药品登记表需要填写哪几项内容? 答:使用日期/时间、患者姓名、性别、年龄、诊断、病案号、药品使用剂量、药品批号、开医嘱医生、有无剩余药液/药品(需登记剩余药品剂量)。未用完的药液/药品应经双人核对登记后摒弃或销毁(片剂碾碎后弃于医用垃圾桶内,安瓿中药液直接倒入医用垃圾桶内),并规范签名。	5	3	1	0	
	问:取药时智能药柜内没有需要领用的药品时如何处理? 答:1. 如发现药品丢失或账实不符,立即查找,查找未果前所有人员不得离开,应及时报告护理部。 2. 取药时发现安瓿破损或使用前安瓿破碎,应立即与第二位现场人员进行核实并通知药剂科,书面说明并二人同时签字,护士长和主管院长签字确认后,由护士长提交至药剂科。 3. 使用后空安瓿损坏,必须由当事人和核对人出具书面报告并经护士长签字后,与碎安瓿一起交至药剂科。 4. 智能药柜大型故障时,领班配合药剂科将毒麻药转移至科室保险柜内,保险柜钥匙由护士长保管,使用毒麻药时应持处方、空安瓿借条至药剂科领用;智能药柜恢复时,领班配合药剂科将毒麻药归位。	10	5	3	1	
	毒麻药品安全管理应急预案	10	5	3	1	
合计		100				

第八节　耗材领用流程

一、高值耗材领用流程(图 2-3-8-1)

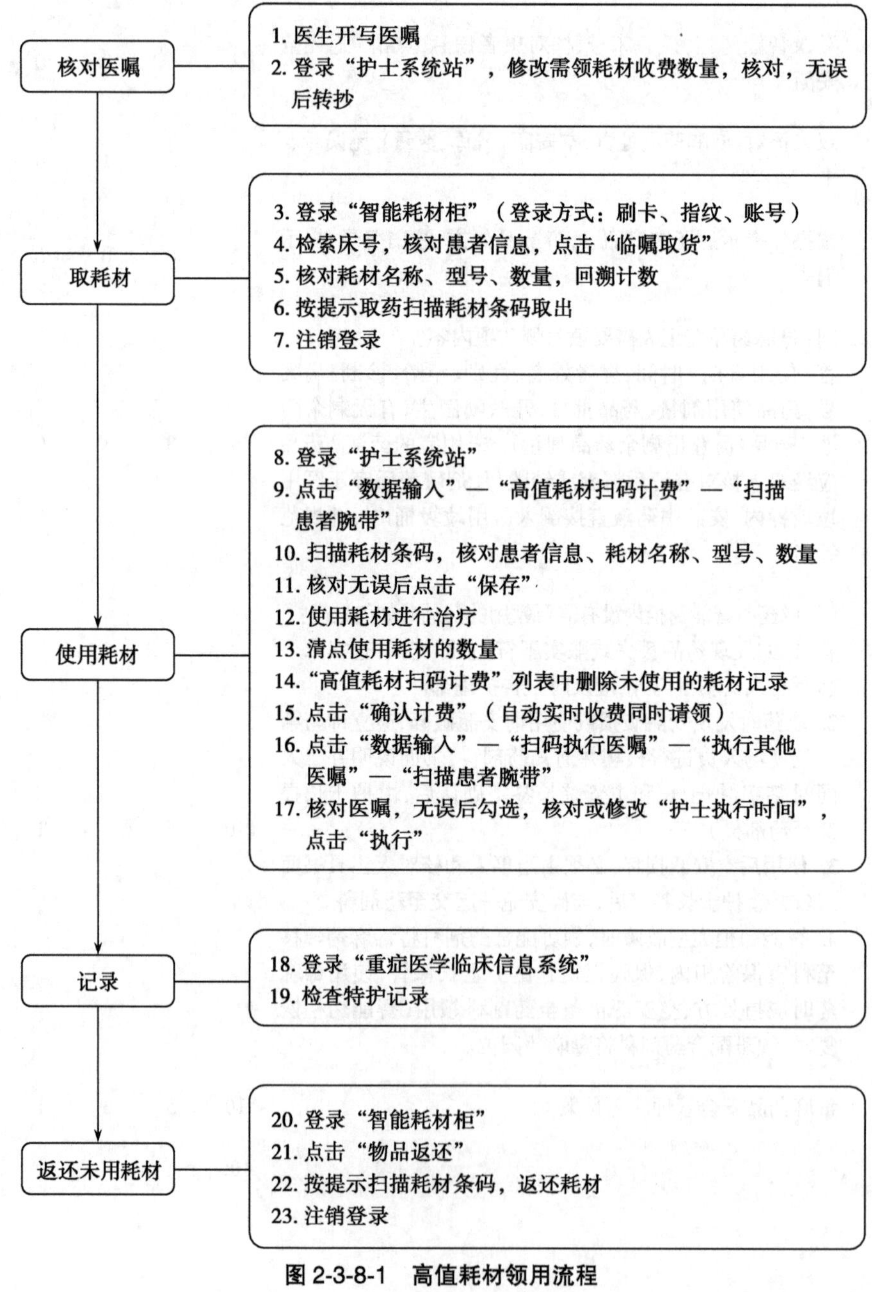

图 2-3-8-1　高值耗材领用流程

二、评分标准(表 2-3-8-1)

表 2-3-8-1　高值耗材领用的操作评分标准

项目	技术操作要求	权重				实得分
		A	B	C	D	
核对医嘱	严格按查对制度核对医嘱	5	3	1	0	
	登录护士站系统,修改需领用耗材的收费数量,核对无误后转抄医嘱	5	3	1	0	
取耗材	登录智能耗材柜:指纹登录、刷卡登录、账号密码登录	4	2	0	0	
	检索床号,核对患者信息,点击"临嘱取货"	3	1	0	0	
	核对耗材名称、型号、数量	5	3	1	0	
	回溯耗材计数,无误后按提示扫码领取	5	3	1	0	
	注销登录	2	1	0	0	
使用耗材	登录护士站系统,扫描患者腕带进行身份识别	7	0	0	0	
	扫描耗材二维码,核对患者信息、耗材名称、型号、数量	5	3	1	0	
	核对无误后点击"保存"	8	5	3	1	
	使用耗材进行治疗	3	1	0	0	
	清点被使用的耗材,"高值耗材扫描计费"列表中将未被使用的耗材记录删除	8	5	3	1	
	点击"确认计费":自动实时计费的同时自动请领	8	5	3	1	
	点击"数据输入"—"扫码执行医嘱"—"执行其他医嘱"—"扫描患者腕带"	4	2	1	0	
	核对无误后勾选该条医嘱	1	0	0	0	
	核对或修改"护士执行时间"	5	3	1	0	
	点击"执行"	1	0	0	0	
电子护理记录	登录电子特护记录	2	1	0	0	
	检查特护记录是否正确生成操作记录	7	5	3	1	
未用耗材返还	登录智能耗材柜	2	1	0	0	
	点击"物品返还"	3	2	1	0	
	按提示扫描耗材条码,回溯计数,返还耗材	5	3	2	0	
	注销登录	2	1	0	0	
合计		100				

三、自管物品领用流程(图 2-3-8-2)

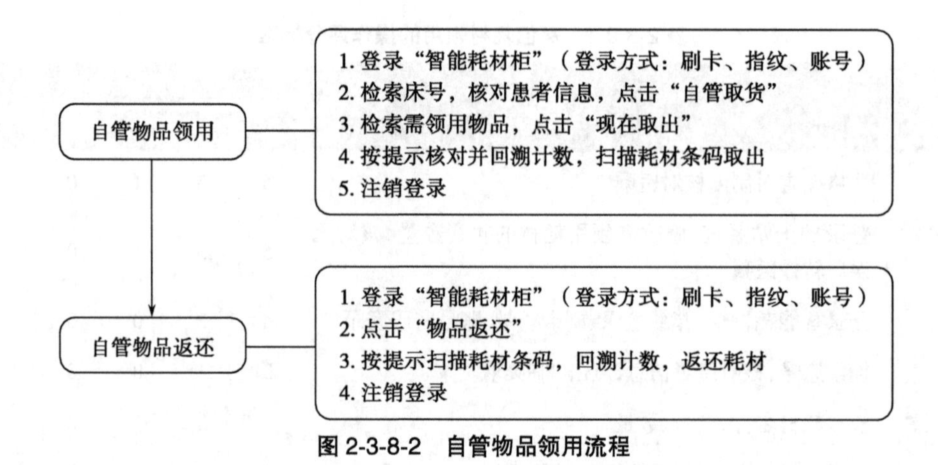

图 2-3-8-2 自管物品领用流程

四、评分标准(表 2-3-8-2)

表 2-3-8-2 自管物品领用的操作评分标准

项目	技术操作要求	权重				实得分
		A	B	C	D	
自管物品领取	登录“智能耗材柜”(登录方式:刷卡、指纹、账号)	5	3	1	0	
	检索床号、核对患者信息、点击“自管取货”	10	5	2	0	
	检索需应用物品,点击“现在取出”	10	5	2	0	
	按提示核对并回溯计数	10	5	2	0	
	扫描耗材条码取出	10	5	2	0	
	注销登录	5	2	1	0	
自管物品返还	登录“智能耗材柜”(登录方式:刷卡、指纹、账号)	5	2	1	0	
	点击“物品返还”	10	5	2	0	
	按提示扫描耗材条码	10	5	2	0	
	回溯计数	10	5	2	1	
	返还耗材	10	5	2	0	
	注销登录	5	2	1	0	
合计		100				

五、智能耗材柜应急预案

1. 智能药柜发生故障后(停电、系统紊乱、门关不上),立即联系维修。如遇停电,立即联

系维修班查找原因。出现网络故障时，立即联系信息中心查找原因。发生其他故障时，联系耗材柜工程师查找原因。

2. 故障无法排除导致智能耗材柜无法打开时，开写纸质处方，联系器材处领取耗材。

3. 当智能耗材柜因故不能落锁时，第一时间双人盘点柜内耗材，专人看管。

4. 智能耗材柜恢复工作后做好耗材清点工作。

第九节　抢　救　车

一、抢救车内物品放置（以外科重症为例）

抢救车	药品（左）	药品（中）	药品（右）
一层	盐酸胺碘酮注射液	肾上腺素	葡萄糖酸钙
	利多卡因	异丙肾上腺素	多巴胺
	丙泊酚	去甲肾上腺素	多巴酚丁胺
	尼可刹米	阿托品	亚宁定
	纳洛酮	地塞米松	氟马西尼
	洛贝林	654-2	
二层	碳酸氢钠	艾司洛尔	苯海拉明
		普罗帕酮	氨茶碱
		50% 葡萄糖	地西泮
三层	羟乙基淀粉 130/0.4 氯化钠（万汶）		IABP 连接线（2 号车为血液滤过机和 IABP 电源线）
	抢救车登记本		
四层	帽子	血压表	电极片
	口罩		0.9% 氯化钠注射液 500ml
	手套		
	小显影纱布		
五层	无菌衣	敷料包（8 块中单）	碘伏
	开胸包	心内除极板	进口钢丝
	钢丝剪		

二、抢救车使用注意事项

1. 抢救车应固定地点放置，并在放置地点设明显标志（图 2-3-9-1）。
2. 专人负责管理，并做检查记录。
3. 配置抢救车药品、物品一览表。
4. 领班每天按一览表清点检查抢救车内药品、物品，清点数量，检查有效期及状态是否完好。近效期(6个月内失效)药品应有标识(图2-3-9-2),1个月内失效的药品应剔除,如有条件,使用后药品尽量整盒更换,以确保整盒针剂有效期一致。

5. 使用后及时补充,登记。

6. 抢救盒每月由手术室清点更换近效期物品并封口标识,临时使用领班及时清点归位,封抢救盒时注明日期和清点人员姓名。

7. 清点检查后应填写清单并签字。

8. 护士长每周检查执行情况并签字,每月与护士共同检查清点抢救车一次。

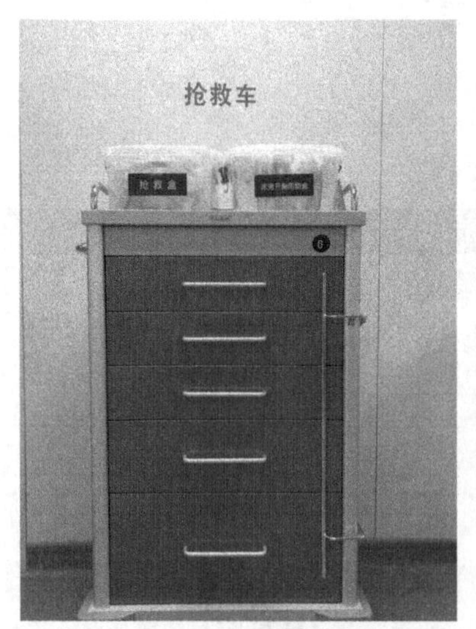

重症抢救车放置位置

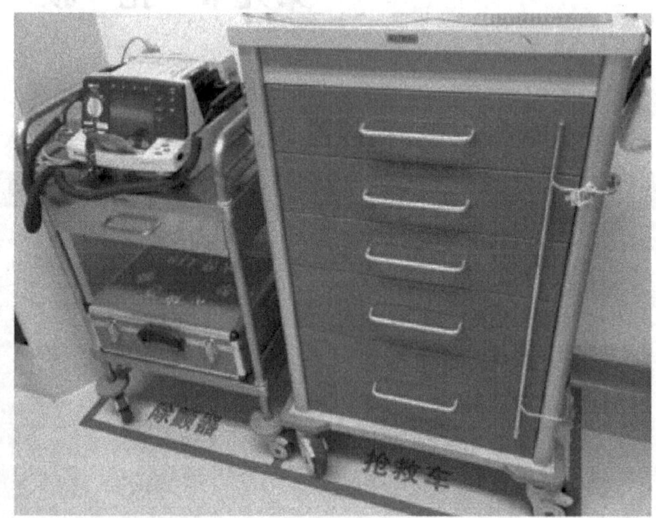

病房抢救车放置位置

图2-3-9-1　抢救车放置位置

图2-3-9-2　近效期标识

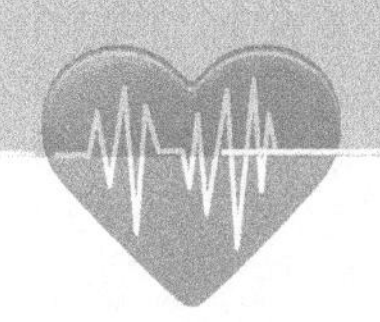

第四章 院内常用抢救技术

第一节 胸膜腔、心包穿刺引流术的护理配合

胸膜腔穿刺术(thoracentesis)简称胸穿,是指对有胸腔积液(或气胸)的患者,为了诊断和治疗疾病而通过胸膜腔穿刺抽取积液或气体的一种技术。心包穿刺术(pericardiocentesis)是指通过心包腔穿刺抽取心包腔内液体以判断积液性质和查找病原、解除压迫症状、进行药物治疗等。

一、目的

(一) 胸膜腔穿刺

1. 诊断性穿刺,以确定胸腔积液的性质。
2. 穿刺抽液或抽气,以减轻对肺组织的压迫,缓解患者呼吸困难等症状。
3. 抽吸胸膜腔的脓液,进行胸腔冲洗,治疗脓胸。
4. 胸膜腔给药,可向胸腔注入抗生素或者抗肿瘤药。

(二) 心包穿刺

1. 常用于判定积液的性质与病原。
2. 有心脏压塞时,穿刺抽液以减轻症状。
3. 化脓性心包炎时,穿刺排脓、注射药物。

二、评估

1. 应了解患者的基本情况,向患者或家属解释穿刺的目的和必要性,征得患者及其家属的同意,取得充分理解与合作。
2. 评估患者生命体征。
3. 评估穿刺部位及操作周围环境。

三、用物

治疗车、治疗盘、治疗巾、碘伏、胶布、胸穿包、引流导管(常用单腔中心静脉导管)、50ml注射器、5ml注射器、棉签、三通、2% 利多卡因、引流袋、无菌贴膜、无菌手套、无菌纱布、污物桶、操作桌、送检化验试管、培养皿、抢救物品等。

四、操作步骤

1. 核对医嘱及患者信息。洗手，戴口罩。

2. 穿刺前的护理

(1) 向患者介绍穿刺的目的以及操作方法与穿刺的部位等。

(2) 指导患者配合。

(3) 咳嗽剧烈的患者术前给予镇咳药物治疗。

(4) 穿刺前拍胸部 X 线片或超声定位，做好标记。

(5) 净化手术场所，限制人员出入。

(6) 建立静脉通路，以备抢救。

3. 穿刺中的护理

(1) 向患者做好解释工作并嘱患者术中有任何不适尽快告知医护人员。

(2) 体位：胸膜腔穿刺时反坐于椅子上或半坐卧位；心包穿刺时取坐位或 30°~40° 卧位。

(3) 暴露穿刺部位，消毒，铺孔巾，注意保暖。

(4) 准备好 5ml 注射器置于操作台，注意无菌操作，将利多卡因备好用于局部麻醉。

(5) 穿刺时叮嘱患者避免咳嗽和移动身体。

(6) 抽液过程中严密观察患者的情况，注意心率、血压变化。

(7) 心包穿刺时观察引流液，如果为新鲜的血性液体应停止操作。

(8) 穿刺成功后，根据需要协助医生将引流袋与引流管连接，引流液体首次不宜超过 1 000ml。

4. 穿刺后护理

(1) 穿刺点用无菌敷料覆盖，标记穿刺时间。

(2) 嘱患者静卧休息，密切观察生命体征、症状缓解情况及可能发生的并发症。

(3) 测量引流液体的量，标本及时送检。

(4) 穿刺完毕常规拍胸部 X 线片以排除气胸并确定导管位置。

(5) 穿刺过程中准确做好护理记录。

(6) 操作流程：核对→评估→备物→告知、解释→再核对→穿刺前准备→穿刺中配合→整理用物→穿刺后核对、观察、护理→指导→记录→交接班。

五、注意事项

1. 穿刺过程中密切观察患者面色、呼吸、血压、心率 / 律等指标的变化，注意有无头晕、心悸、出冷汗等，有无心包胸膜反应、心律失常、心脏损伤、心源性休克等异常情况的发生。

2. 抽吸或引流速度不宜过快，每次引流量不宜过大，一般不超过 1 000ml。

3. 连接或更换引流袋时应夹闭引流管，以防空气进入。

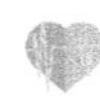

六、评分标准（表 2-4-1-1）

表 2-4-1-1　胸腔、心包穿刺引流术的护理操作评分标准

<table>
<tr><th rowspan="2">项目</th><th rowspan="2">技术操作要求</th><th colspan="4">权重</th><th rowspan="2">实得分</th></tr>
<tr><th>A</th><th>B</th><th>C</th><th>D</th></tr>
<tr><td rowspan="2">目的</td><td>胸膜腔穿刺：
1. 诊断性穿刺，以确定胸腔积液的性质
2. 穿刺抽液或抽气，以减轻对肺组织的压迫，缓解患者的呼吸困难等症状
3. 抽吸胸膜腔的脓液，进行胸腔冲洗，治疗脓胸
4. 胸膜腔给药，可向胸腔注入抗生素或者抗肿瘤药</td><td>5</td><td>3</td><td>0</td><td>0</td><td></td></tr>
<tr><td>心包穿刺：
1. 常用于判定积液的性质与病原
2. 有心脏压塞时，穿刺抽液以减轻症状
3. 化脓性心包炎时，穿刺排脓、注射药物</td><td>5</td><td>3</td><td>0</td><td>0</td><td></td></tr>
<tr><td rowspan="3">评估</td><td>接到医嘱，核对医嘱及患者</td><td>3</td><td>1</td><td>0</td><td>0</td><td></td></tr>
<tr><td>评估患者：病情、穿刺部位、合作程度</td><td>4</td><td>2</td><td>0</td><td>0</td><td></td></tr>
<tr><td>告知患者：操作目的及方法、注意事项、指导配合</td><td>3</td><td>1</td><td>0</td><td>0</td><td></td></tr>
<tr><td>用物</td><td>用物准备齐全</td><td>5</td><td>3</td><td>1</td><td>0</td><td></td></tr>
<tr><td rowspan="17">操作步骤</td><td>核对医嘱及患者信息，洗手、戴口罩</td><td>3</td><td>1</td><td>0</td><td>0</td><td></td></tr>
<tr><td>备齐用物及抢救药品，检查用物完整性，无菌物品安全性</td><td>3</td><td>2</td><td>0</td><td>0</td><td></td></tr>
<tr><td>携用物至床旁，核对患者</td><td>3</td><td>2</td><td>0</td><td>0</td><td></td></tr>
<tr><td>协助患者取正确、舒适体位，暴露穿刺部位</td><td>3</td><td>2</td><td>0</td><td>0</td><td></td></tr>
<tr><td>再次核对患者后协助医生穿刺</td><td>8</td><td>5</td><td>3</td><td>0</td><td></td></tr>
<tr><td>无菌操作</td><td>5</td><td>1</td><td>0</td><td>0</td><td></td></tr>
<tr><td>穿刺时叮嘱患者避免咳嗽和移动身体</td><td>3</td><td>1</td><td>0</td><td>0</td><td></td></tr>
<tr><td>穿刺成功后正确连接引流袋与引流管</td><td>5</td><td>3</td><td>1</td><td>0</td><td></td></tr>
<tr><td>抽液过程中严密观察患者生命体征</td><td>5</td><td>3</td><td>1</td><td>0</td><td></td></tr>
<tr><td>穿刺点用无菌敷料覆盖，标记穿刺时间</td><td>5</td><td>3</td><td>1</td><td>0</td><td></td></tr>
<tr><td>正确留取标本，及时送检</td><td>5</td><td>3</td><td>1</td><td>0</td><td></td></tr>
<tr><td>首次引流液量不超过 1 000ml</td><td>3</td><td>1</td><td>0</td><td>0</td><td></td></tr>
<tr><td>准确测量引流液体的量</td><td>4</td><td>3</td><td>1</td><td>0</td><td></td></tr>
<tr><td>穿刺完成后妥善固定引流管及引流袋</td><td>4</td><td>2</td><td>1</td><td>0</td><td></td></tr>
<tr><td>再次核对患者，清洁患者皮肤，整理床单位
询问患者有无不适主诉，向患者介绍注意事项</td><td>3</td><td>1</td><td>0</td><td>0</td><td></td></tr>
<tr><td>协助患者取舒适体位</td><td>2</td><td>1</td><td>0</td><td>0</td><td></td></tr>
<tr><td>整理并正确处理用物，洗手、签字、记录</td><td>2</td><td>1</td><td>0</td><td>0</td><td></td></tr>
</table>

续表

项目	技术操作要求	权重				实得分
		A	B	C	D	
注意事项	穿刺过程中密切观察患者面色、呼吸、血压、心率/律等指标的变化，注意有无头晕、心悸、出冷汗等，有无心包胸膜反应、心律失常、心脏损伤、心源性休克等异常情况的发生	3	1	0	0	
	抽吸或引流速度不宜过快，每次引流量不宜过大，一般不超过1 000ml	3	1	0	0	
	连接或更换引流袋时应夹闭引流管，以防空气进入	3	1	0	0	
总分		100				

第二节 急性左心衰竭的抢救配合

一、概念

急性发作或加重的左心功能异常所致的心肌收缩力明显降低、心脏负荷加重，造成急性心排血量骤降、肺循环压力突然升高、周围循环阻力增加，从而引起肺循环充血而出现急性肺淤血、肺水肿，以及伴组织器官灌注不足和心源性休克的一种临床综合征。

二、常见病因和诱因

1. 病因

(1)中青年(<60岁)：心肌病、风湿性心脏病和慢性肾病。

(2)老年人(≥60岁)：冠心病、高血压、慢性肾病及心肌病。

2. 诱因 用药、水钠限制依从性差；感染；劳累；心律失常；情绪激动；急剧血容量增加。

三、临床表现

除基础心血管疾病的病史和表现外，患者还有以下表现：

(一)早期表现

疲乏或运动耐力明显降低，心率增加15~20次/min；劳力性呼吸困难、夜间阵发性呼吸困难、高枕睡眠等。

查体：左心室增大、奔马律、P_2亢进、双肺湿啰音、干鸣音。

(二)急性肺水肿

突发的严重呼吸困难、端坐呼吸、喘息不止、烦躁不安并有恐惧感，呼吸频率可达30~50

次 /min；频繁咳嗽并咯出大量粉红色泡沫样血痰。

听诊心率快，心尖部常可闻及奔马律；两肺满布湿啰音和哮鸣音。

（三）心源性休克

低血压、外周灌注不良及中枢神经系统表现。

1. 持续低血压，收缩压降至 90mmHg 以下，且持续 30min 以上。

2. 血流动力学障碍：PCWP ≥ 18mmHg，心脏排血指数：有循环辅助支持时心脏指数（cardiac index，CI）≤ 2.2L/（min·m^2）或无循环辅助支持时 CI ≤ 1.8L/（min·m^2）。

3. 组织低灌注状态

（1）皮肤湿冷、苍白和发绀。

（2）尿量显著减少（ <20ml/h），甚至无尿。

（3）意识障碍。

（4）代谢性酸中毒。

四、常见治疗

（一）监测

1. 无创生命体征监测　每个患者均需应用床旁监护仪，持续测量心率、呼吸频率、血压、血氧饱和度等。

2. 有创血流动力学监测　动脉血压监测、中心静脉压监测、漂浮导管检查监测等。

（二）通气和氧疗

包括鼻导管 / 开放面罩吸氧、麻醉机吸氧、无创性通气、气管插管和机械通气等。

（三）药物治疗

常用药品包括利尿剂、血管扩张剂、正性肌力药物、吗啡、激素、氨茶碱及抗生素等。

（四）其他措施

IABP、左心辅助、超滤等。

（五）急性左心衰竭护理流程（图 2-4-2-1）

五、发生急性左心衰竭时的抢救配合

1. 评估　当患者突发呼吸困难、不能平卧、大汗淋漓、极度烦躁不安等急性心衰症状，护士除了立即通知医生外，还应迅速做好急救准备，监测患者的生命体征和血氧饱和度；及时协助医生进行病因和诱因的评估，多次动态评估，制定针对性的护理措施。

2. 体位指导　急性心力衰竭患者常被迫采取端坐位，应保护患者安全；出现心源性休克、大动脉搏动不明显甚至消失时，应立即给予患者平卧位，做好心肺复苏抢救准备。

3. 根据动脉血气分析结果给予鼻导管 / 面罩高流量或麻醉机、无创呼吸机吸氧，并观察氧疗效果，做好鼻腔护理。

4. 建立静脉通路，及时给药，输液速度要慢。

5. 镇静剂应用　急性心力衰竭患者不常规给予阿片类药物，如吗啡；使用阿片类药物后，因其可导致呼吸抑制，应频繁监测患者的精神状态和通气功能；伴明显和持续性低血压、休克、意识障碍、COPD 等患者禁用。

6. 遵医嘱予强心、利尿、扩血管、解痉、抗感染等治疗。

7. 协助排痰，做好生活护理及心理护理。

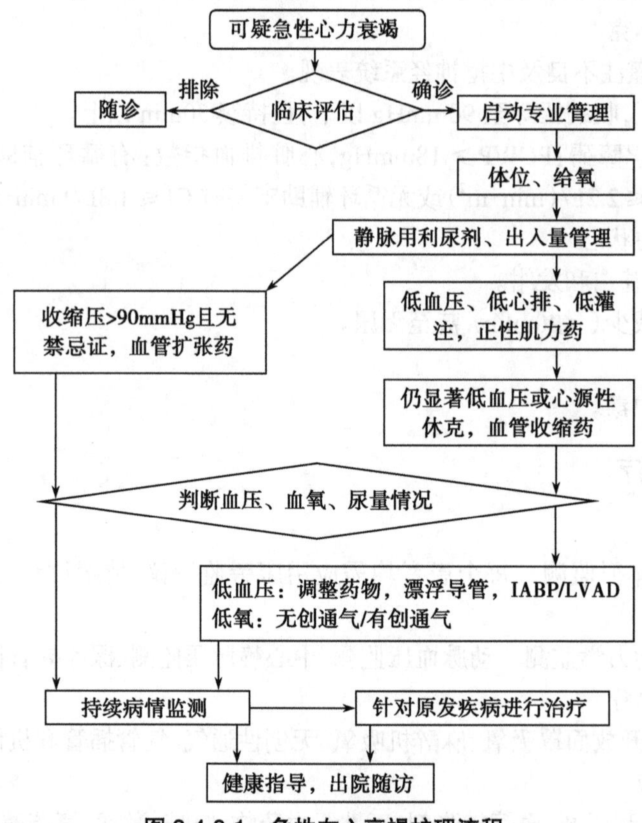

图 2-4-2-1　急性左心衰竭护理流程

六、健康指导

1. 无基础疾病的急性左心衰竭　在消除诱因后，并不需要心衰的相关治疗，今后应避免诱发急性心衰竭的因素，如出现各种诱因要及早和积极控制。

2. 伴基础疾病的急性左心衰竭　应针对原发疾病进行积极有效的治疗、康复和预防；患者住院期间，护理人员应对患者及其家属进行出院带药、症状监测、适度活动与休息、日常体重管理、营养与饮食等方面健康指导，并评估其依从性。

3. 原有慢性心衰　处理方案与慢性心衰相同。

第三节　低氧血症的抢救配合

一、概念

组织供氧不足或用氧障碍引起机体代谢、功能以致形态结构发生异常变化的病理过程。

根据缺氧的原因分为低张性缺氧、循环性缺氧、血液性缺氧和组织性缺氧四种类型。

（一）诊断标准

动脉血氧分压（PaO_2）<60mmHg。

（二）临床表现

患者呼吸急促、口唇发绀、可伴三凹征，早期可表现为烦躁不安、血压升高、心率加快等。

二、抢救配合流程（图 2-4-3-1）

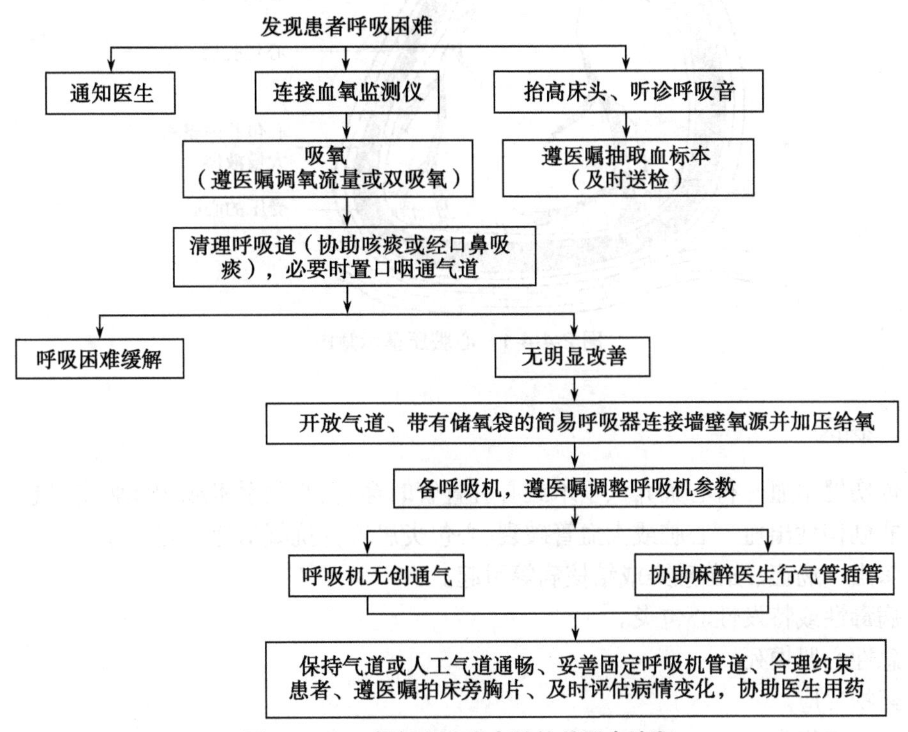

图 2-4-3-1　低氧血症患者的抢救配合流程

第四节　心脏压塞的识别与处理

一、概念

心脏是维持人体血液循环的动力器官，它保障供给全身各个脏器和组织的血液供应。心包为一包裹心脏及出入心脏大血管根部的囊样结构。心包腔是指心包壁层与脏层之间的空隙。正常心包腔内有少量淡黄色液体润滑心脏表面。

心脏压塞是指心包腔内的压力快速增加，妨碍了心脏舒张期的血流灌注，使心排血量降低。压力增加的原因通常是由于心包腔内有血液或液体聚积。由于心包的弹力有限，急性心包积血达 150ml 即可限制血液回心和心脏跳动，若不能及时治疗，则导致低心排血量引起急性循环衰竭，进而导致心搏骤停(图 2-4-4-1)。

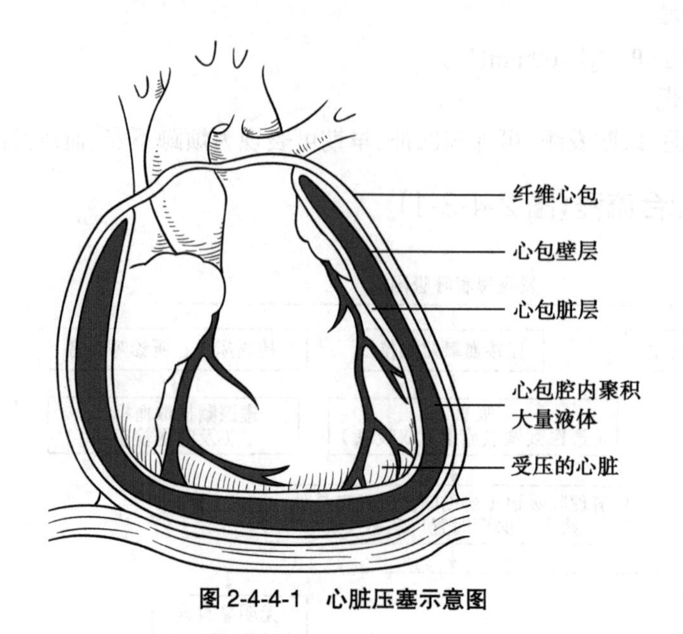

图 2-4-4-1 心脏压塞示意图

二、病因

1. 创伤性出血 行心脏介入手术或心脏置管时穿孔、心脏手术或胸部刺伤引起。
2. 非创伤性出血 心脏或大血管破裂、心包炎患者行抗凝治疗不当引起。
3. 渗出 癌症、细菌感染或结核病等引起。
4. 病毒性或特发性心包炎。
5. 急性心肌梗死。
6. 药物反应。
7. 结缔组织病。

三、临床表现

1. 症状 呼吸困难、端坐呼吸、大汗、焦虑、烦躁。

2. 体征 面色苍白或发绀、脉搏增快、脉弱、血压降低、脉压差减小、心音遥远、静脉压增高可引起颈静脉怒张(低血容量时不表现)、可触摸到肝大(慢性心脏压塞)、心浊音界扩大。

四、治疗与护理要点

1. 行心包穿刺术，心包腔内放置引流管以引流渗出液。

2. 对于低血容量患者，可静脉输入生理盐水和白蛋白，还需给予一些正性肌力药物如多巴胺以维持心排血量。

3. 急性心脏压塞，应尽快行手术治疗。

4. 心脏压塞患者需在监护室进行监护，密切观察心脏压塞有无加重，有无进行性呼吸困难和心律失常的征象。

第三篇　心血管专科护士第三阶段规范化培训

心血管专科护士在完成前两阶段规范化培训的基础上，还需逐渐提高临床能力，本篇在前两篇的基础上探讨心血管专科护士临床能力培训相关内容。

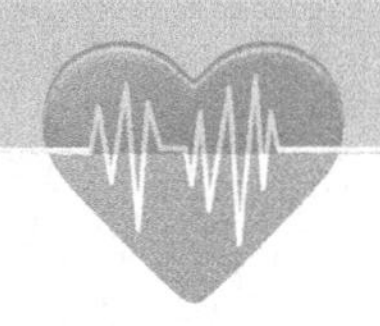

第一章　专科理论

第一节　常见心律失常心电图特点、治疗及护理

正常心脏以一定范围的频率产生基本有规律的收缩，收缩的冲动起源于窦房结，并按一定的顺序沿心脏的传导系统传导至心房、心室，形成正常窦性心律。心脏冲动的频率、节律、起搏部位、传导速度与激动次序的异常均能使心脏活动的规律发生紊乱，导致心律失常。

按其发生的原理，分成冲动形成异常和冲动传导异常两大类。

1. 冲动形成异常

(1) 窦房结性心律失常：窦性心动过速，窦性心动过缓，窦性心律不齐，窦性停搏。

(2) 异位心律

1) 被动性异位心律：逸搏（房性、房室交界性、室性）。

2) 主动性异位心律：期前收缩（房性、房室交界性、室性），阵发性心动过速（房性、房室交界性、室性），心房扑动、心房颤动，心室扑动、心室颤动，加速性心动过速（房室交界性、室性）。

2. 冲动传导异常

(1) 生理性：干扰性房室分离。

(2) 病理性：窦房传导阻滞，房内传导阻滞，房室传导阻滞，室内传导阻滞（左、右束支传导阻滞）。

(3) 房室内传导途径异常：预激综合征。

本节主要介绍常见心律失常的类型、特点、临床表现以及常见治疗方式：

一、窦房结性心律失常

1. 窦性心动过速（图 3-1-1-1）

(1) 心电图特点：①频率快而规律的 P 波，频率在 100 次 /min 以上；② QRS 波紧跟在 P 波之后，形态正常；③ P-R 间期略短，Q-T 间期略短；④可有继发性 ST 段轻度压低和 T 波振幅偏低。

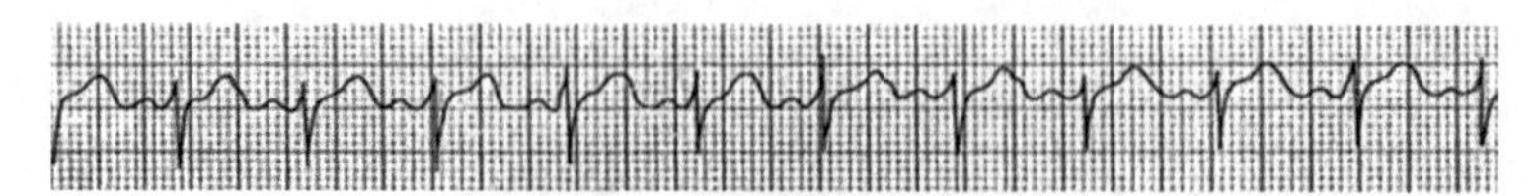

图 3-1-1-1　窦性心动过速

(2) 临床表现：可没有症状或主诉心悸，长期发作可导致心排血量减少。查体：颈动脉搏动强，心尖搏动有力，成人心率多在 100~160 次 /min，少数可达 180 次 /min。

(3) 治疗原则：无需治疗，仅消除诱发因素，对原发病治疗即可，症状明显不适可适当给予镇静剂或 β 受体拮抗剂对症治疗。

2. 窦性心动过缓（图 3-1-1-2）

(1) 心电图特点：①缓慢出现的 P 波，频率在 60 次 /min 以下；② QRS 波跟随 P 波之后，形态正常；③ P-R 间期正常或略延长，Q-T 间期延长。

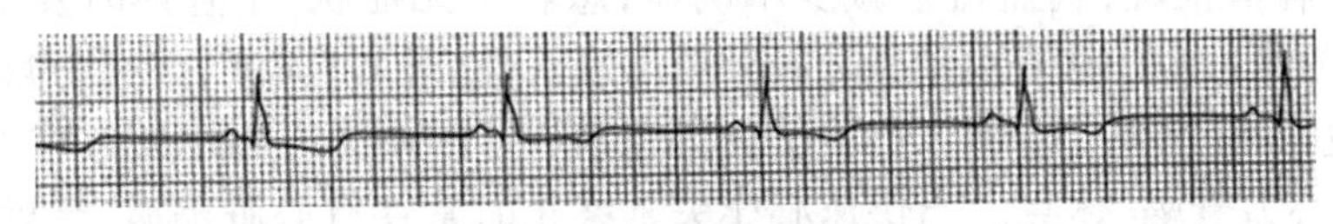

图 3-1-1-2 窦性心动过缓

(2) 临床表现：多无自觉症状，当心率过慢（小于 40 次 /min），出现心排血量不足时，患者会出现胸闷、头晕、晕厥等症状。

(3) 治疗原则：寻找及治疗诱发因素或原发病治疗，无症状患者无需治疗，有症状患者可用阿托品、麻黄碱、山莨菪碱、异丙肾上腺素治疗。持续窦性心动过缓致充血性心衰或低心排血量的患者应考虑心脏起搏治疗。

3. 窦性心律不齐（图 3-1-1-3）

(1) 心电图特点：P 波形态正常，P-R 间期正常；P-P 间期（或 R-R 间期）各不相同。

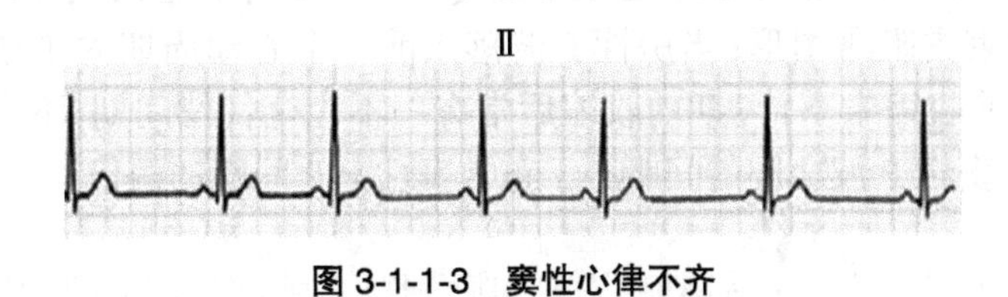

图 3-1-1-3 窦性心律不齐

(2) 临床表现：一般无特殊症状。查体可发现心跳和脉搏不规则。

(3) 治疗原则：属良性心律不齐，通常不需要治疗。

4. 窦性停搏（图 3-1-1-4）

(1) 心电图特点：P 波形态正常；一系列 P 波后出现心电静止的长间歇，此间歇与基本的窦性 P-P 间期无倍数关系；长间歇后出现交界性或室性逸搏。

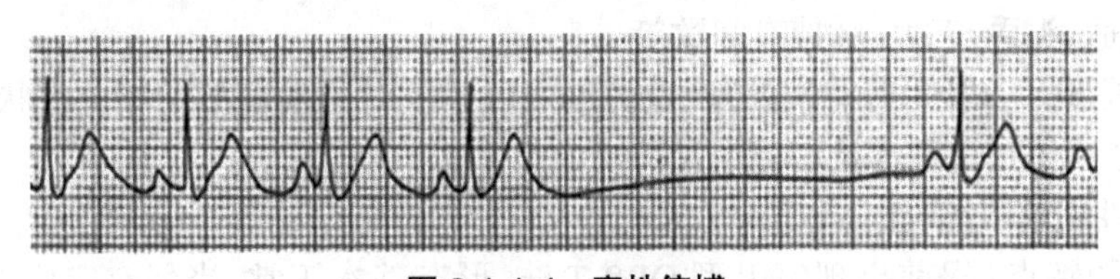

图 3-1-1-4 窦性停搏

(2) 临床表现：类似于严重的心动过缓。晕厥的出现取决于窦性静止时间及是否出现交界性或室性逸搏，甚至出现阿 - 斯综合征。

(3)治疗原则：参照心动过缓。

5. 病态窦房结综合征

(1)心电图特点：①持续而显著的窦性心动过缓(50 次 /min)，且运动试验、阿托品或异丙肾上腺素等试验心率不能增至 90 次 /min 以上者；②窦性停搏与窦房传导阻滞；③可同时并存房室传导阻滞；④心动过缓 - 心动过速综合征(慢 - 快综合征)；⑤非药物作用下，心房颤动的心室率缓慢。

(2)临床表现：由于本症心律 / 率变化较大，严重程度不一，临床症状也有很大变化。①神经系统：病情很轻，脑血流量减少不明显，患者可无症状，于查体时发现心动过缓。当心动过缓较严重或出现窦性停搏时患者可出现头晕、乏力、失眠、记忆力减退、黑矇、晕厥等。重症患者出现阿 - 斯综合征。②循环系统：当合并快速心律失常时可出现心悸、心绞痛，甚至心力衰竭、休克。当快速心律失常终止时常伴有心脏停搏，严重时患者可猝死。③肾脏缺血症状：一般情况下无明显自觉症状，严重时尿检可出现蛋白、管型、红细胞等。

(3)治疗原则：无症状者密切随诊观察。症状明显，影响工作、生活者首选起搏治疗。某些慢 - 快综合征患者需用起搏治疗心动过缓和药物治疗心动过速相结合。

二、期前收缩

1. 房性期前收缩(图 3-1-1-5)

(1)心电图特点：提前发生的 P 波，其形态与窦性 P 波稍有差异；提前发生的 P 波的 P-R 间期大于 0.12s；提前的 P 波后继以形态正常的 QRS 波；当伴有室内差异传导时，QRS 波可宽大畸形，多呈右束支阻滞图形；当房性 P 波落入前一个心动周期的 T 波时，其后的 QRS 波缺如，称房性期前收缩未下传；期前收缩后常有一不完全代偿间期(不完全代偿间期：即期前收缩前后两个窦性 P 波之间的间距小于正常窦性 P-P 间距的两倍)。

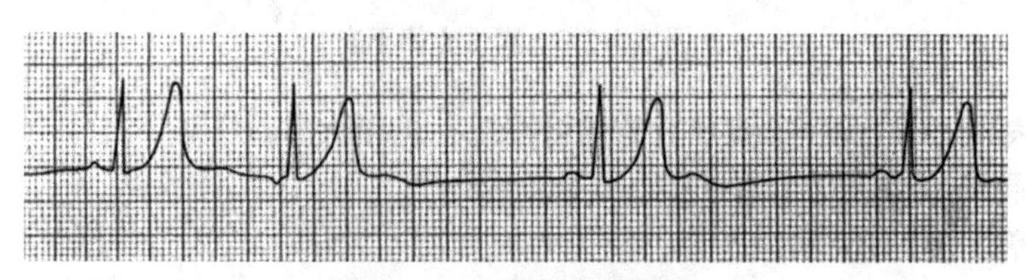

图 3-1-1-5　房性期前收缩

(2)临床表现：部分患者可无症状，有症状患者主要表现为心悸、心脏“停跳”感，可有胸闷、心前区不适、头昏、乏力、脉搏有间歇等。

(3)治疗原则：一般无需特殊处理，避免诱发因素及对原发病的治疗。症状明显者可给予镇静剂或 β 受体拮抗剂等抗心律失常药物治疗。

2. 交界性期前收缩(图 3-1-1-6)

(1)心电图特点：提前出现室上型 QRS-T 波，形态基本正常，当伴有室内差异传导时，QRS 波可宽大畸形；其前无 P 波或 QRS 波群前后可出现逆行 P 波，且 P-R 间期小于 0.12s 或 R-P 间期小于 0.20s，或重叠于 QRS 波群而见不到 P 波；期前收缩后多有一完全代偿间歇。

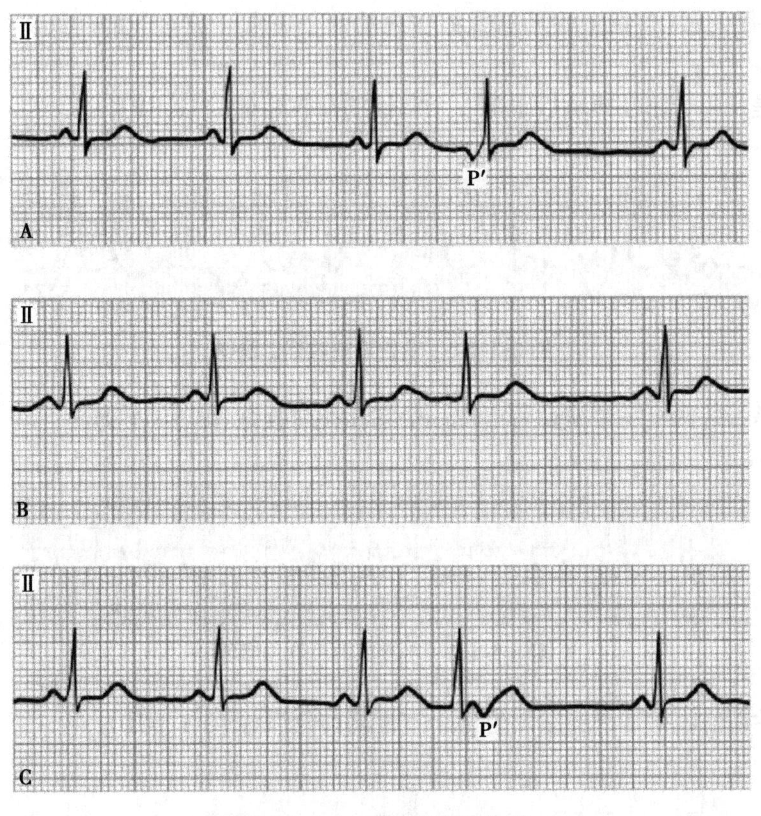

图 3-1-1-6 交界性期前收缩

(2)临床表现:患者主要表现为心悸、心慌,有间歇。如期前收缩次数过多时患者自觉心跳很乱,可出现胸闷、心前区不适、头昏、乏力等。体检中听诊发现心律不齐,有提前出现的心脏搏动,后继一较长间歇停搏。由于交界区性期前收缩引起的房室分离,第一心音强度可发生变化,强弱不等。

(3)治疗原则:一般无需特殊处理,避免诱发因素及对原发病的治疗。症状明显者可给予镇静剂或β受体拮抗剂等抗心律失常药物治疗,对于可诱发室上性心动过速者应给予积极治疗。

3. 室性期前收缩(图 3-1-1-7)

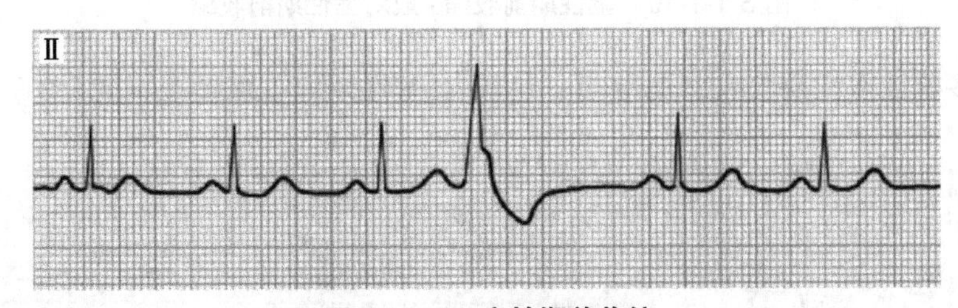

图 3-1-1-7 室性期前收缩

(1)心电图特点:提早出现的宽大畸形 QRS 波群,QRS 波群前无相关 P 波;QRS 波群时限常≥0.12s,其后的 T 波方向常与 QRS 波群主波方向相反;期前收缩后常有完全性代偿间歇(完全代偿间歇:包括室性期前收缩在内的两个正常 R 波之间的时间等于两倍的正常 R-R 间距)。

二联律是指每个窦性搏动后跟随一个室性期前收缩(图 3-1-1-8)。

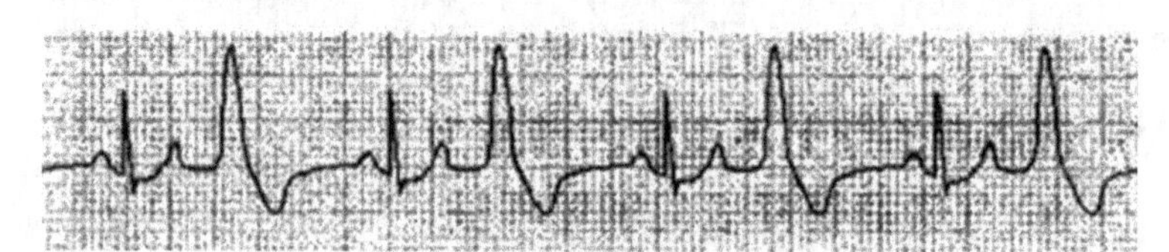

图 3-1-1-8 室性期前收缩二联律

三联律是指每两个正常搏动后出现一个室性期前收缩(图 3-1-1-9)。

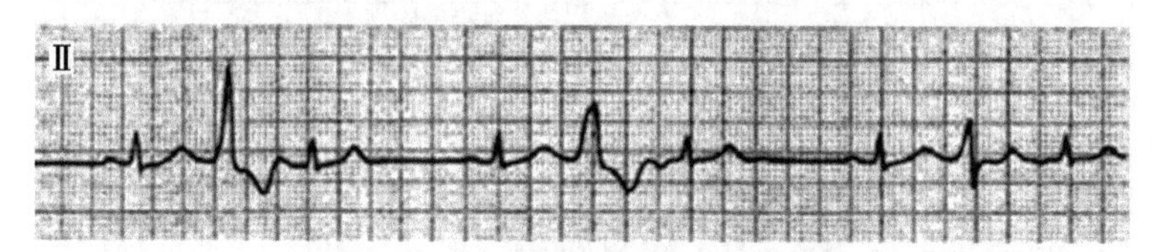

图 3-1-1-9 室性期前收缩三联律

成对室性期前收缩是指连续发生两个室性期前收缩(图 3-1-1-10)。

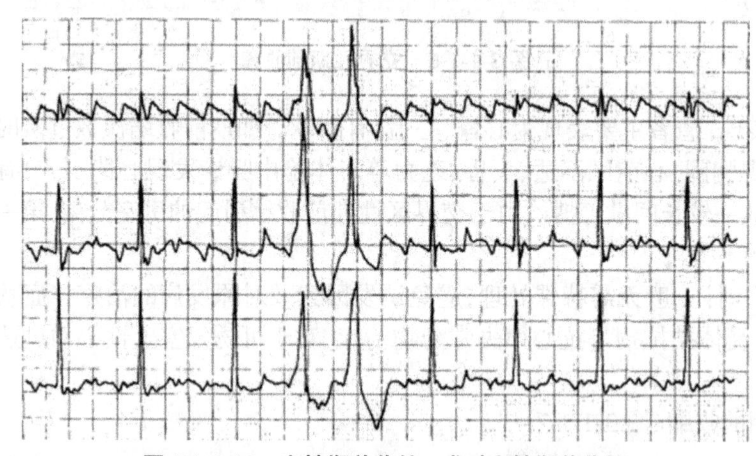

图 3-1-1-10 室性期前收缩 - 成对室性期前收缩

多形或多源性室性期前收缩是指同一导联内,室性期前收缩形态不同(图 3-1-1-11)。

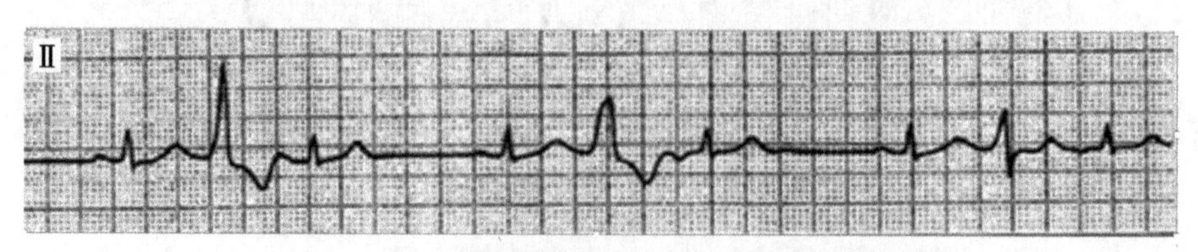

图 3-1-1-11 室性期前收缩 - 多行性室性期前收缩

R on T 现象是指室性期前收缩出现在前一心动周期的 T 波波峰上、前支或后支(图 3-1-1-12)。

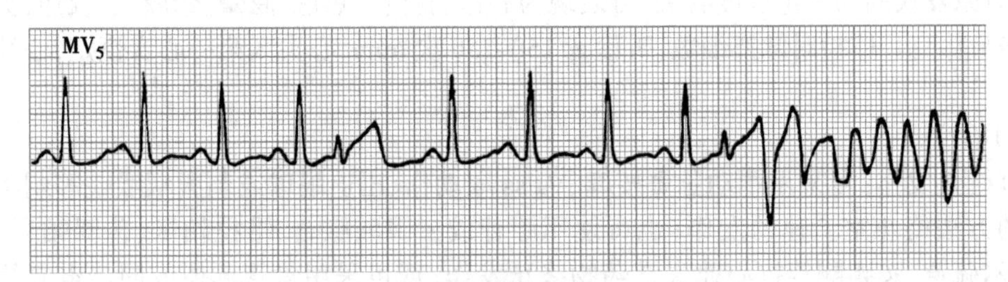

图 3-1-1-12 室性期前收缩 -R on T 现象

(2)临床表现:室性期前收缩最常见的症状是心悸。当室性期前收缩频发或连续发生时,可出现心排血量降低,引起乏力、头晕、胸闷、憋气等症状,甚至可使原有的心绞痛和心力衰竭加重。大多数在心脏听诊时即可做出诊断,期前收缩的第一心音较正常的第一心音响亮,第二心音微弱,或者听不到。

(3)治疗原则:室性期前收缩发生时不同情况有很大差异,因此对室性期前收缩治疗前应先进行危险分级。有以下情况时应加强治疗:有器质性心脏病基础,如冠心病、急性心肌梗死、心肌病、瓣膜病等;心脏扩大,左室射血分数小于 40% 或有心力衰竭表现;有黑矇或晕厥表现;多源(形)、成对的室性期前收缩及 AMI 或 QT 延长基础上发生 R on T 现象。首先应治疗原发病,控制诱发因素,在此基础上伴有窦性心动过速的患者可用 β 受体拮抗剂减慢心率消除室性期前收缩;伴有心室率缓慢的室性期前收缩可被阿托品、异丙肾上腺素或起搏等增加基础心率的措施所取消。应用抗心律失常药物控制室性期前收缩。

无器质性心脏病、无电解质紊乱患者的健康人发生室性期前收缩不必进行药物治疗,避免诱发因素,如:吸烟、饮酒及喝咖啡等。症状明显的患者可依次选用 β 受体拮抗剂、美西律、普罗帕酮等。

三、异位心动过速

1. 阵发性室上性心动过速(图 3-1-1-13)

(1)心电图特点:以期前收缩形式出现的、连续 3 个或 3 个以上快速匀齐的 QRS 波,形态一般为室上性,如伴束支阻滞或有差异性传导时,QRS 波可增宽;频率在 150~250 次 /min;常伴有继发性 ST-T 改变。

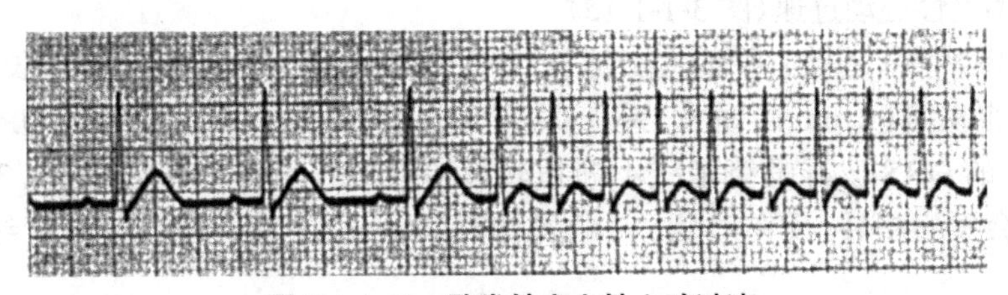

图 3-1-1-13 阵发性室上性心动过速

(2)临床表现：发病特点为突发突止。一般持续数秒、数分钟至数小时，个别患者持续数日或更长时间。心律大多绝对均齐。症状轻重取决于发作时心室率的快慢和持续时间的长短，亦与原发疾病的严重程度有关，可表现为心悸、胸闷。焦虑、眩晕、晕厥、心绞痛，甚至心力衰竭与休克。体检时脉搏细数，听诊音 150~250 次 /min，心尖区第一心音恒定，心律绝对规则。

(3)治疗原则

1)终止发作：可采用颈动脉窦按摩、Valsava 动作、压迫眼球或刺激咽喉壁等刺激迷走神经的方法终止室上速的发作；也可使用腺苷或三磷酸腺苷、维拉帕米、普罗帕酮、洋地黄、地尔硫䓬、胺碘酮等抗心律失常药物终止发作；或可采用食管调搏或同步电复律终止室上速。

2)预防及根除治疗：对发作频繁或发作时症状明显的患者可预防用药，如普罗帕酮、维拉帕米和 β 受体拮抗剂。对药物治疗无效的患者可行射频消融治疗。

2. 阵发性室性心动过速(图 3-1-1-14)

(1)心电图特点：连续 3 个或 3 个以上宽大畸形的 QRS 波，时限>0.12s，心律基本均匀或略有不齐；心率 140~220 次 /min；T 波与 QRS 波主波方向相反；有时可见正常节律的 P 波隐约夹杂其间；可见心房夺获或室性融合波。

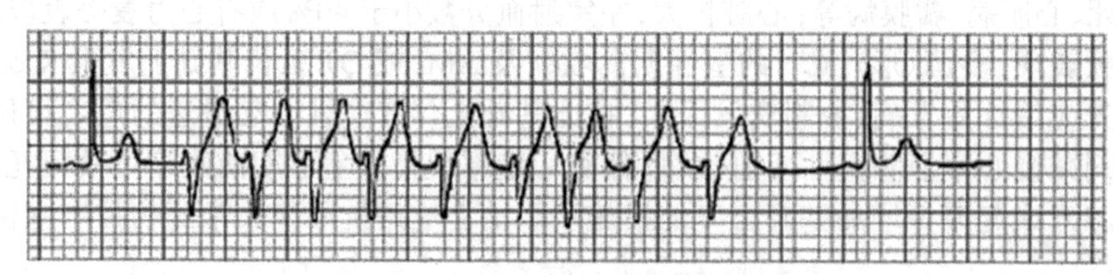

图 3-1-1-14　阵发性室性心动过速

(2)临床表现：患者临床表现取决于心室率的快慢和持续时间的长短，以及原发病的严重程度。反复阵发性室性心动过速对血流动力学影响不大，临床症状不多。持续性室性心动过速常伴随血流动力学障碍和心肌缺血，临床症状包括低血压、少尿、呼吸困难、严重心绞痛、晕厥、休克甚至猝死。听诊心率多为 140~220 次 /min，心律轻度不规则，第一心音强度不一致，收缩期血压可随心搏变化。

(3)治疗原则：患者血流动力学稳定可采用抗心律失常药治疗并查找及纠正诱发因素；患者出现胸痛、呼吸困难、低血压、充血性心力衰竭、心绞痛、脑血管灌注不足等症状时即刻给予同步电复律治疗。

3. 扭转型室性心动过速(图 3-1-1-15)

(1)心电图特点：基础心律时 QT 延长、T 波宽大、U 波明显；室速常由长间歇后舒张早期室性期前收缩(R on T)诱发；室速发作时心室率多在 200 次 /min；QRS 波宽大畸形、振幅不一的 QRS 波群围绕基线不断扭转其主波的正负方向，连续出现 3~10 个同类的波之后就会发生扭转，反向对侧；一般发作时间不长，常在十几秒内自行终止，但易反复发作。

(2)临床表现：反复发作性心源性晕厥。

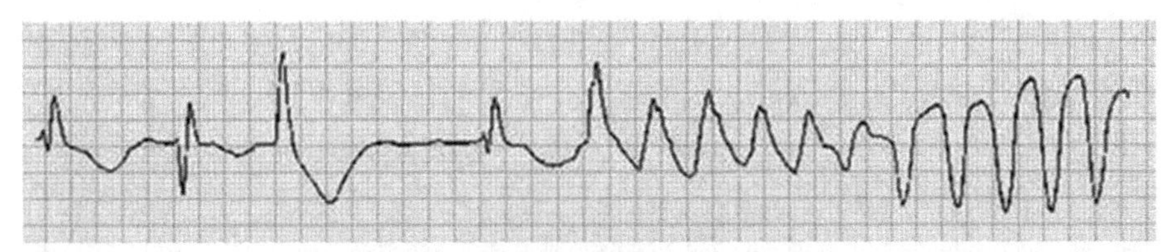

图 3-1-1-15 扭转型室性心动过速

(3) 治疗原则：①对于获得性病因者应静脉补钾和补镁；应用异丙肾上腺素可缩短 QT 间期、提高基础心率，使心室复极差异缩小，有利于控制发作；可试用Ⅰb 类抗心律失常药物如利多卡因、苯妥英钠，但禁用Ⅰa、Ⅰc 和Ⅲ类抗心律失常药；持续发作时，应按心搏骤停原则救治，有室颤倾向者，可用低能量电复律。对顽固发作伴严重心动过缓、严重传导阻滞者，药物应用有矛盾，宜安装永久调搏器。②对于先天性病因者 β 受体拮抗剂为首选药物，对药物治疗无效的持续性发作者可采用直流电复律或安装永久性起搏器。患者应避免剧烈体力活动及精神刺激，禁用延长心室复极和儿茶酚胺类药物。

四、扑动与颤动

1. 心房扑动(图 3-1-1-16)

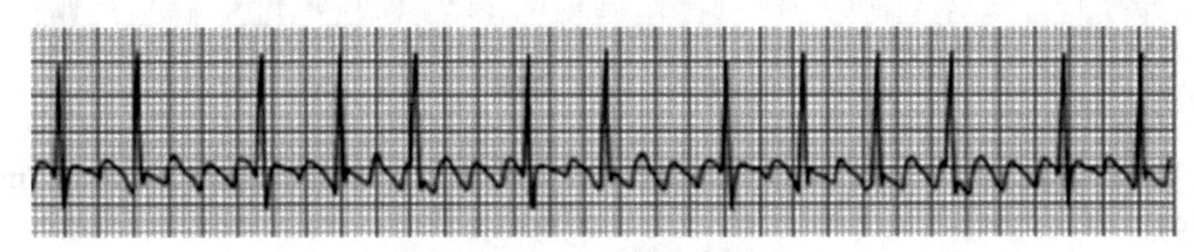

图 3-1-1-16 心房扑动

(1) 心电图特点：P 波及等电位线消失，代之以锯齿状形态一致而连续的扑动波（F 波）；F 波的频率：250~350 次 /min；QRS 波群形态和时限正常；心室律规则或不规则取决于房室传导比例是否恒定，常见为 2∶1~4∶1 房室传导。

(2) 临床表现：临床症状取决于心室率的快慢，如心室率不快可无任何症状，心室率快可有心悸、胸闷、心绞痛及心功能不全。查体脉搏细数，有时会出现脉搏短绌，听诊心律可规则或不规则。

(3) 治疗原则：最有效的方法是电复律治疗。如电复律无效或已应用大剂量洋地黄不宜电复律者，可选用食管 / 临时起搏超速抑制方法转复房扑。普罗帕酮、胺碘酮等对转复及预防复发有一定效果。若上述方法不能转复或房扑发作频繁，可应用洋地黄制剂、β 受体拮抗剂、钙通道阻滞剂减慢心室率。导管消融及外科手术用于顽固性房扑患者。

2. 心房颤动(图 3-1-1-17)

(1) 心电图特点：P 波消失；代之以 350~650 次 /min 形态大小不等、间距不均房颤波（f 波）；RR 间期绝对不规则；QRS 形态通常正常。

(2) 临床表现：症状取决于心室率的快慢和基础心脏病的严重程度。心率大于 150 次 /min 时可发生心绞痛、左心功能不全表现。心室率过慢时，可出现疲劳、乏力、头晕或晕厥等症状。

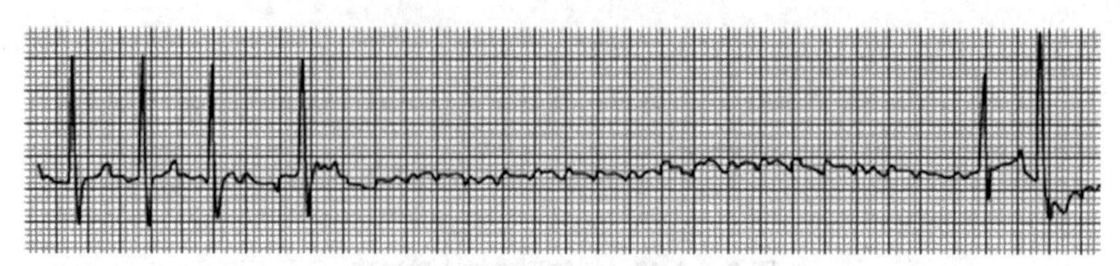

图 3-1-1-17　心房颤动

(3)治疗原则：房颤患者治疗原则为减轻或缓解症状、改善血流动力学，预防栓塞，尽可能恢复窦性心律。

3. 心室扑动与颤动

(1)心电图特点

1)室扑：P-QRS-T 波群消失，室扑时代之以均匀连续大幅度波动，其频率为 150~250 次 /min（图 3-1-1-18）。

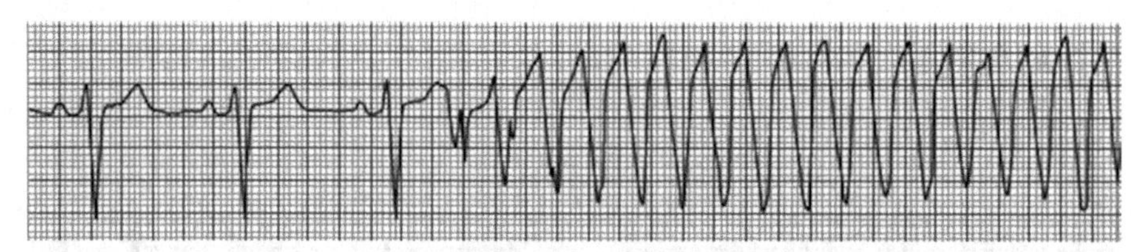

图 3-1-1-18　室扑

2)室颤：表现为形态、频率、振幅完全不规则的波动，其频率为 150~500 次 /min（图 3-1-1-19）。

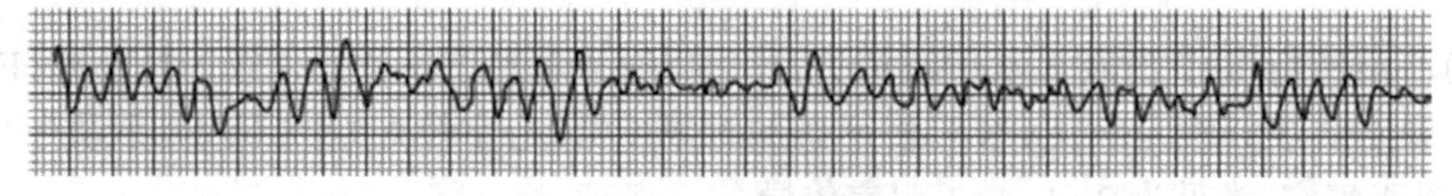

图 3-1-1-19　室颤

(2)临床表现：意识丧失、抽搐、无效呼吸，听诊心音消失，脉搏不能触及，血压测不出。如不及时处理患者可于几分钟内死亡。

(3)治疗原则：立即给予胸外按压、人工通气、电复律及高级生命支持。

五、传导异常

1. 房室传导阻滞

(1)一度房室传导阻滞（图 3-1-1-20）

1)心电图特点：PR 间期延长 >0.20s，每个 P 波后均有一 QRS 波群。

2)临床表现：除原发病症状外无其他症状，听诊第一心音减弱。

3)治疗原则：针对原发病治疗，心律失常本身无需治疗。

(2)二度房室传导阻滞

1)心电图特点

二度Ⅰ型房室传导阻滞:P 波规律出现,P-R 间期逐渐延长,直至 1 个 P 波后脱落 1 个 QRS 波群,漏搏后传导阻滞得到一定恢复,P-R 间期又趋缩短,之后又复逐渐延长,如此周而复始的出现,又称文氏现象(图 3-1-1-21)。

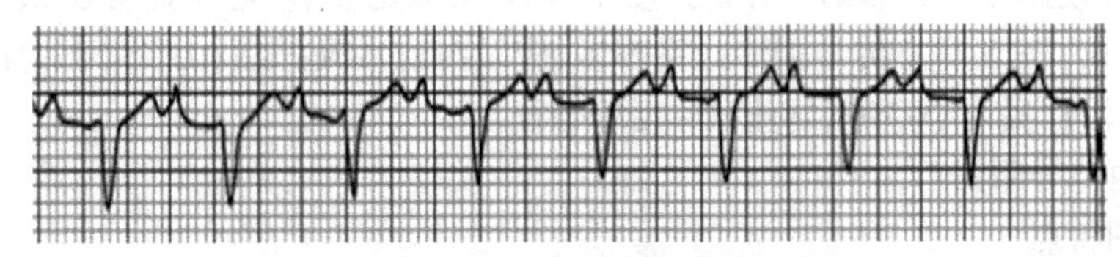

图 3-1-1-20 一度房室传导阻滞

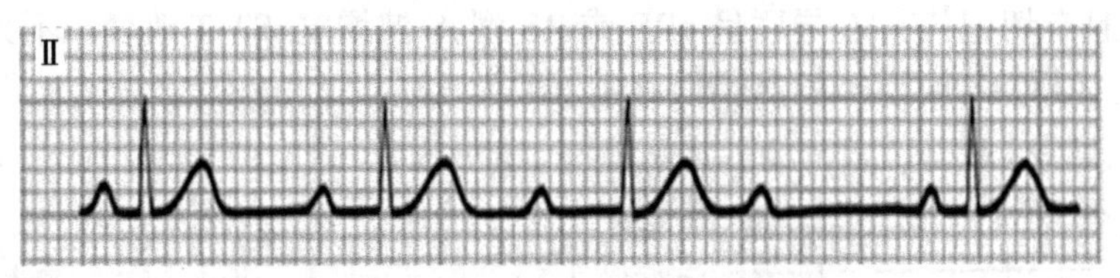

图 3-1-1-21 二度Ⅰ型房室传导阻滞

二度Ⅱ型房室传导阻滞:P-R 间期恒定,部分 P 波后脱落一个 QRS 波群,周期性出现,伴或不伴 QRS 波形态异常,又称莫氏现象(图 3-1-1-22)。

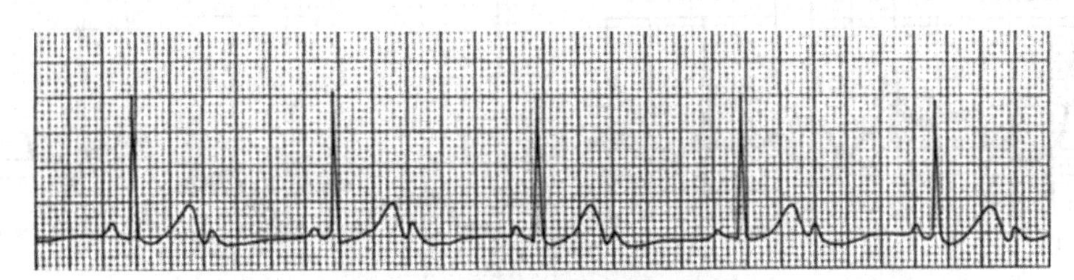

图 3-1-1-22 二度Ⅱ型房室传导阻滞

2)临床表现:患者可出现心悸和心搏漏跳感,二度Ⅰ型房室传导阻滞听诊第一心音逐渐减弱,并有心搏脱漏;二度Ⅱ型房室传导阻滞听诊有间歇性心搏脱漏,但第一心音强度恒定。

3)治疗原则:二度Ⅰ型房室传导阻滞针对原发病治疗,注意随诊,密切观察心电图变化,无需治疗。二度Ⅰ型房室传导阻滞心室率慢,应及时应用阿托品、山莨菪碱、异丙肾上腺素等药物或起搏治疗提高心室率,防止阿 - 斯综合征。

(3)三度房室传导阻滞(图 3-1-1-23)

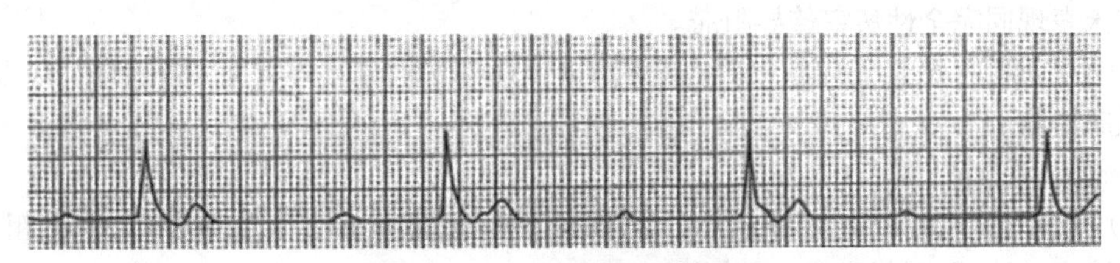

图 3-1-1-23 三度房室传导阻滞

1)心电图特点:P-P 间距相等,R-R 间距相等,P 波与 QRS 波群间无关;P 波频率大于

QRS 波频率；QRS 波形态取决于阻滞部位，若阻滞部位在房室束分支以上，则 QRS 波形态正常，若阻滞在双束支部或以下，则 QRS 波群增宽畸形。

2）临床表现：临床症状取决于心室率快慢，心室率过慢导致脑缺血，发生意识丧失，甚至抽搐，严重者可致猝死。听诊第一心音强度不等，可闻及心房音，心率通常在 20~40 次 /min。

3）治疗原则：三度房室传导阻滞心室率慢，应及时应用阿托品、山莨菪碱、异丙肾上腺素等药物或起搏治疗提高心室率，防止阿 - 斯综合征。

2. 心室内传导阻滞

(1) 心电图特点

完全性右束支阻滞：QRS 时间延长 ≥ 0.12s；QRS 形态改变：V_1 导联出现 rSR'（"M" 型）复合波，R' 宽且有切记；V_5、V_6 导联呈 qRS 或 RS 型，S 波增宽；ST-T 改变。不完全性右束支阻滞图形同上，但 QRS 时限<0.12s（图 3-1-1-24）。

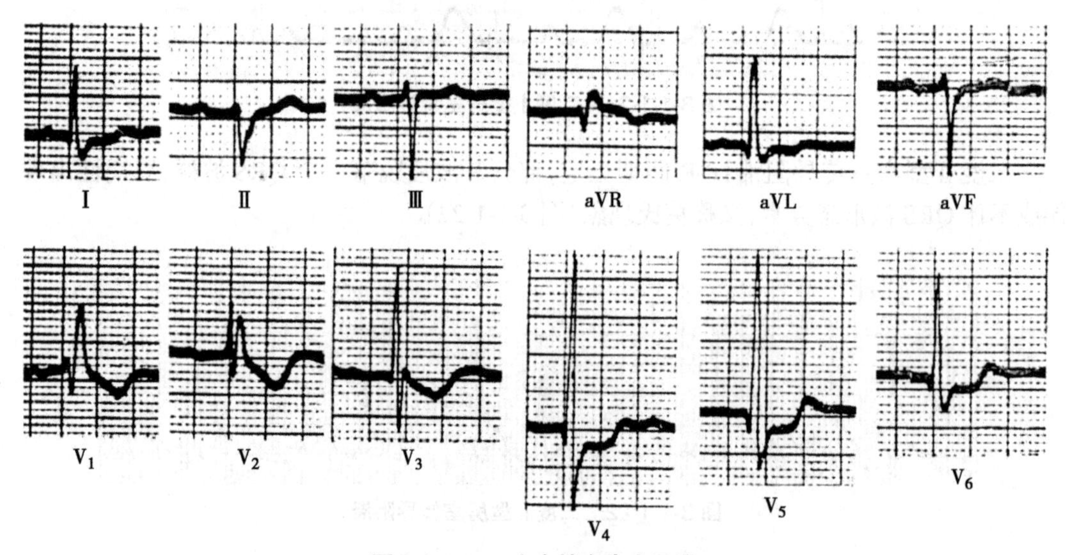

图 3-1-1-24　完全性右束支阻滞

完全性左束支阻滞：QRS 时间延长 ≥ 0.12s；QRS 形态改变：V_1 导联呈 rS 型、qrS 型或 QS 型，T 波直立；V_5、V_6 导联 q 波消失，出现 R 波（R-R′ 波），有时 QRS 复合波出现切迹而不是明显的 R-R′ 波；ST 段下移，T 波倒置。不完全性左束支阻滞图形同上，但 QRS 时限<0.12s（图 3-1-1-25）。

(2) 临床表现：单侧束支阻滞多无临床症状，有时可有第一、二心音分裂。完全性双束支阻滞临床表现同完全性房室传导阻滞。

(3) 治疗原则：患者无症状仅针对病因治疗，双束支阻滞且伴有阿 - 斯综合征应及早安装心脏起搏器。

3. 预激综合征（图 3-1-1-26）

(1) 心电图特点：P-R 间期缩短<0.12s；QRS 波群时间 ≥ 0.12s；QRS 波起始部分粗钝，称为预激波或 δ 波；可见继发 ST-T 改变。

(2) 临床表现：预激综合征本身无任何症状，但常引起室上性心律失常，与一般阵发性室

上性心动过速相似，亦可并发快速房颤，从而诱发心悸、胸闷、心绞痛、休克及心功能不全甚至猝死。

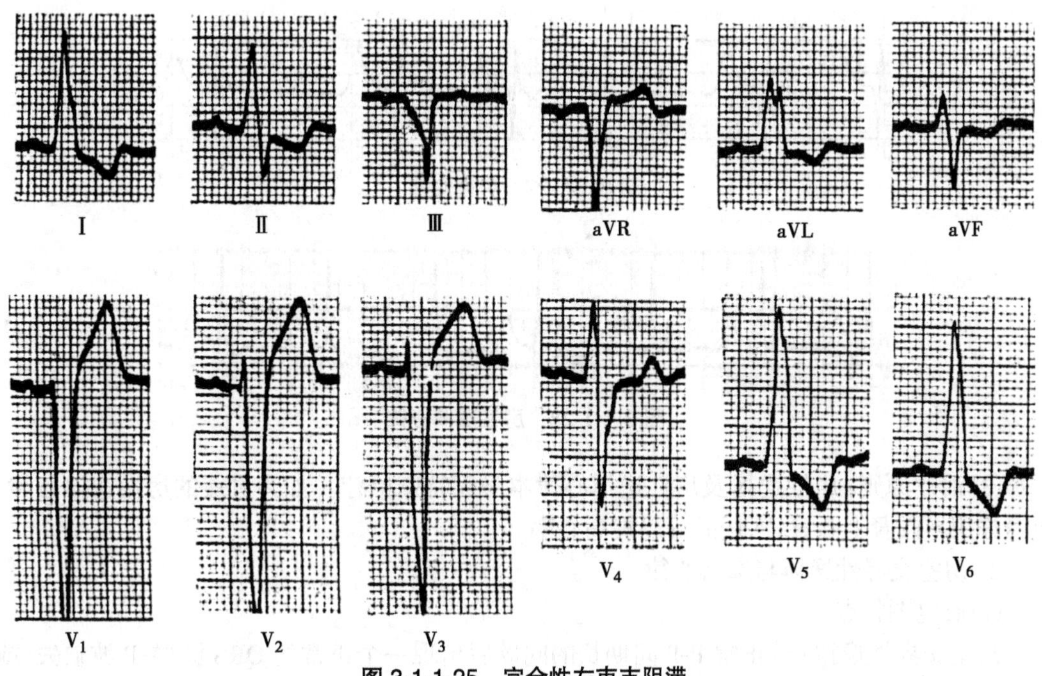

图 3-1-1-25 完全性左束支阻滞

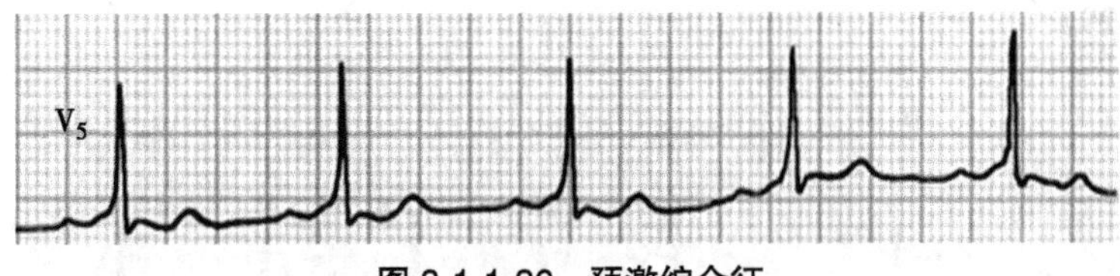

图 3-1-1-26 预激综合征

(3)治疗原则：预激综合征患者无心动过速发作或偶有发作者无需治疗。如发作频繁首选射频消融术。无条件手术者可选择药物治疗，治疗参考阵发性室上性心动过速，一般禁用洋地黄类。当预激综合征伴有快速房颤时，应首选普罗帕酮或胺碘酮，如无效及早采用同步电复律，禁用维拉帕米。

六、逸搏与逸搏心律

1. 房性逸搏与逸搏心律

(1)心电图特点

房性逸搏：在一个长间歇后延缓出现 1 个或 2 个房性逸搏 P′ 波，形态与窦性 P 波不同；P′-R 间期 > 0.12s，或略短于窦性 P-R 间期；QRS-T 波群与窦性心搏相同(图 3-1-1-27)。

房性逸搏心律：房性逸搏连续出现 3 次或 3 次以上，逸搏周期 1.0~1.2s；规律出现；频率 50~60 次 /min；P′-R 间期固定且 ≥ 0.12s(图 3-1-1-28)。

(2)临床表现：房性逸搏和房性逸搏心律多继发于有房室传导阻滞者，在一天的任何时间都可发生。在无房室阻滞，窦房结起搏与传导功能良好者，在活动与清醒状态下少见，主要发生在晚间睡眠或午休时。

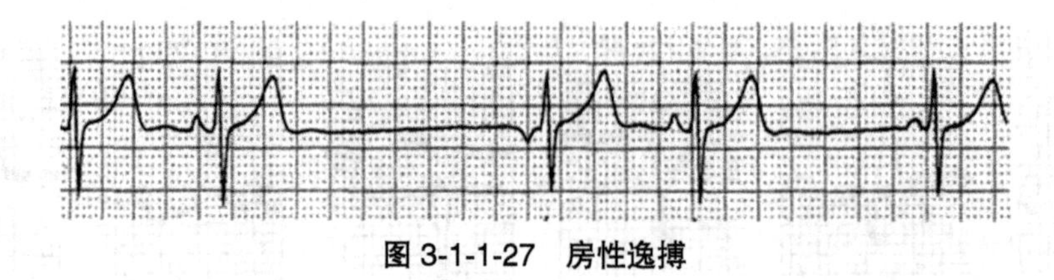

图 3-1-1-27 房性逸搏

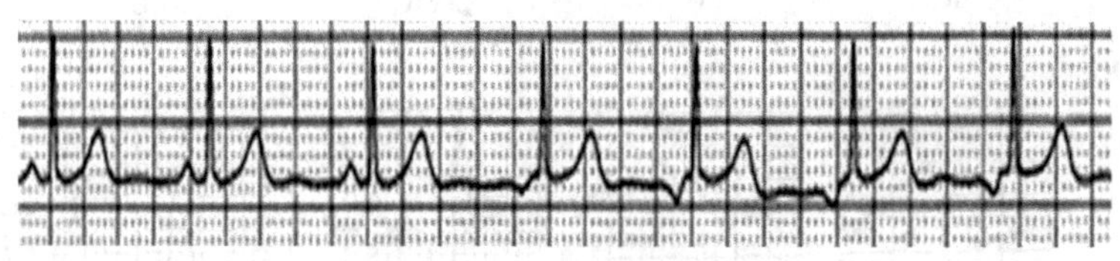

图 3-1-1-28 房性逸搏心律

(3) 治疗原则：房性逸搏及房性逸搏心律本身无特殊治疗。如为过缓的房性逸搏心律，可考虑用异丙肾上腺素、阿托品等以提高心率。

2. 房室交界性逸搏与逸搏心律

(1) 心电图特点

房室交界性逸搏：较正常 P-P 间期长的间歇后出现一个正常的 QRS 波群；P 波缺失，或呈逆行 P 波位于 QRS 波群之前或之后，亦可见未见下传至心室的窦性 P 波；心室率大于心房率（图 3-1-1-29）。

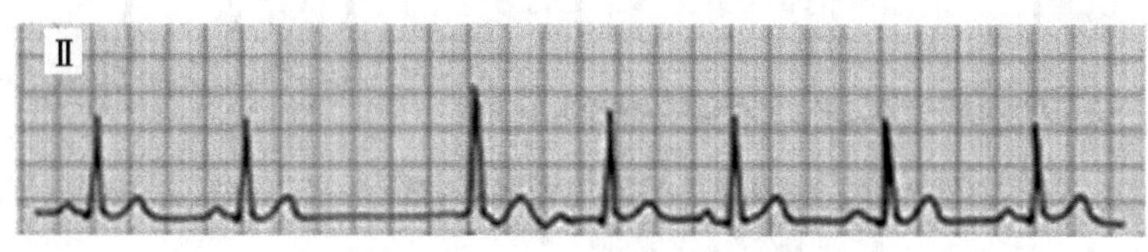

图 3-1-1-29 房室交界性逸搏

房室交界性逸搏心律：连续 3 个或 3 个以上的逸搏称为房室交界性逸搏性心律，频率 40~60 次 /min，节律基本规则；心房激动与 QRS 波无关（图 3-1-1-30）。

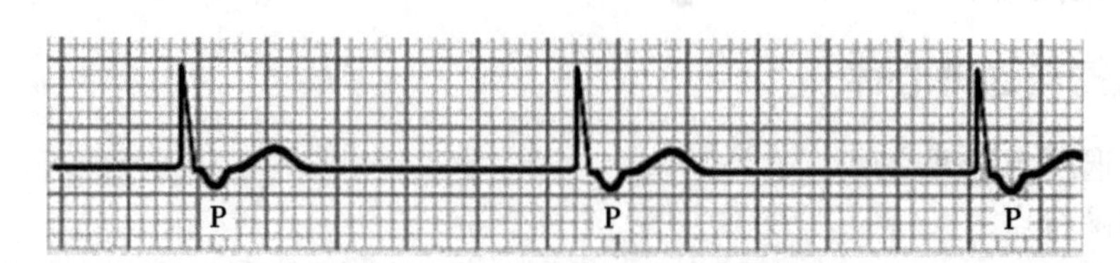

图 3-1-1-30 房室交界性逸搏心律

(2) 临床表现：交界性心律本身不发生明显的血流动力学障碍。如心率<40 次 /min，可有头晕、心悸、晕厥等症状发生。体检心率为 40~60 次 /min，第一心音强度无明显变化。

(3) 治疗原则：一般无需治疗。处理原则是设法提高窦房结的冲动发放频率，改善房室

传导。必要时给予起搏治疗。

3. 室性逸搏与逸搏心律

(1)心电图特点

室性逸搏：在较长的间歇后出现一个畸形的QRS波，时限≥0.12s；T波与QRS主波方向相反；QRS波前无窦性P波，偶尔室性逸搏冲动可逆传心房，产生逆行P波，称为心房夺获（图3-1-1-31）。

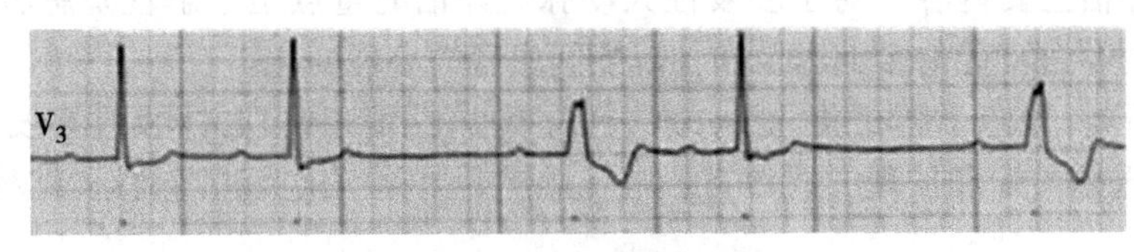

图3-1-1-31 室性逸搏

室性逸搏心律：连续3个或3个以上的室性逸搏；心室率多为30~40次/min，逸搏间期多数是规则的，但也有少数呈轻微不规则（图3-1-1-32）。

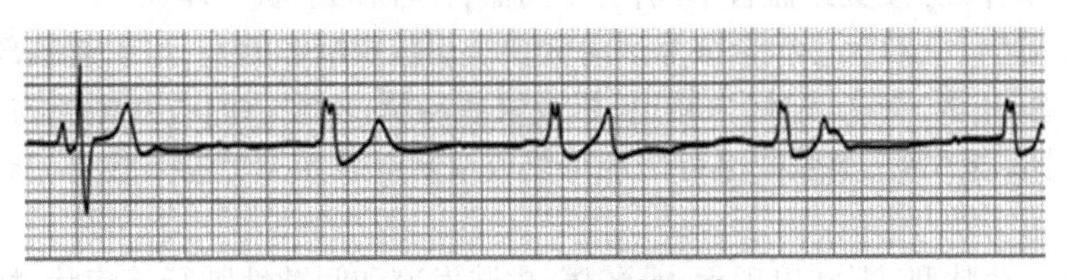

图3-1-1-32 室性逸搏心律

(2)临床表现：室性逸搏心律的频率为20~40次/min，心率缓慢，血流动力学常有改变，患者可出现胸闷、头昏、无力等症状。由于它可伴发室性心动过速、心室扑动、心室颤动、心搏骤停，故可出现休克、心力衰竭、阿-斯综合征，尤其是发生于濒死的患者时其心排血量是零。

(3)治疗原则：室性逸搏心律对血流动力学影响较大，常提示有较严重的心脏疾病、药物中毒或电解质紊乱，预后较差。治疗要针对病因。当药物治疗无效或出现晕厥、阿-斯综合征时应及时安置体外临时起搏器或安置永久性起搏器。

第二节 成人常见心血管疾病及手术的护理

一、多发性大动脉炎

1. 概念 多发性大动脉炎是一种累及主动脉及其主要分支的慢性非特异性炎症，可造成相应部位血管的狭窄或闭塞，少数患者受累动脉也可扩张或呈瘤样改变。临床上根据病变部位不同可分为四种类型：头臂动脉型（主动脉弓综合征），胸-腹主动脉型，广泛型，肺动脉型。其中，头臂动脉型和广泛型较常见，约占48.1%和30.1%，且由于本病可造成上肢或下肢动脉脉搏减弱或消失，故又被称为“无脉症”。

2. 主要治疗方法　本病约 20% 为自限性，在发现时疾病已稳定，对这类患者如无并发症可随访观察。常用的药物有糖皮质激素和免疫抑制剂。除此以外，还可以进行以解决肾血管性高血压和脑缺血为目的的外科手术治疗，以及经皮腔内血管成形术。发病早期有上呼吸道、肺部或其他脏器感染存在时应有效控制感染，对防止病情的发展可能有一定意义。我国资料显示 20%~40% 的患者有结核感染史，如处于结核活动期应同时抗结核治疗。

3. 护理评估主要内容　对于多发性大动脉炎评估的重点是了解住院患者炎症累及部位、病变程度对器官功能的影响以及在住院期间患者的心理变化。

(1)一般资料：重点了解相关危险因素，包括年龄、性别(30 岁以下女性多发)、地域、经济状况(可能对选择治疗和护理方式等有影响)、家族史、既往史(关注高血压、结核病病史)、过敏史。

(2)临床表现

1)全身症状：少数患者在发病初期可有全身不适、易疲劳、发热、食欲不振、恶心、出汗、体重下降、肌痛、关节炎和结节红斑等症状。

2)局部症状体征：按受累血管不同，有不同器官缺血的症状与体征。

①头臂动脉型(主动脉弓综合征)：颈动脉和椎动脉狭窄和闭塞，可引起脑部不同程度的缺血，出现头昏、眩晕、头痛，记忆力减退，累及眼底动脉，出现单侧或双侧视物有黑点，视力减退，视野缩小甚至失明，上肢缺血可出现单侧或双侧上肢无力、发凉、酸痛、麻木，甚至肌肉萎缩。

②胸 - 腹主动脉型：下肢出现无力、酸痛、皮肤发凉和间歇性跛行等症状，特别是髂动脉受累时症状最为明显。本型若出现肾动脉受累则以高血压为重要临床表现，尤以舒张压升高为主。

③肺动脉型：出现心悸、气短，严重者出现心功能衰竭。

(3)辅助检查

1)彩色多普勒超声、增强 CT 和 MRI 检查：显示部分受累血管的病变和脏器的情况。

2)血管造影在 X 线下直接显示受累血管管腔变化、管径大小、管壁是否光滑、受累血管的范围和长度。

3)红细胞沉降率、C 反应蛋白。疾病活动时红细胞沉降率增快，病情稳定或药物控制下红细胞沉降率、C 反应蛋白可恢复正常。

(4)心理状况：大动脉炎患者多为青少年女性，可通过评估患者表情、语言、肢体语言、生理变化或在适当时间使用心理测量工具了解患者的心理状态。同时根据不同临床表现制定相应心理干预计划。

4. 护理要点

(1)按心血管病内科一般护理。

(2)视病情适当休息，活动期(红细胞沉降率增快时)病情较重者应卧床休息。

(3)遵医嘱定时测量血压、脉搏，必要时测量四肢血压即踝肱比进行评估，并记录数值以判断病情轻重、病情进展情况及治疗效果等。注意观察患者临床表现，有无脑部缺血、上下肢缺血、肾动脉狭窄或肺动脉狭窄的征象，预防脑卒中、跌倒等并发症的发生。

(4)应用大剂量激素类药物治疗的患者，需嘱患者严格遵守医嘱定时、定量服药，切不可

随意增减甚至中断服药。同时,注意药物可能导致库欣综合征、感染,继发高血压、糖尿病、精神症状和胃肠道出血等不良反应,应注意保暖,保持皮肤清洁。如长期用药要防止骨质疏松。

(5)活动期患者宜给予高营养及丰富的蛋白质和维生素的补充,因病变血管腔内均有血栓形成,尽量减少脂肪的摄入,严格戒烟,少量饮酒,禁食海鲜、生冷、辛辣等刺激性食物。

(6)为明确大动脉炎部位需进行选择性动脉造影时,做好各项常规准备及患者的术前宣教和术后护理。

(7)对病程长、症状明显或治疗效果不理想的患者,要指导患者了解疾病的特点,调动其主观能动性,增强战胜疾病的信心。

(8)给患者提供必要的生活护理。多发性大动脉炎累及双侧颈总动脉,可致脑供血不足发生晕厥,眼底视网膜贫血造成视力障碍,甚至失明,导致患者生活不能自理,要在生活上给予照顾,多巡视,防止意外发生。

5. 健康指导

(1)教会患者及家属测量血压的方法,以便其出院后自行监测。教会患者观察脉搏的变化;病变在主动脉弓分支的患者,左右上肢的桡动脉可摸不到或减弱,要注意经常触摸,了解用药后效果,同时观察颞动脉、颈动脉、足背动脉的强弱及频率、节律变化。

(2)帮助患者了解药物的作用、副作用及药物使用注意事项,包括激素、抗凝药物等。

二、原发性醛固酮增多症

1. 概念　原发性醛固酮增多症是指由于肾上腺皮质分泌过多的醛固酮而引起的高血压、低血钾、肾素活性受抑制的临床综合征。原发性醛固酮增多症占高血压症的5%~10%,是一种可以治愈的继发性高血压。原发性醛固酮增多症最常见的两种类型包括肾上腺皮质分泌醛固酮的腺瘤[醛固酮瘤(aldosterone-producing adenoma,APA)]及双侧(极少数可为单侧)肾上腺皮质增生(特发性醛固酮增多症,IHA)。其他少见的类型包括糖皮质激素可抑制型醛固酮增多症(glucocorticoid-remediable aldosteronism,GRA)、原发性肾上腺皮质增生(primary adrenal cortical hyperplasia,PAH)、产生醛固酮的肾上腺癌或异位肿瘤等。

2. 治疗原则　临床诊断流程包括筛查、确诊、分型三个步骤。筛查主要采用血醛固酮/肾素比值。确诊试验主要有高钠饮食试验、静脉盐水负荷试验、氟氢可的松抑制试验及卡托普利试验。分型诊断方法包括肾上腺影像检查和分侧肾上腺静脉取血(adrenal venous sampling,AVS)。

治疗包括外科手术及内科药物治疗。小于35岁并单侧腺瘤或大结节采取手术治疗。无手术指征、无手术意愿或不能耐受手术治疗者,采取药物治疗。

3. 护理评估　对于原发性醛固酮增多症患者评估的重点是了解住院患者的血压、血钾及心律的情况。

(1)一般资料:年龄、性别(女性多发)、地域、经济状况(可能对选择治疗和护理方式等有影响)、家族史、既往史(关注高血压、心律失常)、过敏史。

(2)临床表现:中重度高血压(Ⅱ~Ⅲ级,血压>160/100mmHg),出现药物抵抗或者合并阵发性肌无力、肌麻痹、多尿、多饮等症状。

1)高血压为最早出现的症状。一般不呈现恶性演进,但随着病情进展,血压渐高,大多数在170/100mmHg左右,高时可达210/130mmHg。

2）神经肌肉功能障碍：肌无力及周期性瘫痪甚为常见。其次为肢端麻木，手足搐搦。

3）肾脏表现：因大量失钾，肾小管上皮细胞呈空泡变形，浓缩功能减退，伴多尿，尤其夜尿多，继发口渴、多饮，常易并发尿路感染，尿蛋白增多，少数可发生肾功能减退。

4）心律失常：较常见者为阵发性室上性心动过速，最严重时可发生心室颤动。

5）血糖：由于低血钾可抑制胰岛素分泌，约半数患者有糖耐量减低。

(3)辅助检查

1）24h 尿钾监测。

2）卧立位醛固酮 / 肾素检测。

3）确诊试验：高钠饮食试验、静脉盐水负荷试验和氟氢可的松抑制试验、卡托普利试验。需根据病情选择其中之一。

4）影像检查首选肾上腺 CT，如患者单侧肾，可首选彩色多普勒超声（显示不清晰，直径大于 1.3cm 以上的醛固酮瘤可显示出来，特异性不强，不能分辨是特异性增生还是肿瘤）或 MRI。

5）肾上腺静脉取血：若 CT 无法确认和识别单侧醛固酮腺瘤或单侧特发性醛固酮分泌过多，可考虑采用此法，对于考虑外科手术治疗而患者又同意接受手术治疗者推荐。测定醛固酮 / 皮质醇比值，腺瘤的比值常大于 10∶1。

4. 护理要点

(1)按心血管病内科一般护理。

(2)严密观察血压变化，定时测量血压。

(3)准确记录日夜尿量三日，观察日夜尿量之比。

(4)低钾血症的护理

1）由于患者入院后需进行 24h 尿钾检查，不宜补钾，而因多尿导致的低血钾易引起周期性肌无力、麻痹、行走困难、站立不稳，应嘱患者卧床休息，以防摔倒。

2）尽早补钾，严格遵循补钾原则。

3）提防高钾血症，定期复查电解质。

4）关注患者心电图变化。

(5)服用螺内酯等抗醛固酮药物治疗时，密切观察药物反应，如男性乳房异常发育、女性月经不调等，及时报告医师。

(6)由于此病多发于年轻女性，且血压不易控制，易使其心理产生变化，要指导患者了解疾病的特点，增强战胜疾病的信心。

(7)配合医师做好辅助诊断检查的准备与护理。

5. 健康指导

(1)病情好转出院时，嘱患者劳逸结合，消除精神负担，按医嘱服药，定期复查。

(2)教会患者及家属测量血压的方法，以便出院后定时监测血压。

(3)密切关注电解质变化。

(4)帮助患者了解药物作用、副作用及注意事项。

三、肾血管性高血压病

1. 概念　肾血管性高血压是一种常见的继发性高血压，是指各种原因引起的肾动脉主

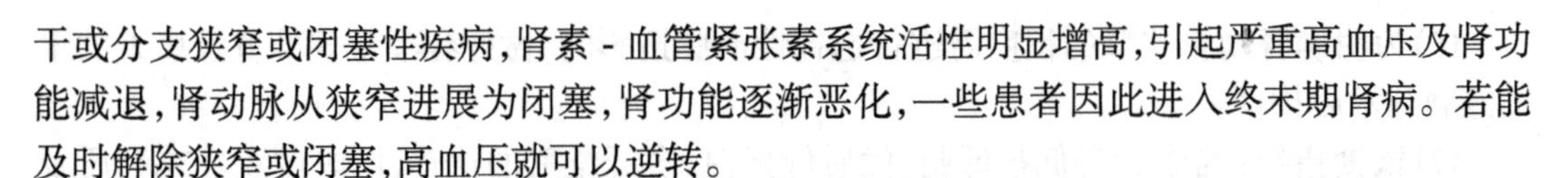

干或分支狭窄或闭塞性疾病，肾素 - 血管紧张素系统活性明显增高，引起严重高血压及肾功能减退，肾动脉从狭窄进展为闭塞，肾功能逐渐恶化，一些患者因此进入终末期肾病。若能及时解除狭窄或闭塞，高血压就可以逆转。

2. 治疗原则　可选用外科治疗、介入治疗和药物治疗。其中介入治疗操作简便，疗效好，已成为本病的首选治疗方法，常用的较为安全有效的药物为钙通道阻滞剂（CCB）。血管紧张素转换酶抑制剂（ACEI）、血管紧张素受体拮抗剂（ARB）是最有针对性的药物，但慎用于单功能肾或双侧肾动脉狭窄。对于有病理生理意义的严重肾动脉狭窄（直径狭窄>70%），如出现血压控制不良、肾萎缩或肾功能减退，建议行血管重建。

3. 临床表现

（1）一般资料：收集性别、年龄、家族史（此类疾病无高血压家族病史）、既往史、过敏史、生活方式等。了解发病时间，治疗过程以及伴随的临床疾病等。

（2）临床表现

1）了解患者的基础血压水平和波动情况。此类疾病以舒张压增高明显为主要特征，肾动脉狭窄越严重，舒张压越高。病程短，病情进展较快或病程较长，突然发生恶性高血压而无其他病因可解释时应考虑此病的可能。一般降压药疗效不佳。

2）评估患者 24h 出入量，特别是尿量的变化。

3）观察患者的日常活动，有无晕厥史、视物模糊等。

（3）辅助检查

1）完善肾功能、电解质、尿蛋白定量等实验室检查评估肾脏病变、有无电解质失衡的情况，监测卧、立位肾素 - 血管紧张素 - 醛固酮水平，了解对血压及肾功能的影响。

2）眼底检查评估高血压是否影响眼底动脉病变。

3）卡托普利肾动态显像：提供单侧或双侧肾脏在卡托普利使用前后的肾功能参数，对单侧肾血管性高血压诊断更有价值。

（4）心理评估：肾血管性高血压病的血压升高不易控制且会给患者造成很多不适症状，同时也会影响患者对康复的信心。根据患者主诉、表情、肢体语言等临床表现及时察觉心理状态的变化。

4. 护理要点

（1）执行心血管病内科一般护理常规。

（2）根据病情每日测量血压，并做好记录以判断病情轻重、病情进展情况及治疗效果等。准确记录 24h 出入量，若尿量过少及时给予处理。肾功能不全（肌酐高于 133μmol/L）的患者遵医嘱给予水化治疗，并严格监测尿量。

（3）指导患者适量活动，注意劳逸结合。若患者有血钾偏低的情况除遵医嘱给予补钾治疗之外还要观察询问有无乏力、心悸等症状；眼底病变造成视物模糊的患者应嘱其小心活动，以免跌倒，嘱多卧床休息；急性发作或病情重、症状明显的患者，应严格控制活动量，卧床休息，禁止用力，防止发生意外。

（4）严密观察病情变化，有无脑部缺血、头晕、头痛、胸闷、心悸、恶心、呕吐及视力减退等症状。此外，腰痛也是较常见的症状，部分患者有血尿或蛋白尿，严重时可出现心力衰竭、肾功能不全、营养不良等肾病综合征表现。

（5）观察患者服用降压药物的疗效，并指导患者服用方法及注意药物副作用。

(6)为明确肾动脉狭窄的程度需进行选择性动脉造影时，做好各项常规准备及患者的术前宣教和术后护理。

(7)饮食指导：给予患者低盐低脂、优质低蛋白、多纤维素的饮食，同时注意补充钙质及维生素D。

(8)心理护理：解释疾病的治疗过程和目的，缓解紧张焦虑的情绪，注意倾听患者主诉，安心接受并积极配合治疗。

5. 健康教育　病情好转出院时鼓励患者适当参加体育锻炼，注意劳逸结合，消除精神负担；按医嘱服药，正确监测血压，定期复查，及时调整治疗方案。

四、肺动脉高压

1. 概念　肺动脉高压(pulmonary hpertension，PH)是指由各种原因引起的肺血管床结构和/或功能的改变，导致以肺血管阻力进行性升高为特点的临床综合征。它既可以是多种疾病进展过程中的一个阶段，又可以是独立存在的一个疾病，如呼吸系统疾病和/或缺氧所致肺动脉高压和特发性肺动脉高压。

2. 分类　2018年世界肺动脉高压大会推荐的右心导管评估肺动脉高压的血流动力学标准为静息状态下肺动脉平均压≥25mmHg。同时推荐了最新的肺动脉高压临床分类，将伴发肺动脉高压的临床疾病分为5大类：①肺动脉高压(PAH)；②左心疾病所致肺动脉高压；③呼吸系统疾病和/或缺氧所致的肺动脉高压；④肺动脉阻塞性疾病所致肺动脉高压；⑤未知因素所致肺动脉高压。

3. 特发性肺动脉高压　特发性肺动脉高压(idiopathic pulmonary arterial hypertension，IPAH)是指没有明确原因的肺血管阻力进行性升高。需要在排除所有引起肺动脉高压的继发性因素后确诊。这种类型的肺动脉高压常见于20~40岁的女性患者。特发性肺动脉高压患者早期无明显症状，最早的症状为劳力性呼吸困难，其他常见的症状包括胸痛、咯血、晕厥、下肢水肿。约10%的患者(几乎均为女性)呈现雷诺现象，提示预后较差。

4. 主要的治疗方法　肺动脉高压治疗目的是阻抑肺血管重塑、降低肺血管阻力、减轻肺动脉压力、改善心功能、增加心排血量、提高生存质量，治疗方法有吸氧、抗凝、强心和利尿治疗。继发性肺动脉高压患者应积极纠正原发疾病。不能纠正疾病进展则需要进行心肺移植。

根据肺动脉高压患者急性血管反应试验结果和功能分级制定阶段治疗方案。急性血管反应试验阳性患者可以给予口服钙通道阻滞剂地尔硫䓬治疗。阴性患者则需要应用特异性药物治疗，包括依洛前列环素、磷酸二酯酶(phosphodies terase，PDE)抑制剂和内皮素受体拮抗剂。初期单独使用，必要时予以联合用药。

5. 护理评估　肺动脉高压患者护理评估的重点在于肺动脉高压原因排查结果和患者右心功能不全的表现，以及住院期间的病情变化。

(1)一般资料：通过询问病史排除继发性肺动脉高压。包括患者性别、年龄、既往史(肝炎史、心脏杂音史、风湿免疫性疾病史、减肥药物接触史等)、个人史(吸毒、人类免疫缺陷病毒感染高危因素、毒油类接触史等)、婚育史(习惯性流产)、家族史(肺动脉高压或静脉血栓栓塞)。

(2)临床表现

1)呼吸困难：评估呼吸困难的程度及与活动的关系。

2）胸痛：持续时间、部位。

3）晕厥：发作时间和诱因，持续时间，血氧饱和度变化。

4）疲乏：运动耐量。

5）咯血：评估咯血的量和患者是否存在窒息的现象。

6）右心衰竭的表现：下肢水肿，恶心、呕吐往往提示右心衰竭加重。颈静脉怒张，肝大搏动，心包积液，腹腔积液，双下肢水肿。闻及右心室第三心音奔马律提示右心衰竭严重。

7）心源性休克征象：血压下降、脉压差变小及肢体末端皮温降低。

（3）主要辅助检查

1）超声心动图：估测肺动脉压力水平。

2）右心导管检查：肺动脉平均压力、急性肺血管扩张试验。

（4）心理状态：肺动脉高压患者由于药物作用和治疗过程漫长，常出现焦虑、抑郁等情绪。护士应多注意患者的情绪变化。

6. 护理要点

（1）评估与监测：重症肺动脉高压患者有潜在的急性左心衰竭和心源性休克的危险，患者出现端坐呼吸、手足发冷、血压下降等表现时应马上通知医生。

（2）避免诱发因素：准确记录患者24h出入量，为医生提供利尿治疗依据。应避免单次大量喝水和快速输液，以免诱发急性左心衰竭。用力大便、剧烈咳嗽、体位突然改变、情绪激动等会诱发心源性休克。

（3）氧疗：遵医嘱给予氧气吸入治疗，观察患者反应。

（4）防止窒息：肺动脉高压晚期，可形成毛细血管瘤，破裂后可致咯血。患者如有大量咯血，可引起窒息而死亡。因此，除备好止血药外，还要注意患者的体位，并备好吸引器，防止发生窒息。

（5）防止外伤：患重度肺动脉高压时，体动脉压降低，晕厥是其常见的症状之一。护士要嘱咐患者在体位改变时动作要慢或有专人陪护，以防坠床或摔伤。

（6）用药的观察与护理

1）盐酸地尔硫卓片：使用盐酸地尔硫卓片要从小剂量开始，逐渐增加到患者能够耐受的最大剂量。所以，用药期间要密切观察患者的血压、心率及有无头晕等症状。

2）枸橼酸西地那非片：患者会出现头痛、颜面潮红、消化不良和鼻出血等不良反应。

3）波生坦：观察患者有无下肢水肿，有5%~10%的患者可引起肝酶升高，注意定期复查肝功能。

4）吸入用伊洛前列素溶液：吸入用伊洛前列素溶液为雾化吸入药物，使用前应教会患者正确的吸入方法，并先用2ml不含药的灭菌注射用水练习。正确的吸入方法为：以正常呼吸的频率和幅度吸入药物，不应刻意用力而造成患者疲劳。每次雾化吸入时间为8~12min。初期使用时应注意监测血压。

5）华法林：应用抗凝药物治疗的患者，要注意观察有无出血倾向，定期测定凝血指标。

（7）活动指导：心功能Ⅰ、Ⅱ级患者不必卧床休息，可以进行运动耐力的锻炼，以不加重病情为限度。最佳运动锻炼方式为慢走，可以通过测量6min步行距离作为评价运动耐力的指标，进行治疗前后的对比。心功能Ⅲ级及以上的患者建议卧床休息。

（8）心理护理：肺动脉高压是一个长期慢性的疾病过程，要让患者建立起战胜疾病的信心，以延缓病情的发展，提高患者的生活质量。

7. 健康指导

（1）遵医嘱按时服药，定期随诊。

（2）应用血管扩张药者，要注意测量血压。

（3）服用抗凝剂者，教会其看 INR 值，并要定期检测。

（4）有晕厥者，活动时要放慢动作，避免摔伤。

（5）心衰患者学会记录出入量，每日测体重。

（6）预防感冒，建议每年接种流行性感冒疫苗。感冒后要在医生的指导下服用抗感冒药物。

五、肺栓塞

1. 概念　肺栓塞（pulmonary embolism，PE）是内源性或外源性栓子堵塞肺动脉或其分支，引起肺循环障碍的临床和病理生理综合征。常见的栓子为血栓，而且 85% 的血栓来源于下肢深静脉。患者典型的临床表现为呼吸困难、胸痛和晕厥，重症患者可能出现休克或动脉血压过低。慢性肺栓塞表现为肺动脉高压和右心衰竭的症状。

2. 主要的治疗方法　依据肺栓塞相关的早期死亡风险，将急性肺栓塞患者分为①高危性：临床表现休克或低血压（收缩压小于 90mmHg 或血压降低 40mmHg 达 15min 以上）的患者，应马上进行溶栓或血栓清除术治疗；②中危性：指出现右心室功能不全和 / 或心肌损伤的表现，应住院治疗，根据患者情况选择溶栓或抗凝治疗；③低危性：没有上述重症表现即可进行单纯的抗凝治疗。

（1）溶栓治疗：是使用重组组织型纤维蛋白溶酶原激活剂（rtPA）或尿激酶、链激酶等溶栓药物迅速溶解血栓栓塞造成的血管闭塞，从而改善血流动力学指标的治疗方法。

（2）抗凝治疗：包括静脉注射普通肝素、皮下注射低分子肝素和口服华法林及新型口服抗凝药物。在等待确诊的疑似肺栓塞患者就应进行抗凝治疗。溶栓后的患者也需要抗凝治疗以预防再栓塞的发生。抗凝治疗的持续时间要根据患者血栓的复查情况，部分患者需要终身抗凝。

3. 护理评估　急性肺栓塞患者护理评估的重点在于右心功能不全的表现，患者出现休克或低血压代表右心受损严重，应马上通知医生处理。抗凝和溶栓治疗患者的出血征象是护士需要评估的重点，具体包括：

（1）监测生命体征变化，包括体温、心律 / 率、呼吸、血压、血氧饱和度的变化。

（2）下肢存在深静脉血栓的患者应注意测量两腿腿围差距以及僵硬度和肿胀情况。存在右心功能不全的患者应记 24h 出入量。

（3）监测血气分析、INR 和 D- 二聚体结果以及心电图改变。

（4）应用溶栓剂和抗凝剂前后，注意观察患者有无出血倾向，如咯血、牙龈出血、鼻出血、皮下出血点、尿潜血及便潜血等。

（5）评估患者出院后是否有定期接受 INR 检查的医疗条件。

4. 护理要点

（1）急性肺栓塞的一般护理

1）做好抢救的准备和配合：患者出现休克或低血压时应马上配合医生做好抢救工作。

出现呼吸衰竭的患者应准备呼吸机辅助呼吸。抢救用药的同时要做好溶栓治疗的准备。

2)卧床休息：存在下肢深静脉血栓的患者应防止因活动促使静脉血栓脱落发生再次肺栓塞的可能。避免Valsalva屏气的动作，如用力大便、剧烈咳嗽、抬举重物等。患者外出检查时应尽量使用平车接送，询问医生允许后也可使用轮椅。

3)止痛：对胸痛较重、影响呼吸的患者，应遵医嘱给予止痛。

4)吸氧：给予患者积极的氧气吸入治疗，使血氧饱和度维持在90%以上，注意湿化。

5)观察用药反应：注意观察患者有无出血倾向，如咯血、牙龈出血、鼻出血、皮下出血点、尿潜血及便潜血等。

(2)急性肺栓塞溶栓治疗的护理

1)溶栓前的护理

a. 将患者安置在安静、舒适且便于医务人员工作的房间，并备好一切急救物品及仪器，如抢救车、止血药、除颤器等。

b. 在治疗开始之前，医生会对患者进行全面细致的检查，以发现增加出血危险性的因素。详细询问病史、体格检查以发现颅内病变和胃肠道出血。完善各项实验室检查。护士评估患者全身皮肤黏膜情况，近期穿刺部位瘀斑做好标记，以便溶栓后对比。

c. 建立静脉通道，最好选择较粗、易固定的静脉，留置套管针，便于取血及给药。

d. 治疗前测量血压、心率、呼吸次数，描记全套18导联心电图后，给予心电监测。

e. 注重心理护理，根据每个患者的不同情况，给予恰当的心理护理。

2)溶栓过程中的护理配合

a. 遵医嘱配制溶栓药物：rtPA需将药液与粉剂混合后使用，注意避免浪费。一般采用微量泵泵入药物，50mg rtPA需在2h泵入。

b. 溶栓过程中近期动、静脉取血穿刺处应给予压迫，避免出血。

c. 持续心电监护，每30分钟测量生命体征，并记录。

d. 观察有无出血征象，如牙龈、鼻腔、穿刺处瘀斑。患者出现神志变化应警惕颅内出血。

e. 观察有无再栓塞的症状，如胸痛、咳嗽、咯血、气短加重。

f. 注意倾听患者主诉，及时发现病情变化。

3)溶栓治疗后的护理

a. 溶栓效果评价：患者临床上自觉症状减轻，最明显的是喘憋、气短明显好转，心率减慢，血压升高，呼吸频率减慢，血氧饱和度增高。

b. 溶栓结束后可以停止按压穿刺部位，但仍需观察有无出血情况。第二日留取大小便标本检查潜血。

c. 遵医嘱抗凝治疗：溶栓后4小时测量APTT，如在基础值的1.5~2倍就可以开始皮下注射低分子肝素。不合格者2小时后再次测量直至达标。第二日开始口服华法林治疗，华法林和低分子肝素合用3~5天后停用低分子肝素。华法林的用量需根据INR调整，维持在2~3之间为达标。

d. 卧床时间：在INR达标之前，患者仍需卧床休息，但不强调绝对制动，可以在床上活动。患者卧床期间应注意做好皮肤护理，保持床单位整洁。

e. 合理营养：饮食以清淡、易消化、富含维生素的食物为宜。

f. 保持大便通畅：除了吃富含纤维素的食物外，必要时可给予缓泻剂或甘油灌肠。

5. 健康指导

1）定期随诊，按时服药。

2）自我观察出血现象：鼻出血不止、皮肤黏膜瘀斑、大小便颜色异常、月经不止、牙龈出血等。

3）出现呼吸困难、胸痛、晕厥、下肢肿胀及时就医。

4）出院后要按照医嘱定期复查抗凝指标，学会看抗凝指标化验单。

5）平时生活中注意下肢的活动，避免下肢深静脉血液滞留，血栓复发。有下肢静脉曲张和深静脉血栓形成的患者建议穿弹力袜。

六、肺动脉血栓内膜剥脱术

1. 概念　慢性肺动脉栓塞又称慢性血栓栓塞性肺动脉高压。慢性栓塞性肺动脉高压是由于肺动脉内反复栓塞和血栓形成而造成的肺动脉高压。可由急性肺动脉栓塞演变而来，也可因下肢静脉血栓等反复栓塞肺动脉所致。慢性肺动脉高压呈渐进性，最终造成右心衰竭和呼吸衰竭死亡。

2. 临床表现　活动后气短，进行性加重，随后出现右心衰竭。胸痛、咯血、晕厥、腹痛均可发生，即无特异性症状。重症患者下肢有不对称肿胀、静脉扩张及色素沉着。

3. 术前辅助检查

（1）一旦怀疑肺动脉高压，需首先行核素肺扫描以辨别是否为原发肺动脉高压（原发肺动脉高压手术无效，死亡率极高）。

（2）实验室检查：主要为低氧血症和低碳酸血症。

（3）心电图：显示窦性心动过速，T 波倒置和 S-T 段下降。

（4）X 线胸片：肺内渗出，肺动脉段突出、扩张，右心房室扩大。

（5）经食管超声心动图检查：特异性可高达 80%~90%，但不适宜危重患者。

（6）肺动脉造影：是诊断肺动脉栓塞唯一可靠的方法，可准确了解血流动力学情况、肺动脉及右室腔压力，发现肺动脉及其分支充盈和缺损情况，对是否需要进行手术治疗有指导意义。

4. 外科术后治疗原则　充分镇静、供氧，使用呼吸机辅助通气，使用漂浮导管和心排血量测量仪监测肺动脉压及肺循环阻力，限制晶体入量，输入白蛋白及胶体溶液，在维持循环稳定的前提下加强利尿以减轻肺水肿。

5. 外科术后护理评估

（1）注意观察肺动脉压力变化，及早评估肺渗出量及性质。

（2）使用肝素抗凝后注意胸腔引流量的变化。

（3）评估一氧化氮吸入效果及依赖程度（肺动脉压力及血氧饱和度变化），避免突然中断导致肺动脉高压危象的发生。

（4）其他见心外科护理评估。

6. 外科术后护理要点

（1）遵医嘱使用镇静剂，使患者保持安静状态，减轻氧耗。

（2）术后辅助通气不少于 48h，压力控制通气，应用呼气末正压通气（PEEP）5~10cmH_2O，以减少肺泡渗出。

（3）严密监测血气指标，维持 PCO_2 在 30mmHg 左右，并可适当吸入一氧化氮，有利于降

低肺动脉压。

(4)控制液体入量，以胶体为主，提高胶体渗透压，在维持循环稳定的条件下加强利尿，减轻肺水肿。同时注意保持电解质平衡。

(5)保持呼吸道通畅，定时吸痰，注意痰色、痰量，如痰液为血性应加强吸痰，避免痰液沉积。阻塞气道，吸痰前后应吸入纯氧3min，且动作要轻柔迅速。

(6)遵医嘱使用正性肌力药和扩血管药，加强心肌收缩力，降低后负荷。

(7)术后当晚开始给予肝素抗凝治疗，使ACT>200s、APTT 60~80s，结果稳定后，可口服华法林，并根据凝血酶原时间调整用量。

(8)注意患者神志变化及肢体活动情况，观察有无血栓栓塞发生。

(9)拔除气管插管后，加强体疗，保持呼吸道充分湿化，易于痰液排出。

7. 健康指导

(1)术后早期，由于间断利尿，患者大多感觉口渴难耐，应做好充分解释工作，取得患者配合。

(2)鼓励患者主动排痰，减少被动咳痰(鼻导管刺激等)带来的不适及肺部并发症。

(3)指导患者出院后应定时复查并合理调整抗凝药用量。

七、连续肾脏替代治疗

1. 适应证　急性肾衰竭；血流动力学不稳定；严重的电解质紊乱与酸中毒；严重液体超负荷；急性肺水肿，顽固性心力衰竭，心脏术后急性肾功能衰竭；感染中毒性休克及多器官功能障碍综合征；重症急性胰腺炎；挤压综合征；急性肿瘤溶解综合征；烧伤、中毒等。

连续肾脏替代治疗(CRRT)开始的时机：少尿(尿量<200ml/12h)；无尿(尿量<50ml/12h)；严重的代谢性酸中毒(<pH 7.1)；氮质血症(血尿素氮浓度>30mmol/L)；高钾血症(血钾浓度>6.5mmol/L)；可疑尿毒症引起的多器官并发症(心包炎、脑病、神经病变和肌病)；严重的钠失衡(血钠>160mmol/L或<115mmol/L)；高热(体温>39.5℃)；临床表现明显的脏器水肿(特别是急性肺水肿)；可滤过或透析的药物过量；在有肺水肿/ARDS危险时需要输入大量血制品。临床符合其中一项即应开始CRRT治疗；符合两项应立即开始治疗。

2. 血管通路的建立

(1)可选择股静脉、颈内静脉和锁骨下静脉等途径，ICU患者应首选股静脉置管，其次为颈内静脉。

(2)首选三腔大口径穿刺针穿刺。三腔中，红色夹子端为动脉端；蓝色夹子端为静脉端；中间细管路端为输液端(图3-1-2-1，见文末彩图)。

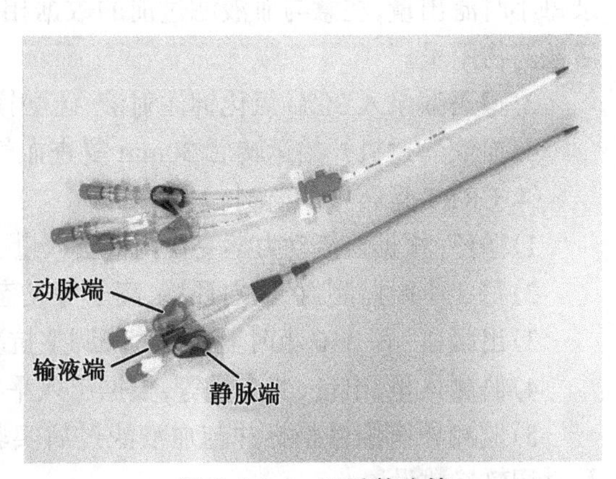

图3-1-2-1　三腔静脉管

3. CRRT治疗前的护理评估

(1)循环评估：包括心率(HR)、血压、中心静脉压(CVP)等；药物应用种类、剂量；心功能超声检查；胸部X线检查；肝、肾功能评估包括肌酐、尿素氮、丙氨酸转氨酶、天门冬氨酸氨基转移酶等；出凝血状态评估包括凝血五项、血小板等；内环境等阳性指标评估包括电解质、酸碱平衡、乳酸等。

(2)环境评估

1)无感染患者:床旁装机。

2)感染患者:在洁净区装机,进入再循环后推至床旁。

(3)患者评估:快速皮肤准备;清醒患者需要跟患者解释床旁CRRT的目的和配合注意事项,取得患者配合。

(4)物品准备:配合医生准备血液滤过耗材、置换液,协助深静脉置管,准备抗凝剂。

4. CRRT过程中的护理

(1)安装配合(参考CRRT的护理配合操作):准备机器→正确装机→选择模式→选择抗凝→设定参数方案→启动血液滤过前整理床单位→医生确认后连接患者→遵医嘱确定K^+、Ca^{2+}、Mg^{2+}泵入剂量。

(2)血液滤过启动后参数的观察:遵医嘱设定透析液、置换液速度、血流速度以及脱水量。掌握仪器操作技术和报警系统,每小时监测滤过指标及血液滤过仪器的运转情况,如出现异常立即寻找原因,排除故障。转机中随时观察的四个重要参数:动脉压力监测、静脉压力监测、跨膜压力监测、滤器前压力监测。

1)动脉压力报警:监测动脉端管路的通畅性。排除因素包括患者血流量是否满足当前血泵速度、中心静脉置管在血管内的位置、管路凝血、管路扭曲、血栓堵塞、传感器进水等。

2)静脉压力报警:监测静脉端管路的通畅性,多见于发生堵塞。排除因素包括中心静脉置管在血管内的位置、体外管路打折、静脉壶滤网血栓堵塞、血流速度、血液过度浓缩等。

3)跨膜压力(transmembrane pressure,TMP)报警:TMP主要监测的是血液滤过器通畅性(膜内外)。如发生凝血导致的膜孔变小、不畅时会引起报警。压力变化会随着治疗时间的延长、置换液量和超滤量增加而升高。

4)滤器前压力报警:主要监测血液进入血液滤过器的通畅性。如血液滤过器发生凝血、堵塞时阻力增加,会引起报警。滤器前压力会随着治疗时间的延长而逐渐升高,是评估监测血液滤过器是否发生凝血的重要指标。

(3)血液滤过机开始运转时的观察

1)严密监测生命体征,观察并记录血液滤过启动瞬时循环参数的变化。密切观察BP、HR、CVP、SpO_2等,警惕血液滤过启动时由于血液引出导致血容量减低而引起的低血压。记录每小时滤出量,注意与血液滤过前的数据相比较,出现异常及时调整血液滤过参数或血管活性药物用量。

2)遵医嘱泵入30‰氯化钾注射液、硫酸镁注射液、葡萄糖酸钙注射液。

3)血液滤过机开始运转后30min复查血气、ACT,随时调整抗凝用量及电解质泵入量。

(4)CRRT运转中的监测

1)循环:根据血流动力学变化调整出入量、调整用药量,监测HR、血压、CVP、SpO_2指标。

2)每3小时监测血气、内环境、离子等动态变化,随时调整药物及血液滤过参数设置。

3)出凝血:每3~6小时监测ACT,调整抗凝用量。

4)监测入量、出量、滤出量等,根据出入平衡要求调整入量及血液滤过参数设置。

5)监测原有阳性指标并与血液滤过后实验室检查指标进行对比,评估血液滤过效果并及时调整参数设置。

6)警惕新发生的阳性指标,及时寻找原因并调整。

(5)保证血液滤过机的正常运转,及时更换液袋,避免血液滤过机停转时间过长。血液滤过过程中由于患者外出检查、操作等原因需暂停血液滤过断开连接时,应断开与患者的连接,将血液滤过机调整为闭路循环模式。检查或操作完成后再将血液滤过机调整为与患者连接的工作模式。

(6)抗凝管理:保证 CRRT 管路通畅,需根据患者情况选择合适的抗凝方式,包括肝素抗凝和枸橼酸钠抗凝。严密观察有无出血倾向及滤过器有无凝血堵塞现象

1)连续使用肝素治疗,遵医嘱在血液滤过机的肝素泵上泵入肝素液。肝素泵配制 1∶1 浓度(50ml 生理盐水中加入 6 250U 肝素),CRRT 运行中每 3~6 小时监测 ACT,使 ACT 维持在 150~180s。

2)枸橼酸钠抗凝

①原理:枸橼酸钠能够螯合血液中的钙离子,从而生成难以解离的可溶性复合物枸橼酸钙,致使血液中钙离子减少,阻止凝血酶原转化为凝血酶,从而达到抗凝的作用,是体外抗凝的一种方法。这种过程是可逆的,枸橼酸螯合钙回到患者体内,半小时内经三羧酸循环代谢分解成钙离子和 HCO_3^-。透析过程中滤器可减少约 30% 的螯合钙,这部分钙离子需要在血液回输到体内以前补充,故而使体内钙离子浓度保持不变,凝血功能则能立即恢复正常,无体内抗凝作用。

②连接:将枸橼酸钠输液管路连接至血液滤过管路的动脉端,最接近患者处(血泵前);将微量注射管路(钙离子补充通路)连接到三腔静脉导管的液体输入端或将微量注射管路连接至血液滤过管路的静脉端(静脉壶后)。

③泵入速度:枸橼酸钠泵速(ml/h)=(1.2~1.5)× 血流速(ml/min),根据滤器后游离钙的浓度(0.2~0.4mmol/L)进行调整(表 3-1-2-1)。

表 3-1-2-1 根据滤器后游离钙的浓度进行枸橼酸浓度的调整方案

滤器后血气游离钙 /(mmol/L)	枸橼酸浓度(速度)
<0.20	降低 0.1mmol/L(5ml/h)
0.20~0.40	维持不变
0.41~0.50	增加 0.1mmol/L(5ml/h)
>0.50	增加 0.2mmol/L(10ml/h)

④钙离子的补充:根据动脉血游离钙浓度(1.00~1.20mmol/L)进行调整(表 3-1-2-2)。

表 3-1-2-2 根据动脉血游离钙浓度进行枸橼酸浓度的调整方案

外周动脉血气游离钙 /(mmol/L)	10% 葡萄糖酸钙泵入速度
<0.90	增加 6ml/h
0.90~1.00	增加 6ml/h
1.00~1.20	维持不变
1.21~1.45	降低 3ml/h
>1.45	降低 6ml/h

⑤枸橼酸钠管理:由护士进行液体交接,核对并签字,每班交班;枸橼酸钠液体袋上有红色△标志,△内标记红色!以示警醒;悬挂枸橼酸钠通路上方进行标识;枸橼酸钠单独放

置(绿色整理箱外贴有红色枸橼酸钠液标识)。

⑥注意事项:有效期检查;监测钙离子浓度;注意不良反应如低钙血症、代谢性酸中毒、继发性碱中毒等。

3)其他检测指标:血常规及凝血五项,观察引流管、穿刺伤口、手术切口、皮肤黏膜、口腔、消化道等部位是否有出血征象结合实验室检查结果及时调整抗凝指标。

(7)合理固定血液滤过管路,避免导管打折、扭曲。严格执行无菌操作技术,防止感染的发生。留置导管处每日用碘伏消毒,保持局部皮肤清洁干燥,如怀疑感染,必要时更换管路并留取尖端培养。

(8)预防尿路感染,保持尿管通畅,防止因尿液浓缩或结晶而堵塞尿管,遵医嘱每日膀胱冲洗2次。

(9)预防肺部感染,加强基础护理与营养支持。循环功能稳定应按时给予翻身、体疗,翻身时避免血液滤过穿刺导管侧的肢体过度弯曲;遵医嘱给予静脉或胃肠内营养支持。

5. CRRT停止治疗时的护理

(1)撤机前评估

1)评估血液滤过机四个重要参数,即动脉压力、静脉压力、跨膜压力、滤器压力数值。

2)评估患者BP、HR、CVP、SpO_2等血流动力学参数;评估患者尿量、肾功能实验室检查结果;评估患者血气、内环境是否正常。

3)评估患者血管活性药物剂量。

4)评估出凝血指标:ACT,暂停肝素用药。

(2)撤机(参考CRRT的护理配合操作)

1)即刻:回血和停机、管路封堵、评价出凝血状况、皮肤观察。

2)随后:清理机器、处理废弃物、物品归位、清理床单位。

3)观察:①对比上机前阳性指标如循环、内环境、血常规、X线片、培养等;评价停机后再次出现的阳性指标,报告医生进入下一步治疗;②观察停机回血时心率/律、血压、静脉压变化,回血速度从30~50ml开始,防止回血过快引起容量剧增导致心脏前负荷过重。

注意:关机前评估四个重要参数,即动脉压力、静脉压力、跨膜压力、滤器压力;压力在正常范围内关机、卸载管路,防止压力过大,管道迸出。结束治疗后需保持血液滤过穿刺导管通畅。

6. 血液滤过导管的护理

(1)封管:消毒导管接口,用10ml生理盐水冲洗导管,并取8∶1肝素1.5ml封管(具体量参考导管上标记)后夹闭导管,连接肝素帽用无菌纱布覆盖,注明封堵日期并固定。

(2)每日护理:穿刺导管处敷料每日更换一次并观察穿刺处伤口有无红肿、渗血、渗液。保持穿刺处敷料干燥、无污染。血液滤过导管24h重新封管一次,封管时无菌操作,先用注射器回抽导管内肝素及回血10ml弃之,用生理盐水10ml脉冲式冲洗导管后再次用8∶1肝素进行封管标识。

(3)血液滤过管路再次启用时的护理:评估导管穿刺处皮肤有无红肿、渗血、渗液。评估导管通畅度:用注射器回抽导管内肝素及回血10ml打在无菌纱布上评估是否有血栓存在,用10ml生理盐水冲洗导管,检查导管通畅情况,连接管路。

(4)注意事项:①停止治疗期间,每24小时检查、冲洗导管一次。②如怀疑导管内有血

凝块时，严禁推注任何液体。③严格无菌操作，开放导管前需用碘伏严格消毒导管接口。

八、主动脉内球囊反搏术

1. 适应证和禁忌证

(1)适应证

1)药物治疗无效的低心排血量综合征。

2)体外循环脱机困难或脱机后血压不能维持者。

3)因心肌缺血引起的急性心肌梗死、恶性心律失常。

(2)禁忌证

1)中、重度主动脉瓣关闭不全。

2)主动脉夹层及胸、腹主动脉瘤。

3)严重出血倾向和出血性疾病。

(3)相对禁忌证

1)严重的主动脉硬化。

2)检查结果显示拟置入IABP的动脉路径不通畅。

2. 置入前评估　护士严密监测患者的病情变化并协助医生识别置入时机，是IABP辅助治疗成功必不可少的关键环节(图3-1-2-2)。

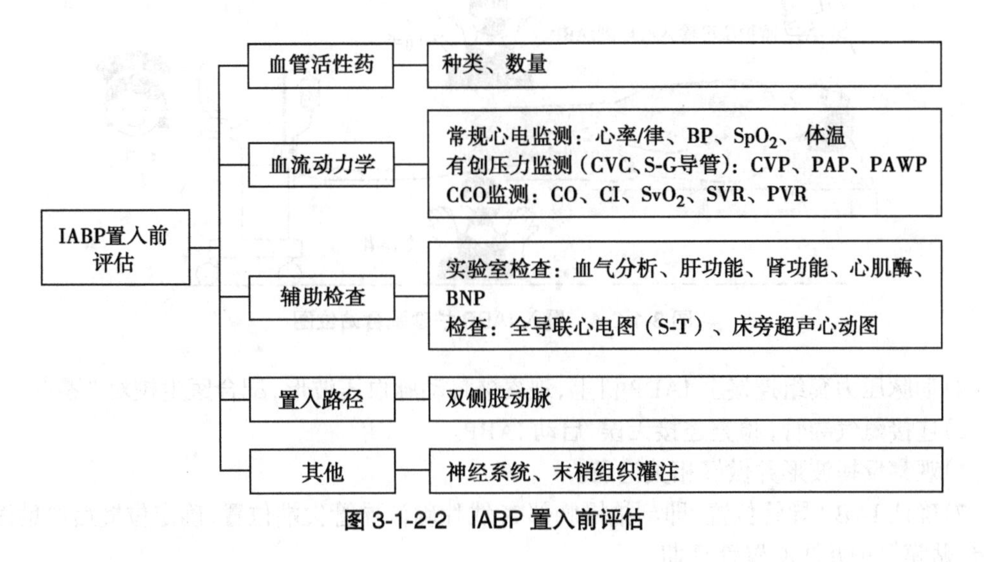

图3-1-2-2　IABP置入前评估

3. IABP置入的护理配合

(1)IABP置入操作前准备(图3-1-2-3)。

(2)配合站位(图3-1-2-4)。

(3)IABP置入操作流程

1)配合医生连接压力套组，IABP导管预冲肝素盐水。

2)连接安全电源，打开电源及IABP开关。

3)打开氦气瓶，检查氦气压；将IABP外部心电图信号线连接监护仪或除颤器以获取心电信息。

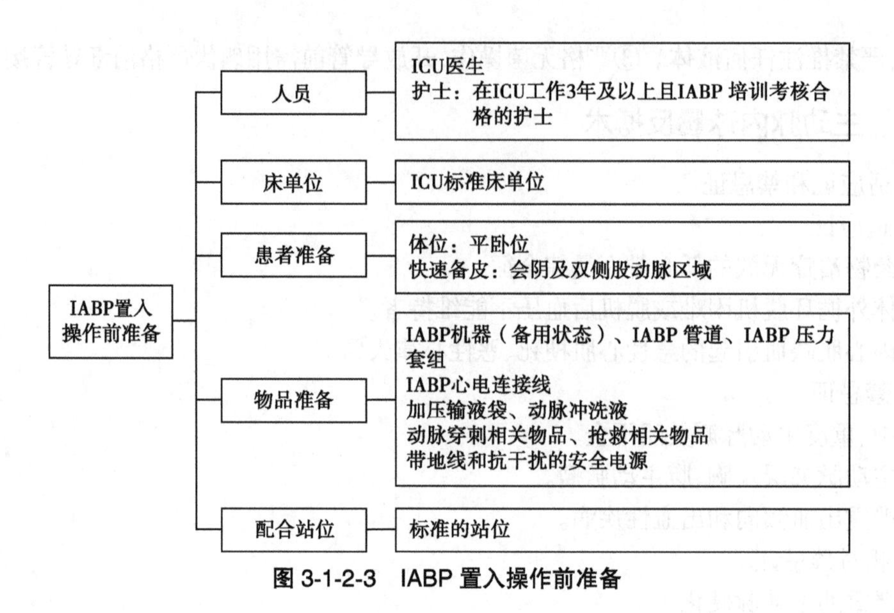

图 3-1-2-3　IABP 置入操作前准备

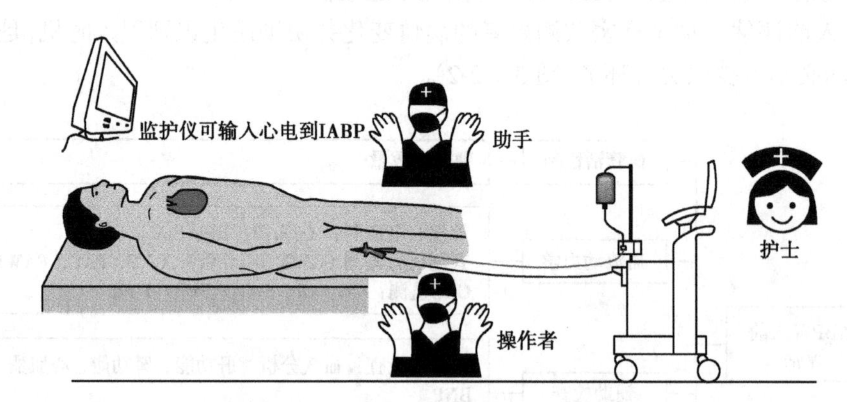

图 3-1-2-4　置入 IABP 护理配合站位图

4）动脉压力套组连接至 IABP 机上，观察屏幕动脉血压波形，配合医生校对“零点”。

5）连接氦气导管；检查连接无误，启动 IABP。

6）观察反搏波形并做好相关记录。

7）确认 IABP 导管位置，即刻拍摄胸部 X 线片确认导管尖端位置，确定位置后协助医生固定、贴膜保护并注明置管日期。

(4）置入 IABP 患者的转运配合

1）IABP 机蓄电充足，携带不间断电源。

2）氦气气源充足。

3）评估患者血流动力学稳定、IABP 触发有效，方可转运。

4）转运过程中注意保护隐私，预防意外脱管。

5）备好急救药品。

6）与相关科室确认转运路径及时间。

7）医生、护士共同转运，与相关科室做好交接。

4. IABP 置入后的监测及管理

1)IABP 有效触发：直接连接患者皮肤上的电极或间接连接外部监护仪(多导联监护仪或除颤器)，高水平地输出，获得心电图信号，建议使用外部心电图信号连接。

高质量的心电图信号指 R 波高尖、T 波低平的最佳导联，QRS 波群 > 0.5mV，不能有起搏器干扰信号。

密切监测心率 / 律，心电触发效果不佳时，建议选择压力触发，要求主动脉收缩压 > 50mmHg，脉压差 > 20mmHg。

IABP 初始模式为自动模式，触发比例为 1∶1，反搏充气量呈最大化。

2)IABP 管路的管理：IABP 管路双重固定，缝线加透明贴膜固定效果更佳(图 3-1-2-5)。

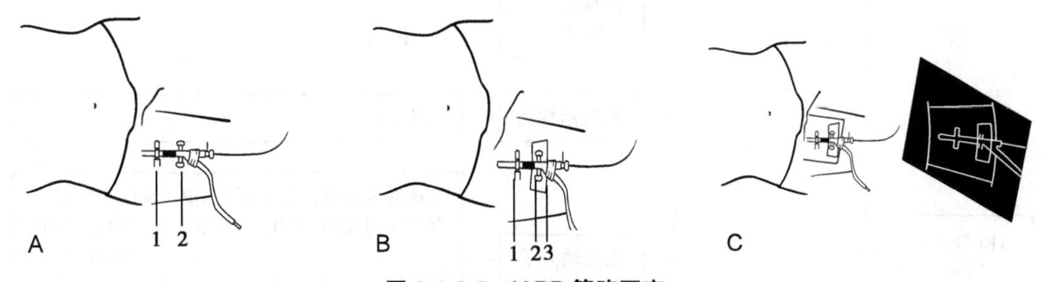

图 3-1-2-5 IABP 管路固定

A. 无鞘管置入缝线固定；B. 带鞘管置入缝线固定；C. 纱布覆盖，透明贴膜固定。
1. 缝线固定；2. 做标记；3. 贴膜固定

3)IABP 置入后的监测(图 3-1-2-6)。

5. 并发症的识别与护理 IABP 并发症主要包括下肢动脉缺血和血栓、血小板减少等。

(1)下肢动脉缺血和血栓

1)肢体缺血是 CABG 术后置入 IABP 最严重和最常见的并发症，护士需双手同时检测患者双侧肢体温度、周径、肌张力及足背动脉搏动情况，观察肢体的颜色，可用 IABP 自带的超声波多普勒仪评价动脉的血流频谱。

2)对取下肢静脉为桥血管的患者，检查取桥血管的下肢弹力绷带是否捆扎过紧(皮肤出现花斑和皮温低)，若发现异常，立即告知医生处理，建议术后 24h 拆除弹力绷带。

3)注意肢体的保暖，在血流动力学稳定的情况下，可每 2 小时进行翻身，置管侧肢体应保持功能位，抬高 15°，防止过度弯曲。

4)若出现触发不良、循环波动引起的低反搏压，及时告知医生；避免选择 1∶3 反搏超过 8h 和停搏超过 30min，防止球囊处血栓的形成。

(2)血小板减少

1)CABG 术后常规进行抗血小板治疗，应用 IABP 治疗 2~4d 后，可出现血小板计数下降，需密切观察患者有无出血倾向，及时向医生汇报。

2)IABP 作为机械辅助装置，还会出现红细胞破坏，应监测血小板计数和红细胞破坏指标(血红蛋白和游离血红蛋白)。

3)当血小板计数持续下降时，有可能出现肝素诱导的血小板减少症，应立即告知医生，建议检测肝素诱导血小板减少症抗体；对于肝素诱导血小板减少症的患者，可出现严重的血小板减少和血栓形成，应停用肝素，更换非肝素抗凝剂。

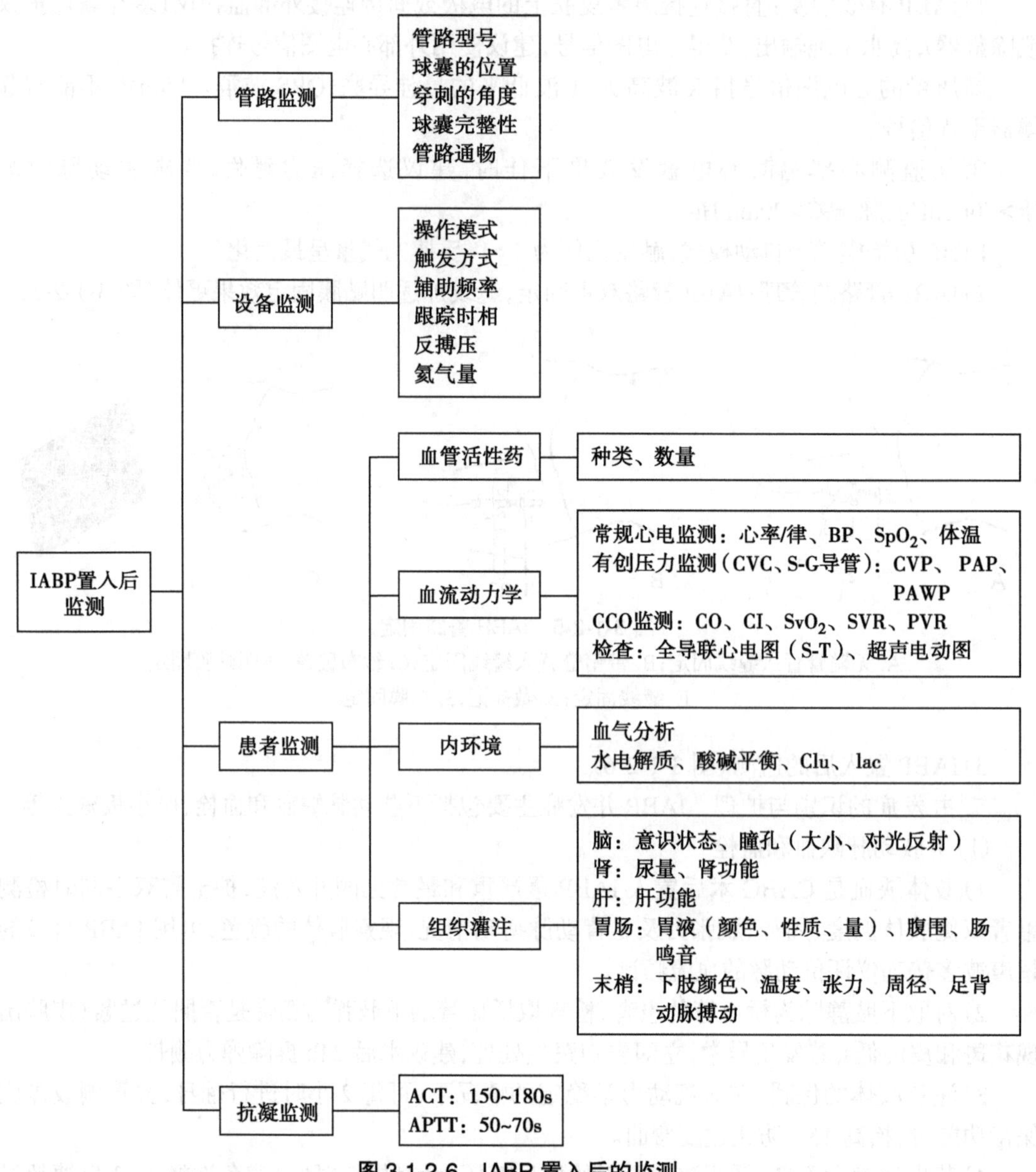

图 3-1-2-6　IABP 置入后的监测

6. IABP 撤除后的护理实践　IABP 撤除前和撤除后要做好全面评估，以预防 IABP 相关并发症的发生，这是保证患者安全的主要手段。

(1) IABP 撤除指标

1) 血流动力学稳定，心排血量指数 > 2.5L/(m^2·min)，平均动脉压 > 80mmHg。

2) 意识清楚，末梢循环良好，尿量 > 1ml/(kg·h)。

3) 多巴胺用量 < 5μg/(kg·min)，且依赖性小，药物减量对血流动力学影响小。

4) 心电图无心律失常或心肌缺血的表现。

5) 血气正常。

(2)IABP撤除时的护理配合

1)备齐用物,协助医生停IABP机。

2)医生拔除IABP导管时,建议留取IABP尖端进行培养。

3)穿刺点上方(近心端方向)压迫止血30min,观察评估下肢及切口情况。

4)将撤除的导管和鞘管毁形置于医用垃圾袋。

5)整理机器,使其处于备用状态。

第三节 儿童常见心血管疾病及手术的护理

一、全腔静脉 - 肺动脉连接术

1. 概念 全腔静脉 - 肺动脉连接术(total cavopulmonary connection,TCPC):上腔静脉、下腔静脉同时与肺动脉连接,将体静脉血引入肺动脉减轻右心负担。如肺阻力高可在上腔静脉与右心房之间开窗,有利于循环稳定。

根据患儿具体情况选择相应术式。

(1)上下腔静脉与肺动脉吻合术。

(2)在格林手术基础上将下腔静脉与肺动脉吻合(二次手术)。

2. 术后早期的监护要点

(1)降低肺循环阻力、保证腔静脉血顺利回流:术后采用"U"形体位,呼吸机不使用PEEP,应用血管扩张剂;积极处理胸腔积液。

(2)补充血容量的同时强化利尿。

(3)警惕渗漏综合征:胸腔积液、心包积液及腹水。

(4)术后上腔静脉压过高的处理措施:

1)调整呼吸机参数,过度通气 PCO_2 30~35mmHg;吸入一氧化氮以降低肺阻力。

2)上腔静脉梗阻需重新手术。

(5)术后下腔静脉压过高的处理措施:再次手术,房间隔开窗造口术;增加和维持右心功能,减轻心脏后负荷,减低肺阻力。

(6)乳糜胸的观察:安置胸腔引流管,观察胸腔积液的颜色、量、性质。送检确诊后采用无脂饮食和静脉高营养,促进愈合。

(7)抗凝药的应用

1)术后4h胸腔积液小于1ml(kg·h),静脉滴注肝素抗凝,拔除气管插管后改口服阿司匹林抗凝。

2)每日测凝血三项(包括部分活化凝血酶原时间、凝血酶原时间、纤维蛋白原),根据结果调整肝素用量。

二、双向格林术

1. 概念 双向格林(GLenn)术即上腔静脉 - 肺动脉双向转流术。经典的Glenn手术,是将右肺动脉离断后,其远心端与上腔静脉端侧吻合,同时将上腔静脉汇入心房处闭合。术后易发生双侧肺血量的不对称以及右肺动静脉瘘,影响日后根治手术。现采用的双向 Glenn 手术即不切断右肺动脉,将离断的上腔静脉直接与之做端侧吻合。上腔血流分向左、右两肺加大血液混合,并避免术后发生肺动脉扭曲。

2. 术后早期的监护要点

(1)一般护理见第一篇第一章第十节中“先天性心脏病护理总论”先天性心脏病术后护理常规相关内容。

(2)保证上腔静脉回流,降低肺循环阻力。

1)术后采用 45° 半卧位,呼吸机不使用 PEEP。

2)应用血管扩张剂、NO 吸入等综合措施。

3)末梢血氧饱和度维持在 80%~90%。

4)监测呼出潮气量,适度通气,避免肺血管阻力增加。

a. 尽早拔除气管插管。

b. 抗凝治疗:术后 4h 胸腔积液<1ml/(kg·h),给予静脉滴注肝素抗凝。拔除气管插管后改用阿司匹林口服抗凝。每日测凝血三项,根据结果调整肝素用量。

c. 监测中心静脉压,警惕上腔梗阻发生。

三、体动脉 - 肺动脉转流术

1. 概念 体动脉 - 肺动脉转流术(又称 blalock-taussing,B-T 术),是姑息手术的一种,通过人工血管在锁骨下动脉和右肺动脉之间架桥。应用于三尖瓣闭锁、肺动脉闭锁和不宜做一期根治术的法洛四联症等肺血少的发绀型心脏病,以及右室、肺动脉发育不全的婴幼儿复杂先天性心脏病。

2. 术后早期的监护要点

(1)一般护理见先天性心脏病术后护理常规

1)维持动脉血氧饱和度 75%~85%。

2)心功能的维护:术后积极使用多巴胺、肾上腺素等正性肌力药物。

3)抗凝治疗:术后当日胸腔积液不多后静脉泵入肝素抗凝,拔除气管插管后改用阿司匹林口服抗凝。

(2)相关并发症观察

1)分流量过多的护理:降低通气条件,降低吸入氧浓度,维持 PCO_2 45~50mmHg;应用呼气末正压治疗,减轻肺间质水肿;控制血压水平;必要时再次手术。

2)分流量过小的护理:降低肺血管阻力,吸入一氧化氮,维持 PCO_2<35mmHg;提升血压,补充血容量,应用正性肌力药物,增加分流量;慎用止血药;警惕吸痰刺激,加重缺氧;必要时再次手术。

四、肺动脉环缩术

1. 概念 肺动脉环缩术(pulmonary artery banding,PAB)是在术中以 5mm 宽的涤纶条在主肺动脉中段束带,在保证体循环稳定的前提下,通过调整松紧使主动脉 / 肺动脉收缩压比达 2∶1~3∶1,保证 50% 左右时动脉血氧饱和度达 75% 或以术前数值为参考。目的是

减少肺血流量，适用于一些年龄小、营养不良、反复感染或心力衰竭的肺充血型复杂先天性心脏病患儿，如大室间隔缺损、共同动脉干、主动脉弓缩窄、房室隔缺损等，需在根治前先行PAB来限制肺血流、控制肺炎和心力衰竭。

另外，对TGA/IVS（或限制性VSD）患儿，可以通过PAB对左心（功能右室）进行增加后负荷训练，从而促进左心室腔发育和心肌增长，有助于二期行大动脉调转术（ASO）后左心能够负担体循环的压力。

2. 术后早期的监护要点

（1）一般护理见先天性心脏病术后护理常规。

（2）心功能的观察与维护：静脉泵入米力农、硝普钠等降低肺血管阻力的药物；维护内环境稳定，纠正代谢性酸中毒。

（3）必要时松解环缩带，防止发生低氧血症：维持血氧饱和度70%~75%；早期呼吸机辅助，保证过度通气状态；持续镇静，防止肺阻力升高。预防肺部感染。

五、法洛四联症

1. 概念　法洛四联症是最常见的发绀型先天性心脏病。包括四种不同病变：右心室流出道梗阻、室间隔缺损、主动脉骑跨、右心室肥厚，其中前两者为主要病理改变。

2. 临床表现　术前均有不同程度的发绀；杵状指；啼哭、吮乳、进食及活动后气喘甚至缺氧发作。多数患儿有蹲踞并伴发育迟缓。

3. 主要治疗方法　确诊后可行外科手术治疗。

（1）姑息手术：改良B-T分流术、中心分流术、右心室流出道球囊扩张术、上腔静脉与右肺动脉吻合术。

（2）杂交手术：侧支封堵术+根治术。

（3）根治手术。

4. 术后早期的监护要点

（1）按体外循环术后常规护理。

（2）防控低心排血量综合征，警惕心功能不全。

1）术后应用正性肌力药物增加心肌收缩力。

2）监测CVP、Lac、静脉血氧饱和度、末梢温度，补充血容量（血浆、人血白蛋白），观察尿量≥2ml/（kg·h）。

3）警惕由于CVP高、渗漏等原因造成的胸腔积液或腹水，可通过纠正心功能不全、提高胶体渗透压、利尿、胸腔引流、腹腔引流等措施改善。

a. 密切监测心率/律的变化；给予激素、心肌营养药减轻心肌细胞水肿，预防心律失常。应用临时起搏器的患者应固定好起搏导线，按起搏器常规护理。

b. 观察有无肺部渗出，警惕呼吸窘迫综合征。

严格控制入量，出入量负平衡，维持正常胶体渗透压。对于X线胸片有渗出表现，肺血流分布不均、怀疑有侧支循环的患儿，呼吸机辅助时间应相对延长，加大PEEP，减少吸痰刺激。拔管前逐步减少PEEP，观察有无X线胸片渗出、CVP/LAP增高、血氧饱和度下降、咳粉痰、心率加快、血压下降、尿量减少等表现。拔除气管插管后应高度警惕肺内渗出性改变，当出现烦躁不安、呼吸浅促、鼻煽、血氧饱和度下降、CVP增高等临床表现时，应立即报告医生，行 CPAP 辅助通气或紧急气管插管。

5. 出院后的健康指导

(1)适当限制活动 6~12 个月,加强营养、提高机体免疫力。

(2)常规强心、利尿 6~12 个月,慢性心功能不全者适当延长治疗时间。

(3)每年进行一次心电图、X 线胸片、超声心动图复查,动态观察心功能变化。

六、右心室双出口

1. 概念　右心室双出口(double outlet of right ventricle,DORV)是心室 - 动脉连接异常的一类先天性心脏畸形,胚胎学上属于圆锥动脉干发育畸形,解剖上包括介于法洛四联症和完全型大动脉转位之间的一系列病变。常见类型:艾森曼格型、法洛四联症型、Taussig-Bing。

2. 临床表现　心力衰竭、生长发育受限、反复呼吸道感染、发绀、杵状指。

3. 主要治疗方法　确诊后可行手术治疗。

(1)根治手术:根据 DORV 血流变化不同,分型不同,采取不同的手术方法。

(2)姑息手术。

4. 术后早期的监护要点

(1)见体外循环术后护理常规。

(2)低心排血量综合征观察

1)严密监测生命体征变化,严格控制入量,2~3ml/(kg·h),早期以补充胶体为主。

2)使用正性肌力药增强心肌收缩力,应用扩血管药降低前后负荷,监测用药效果。

3)控制体温,保持末梢血管张力。

(3)右心功能维护:强心利尿,大于 5mm 的室缺残余漏应手术修补。

(4)预防肺动脉高压

1)减少诱发肺动脉高压的因素:遵医嘱镇静,减少刺激。

2)延长呼吸机辅助通气时间,调整呼吸机以保证 $PCO_2<35mmHg$,pH>7.5。

3)吸痰前后保证充分供氧,适当镇静,预防肺动脉压力增高。

4)遵医嘱应用降低肺动脉压改善右心功能的药物。必要时可吸入 NO,静脉泵入曲前列尼尔,口服西地那非等降低肺动脉阻力。

(5)心室流出道梗阻的观察:主要表现为低心排血量综合征,需外科手术治疗。

(6)心率的观察、维护:应用激素治疗,减轻心肌细胞水肿,必要时应用临时起搏器。

(7)行姑息手术者详见相关手术术后护理。

七、室间隔完整的肺动脉闭锁

1. 概念　室间隔完整的肺动脉闭锁(pulmonary aresia with intact ventricular septum,PA/IVS)是一种高致死性先天性心脏病,并非只是简单肺动脉与右心室血流不通,它包括肺动脉瓣闭锁、右心室、三尖瓣和冠状动脉不同程度的发育不良。它的肺血主要来自未闭的动脉导管,因此明确诊断后,应立即手术。

2. 临床表现　出生后即有发绀是 PA/IVS 的特征,严重者出现呼吸急促、心动过速等症状。

3. 主要治疗方法　确诊后行外科手术治疗,大部分采取分期手术治疗。

(1)第一阶段：新生儿期行体 - 肺动脉分流术或同时行肺动脉直视切开术或球囊扩张术。

(2)第二阶段：3~5 岁时建立右心室到肺动脉血流通道，闭合房间交通和心外分流。

4. 术后早期的监护要点

(1)按低温、体外循环术后护理。

(2)按姑息手术护理要点(见第三篇第一章第三节中体动脉 - 肺动脉转流术的护理)。

(3)球囊扩张护理要点：氧合监测，维持 SpO_2 在 85%~90% 之间。

1)分流量大者：限制氧流量，呼吸机增加 PEEP，加强利尿。

2)分流量小或不畅者：增加氧流量，呼吸机减少 PEEP，镇静镇痛，减轻肺动脉阻力及肺动脉痉挛，对于保留 PDA 者遵医嘱静脉泵入前列地尔注射液保持 PDA 通畅。必要时再次手术。

八、单心室

1. 概念　单心室是指一个共同心室腔同时接受左右心房的血液，可能有两组房室瓣，亦可能只有一个共同的房室瓣，两大动脉均起自一个有泵血功能的单心室。单心室多是左室发育正常而右室发育不全，两者之间由室间隔缺损相沟通，两大动脉之间的相互关系可能正常，也可能转位。因此，单心室应视为心室、房室瓣和大动脉发育过程中发生的一组综合畸形。

2. 临床表现　肺动脉严重狭窄的患儿婴儿期即有明显发绀、杵状指(趾)。

3. 主要的治疗方法　确诊后可行手术治疗，选择相应术式。

(1)生理矫治：改良 Fontan，全腔静脉 - 肺动脉连接术。

(2)姑息手术：体 - 肺动脉分流术，双向格林术。

(3)肺动脉环缩术。

4. 术后早期的监护要点

(1)按低温、体外循环术后护理常规。

(2)遵医嘱输注胶体补充足够血容量。

(3)泵入正性肌力药物，维持内环境稳定，纠正酸中毒。

(4)加强利尿，应用利尿剂效果不显著时积极行腹膜透析治疗。

(5)控制体温 36.5~37℃，保持末梢血管张力，减少循环波动。

(6)胸腔积液的护理措施：保持引流管通畅、注意观察量及性状。

九、完全型大动脉转位

1. 概念　完全型大动脉转位(transposition of great arteries，TGA)是指大动脉与房室连接关系一致，心室与大动脉连接不一致，所以主动脉起源于形态右心室，肺动脉起源于形态左心室，是一种较常见的发绀型复杂心脏畸形。

2. 临床表现　出生后不久即有发绀，发绀的严重程度取决于心内血液混合的程度。合并大的室间隔缺损或动脉导管未闭的患儿发绀出现较晚、较轻。半岁以上的患儿可有杵状指(趾)。

3. 主要治疗方法　确诊后可行外科手术治疗，根据解剖特点、年龄选择相应术式。

(1)大动脉调转术(Switch 术)：用于出生后 3 周内的室间隔完整的 TGA 及左室功能良好、肺动脉高压进展快的合并大 VSD 或 PDA 的 TGA。

(2)REV 术：可适用于小婴儿，减少外管道置换的手术次数。

(3) DRT：适合大动脉转位合并肺动脉狭窄的患儿。

(4) Rastelli：适合于室间隔缺损较大，TGA 合并肺动脉和 / 或左室流出道狭窄的患者。

(5) 左室训练术：适合于左室退化的患儿。

4. 术后早期的监护要点　见低温、体外循环下术后护理常规。

(1) 术后左心功能的维护

1) 安装左房测压管，监测左房压动态变化，维持在 5~8mmHg 为宜。

2) 严格控制入量，严禁单位时间内大量补液。

3) 术后早期心率 > 150 次 /min，必要时通过起搏器调节。

4) 定时床旁超声评估左心功能。

5) 保证肾灌注的前提下，维持动脉平均压 40~50mmHg，必要时应用血管扩张剂，中剂量使用正性肌力药物，维护心功能。

6) 控制体温 36℃，降低氧耗，减轻心脏负荷。

7) 少尿或无尿时，积极行腹膜透析术，维持负平衡。

8) 重新评估冠状动脉的吻合情况。

(2) 预防心律失常

1) 积极查找诱因，排除因电解质紊乱、缺氧、酸中毒引起的心律失常。

2) 重新评估冠状动脉的吻合情况。

3) 做 12 导联心电图，明确心律失常种类。

4) 对病情危重者，床旁备除颤器、抢救车。

(3) 防止肺动脉高压危象

1) 减少诱发肺动脉高压的因素，如疼痛躁动，气管内吸痰等。

2) 持续镇静，必要时应用肌松药。

3) 相对延长呼吸机辅助通气时间，调整呼吸机过度通气状态。

4) 吸痰前后保证充分供氧。

5) 应用降低肺动脉压改善右心功能的药物。

6) 必要时可持续吸入 NO，口服西地那非降低肺动脉压力。

十、三尖瓣闭锁

1. 概念　三尖瓣闭锁(tricuspid atresia，TA)是由于先天性三尖瓣未发育，使右心房与右心室之间无直接通路，仅有一些纤维或肌性隔膜样组织代替应有的三尖瓣结构。

2. 临床表现　患儿通常在出生时就出现发绀并进行性加重，常伴有缺氧发作，表现为呼吸困难或晕厥，较大儿童出现明显的杵状指(趾)，但较少有喜蹲踞现象。

3. 主要的治疗方法　确诊后行外科手术治疗，选择相应术式：房间隔缺损扩大术(开胸、介入)，全腔静脉 - 肺动脉连接术(详见相关章节)，体 - 肺动脉分流术。

4. 术后早期的监护要点　同姑息手术术后护理(见第三篇第一章第三节中体动脉 - 肺动脉转流术的护理)。

十一、三尖瓣下移

1. 概念　三尖瓣下移又称 Ebstein 畸形，是指部分或全部三尖瓣瓣环下移至右心室腔，

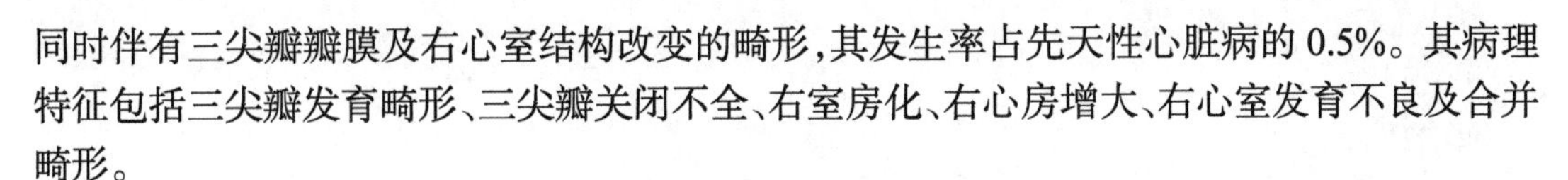

同时伴有三尖瓣瓣膜及右心室结构改变的畸形，其发生率占先天性心脏病的0.5%。其病理特征包括三尖瓣发育畸形、三尖瓣关闭不全、右室房化、右心房增大、右心室发育不良及合并畸形。

2. 临床表现　新生儿早期，病情危重，依赖PDA，随着肺循环阻力的下降，如PDA关闭，导致缺氧、酸中毒，甚至死亡。婴儿期，由于卵圆孔未闭，严重的三尖瓣反流，心房水平右向左分流，出现发绀。严重者出现右心功能衰竭，心律失常。

3. 主要的治疗方法　通常明确诊断后，无明显发绀、心功能尚可、无三尖瓣反流者可以随访，内科积极治疗心功能和心律失常，不必积极手术。若临床上出现心力衰竭，尤其是右心室功能衰竭，心律失常不能控制，发绀严重，则考虑外科手术治疗。

(1)根治术(双心室矫治)：双心室矫治应根据三尖瓣的发育及下移程度进行瓣叶的成形或置换、瓣环的环缩、右室房化部分的折叠、房间隔修补、其他合并畸形的矫治。

(2)姑息手术

1)一个半心室矫治：若患者右心室小且功能较差或在三尖瓣成形(或置换)术后发生难以纠治的右心衰竭，可考虑在三尖瓣成形的基础上加做Glenn手术，即一个半心室矫治。

2)单心室矫治：若右心室及瓣叶严重发育不全，可考虑行单心室矫治。一般在6个月左右行Glenn手术，2~3岁行全腔静脉肺动脉连接术(TCPC)。

3)心脏移植：若患者双心室功能都极差，无法行单心室矫治，应考虑心脏移植。

4. 术后早期的监护要点

(1)一般护理见先天性心脏病术后护理常规。

(2)预防相关并发症

1)低心排血量综合征：术前右心室充盈受限，右心房增大。术后残存三尖瓣反流造成右心扩大影响左心充盈而导致心排血量减少。

处理：监测动脉血压、中心静脉压以及尿量，注意胸腔引流量的变化。维持血压平稳及组织有效灌注满意条件下尽量减少入量，控制右心房压力。机械通气时减小PEEP，保持过度通气。强心利尿。治疗心律失常，纠正电解质紊乱，保持酸碱平衡，防止恶性心律失常的发生。

2)三尖瓣反流：术前瓣膜条件差，术中矫治不满意，术后右心系统后负荷高或功能衰竭。

处理：给予正性肌力药，慎重补液，减少右心室后负荷。

3)心律失常：术前存在异常传导通路；手中损伤传导束；术后出现低心排血量综合征；电解质紊乱。表现为房室传导阻滞、阵发性室上性心动过速、心房颤动、室性期前收缩等。

处理：密切监测心率/律。术中避免损伤，术毕积极放置心外膜起搏导线。术后有效控制右心前、后负荷，减轻心肌水肿，维持酸碱及电解质平衡。室上性心动过速应用胺碘酮、艾司洛尔；室性期前收缩应用利多卡因。

4)出血：术前长期右心功能不全引起的肝功能损伤导致凝血机制减退，加之体外循环影响均易导致术后出血。

处理：术前维护肝功能，补充凝血因子。术后积极补充纤维蛋白原和凝血因子。适当控制血压。保持引流管通畅。

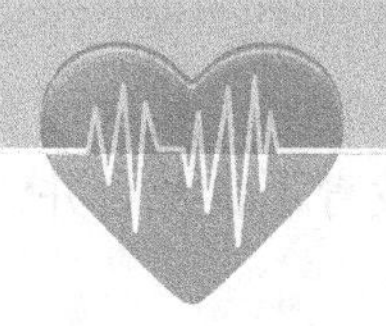

第二章　专科护理技能

第一节　拔除婴幼儿鞘管

拔除婴幼儿鞘管的流程及注意事项见图 3-2-1-1。

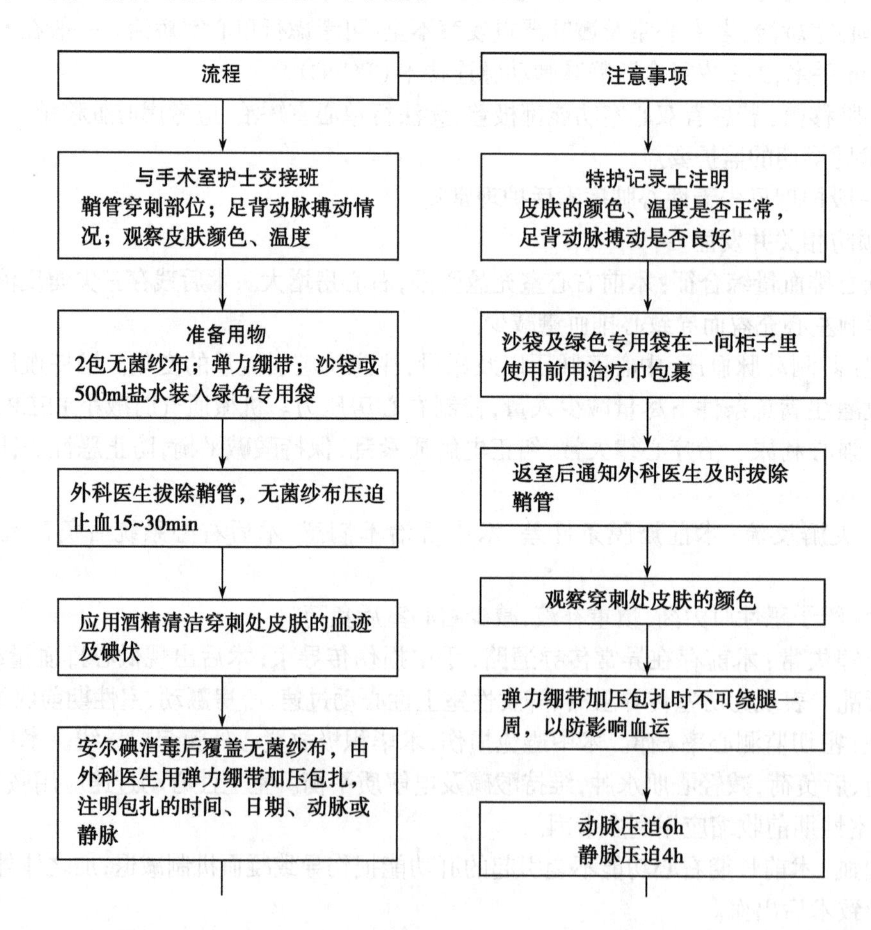

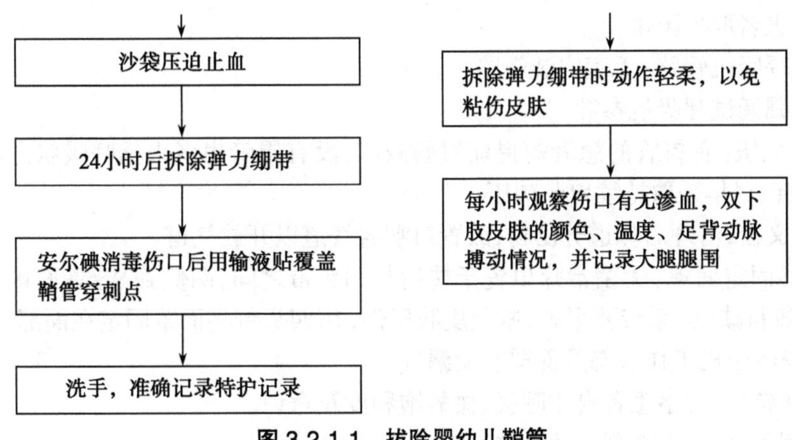

图 3-2-1-1　拔除婴幼儿鞘管

第二节　经面罩呼吸机加压给氧的护理配合

一、目的

1. 作为通气不足、CO_2潴留、低氧血症患者的过渡治疗，避免二次插管。
2. 避免气管插管造成的气道损伤。
3. 保留语言、吞咽及咳嗽等功能。

二、评估

1. 评估患者意识状态，合作程度。
2. 评估患者血氧饱和度及血气分析结果。
3. 评估患者是否携带义齿、口腔分泌物及气道状况。
4. 评估患者面部皮肤。
5. 检查呼吸机设备状态及工作模式。

三、用物

呼吸机，灭菌呼吸机管道，简易呼吸器，输血器，灭菌注射用水，口咽通气道，加压面罩，四头带，一次性气管切开软管，无菌治疗巾，水胶体敷料。

四、操作步骤

1. 核对医嘱及患者信息。
2. 洗手、戴口罩。
3. 向清醒患者解释，取得配合。
4. 携用物至患者床旁。

5. 协助患者取半卧位。

6. 安装呼吸机管路：无菌安装管路。

7. 遵医嘱调试呼吸机参数。

8. 胃肠减压：有胃管的患者需提前胃肠减压，没有胃管患者根据呼吸状态应选取合适时机留置胃管，尽早采取持续胃肠减压。

9. 取下义齿，清理后鼻道分泌物，放置口咽通气道以开放气道。

10. 妥善固定面罩：无菌治疗巾置于枕后与四头带之间，两侧到耳部；面罩与面部之间使用水胶体敷料减压；系带要平整，避免皮肤压伤；用四头带将面罩固定在面部，松紧适宜。

11. 检查呼吸机工作状态及面罩有无漏气。

12. 再次核对，观察患者自主呼吸、血氧饱和度及意识。

13. 整理用物，给患者摆舒适体位。

14. 洗手、记录。

五、注意事项

1. 清理后鼻道分泌物时，应保持呼吸道通畅，鼓励患者自主咳痰，必要时可用口咽通气道或人工吸痰。

2. 及时胃肠减压，防止胃胀气和胃液反流误吸。

3. 检查呼吸机的工作状态，及时处理漏气报警。

4. 定时查看面部受压皮肤并及时调整位置。

5. 定时查胸片及血气。

六、评分标准(表 3-2-2-1)

表 3-2-2-1　经面罩呼吸机加压给氧的护理操作评分标准

项目	技术操作要求	权重				实得分
		A	B	C	D	
目的	作为通气不足、CO_2 潴留、低氧血症患者的过渡治疗，避免二次插管	3	3	2	0	
	避免气管插管造成的气道损伤	3	3	2	0	
	保留语言、吞咽及咳嗽等功能	3	3	2	0	
评估	评估患者意识状态，合作程度	3	3	2	0	
	评估患者呼吸状态、血氧饱和度及血气分析	3	3	2	0	
	评估患者面部皮肤、口腔分泌物、义齿及气道	3	3	2	0	
	检查呼吸机设备状态及工作模式	3	3	2	0	
用物	呼吸机，灭菌呼吸机管道，简易呼吸器，输血器，灭菌注射用水，口咽通气道，加压面罩，四头带，一次性气管切开软管，无菌治疗巾，水胶体敷料	5	3	1	0	

续表

项目	技术操作要求	权重				实得分
		A	B	C	D	
操作步骤	核对医嘱及患者信息	3	2	1	0	
	洗手、戴口罩	2	1	0	0	
	向清醒患者解释，取得配合	2	0	0	0	
	携用物至患者床旁，协助患者取半卧位	3	2	1	0	
	无菌安装呼吸机管路	5	4	2	0	
	遵医嘱调试呼吸机参数	5	1	0	0	
	取下义齿，清理后鼻道分泌物	5	4	2	0	
	有胃管的需胃肠减压	5	3	2	0	
	妥善固定面罩	5	4	2	0	
	检查呼吸机工作状态及面罩有无漏气	5	3	2	0	
	观察患者自主呼吸、血氧饱和度及意识	5	3	2	0	
	再次核对患者	3	1	0	0	
	整理用物，给患者摆舒适体位	3	1	0	0	
	洗手、记录	3	2	1	0	
注意事项	清理后鼻道分泌物时，应保持呼吸道通畅，鼓励患者自主咳痰，必要时可用口咽通气道或人工吸痰	4	2	1	0	
	及时胃肠减压，防止胃胀气和胃液反流误吸	4	2	1	0	
	检查呼吸机的工作状态，及时处理漏气报警	4	2	1	0	
	定时查看面部受压皮肤并及时调整位置	4	2	1	0	
	定时查胸片及血气	4	2	1	0	
合计		100				

第三节　漂浮导管的护理

一、概述

1. 基本概念　肺动脉导管（pulmonary arterial catheter，PAC），又称 Swan-Ganz 导管。将

Swan-Ganz 导管经大静脉(股静脉、锁骨下静脉、颈内静脉等)置管,将气囊充气后通过上腔静脉或下腔静脉、右心房、右心室、肺动脉,进入肺小动脉。

通过 Swan-Ganz 导管行血流动力学监测,以获得对心功能状态的判断。Swan-Ganz 导管可直接监测肺毛细血管楔压,间接监测左房压和左室舒张末压,同时用温度稀释法可监测心排血量,从而评价左、右心功能,为治疗提供依据的同时评价治疗效果。

Swan-Ganz 导管全长 110cm,每 10cm 有一刻度,导管顶端带有气囊,气囊距导管顶端约 1mm,可用 0.8~1ml 的空气或二氧化碳气充胀,充胀后的气囊直径约 13mm,导管尾端连接 2ml 的注射器,用以气囊充气或排放。四腔导管黄色腔的开口终止于导管的顶端,用于监测肺动脉压力。红色腔的气囊开口距顶端 1cm,用于膨胀气囊。蓝色腔的开口在距导管顶端部 30cm 处,用于监测右心房压力和热稀释法测量心排血量时推注冰盐水。在距顶部 4cm 处有一加热敏电阻探头,用于测定心排血量(图 3-2-3-1)。

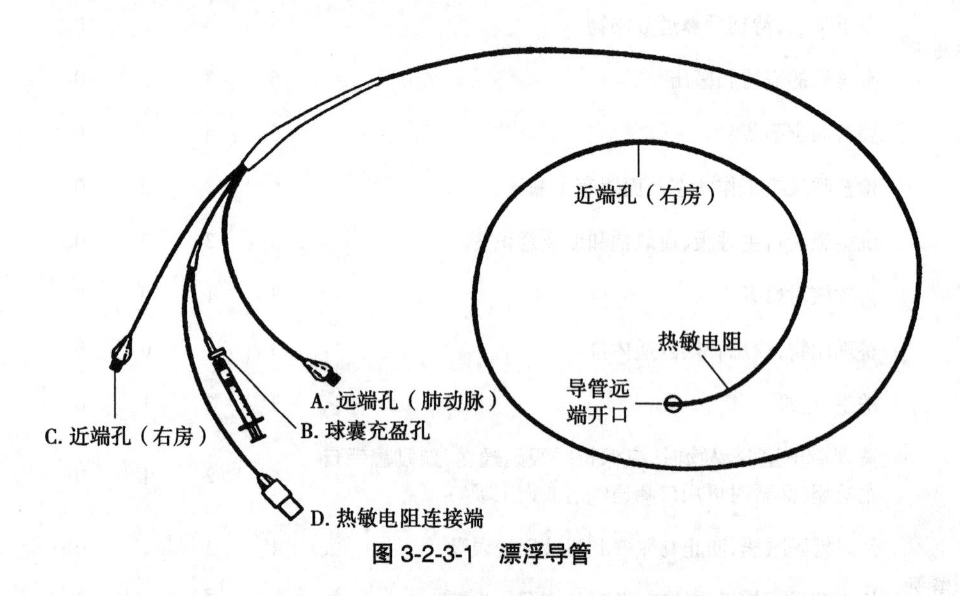

图 3-2-3-1　漂浮导管

2. 血流动力学指标　由 Swan-Ganz 漂浮导管所获得的直接指标为:右心房压力(right atrium pressure,RAP)、肺动脉压力(pulmonary artery pressure,PAP)、肺动脉楔压(pulmonary arterial wedge pressure,PAWP)、心排血量(cardiac output ,CO)。通过公式计算获得的间接指标为肺血管阻力(pulmonary vascular resistance, PVR)、外周血管阻力(systemic vascular resistance ,SVR)、每搏功(stroke work ,SW)、左室每搏功(left ventricular stroke work ,LVSW)、右室每搏功(right ventricular stroke work ,RVSW)、心指数(cardiac index,CI)。还可通过导管采取混合静脉血标本,测定静脉氧分压(PvO_2),间接了解换气功能。

(1)RAP 参考值范围:0~6mmHg。

(2)PAP 参考值范围:15~25mmHg/8~15mmHg。

(3)PAWP 参考值范围:6~12mmHg。

(4)CO=HR × SV,参考值范围:4~8L/min。

(5)CI=CO/BSA [$L/(min \cdot m^2)$],参考值范围:2.5~4$L/(min \cdot m^2)$。

(6)SVR= [(MAP−CVP) × 80]/CO,参考值范围:900~1 800$dynes \cdot s/cm^{-5}$。

(7)SVRI(外周血管阻力指数)=［(MAP–CVP)×80］/CI。

(8)PVR=［(MPAP–PCWP)×80］/CO,参考值范围:40~120dynes·s/cm^{-5}。

(9)PVRI(肺血管阻力指数)=［(MPAP–PCWP)×80］/CI。

(10)SV(心搏输出量)=CO/HR×1 000(ml)。

(11)SVI(心搏输出量指数)=CI/HR×1 000(ml/m)。

(12)LVSWI(左室心搏做功指数):反映左心室的心肌收缩力。

(13)RVSWI(右室心搏做功指数):反映右心室的心肌收缩力。

(14)BSA(体表面积)=71.84×(WT0.425)×(HT0.725)/10 000(m)。

(15)SvO_2(混合静脉血氧饱和度)参考值范围:68%~77%。

二、适应证

1. 先天性心脏病合并肺动脉高压的患者。

2. 冠状动脉旁路移植术、心脏移植的患者。

3. 术后出现低心排血量综合征的患者。

4. 严重心衰应用血管活性药物、血流动力学不稳定或应用主动脉内球囊反搏(IABP)的患者。

5. 多脏器功能衰竭的患者。

三、持续监测期间护理注意事项

1. 密切观察压力波形的变化,管腔阻塞或导管留置时间过长可致肺动脉波形低钝,脉压变小。

2. 保持导管通畅,由于管腔细长易发生栓塞,持续用肝素液冲洗(生理盐水 250ml+ 肝素 625U)3~5ml/h。压力包的压力保持在不低于 300mmHg。准确记录输入的液体量,牢固固定好管道防止导管移位、打折。

3. 保证数字准确,换能器与心脏置同一水平。床位和体位改变时,及时校正零点。当压力波形改变时,检查导管是否移位或管腔部分阻塞。

4. 测量 PCWP 时,应将气囊缓慢充气(充气量<1.5ml),待出现嵌顿压图形后,记录数字并放掉气囊内气体。如气囊充气后不出现嵌顿压图形,多因导管退出肺动脉或气囊破裂。将气囊充气后放松注射器,如无弹性回缩说明气囊已破裂,不可再将气囊充气。

5. 由肺动脉开口抽取混合静脉血标本时,速度宜缓慢。过快易致混合静脉血氧饱和度及混合静脉血氧分压升高。

6. 预防感染严格执行无菌技术操作。穿刺部位每日用安尔碘消毒两次并用无菌敷料覆盖。

7. Swan-Ganz 导管常规保留 72h,为预防导管相关性血液感染,患者循环稳定后要及早拔除导管及鞘管,对疑有感染患者要进行导管尖端培养。

8. 拔除导管时,应在监测心率 / 律的条件下进行。拔管后,应压迫局部止血 10min。

四、并发症的防治

1. 心律失常　为常见的并发症。导管在置入过程中,导管顶端接触心肌壁或心瓣膜,会出现各种室性心律失常。如出现严重室性心律失常,如室性心动过速、室性颤动时应立即拔除导管,给予药物治疗及急救处理。置入或拔除导管时,应持续监测 ECG,备用利多卡因及镇静药物。

2. 气囊破裂　放置导管前检查气囊。测量 PCWP 时应缓慢充气,气囊最大充气量<1.5ml。气囊破裂后使肺毛细血管楔压指标丧失,多次反复的气囊充气可能造成气栓形成。

3. 肺栓塞　多因充胀的气囊长时间嵌入肺动脉所致。所以,每次测完 PCWP 后,将气囊内气体放掉。应持续监测肺动脉平均压,以间接反映肺毛细血管楔压的变化。

4. 导管堵塞或肺动脉血栓形成　多见于有栓塞史及血液高凝状态的患者。注意心内压力波形改变,保持导管通畅及正确地行抗凝治疗。

5. 导管在心腔内扭曲　发生于导管插入血管内过长时,必要时做床旁 X 线片检查导管插入位置。由右心房至肺动脉一般不应超过 15cm,发现扭曲应及时退出。

6. 感染　置管的局部要保持清洁、干燥,皮肤穿刺处每日用碘伏液(有效碘含量 0.5% 碘伏溶液)消毒。导管保留时间不宜超过 72h。

7. 肺动脉破裂　见于肺动脉高压、血管壁变性的患者,由于导管在肺动脉内反复移动、气囊过度充气所致。应注意气囊充气时速度宜缓慢、充气时间不宜过长、充气量适当并严密监测肺动脉压力波形的改变。

第四节　经鼻高流量吸氧的护理配合

经鼻高流量吸氧(high-flow nasal cannula,HFNC)是指通过无需密封的鼻塞导管直接将一定氧浓度的空氧混合高流量气体输送给患者的一种氧疗方式。

特点:维持恒定的氧浓度 21%~100%;持续高流量,最高达 60L/min;气道温湿化 31~37℃,100% 相对湿度。

一、目的

1. 维持合适的肺泡通气量;改善肺的氧合功能。

2. 减轻呼吸肌负荷、减少呼吸做功,降低肺和心脏负荷。

3. 改善呼吸困难,加强湿化,利于排痰,并减少有创通气的并发症(如气压伤、肺不张、低血压、人机对抗等)。

二、评估

1. 评估环境　清洁、温湿度适宜,氧源安全、稳定、有效。

2. 评估治疗仪　处于备用状态。

3. 评估患者病情、意识状态、吸氧及缺氧状况、血气及实验室检查指标。

4. 予患者取舒适卧位,告知清醒患者操作目的以取得配合。

三、用物

无创呼吸湿化治疗仪(高流量呼吸机)(图 3-2-4-1)、高流量吸氧氧气表头一个、治疗仪管路、治疗仪鼻导管、水罐、灭菌注射用水、消毒管路、棉签、试水杯(内含水)。

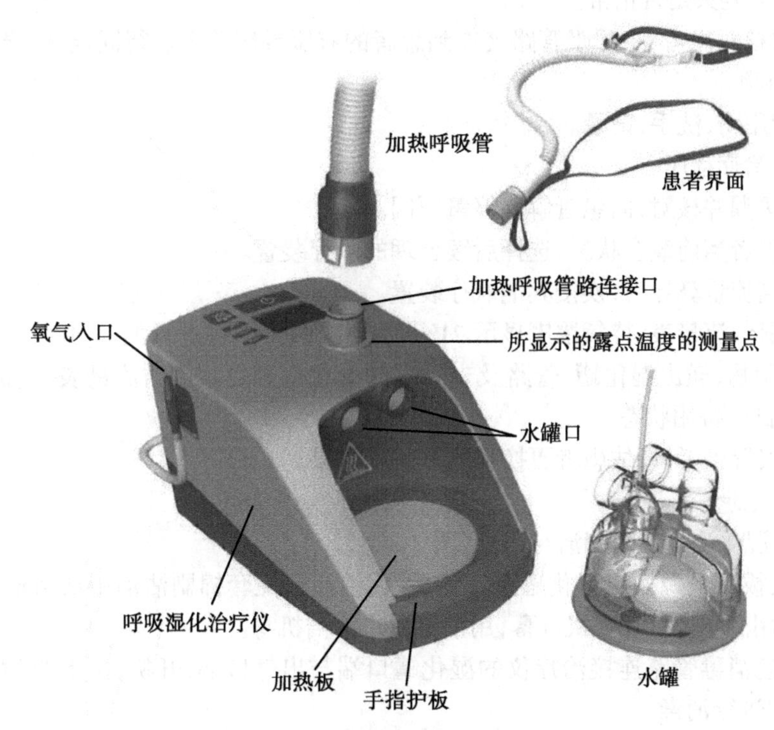

图 3-2-4-1　呼吸湿化治疗仪及配件

四、操作步骤

1. 核对医嘱,洗手、戴口罩。

2. 备齐用物至患者床旁,核对患者。

3. 评估患者当前吸氧及缺氧状况,向清醒患者解释,以取得配合。

4. 协助患者摆放舒适体位,抬高床头>30°,并用湿棉签清洁患者鼻腔。

5. 治疗仪放置床头一侧,治疗仪上氧气流量表与墙壁上氧气源连接,连接电源,妥善固定。

6. 将湿化罐安装于治疗仪上,湿化罐上进气口和出气口分别与治疗仪上进气口、出气口连接,并保证蓝色卡槽完全卡入到位。

7. 将湿化罐上的输液器与无菌注射用水连接,并挂于输液杆上,高度>20cm 以上,湿化罐将根据压力自动加湿化液至刻度线处。

8. 连接呼吸湿化治疗仪管路及鼻塞。

9. 打开电源开关,机器进行自检预热。

10. 打开氧气流量表,根据医嘱设置治疗仪温度(初始设定为 37℃)、供氧浓度、呼吸流速并确定。

11. 核对患者，连接呼吸管路的鼻塞于患者，注意鼻塞与患者鼻孔连接紧密，并注意防止皮肤压迫。

12. 评估患者缺氧状况有无改善，血气指标有无提高；高流量吸氧装置是否正确，有无漏气；氧气压力表头是否正常。

13. 再次核对患者，将呼吸管路夹夹到患者的衣服或床单上进行固定，向患者宣教高流量吸氧注意事项。

14. 整理用物，洗手、记录。

15. 停止治疗程序

(1)接到医嘱并核对，向患者解释停氧原因。

(2)评估患者当前氧合状况，选择后续合理的氧疗装置。

(3)取下高流量鼻导管，换接其他氧疗装置。

(4)关闭氧气流量表，待氧浓度显示21%后再按“关机”键进行关机，并拔出电源。

(5)整理用物，撤出湿化罐、管路及未用完的湿化水弃之。清洁流量表头、机身、电源线等，保持设备良好备用状态。

(6)妥善安置患者，评估患者更换吸氧方式后效果。

(7)洗手、记录。

16. 呼吸湿化治疗仪的清洁与消毒(图3-2-4-2)

(1)关机、拔除电源撤出湿化罐及管路后，用治疗仪配套棉刷沾消手液清洁治疗仪进气口及出气口，用潮布擦拭呼吸机屏幕，用消毒湿巾清洁机身。

(2)将红色消毒管路连接治疗仪的湿化罐口端与出气口端，开机，按下“开始”键，根据机器自设时间进行消毒。

(3)消毒结束后，将红色消毒管路送供应室进行环氧乙烷消毒后备用，机器放置设备间备用。

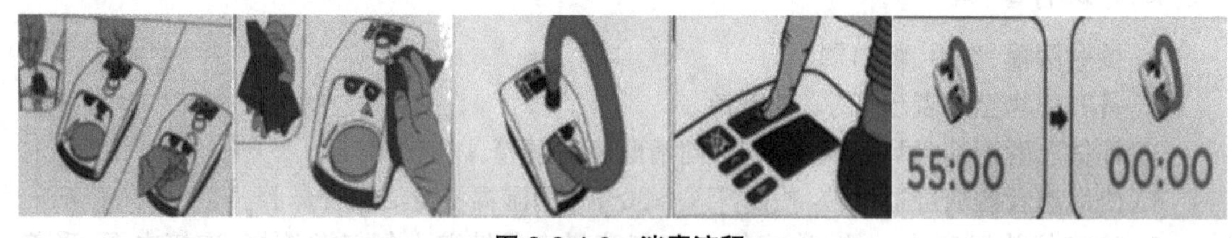

图3-2-4-2　消毒流程

五、注意事项

1. 治疗仪湿化罐及管路为一次性、单人使用。注意自动加水罐内液体液面，防止湿化液烧干或过多。

2. 防止管路打折，尤其鼻塞送气处打折。

3. 避免呼吸管路与皮肤长时间直接接触造成烫伤；注意鼻塞使用时的皮肤保护，防止压力性损伤。

六、评分标准(表 3-2-4-1)

表 3-2-4-1 经鼻高流量吸氧的护理操作评分标准

项目	技术操作要求	权重				实得分
		A	B	C	D	
目的	维持合适的肺泡通气量;改善肺的氧合功能	4	1	0	0	
	减轻呼吸肌负荷、减少呼吸做功,降低肺和心脏负荷	4	1	0	0	
	改善呼吸困难,加强湿化,利于排痰,并减少有创通气的并发症	4	1	0	0	
评估	评估环境清洁、温湿度适宜,氧源安全、稳定、有效;治疗仪处于备用状态	3	1	0	0	
	评估患者病情、意识状态、吸氧及缺氧状况、血气及实验室检查结果	3	1	0	0	
用物准备	无创呼吸湿化治疗仪(高流量呼吸机)、高流量吸氧氧气表头一个、红色消毒管路、治疗仪管路、治疗仪鼻导管、灭菌注射用水、棉签,试水杯(内含水)	6	3	1	0	
操作步骤	核对医嘱及患者信息	3	1	0	0	
	洗手、戴口罩	3	1	0	0	
	携用物至患者床旁,向清醒患者解释,以取得配合	3	1	0	0	
	协助患者摆放舒适体位,抬高床头>30°,并用湿棉签清洁患者鼻腔	3	1	0	0	
	治疗仪放置床头一侧,连接电源,仪器氧气流量表与墙壁上氧气源连接,妥善固定	3	1	0	0	
	将湿化罐安装于治疗仪上,湿化罐上进气口和出气口分别与治疗仪上进气口、出气口连接,并保证蓝色卡槽完全卡入到位	4	2	0	0	
	将湿化罐上的输液器与无菌注射用水连接,并挂于输液杆上,高度>20cm 以上,湿化罐将根据压力自动加湿化液至刻度线处	4	2	0	0	
	连接呼吸湿化治疗仪管路及鼻塞	3	2	0	0	
	打开电源开关,机器进行自检预热	3	1	0	0	
	打开氧气流量表,根据医嘱设置治疗仪温度、供氧浓度、呼吸流速并确定	4	2	0	0	
	核对患者,连接呼吸管路的鼻塞于患者,鼻塞与鼻孔连接紧密,防止皮肤压迫	5	3	2	0	
	评估患者缺氧状况有无改善,血气指标有无提高;高流量吸氧装置安装是否正确,有无漏气;氧气压力表头是否正常	5	3	2	0	

续表

项目	技术操作要求	权重				实得分
		A	B	C	D	
操作步骤	再次核对患者，妥善固定呼吸管路，告知患者高流量吸氧注意事项	5	3	0	0	
	整理用物，洗手、签字、记录	3	1	0	0	
	停止治疗程序正确：换接其他氧疗装置，关闭氧气流量表，待氧浓度显示21%后再按“关机”键进行关机，并拔出电源。清洁、备用	5	3	2	0	
	呼吸湿化治疗仪的清洁与消毒正确	5	3	2	0	
注意事项	治疗仪湿化罐及管路为一次性、单人使用。注意自动加水罐内液体液面，防止湿化液烧干或过多	5	3	1	0	
	防止管路打折，尤其鼻塞送气处打折	5	3	1	0	
	避免呼吸管路与皮肤长时间直接接触造成烫伤；注意鼻塞使用时的皮肤保护，防止压力性损伤	5	3	1	0	
合计		100				

第五节　纤维支气管镜吸痰的护理配合

一、目的

1. 清除呼吸道内分泌物、气道内积血、气管、支气管内异物。
2. 观察气道通畅情况、水肿等变化。
3. 气道出血处止血。

二、评估

1. 环境评估　周围环境明亮，温湿度适宜，半小时内减少人员走动，光源在患者右侧。

2. 患者评估　生命体征是否平稳、意识状态能否配合完成操作、有无活动性出血以及凝血机制有无障碍。

三、用物

物品准备：帽子，口罩，手套，治疗巾，纱布，酒精，碘伏，油纱，250ml生理盐水，5ml注射器，2%利多卡因，拔管包，吸痰管，一次性螺旋管，吸痰连接管，痰液收集器，黄色垃圾袋，遵医嘱准备镇静剂，根据医生需要准备纤维支镜机器、镜头及操作桌。

四、操作前准备

1. 非插管患者　向患者解释治疗目的、操作过程及有关注意配合事项，术前禁食 4h，禁水 2h。遵医嘱将 2% 利多卡因注射液 5ml 以生理盐水稀释至 10ml，予患者雾化吸入 15~20min，进行呼吸道麻醉。若患者有活动性义齿，应提前取出。

2. 插管患者　评估患者循环及镇静状态，患者若使用胃肠内营养泵入，应提前 30min 停止泵入，防止误吸。调整呼吸机参数，氧浓度调至 100%，PEEP 调整为 0cmH_2O。

五、操作步骤

1. 核对医嘱及患者信息。洗手、戴口罩。

2. 连接电源，打开纤维支气管镜机器开关。

3. 协助医生戴口罩帽子，穿手术衣。医生再次检查纤支镜弯曲性能良好，镜头视野清晰。

4. 配合医生布置无菌操作台。根据医生需要，将所需物品依次以无菌手法递至无菌台上。

5. 连接负压装置，检查负压性能；连接痰液收集器，便于收集痰液用于细菌培养。

6. 协助医生进行操作治疗，密切观察生命体征。

7. 治疗结束后协助患者恢复舒适体位，再次核对患者并调整呼吸机设置及监护仪报警线。

8. 整理用物、标本送检、垃圾分类处理。

9. 医生初步用碘伏及酒精清洗纤支镜内壁后，护士清点检查纤支镜仪器设备，两人核对无误后打包送至环氧乙烷消毒。

10. 洗手，签字、记录。

六、注意事项

1. 密切观察患者生命体征的变化，如出现异常，应立即通知医生停止操作，待患者生命体征平稳时，再继续操作。如血氧饱和度变化，当血氧饱和度低于 85% 时，通知医生立即退出纤支镜，待患者血氧饱和度上升至 95% 以上，再继续操作。

2. 操作中如出现痰栓或者痰液黏稠，应以 37℃生理盐水少量多次注入纤支镜侧孔，边冲洗边抽吸；若操作中患者出现气道痉挛时，遵医嘱经纤支镜侧孔注入 1% 利多卡因进行表面麻醉。

3. 操作 1~2h 后加强巡视，监测动脉血气分析，确保患者生命体征及血气指标正常。

4. 加强气道管理，观察气道出血情况，1~2h 内减少吸痰操作，避免过度刺激患者呼吸道。如出血情况严重且不能缓解时，通知医生，必要时给予适当止血药物。

5. 心理护理　清醒患者在操作中出现恶心、呛咳、憋气等不良状况时，应以通俗易懂的语言与患者沟通，讲解操作中可能出现的不适症状，以及操作的必要性。如患者反应强烈，应采取适当的约束。必要时遵医嘱给予患者合适的镇静处理。

七、评分标准（表 3-2-5-1）

表 3-2-5-1　纤维支气管镜吸痰的护理操作评分标准

项目	技术操作要求	权重				实得分
		A	B	C	D	
目的	清除气道内分泌物，积血及气管内异物	3	1	0	0	
	观察气道通畅情况及水肿等变化	3	1	0	0	
	气道出血处止血	3	1	0	0	
评估	环境评估：周围环境明亮，温湿度适宜，半小时内减少人员走动，光源在患者右侧	4	2	0	0	
	患者评估：生命体征是否平稳；意识状态，能否配合完成操作；有无活动性出血以及凝血机制有无障碍	4	2	0	0	
	操作前准备 非插管患者：解释、禁食 / 水，遵医嘱给药，取出义齿 插管患者：评估患者循环及镇静状态，提前 30min 停止泵入肠内营养剂，防止误吸。调整呼吸机参数	5	3	0	0	
用物	帽子、口罩、手套、治疗巾、纱布、酒精、碘伏、油纱、生理盐水 250ml、5ml 注射器、2% 利多卡因、拔管包、吸痰管、一次性螺旋管、吸痰连接管、痰液收集器、黄色垃圾袋、镇静药物、纤维支镜机器、镜头、操作桌	5	3	0	0	
操作步骤	核对医嘱及患者信息	5	3	0	0	
	洗手、戴口罩	5	3	0	0	
	连接电源，打开纤维支气管镜机器开关	5	3	0	0	
	协助医生戴口罩帽子，穿手术衣。医生再次检查纤支镜弯曲性能良好，镜头视野清晰	5	3	0	0	
	配合医生布置无菌操作台。根据医生需要，将所需物品依次以无菌手法递至无菌台上	6	4	2	0	
	连接负压装置，检查负压性能；连接痰液收集器，便于收集痰液用于细菌培养	5	3	1	0	
	协助医生进行操作治疗，密切观察生命体征	5	3	1	0	
	治疗结束协助患者取舒适体位，再次核对患者并调整呼吸机设置及监护仪报警线	5	3	1	0	
	整理用物，垃圾分类处理	4	2	0	0	
	医生初步用碘伏及酒精清洗纤支镜内壁后，护士清点检查纤支镜仪器设备，两人核对无误后打包送至环氧乙烷消毒	4	2	0	0	
	洗手，签字、记录	4	2	0	0	

续表

项目	技术操作要求	权重				实得分
		A	B	C	D	
注意事项	密切观察患者生命体征的变化，如出现异常，应立即通知医生	4	2	0	0	
	操作中如出现痰栓或者痰液黏稠，应以37℃生理盐水少量多次注入纤支镜侧孔，边冲洗边抽吸；若操作中患者出现气道痉挛时，遵医嘱经纤支镜侧孔注入1%利多卡因进行表面麻醉	4	2	0	0	
	操作1~2h后加强巡视，监测动脉血气结果，确保患者生命体征及血气指标正常	4	2	0	0	
	加强气道管理，观察气道出血情况，1~2h内减少吸痰操作，避免过度刺激患者呼吸道。如出血情况严重且不能缓解时，通知医生，必要时给予适当止血药物	4	2	0	0	
	做好心理护理	4	2	0	0	
合计		100				

第六节　床旁连续肾脏替代疗法的护理配合

一、目的

连续肾脏替代疗法利用血液净化技术清除溶质，来调节及维持患者血液中水分、电解质、酸碱及游离状态的溶质等的平衡，替代受损肾脏功能并对脏器功能起保护作用。

二、评估

1. 明确CRRT的治疗指征，评估患者循环及用药情况。

2. 评估患者穿刺部位血管及皮肤情况。常用穿刺部位为颈内静脉、锁骨下静脉、股静脉，ICU患者首选股静脉置管。

3. 评估环境：无感染——床旁装机；有感染——洁净地方装机。

4. 对清醒患者进行解释、宣教，争取患者配合（昏迷患者给患者摆好合适体位）。

三、用物

1. CRRT机器（备用状态）、ACT仪。

2. 血液滤过置换液，预充液一袋（置换液中加6 250U肝素）、1∶1肝素（50ml生理盐水+6 250U肝素）或枸橼酸钠抗凝剂。

3. 治疗车、CRRT管路一套、血液滤过穿刺包、无菌手套、无菌纱布、碘伏、敷料包、缝合包、无菌敷料、穿刺用肝素盐水（250ml 生理盐水 + 625U 肝素）、输液器、注射器、输液泵、消手液、锐器桶等。

四、操作步骤

1. 环境及床单位准备，治疗室应安静、宽敞明亮，室温 18~26℃。

2. 护士准备　着装整洁、洗手、戴口罩。

3. 向清醒患者解释操作目的，注意事项等以取得配合。

4. 核对患者，患者穿刺部位备皮并在穿刺部位下垫治疗巾。

5. 评估双下肢皮肤温度、颜色及腿围；双侧足背动脉搏动情况并标记。

6. 完善血常规及血型、肾功能、出凝血时间等相关检验，必要时备血。

7. 检查机器性能，选择独立电源并合理放置机器。

8. 置管前再次核对患者（腕带），安抚患者，消除患者紧张情绪，减轻焦虑、恐惧，争取患者更好的配合。

9. 协助医生穿手术衣，戴手套。配合医生行深静脉穿刺。

10. 密切观察并记录患者血压、心率 / 律、尿量及双下肢皮肤温度、颜色、动脉搏动情况。

11. 协助医生进行血液滤过管道安装及预充。

12. 配合医生调整血液滤过参数，血流速度、前后稀释、滤出液量、肝素泵入速度等。

13. 配合医生连接血液滤过管路，将血液滤过管路动脉端（红色）与患者血管通路的红色端相连。血泵开始运转，将患者血引出，当血液运行至静脉壶时，将静脉端（蓝色）连接，连接过程中注意管路中不可以有气泡。

14. 观察血液滤过机器运转良好后，妥善固定导管，用治疗巾包裹。

15. 清洁患者皮肤，整理床单位。

16. 整理用物，医疗垃圾分类放置。

17. 洗手，记录。

18. 停止血液滤过的护理

（1）确定停止血液滤过治疗并进行血液滤过机的回血。血流速度 30~50ml/min，防止回血过快增加心脏负荷。

（2）回血结束后停止治疗、断开管路、关闭机器。

（3）用氯化钠注射液冲洗血液滤过导管针的三腔，用肝素盐水（10ml 生理盐水 +10 000U 肝素）按管壁上标注的量进行管路封堵。

（4）连接肝素帽，卡紧卡子，保证管路中无气泡，注意无菌操作。

（5）用无菌纱布包裹固定导管，注明封管时间。

（6）24h 重新封管一次，重新封管时注意先回抽管内含肝素的血液 10ml 并弃之，再次注明置管及封管时间。

五、注意事项

（1）密切观察心率、血压变化，血液滤过上机时血液速度 30~50ml/min 起步逐步增加至目标血流速度，防止因容量丢失所引起的低血压。

（2）机器运转 30min 后查 ACT，及时调整肝素用量，维持 ACT 150~180s；应用枸橼酸抗

凝时,需要查膜前、后钙离子的浓度,用来调节枸橼酸剂量。

(3)监测凝血功能、ACT、电解质、血气分析、肝肾功,为抗凝及血液滤过参数调整提供依据。

(4)10%葡萄糖酸钙不可应用血液滤过针的静脉通路泵入,以免与置换液中的碳酸氢钠发生化学反应导致管路堵塞。

(5)密切观察术侧肢体的皮肤颜色、温度、动脉搏动,与对侧肢体比较并准确填写肢体观察单。

(6)CRRT患者需抗凝治疗,观察患者皮肤、黏膜有无出血现象。

六、评分标准(表3-2-6-1)

表3-2-6-1　床旁连续肾脏替代疗法的护理操作评分标准

项目	技术操作要求	权重				实得分
		A	B	C	D	
目的	替代受损肾脏功能并对脏器功能起保护作用	5	4	3	2	
评估	明确CRRT的治疗指征,评估患者循环及用药情况	3	2	1	0	
	评估患者穿刺部位血管及皮肤情况,首选股静脉	3	2	1	0	
	评估装机环境	4	2	0	0	
	对清醒患者进行解释,取得患者配合(昏迷患者给患者摆好合适体位)	4	2	0	0	
用物	用物准备齐全,无菌物品效期内	3	1	0	0	
操作步骤	环境及床单位准备,应安静、宽敞明亮、拉帷幔	3	2	1	0	
	核对患者,穿刺部位备皮并在穿刺部位下垫治疗巾保护	3	2	1	0	
	评估双下肢皮肤温度、颜色及腿围;双侧足背动脉搏动情况并做标记	3	2	1	0	
	完善相关检验,必要时备血	3	2	1	0	
	安抚患者,消除紧张情绪,减轻焦虑、恐惧,争取患者更好的配合	3	1	0	0	
	配合医生完成股静脉穿刺置管	3	2	1	0	
	密切观察患者的循环及双下肢皮肤温度、颜色、动脉搏动情况	3	2	1	0	
	检查血液滤过机并连接独立电源,合理放置	3	2	1	0	
	血液滤过管路安装准备、配制预冲液及肝素泵	4	3	2	0	
	配合医生安装血液滤过管路、完成管路预冲	5	4	1	0	
	配合医生调整参数:血流速度、前后稀释、滤出量、肝素泵入速度等	4	3	1	0	

续表

项目	技术操作要求	权重				实得分
		A	B	C	D	
操作步骤	无菌、正确连接血液滤过管路：注意管路中不可有气泡	5	3	1	0	
	观察血液滤过机器运转良好后，妥善固定导管，用治疗巾包裹	5	4	1	0	
	再次核对患者，清洁患者皮肤，整理床单位	4	3	1	0	
	整理用物，医疗垃圾分类放置	5	3	1	0	
	洗手，记录	2	1	0	0	
注意事项	密切观察心率、血压变化，血液滤过上机时血流速度30~50ml/min起步逐步增加至目标血流速度，防止因容量丢失所引起的低血压	4	2	0	0	
	机器运转30min后查ACT，维持ACT 150~180s；应用枸橼酸抗凝时，需要查滤器后及动脉血钙离子的数量，用来调节枸橼酸的剂量	4	2	0	0	
	监测凝血功能、ACT、电解质、血气分析，肝肾功，为抗凝及血液滤过参数调整提供依据	4	2	0	0	
	密切观察术侧肢体的皮肤颜色、温度、动脉搏动，与对侧肢体比较并准确填写肢体观察单	4	2	0	0	
	CRRT患者需抗凝治疗，观察患者皮肤、黏膜有无出血现象	4	2	0	0	
合计		100				

第七节　主动脉球囊反搏的护理配合

一、目的

营养心肌，增加冠状动脉供血；减少心脏做功及氧耗。

二、评估

1. 评估IABP置入的适应证和禁忌证

(1)适应证：药物治疗无效的低心排血量综合征，体外循环脱机困难或脱机后血压不能维持者，因心肌缺血引起的急性心肌梗死、恶性心律失常。

(2)禁忌证：中、重度主动脉瓣关闭不全，主动脉夹层及胸、腹主动脉瘤，严重出血倾向和出血性疾病。

2. IABP机器处于完好备用状态。

3. 评估患者的病情、诊断及治疗情况，生命体征、配合程度、体位、身高。协助医生做好患者及家属的健康宣教，告知其治疗的意见、方法和效果，以及可能出现的不良反应和风险，取得其同意及合作，签署知情同意书。

4. 保护患者隐私，保持床单位清洁。

三、用物

IABP 机（备用状态）、IABP 管道（根据身高选择型号）、IABP 压力套组、IABP 监护连接线；加压输液袋、肝素盐水冲洗液（生理盐水 250ml+ 肝素 625U）；IABP 包、缝合包、手术衣、无菌治疗巾、无菌手套、碘伏、无菌纱布、各种规格的注射器、局麻药品、抢救物品及药品；IABP 单独的、带地线和抗干扰的安全电源。

四、操作步骤

1. 置管前准备

(1) 病室准备：消毒液擦拭床单位，紫外线消毒病房。

(2) 协助医生评估患者情况：双下肢皮肤颜色、温度、动脉搏动、基础感觉和运动能力以及患者置管前的血流动力学状态，进行全面的神经系统检查。

(3) 保持患者静脉通路开放，以备在导管插入过程中出现紧急情况可以快速给药。

(4) 检查患者正在使用的仪器设备运行是否正常以及报警设置是否正确（如呼吸机、心电监测仪、输液泵和负压吸引装置等）。

(5) 准备 IABP 机，确定机器型号。根据患者身高备好主动脉球囊导管一套。

(6) 穿刺处下方垫治疗巾，进行快速皮肤备皮准备，协助医生进行常规皮肤消毒。

(7) 协助患者取平卧位，连接床旁监测仪记录生命体征，不合作的患者给予适当的约束或镇静，充分暴露会阴部及双足。

(8) 连接 IABP 机心电输出线、压力导线，检查氦气容量，打开氦气水平阀门，开机。

(9) 检查电源、心电信号（选择 R 波高尖的心电图波形）。

(10) 配制肝素盐水，装在加压输液袋（充气至 300mmHg），打开压力套组连接肝素盐水并排气。

2. 置管术配合

(1) 配合医生置管，确保操作过程严格执行无菌技术，严密监测患者生命体征及血流动力学情况。

(2) 置管成功后协助医生连接压力套组及氦气导管，压力归零，启动工作。

(3) 协助医生局部缝皮固定导管并标记。

(4) 各项指标无异常后，固定 IABP 机及屏幕位置，观察足背动脉搏动情况。

(5) 处理穿刺部位，消毒后敷料覆盖，术肢约束。

(6) 拍床旁 X 线片，协助医生确认导管位置。导管尖端位于第 2~3 肋间。

(7) 整理用物，洗手，记录。

3. 置管后护理

(1) 无菌敷料覆盖导管部位，妥善固定，防脱位。

(2) 体位和活动：协助患者取舒适体位，抬高床头不超过 30°，以防止导管打折或移位。

(3) 心理护理：提供安静的环境，多给予患者心理支持。必要时遵医嘱给予镇静等处理。

(4)血流动力学监测：严密观察患者的生命体征、中心静脉压、肺动脉压、出入量、血气分析及其他实验室检查。

(5)注意观察有无并发症(下肢缺血、血栓、出血、血小板减少症、球囊破裂等)的发生，若有，及时报告医生处理。

(6)置入后持续肝素盐水冲洗 IABP 导管，加压输液袋加压滴入(压力 300mmHg)，监测反搏压力波形。

(7)抗凝治疗护理：ACT 维持在 150~180s，APTT 维持在 50~70s。

4. 撤除导管护理

(1)撤除 IABP 要在医生的指导下逐步减少 IABP 的辅助比例，撤机前护士应做好全面评估，包括患者的意识状态、血流动力学指标、药物剂量、尿量、血气分析、乳酸等。

(2)协助医生消毒，剪断固定缝线。

(3)停机后医生将导管拔出，建议留取 IABP 导管尖端培养，穿刺处上方按压止血 30min 后弹力绷带加压包扎 24h 放置 1kg 沙袋压迫 6h。应嘱患者平卧，严密观察穿刺处的出血情况。

(4)检查远端动脉搏动情况、肌张力、皮肤温度和颜色及患者的血流动力学情况，及时发现异常，通知医生做好相应处理。

五、注意事项

1. 每日复查胸部 X 线片，确定导管位置。

2. 协助患者早期进行双下肢功能锻炼。

3. 在实施 IABP 治疗期间，应同时执行其他有关治疗，如补足血容量、纠正酸中毒、纠正心律失常和应用血管活性药物维持血管张力等治疗。

六、评分标准(表 3-2-7-1)

表 3-2-7-1　主动脉球囊反搏的护理操作评分标准

项目	技术操作要求	权重				实得分
		A	B	C	D	
目的	增加冠状动脉供血，减少心脏做功及氧耗	3	2	1	0	
评估	适应证及禁忌证评估	3	1	0	0	
	IABP 机器：处于完好备用状态	3	2	1	0	
	患者的病情、诊断及治疗情况，生命体征、配合程度、体位、身高。协助医生做患者及家属的健康宣教并签署知情同意书	3	2	1	0	
	环境：保护患者隐私，保持床单位清洁	2	1	0	0	

续表

项目	技术操作要求	权重				实得分
		A	B	C	D	
置管前准备	用物准备齐全	3	2	1	0	
	病室准备：消毒液擦拭床单位，紫外线消毒病房	3	2	1	0	
	协助医生评估患者情况：双下肢皮肤颜色、温度、动脉搏动、基础感觉和运动能力以及患者置管前的血流动力学状态，进行全面的神经系统检查	3	2	1	0	
	保持患者静脉通路开放	4	3	2	1	
	检查患者正在使用的仪器设备并准备 IABP 机，确认机器型号	3	2	1	0	
	洗手、戴口罩	2	1	0	0	
	进行常规皮肤准备，协助医生进行常规消毒	3	2	1	0	
	协助患者取平卧位，连接床旁监测仪记录生命体征，充分暴露会阴部及双足	5	3	1	0	
	连接 IABP 机心电输出线、压力导线，开机，检查电源、心电信号、氦气量	5	3	1	0	
	配制肝素盐水，装入加压输液袋并排气	3	2	1	0	
置管中配合	术中密切观察患者的生命体征	4	3	2	1	
	置管成功后协助医生连接压力套组及氦气导管，压力归零，开始工作	4	3	2	1	
	观察足背动脉搏动情况	2	1	0	0	
	处理穿刺部位，固定导管位置并标记，术肢约束	3	2	1	0	
	拍床旁胸片，确定导管位置	2	1	0	0	
	整理用物，洗手记录	2	1	0	0	
置管后护理	无菌敷料覆盖导管部位，并妥善固定	3	2	1	0	
	心理护理	3	2	1	0	
	体位和活动护理	3	2	1	0	
	血流动力学监测	4	3	1	0	
	并发症观察	4	3	1	0	
撤机后护理	遵医嘱调整反搏频率	2	1	0	0	
	协助医生拔除导管并加压包扎，沙袋压迫	3	2	1	0	
	观察穿刺处出血情况及足背动脉搏动情况	3	2	1	0	
	观察液体出入量及血流动力学情况	3	2	1	0	

续表

项目	技术操作要求	权重				实得分
		A	B	C	D	
注意事项	每日复查胸部 X 线片，确定导管位置	3	2	1	0	
	协助患者早期进行双下肢功能锻炼	2	1	0	0	
	在实施 IABP 治疗期间，应同时执行其他有关治疗，如补足血容量、纠正酸中毒、纠正心律失常和应用血管活性药物维持血管张力等治疗	2	1	0	0	
总分		100				

第八节　危重患者外出检查

一、目的

确保患者安全转运到达目的地，保证危重患者转运途中安全，使患者获得及时有效的诊断和治疗。

二、评估

1. 评估患者病情　心率、血压、血氧饱和度、体温、意识、呼吸，是否可以耐受外出检查。

2. 评估各仪器工作是否正常，检查微量泵、便携式监测仪、便携式呼吸机、不间断电源(uninterruptible power supply，UPS)电量充足。检查氧气瓶氧气量，检查简易呼吸器、呼吸机管道并调试便携式呼吸机处于备用状态。检查起搏器是否需要携带备用电池。

三、用物

便携式监测仪、便携式呼吸机和管道、氧气瓶、简易呼吸器、除颤器、外出急救盒、UPS、插线板；感染患者需准备一次性床罩和消毒纸巾。

四、外出前准备

1. 人员准备

(1)联系需要检查的科室，确定检查时间、诊室，告知患者基本信息、用药、是否感染及注意事项，备好需要准备的特殊物品；联系病房医生，准备检查单，跟家属沟通检查及转运目的，取得家属配合。

(2)清醒患者告知转运目的和注意事项，取得配合。躁动患者适当约束及遵医嘱镇静防止意外事件，保证患者安全。

(3)评估患者病情，清理呼吸道及口鼻咽腔分泌物，行胃肠减压。

(4)联系病房医生及本科室医生，确定转运时间，带好检查单、病历、护理记录、医嘱单及相关材料；确保人员配备充足。

(5)联系转运专梯，并通知至少一名家属陪同。

2. 物品准备

(1)便携式监护仪：只连接动脉压力线、血氧饱和度监测线、心电监测线，置于患者床头。

(2)便携式呼吸机及氧气瓶已安装、检查备用，挂于患者床头。

(3)接线板连接于UPS上并置于患者两腿之间；胸腔负压引流瓶放置于患者两腿之间，防止倾倒，水封瓶要暂时夹闭防止进气。

(4)除颤器、简易呼吸器、外出检查盒置于床尾。

(5)夹闭尿管并更换一次性尿袋挂于床尾。

(6)微量泵固定于床头输液杆上，平行于床，电源线接到接线板上。

(7)根据患者病情，简化药物及输液管路，根据病情携带转运途中需要的药品，如药品剩余量不多需提前配制并更换。

(8)撤除变温毯。

3. 外出检查

(1)洗手，戴口罩。

(2)转出前再次评估患者病情，确认各管路通畅，检查科室已做好准备。

(3)为患者戴一次性帽子并盖上被子(冬天加盖棉被)。

(4)转出时连接便携式呼吸机、便携式监测仪，撤除交流电源。

(5)转运过程中主管护士始终站在患者头侧，随时观察患者的病情，并做好患者安抚工作，保护患者安全及隐私。

(6)检查时与检查者确定患者床头方向再进入检查房间。

(7)患者换床时，连同褥子搬运，注意各管路安全，各仪器妥善放置，保证其正常工作。

(8)快速有效地完成检查，再次评估患者病情、确保各仪器正常工作，返回ICU。

五、返室后的护理

1. 返室后，立即连接ICU设备，评估患者病情，确认各仪器设备正常工作。

2. 整理用物，使其处于完好备用状态。

(1)便携式呼吸机、便携式监测仪、除颤器、UPS充电。

(2)各仪器清洁消毒后归位备用。

(3)氧气瓶充满备用。

(4)便携式呼吸机管道送供应室消毒。

六、注意事项

1. 危重患者应由主管医生告知患者或家属并签署外出检查知情同意书。

2. 转运前联络好检查科室、医生、电梯间。

3. 转运过程中随时观察患者病情变化，保证各管道安全，仪器正常工作。

4. 转运上下坡时患者头部应处于高位，推床时防止过快过猛，避免剧烈震动。

5. 保护患者隐私，注意保暖。

七、评分标准(表 3-2-8-1)

表 3-2-8-1　危重患者外出检查的操作评分标准

项目	技术操作要求	权重				实得分
		A	B	C	D	
仪表	仪表端庄,服装整洁	3	1	0	0	
评估	确认检查医嘱	3	1	0	0	
	准确评估患者病情	6	3	1	0	
	评估各仪器工作是否正常	8	5	2	0	
用物	便携式监测仪、便携式呼吸机和管道、氧气瓶、除颤器、外出急救盒、UPS、插线板;感染患者需准备一次性床罩和消毒纸巾	5	3	1	0	
操作步骤	联系需要检查的科室,病房医生,家属;清醒患者告知转运目的和注意事项,取得配合	4	2	1	0	
	躁动患者适当约束镇静,保证患者安全	4	2	1	0	
	简化药物及输液管路,及携带转运途中需要的药品	5	3	1	0	
	评估患者,清理患者呼吸道及口鼻咽腔分泌物,胃肠减压	5	3	1	0	
	仪器物品放置合理	10	5	2	0	
	联络准备:联系转运专用电梯、病房医生及本科室医生到位、电话通知一名家属陪同	6	3	1	0	
	转出前再次评估患者病情,确认各通道通畅,检查科室已做好准备;给患者盖被保暖	4	2	1	0	
	转出时连接便携式呼吸机、便携式监测仪,确认工作正常,撤除交流电源	4	2	1	0	
	转运过程中主管护士随时观察患者的病情,安抚好患者,保护患者安全隐私	3	1	0	0	
	检查时确定患者床头方向;患者换床时确保患者安全;快速有效地完成检查,返回 ICU	10	5	2	0	
	返室后,立即连接 ICU 设备,确认患者病情	4	2	0	0	
	整理用物,记录,做好交接	5	3	1	0	
注意事项	转运前联络好检查科室、医生、电梯间	4	2	1	0	
	转运过程中随时观察患者病情变化,保证各管道安全,仪器正常工作	5	3	1	0	
	保护患者隐私,保暖	3	2	1	0	
总分		100				

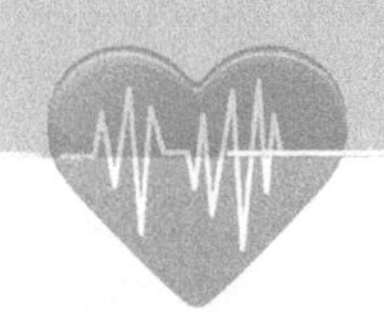

第三章　仪器设备使用

第一节　便携式呼吸机

便携式呼吸机，体积小、方便携带，设有多种通气模式，可以改善或纠正缺氧、二氧化碳潴留和酸碱失衡，为呼吸功能改善和康复提供条件。

适用于呼吸机依赖患者转运，维持患者有效通气，保证转运途中安全；院外、病区外抢救中机械通气应用。

一、目的

1. 改善或纠正缺氧、二氧化碳潴留。
2. 呼吸机依赖患者转运途中应用，以保证患者有效通气。
3. 院外、病区外抢救时应用。

二、评估

1. 患者的评估　患者循环水平、氧合状态等。
2. 便携呼吸机评估　机器的工作性能、电量储备、氧气状态。

三、用物

便携呼吸机、呼吸机管道、膜肺、无菌手套、纱布、无菌治疗巾（图 3-3-1-1，见文末彩插）。

四、操作步骤

1. 核对医嘱及患者信息。
2. 有效清理呼吸道，吸痰，确保有效通气（留置胃管应先抽吸胃液，防止误吸）。
3. 洗手、戴口罩。
4. 携用物至患者床旁，向清醒患者解释操作目的。
5. 手消液浸湿无菌纱布擦拭呼吸机连接口，戴无菌手套连接便携呼吸机管道，无菌装机。
6. 正确打开氧源及电源。
7. 正确调节便携呼吸机参数，根据患者体重调节潮气量，成人（kg × 8 ml）呼吸次数 12 次 /min，呼吸模式选择 SIMV 模式。

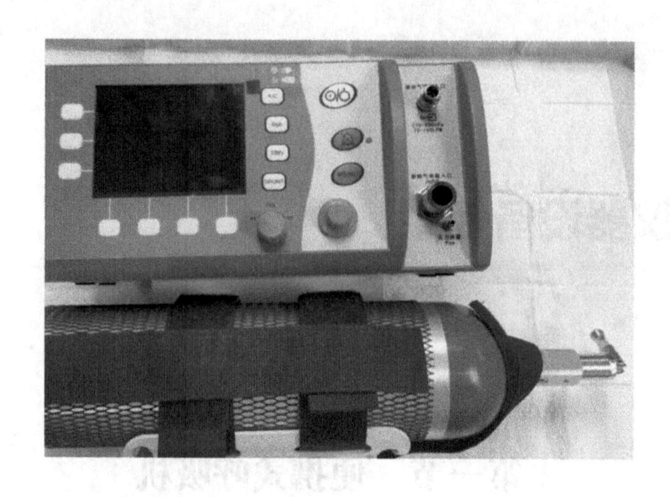

压力阀

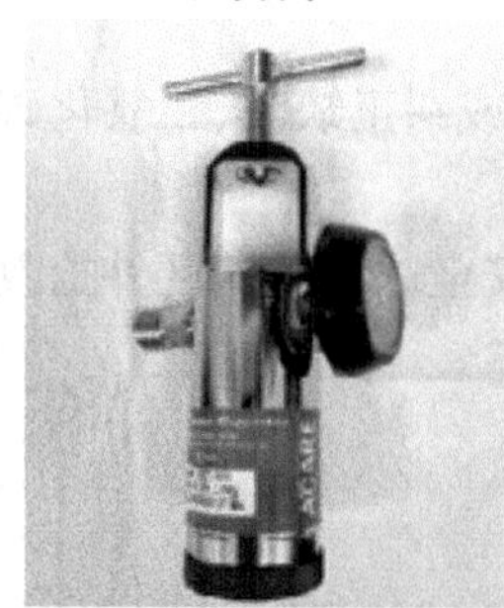

呼吸机接头

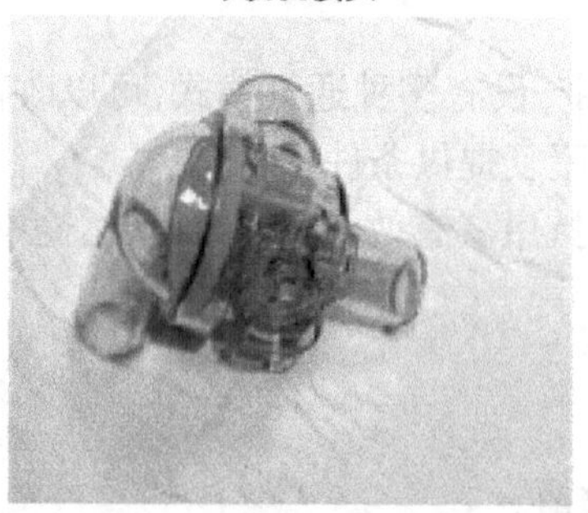

氧气连接管

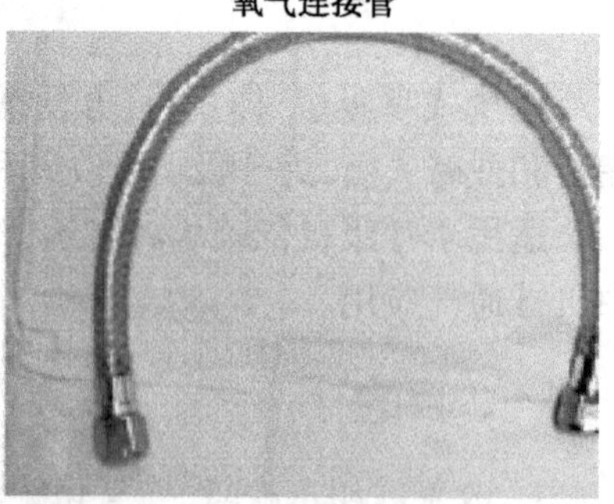

氧气瓶充气表头（只在氧气班充气时使用）

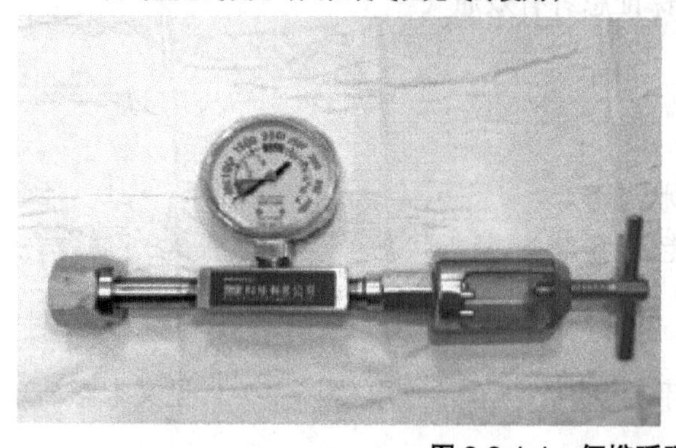

呼吸机管道

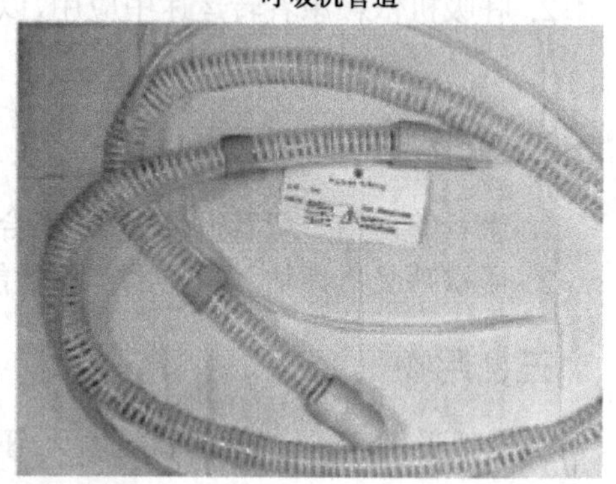

图 3-3-1-1　便携呼吸机及用物

8. 连接膜肺，观察呼吸机工作情况：潮气量、气道压是否正常。
9. 连接患者，密切观察氧合及循环状况。
10. 整理用物、垃圾分类处理。
11. 洗手、签字、记录。

五、注意事项

1. 搬运患者过程中，注意呼吸机管道的连接，避免打折、脱开。
2. 电源和氧气的保养。

3. 接头橡胶垫位置放置正确(图 3-3-1-2,见文末彩插),减压阀勿丢失,避免漏气。

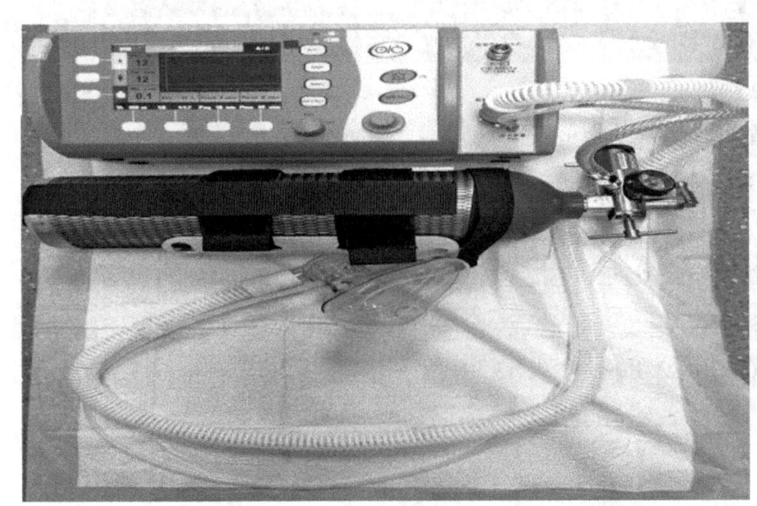
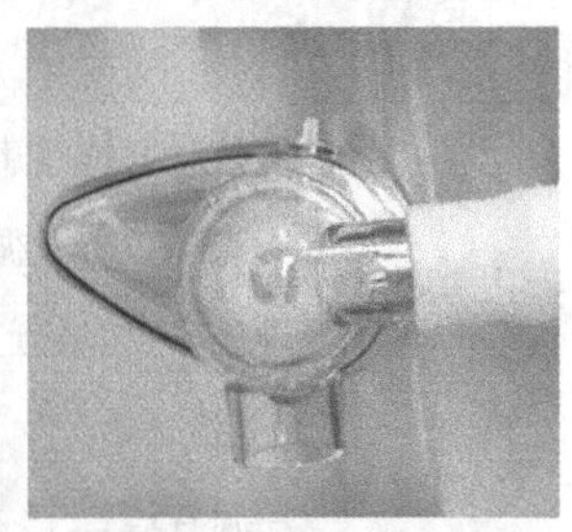
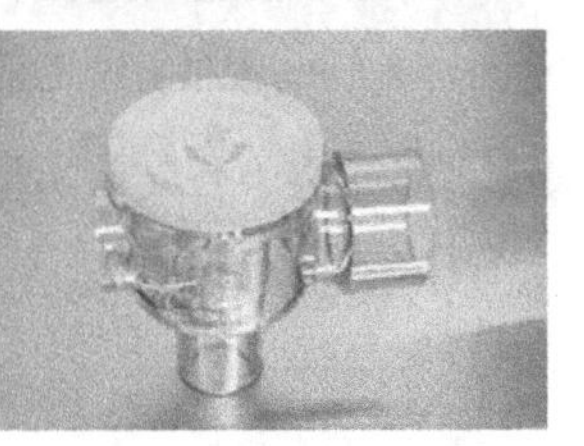

图 3-3-1-2　接口连接示意图

六、评分标准(表 3-3-1-1)

表 3-3-1-1　便携式呼吸机使用的操作评分标准

项目	技术操作要求	权重				实得分
		A	B	C	D	
目的	改善或纠正缺氧、二氧化碳潴留	3	1	0	0	
	呼吸机依赖患者转运途中应用,以保证患者有效通气	3	1	0	0	
	院外、病区外抢救应用	3	1	0	0	
评估	患者:意识、循环、呼吸及氧合状态等	3	2	1	0	
	便携呼吸机:机器的工作性能、电量储备、氧气状态	4	2	1	0	
用物	便携呼吸机,呼吸机管道,膜肺,无菌手套,纱布,治疗巾	5	4	3	2	
操作步骤	核对医嘱及患者信息	5	3	2	1	
	洗手、戴口罩	2	1	0	0	
	携用物至患者床旁,核对并向清醒患者解释操作目的	5	3	2	1	
	无菌装机	15	10	5	0	
	打开氧源及电源	5	3	2	1	
	正确调节便携呼吸机参数	10	8	5	2	
	连接膜肺,观察呼吸机工作情况:潮气量、气道压	5	3	2	1	
	清理呼吸道,确保呼吸道通畅(留置胃管者应先抽吸胃液)	4	2	1	0	

续表

项目	技术操作要求	权重				实得分
		A	B	C	D	
操作步骤	再次核对并连接患者	3	2	1	0	
	密切观察氧合及循环状况	5	3	2	1	
	整理用物、垃圾分类处理	3	2	1	0	
	洗手、签字、记录	2	1	0	0	
注意事项	搬运患者过程中，注意呼吸机管道的连接	5	3	2	1	
	电源和氧气的保养	5	3	2	1	
	接头橡胶垫位置放置正确，减压阀勿丢失，避免漏气	5	3	2	1	
合计		100				

第二节　心排血量测量仪

心排血量（CO）监测是临床上了解循环功能最重要的基本指标之一，CO 指心脏每分钟将血液泵至周围循环的血量。

经颈静脉或锁骨下静脉置入 6 腔肺动脉导管，并与心排血量测量仪（CO 仪）相连，应用热稀释法连续监测心排血量。导管在右心室段有一长 10cm 的电热丝，按照伪随机的二进制顺序不断释放热量进入血液；导管的尖端即肺动脉一端内有热敏器，不断感知血液温度的变化并由计算机记录、描记释放热量温度变化曲线，根据曲线下面积计算出心排血量，每 30~60 秒计算一次。监测仪显示的 CO 是最近 5~6min 的平均计算值。心排血量测量仪（CO 监测仪）可根据心电示波、有创动脉血压、6 腔肺动脉导管提供的 HR、MAP、MPAP、CVP、PCWP、体重、身高、BSA 计算出 CO、CI、SV、SVR、PVR 等，用以判断心、肺功能状态，为治疗提供依据的同时评价治疗效果。

一、目的

1. 通过血流动力学指标的监测，判断心、肺功能的状况。
2. 指导临床治疗、评价治疗效果。

二、评估

1. 评估患者 Swan-Ganz 导管位置及是否通畅。
2. 评估 CO 仪器工作状态是否良好。

三、用物

CO 仪器、电源线、CO 仪器电缆线、Swan-Ganz 导管。

四、操作步骤

1. 核对医嘱及患者信息。

2. 清醒患者做好解释工作，以取得患者配合。

3. 洗手、戴口罩。

4. 携用物至患者床旁，连接电源，开机（约 15s）。

5. 正确连接 CO 仪与 Swan-Ganz 导管，原则：颜色、形状、大小相对应（图 3-3-2-1，见文末彩插）。

6. 清除原有患者信息，准确输入新患者身高（cm）、体重（kg），然后按“继续”（图 3-3-2-2）。

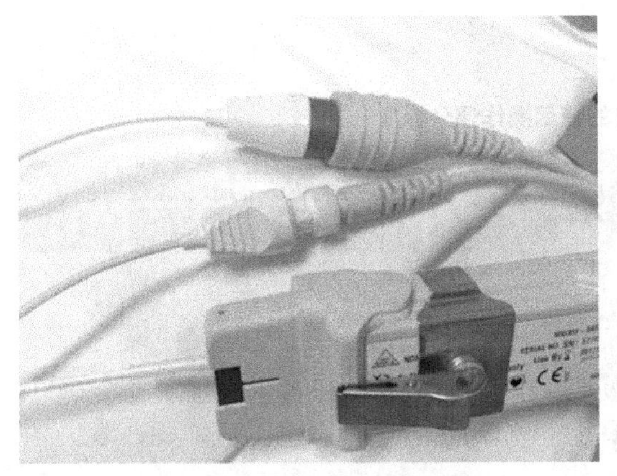

图 3-3-2-1　导管连接示意图

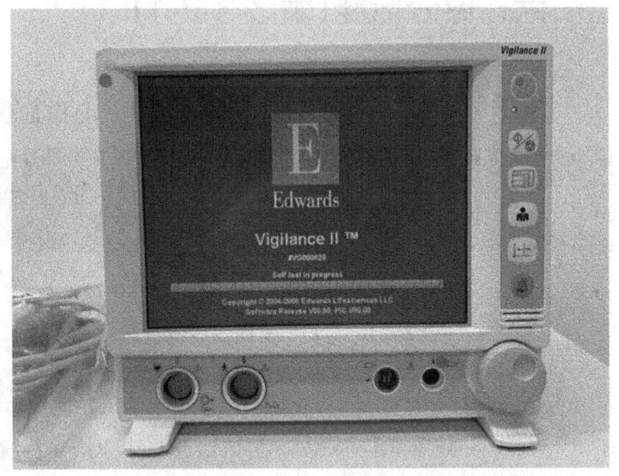

图 3-3-2-2　初始界面

7. 主屏　将旋钮调至屏幕 CO 模块选择确认，等待收集患者心排数值（2~3min 出现）（图 3-3-2-3）。

8. SvO_2 定标　选择屏幕 SvO_2 方块，按下选择体内定标，抽取肺动脉血气，输入肺动脉血气数值，计算（25s）。

9. 计算　主屏上选择“Patient Data”键进入数据界面，输入患者所需数据（HR、MAP、MPAP、CVP、PCWP）（图 3-3-2-4）。

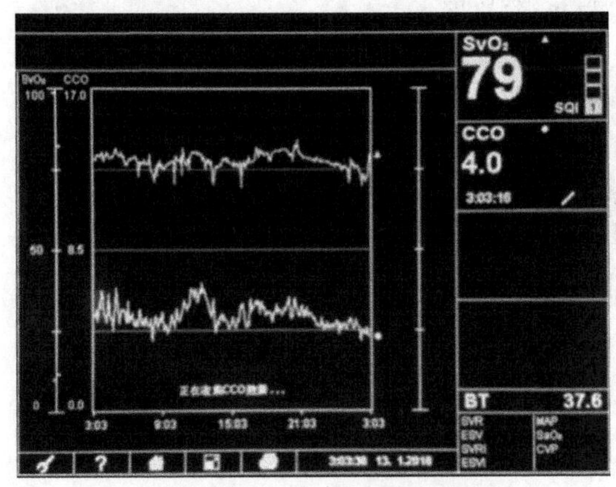

图 3-3-2-3　CO 数据收集界面

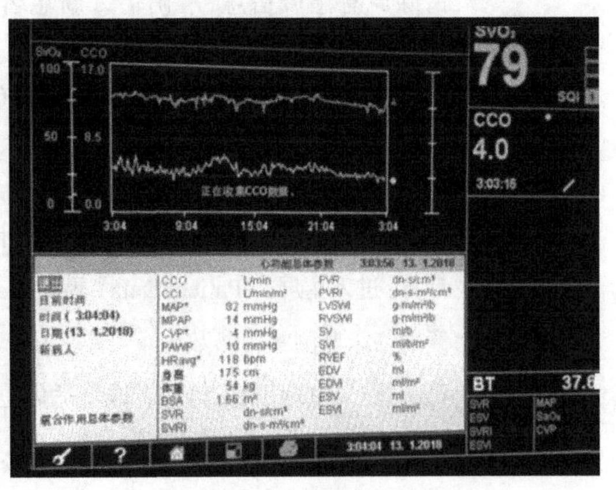

图 3-3-2-4　数据输入界面

10. 读取临床监测常用参数。
11. 再次核对，给患者取舒适体位。
12. 整理用物。
13. 洗手、记录。

五、注意事项

1. CO 仪线缆轻拿轻放，连接时注意孔孔相对、锁紧，不可盲目连接。
2. CO 值每 60 秒自动计算 1 次前 3~6min 的心排血量。
3. 密切监测各项数值，熟练操作，出现异常及时报告医生。

六、评分标准(表 3-3-2-1)

表 3-3-2-1 心排血仪的使用操作评分标准

项目	技术操作要求	权重				实得分
		A	B	C	D	
目的	判断心、肺功能状态	5	3	1	0	
	指导临床治疗、评价治疗效果	5	3	1	0	
评估	评估患者 Swan-Ganz 导管位置、是否通畅	5	3	1	0	
	评估 CO 仪器工作状态是否良好	5	3	1	0	
用物	CO 仪器、电源线、CO 仪器电缆线、Swan-Ganz 导管	5	3	1	0	
操作步骤	核对医嘱及患者信息	3	2	1	0	
	清醒患者做好解释工作，以取得患者配合	3	2	1	0	
	洗手、戴口罩	3	2	1	0	
	携用物至患者床旁，连接电源，开机(约 15s)	3	2	1	0	
	给患者取舒适体位	4	2	0	0	
	正确连接 CO 仪与 Swan-Ganz 导管	7	5	3	1	
	清除原有患者信息，准确输入新患者的信息，然后按“继续”	6	5	3	1	
	主屏：将旋钮调至屏幕 CO 模块选择确认，等待收集患者心排数值(2~3min 出现)	5	3	2	1	
	SvO_2 定标：选择屏幕 SvO_2 方块，按下选择体内定标，抽取肺动脉血气，输入肺动脉血气数值，计算(25s)	8	5	3	2	
	计算：进入主屏，“Patient Data”界面输入患者数据	5	3	2	1	
	读取临床监测常用参数	5	3	2	1	
	再次核对，整理用物，给患者取舒适体位	4	2	0	0	
	洗手、记录	4	2	0	0	

续表

项目	技术操作要求	权重				实得分
		A	B	C	D	
注意事项	CO 仪线缆轻拿轻放，连接时注意孔孔相对、锁紧，不可盲目连接	5	3	1	0	
	CO 值每 60 秒自动计算 1 次前 3~6min 的心排血量	5	3	1	0	
	密切监测各项数值，熟练操作，出现异常及时报告医生	5	3	1	0	
合计		100				

第三节　蓝　光　毯

一、目的

用于新生儿生理性黄疸及轻度病理性黄疸的治疗。

二、评估

1. 生理性黄疸　轻者呈浅黄色局限于面颈部，或波及躯干，巩膜亦可黄染。2~3 日后消退，5~6 日皮肤颜色恢复正常，重者黄疸同样先头后足可遍及全身，呕吐物及脑脊液也能黄染，时间长达 1 周以上，有些早产儿可持续至 4 周，其粪便仍呈黄色，尿中无胆红素。

2. 病理性黄疸

(1) 出现早，生后 24h 内出现。

(2) 程度重，足月儿 > 12.9mg/dl，早产儿 > 15mg/dl。

(3) 进展快，血清胆红素每天上升超过 5mg/dl。

(4) 持续时间长，或退而复现。

三、用物

蓝光治疗仪、护眼罩、会阴保护罩。

四、操作步骤

1. 婴儿平卧于装有套垫的光毯上，妥善固定。
2. 确保光毯发光的最大面积与患儿皮肤接触，勿遮尿布、衣物，以获得有效的治疗。
3. 摆放位置：垫板末端位于婴儿肩部，垫板电缆（粗管处）位于婴儿骶尾部。
4. 婴儿眼睛用眼罩覆盖，生殖器用黑纸剪成适当大小覆盖，不能暴露在光毯下。
5. 调节操作面板的光强度调节钮和计时器。
6. 连接电源，打开机身后方开关，24h 持续照射。

五、注意事项

1. 不要阻塞空气的进口和出口。

2. 当光缆与光源端口断开时，表面具有较高的温度，不论电灯是否熄灭，不要将手指或其他异物插入光源端口。

3. 蓝光毯内部灯泡为专用的高效灯泡，在900h内能保证照射光强度，之后会有所衰减，建议通过计时了解灯泡的使用时间，及时更换保证治疗疗效。主机侧面有风扇，在开机后会同时运转，主要用于机箱内部散热，长期使用风扇上可能会附着灰尘及空气中的毛絮，影响散热效果，需要定期清理。

六、评分标准(表3-3-3-1)

表3-3-3-1　蓝光毯的使用操作评分标准

项目	技术操作要求	权重				实得分
		A	B	C	D	
目的	用于新生儿生理性黄疸及轻度病理性黄疸的治疗	6	3	1	0	
评估	生理性黄疸/病理性黄疸	5	2	1	0	
	黄疸的部位及程度	6	2	1	0	
用物	蓝光治疗仪、眼罩、黑布	8	3	2	0	
操作步骤	核对医嘱及患儿信息	5	3	0	0	
	洗手、戴口罩	5	3	1	0	
	将蓝光治疗仪于患儿床旁，连接电源	5	2	0	0	
	将患儿脱去衣裤及纸尿裤，平卧于套好套垫的光毯上	5	3	2	0	
	确保光毯发光的最大面积与患儿皮肤接触	5	2	1	0	
	将垫板末端置于患儿肩部，垫板电缆(粗管处)置于患儿骶尾部	7	4	1	0	
	用眼罩覆盖患儿眼部，生殖器用黑纸覆盖(方法正确)	8	5	1	0	
	调节操作面板的光强度调节钮和计时器	5	1	0	0	
	打开开关，24h照射	5	0	0	0	
	整理用物、垃圾分类处理	3	1	0	0	
	洗手、签字、记录	5	1	0	0	
注意事项	照射过程中不要阻塞空气的进口和出口	5	3	2	0	
	治疗过程中避免患儿衣物遮挡照射，影响治疗效果	6	3	2	0	
	使用时确保蓝光毯治疗灯泡在有效时间之内，以保证治疗疗效	6	3	1	0	
合计		100				

第四节　高频振荡呼吸机

高频振荡通气(high frequency qscil-lation ventilation,HFOV)是PICU临床上应用越来越多的一种治疗急性呼吸窘迫综合征(acute respiratory distress syndrome,ARDS)的通气模式,常用的呼吸机如图3-3-4-1所示,最大的优点是以高频活塞或振荡隔膜片前后移动产生气流,将小量气体(20%~80%解剖死腔量)送入和抽出气道的通气。HFOV能加温湿化气体,吸气和呼气均为主动过程,潮气量很小,通气频率很高,其通气频率至少为常规机械通气频率的4倍,范围在600~1 800次/min(10~30Hz)。HFOV是目前高频通气应用中最有效的类型,因此被广泛地应用于临床。

一、适应证

1. 常频治疗无效的重症ARDS
2. 新生儿呼吸衰竭
3. 重症肺炎
4. 肺间质水肿
5. 肺动脉高压
6. 气漏综合征

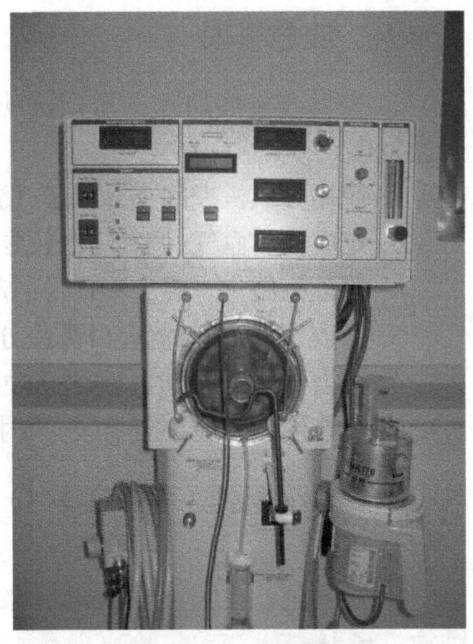
图3-3-4-1　呼吸机

二、评估

1. 普通呼吸机峰压超过25cmH_2O仍不能满足换气需要。
2. ARDS相关指标。
3. PCO_2持续升高,PO_2低且难以维持。
4. 术后合并肺部感染。

三、用物

呼吸机、消毒管路、呼吸机配件、听诊器。

四、操作步骤

1. 洗手,戴口罩。
2. 遵医嘱将呼吸机推至床尾合适的位置,踩脚刹固定。
3. 连接呼吸机电源及雾化器电源,连接气源(空气、氧气)。
4. 安装管路,检查是否安装合格,连接处是否紧密,不漏气。将管路置于支架、固定妥当,保证伸直不扭曲,不能缩短管道长度,以免振荡波衰减。
5. 使用橡胶塞(膜肺)调试呼吸机。
6. 开机校正。

7. 根据患儿体重、月龄、血气分析结果设置初始参数

(1)平均气道压(Paw):调节氧合水平的基础(10~45cmH_2O)。

(2)振荡压振幅(ΔP):增加ΔP就是增加潮气量,可促进二氧化碳的排出。

(3)频率(Hz):常规6~8Hz。

(4)侧支气流:一般为30L/min。

(5)吸气时间:一般33%Ti是有效的。

(6)活塞位置:维持中心位置。

(7)FiO_2:与常频通气相同,应尽量降低吸入氧浓度。

(8)打开加湿罐,加水至刻度线。

(9)试运行呼吸机,设定报警线。

(10)调整活塞中心位置。

(11)连接患者,使用30min内查血气,密切监测。

五、注意事项

1. 警惕并发症如肺不张、低血压、低血容量、气胸、心包积气、纵隔积气、新生儿脑出血等的发生。
2. 应用呼吸机期间充分镇静,防止因躁动引起非计划性拔管。
3. 定时监测血气,调整呼吸机参数。
4. 保证温湿化。湿化不足易引起痰栓;湿化过量影响管路内的压力。
5. 开放气囊,定时清理口鼻腔分泌物。
6. 按需吸痰;吸痰时负压不可过大,动作轻柔,吸痰管不超过套管范围。
7. 出血严重时应按需吸痰,及时清理血块,保持呼吸道通畅。

六、评分标准(表3-3-4-1)

表3-3-4-1 高频振荡呼吸机的使用操作评分标准

项目	技术操作要求	权重				实得分
		A	B	C	D	
目的	常频治疗无效的重症ARDS、新生儿呼吸衰竭、重症肺炎、肺间质水肿、肺动脉高压、气漏综合征	5	4	3	2	
评估	评估患者病情及全身皮肤,是否存在禁忌证	4	3	2	1	
	评估患者生命体征	3	2	1	0	
	了解患者体重	3	2	1	0	
操作步骤	签署知情同意书	2	1	0	0	
	遵医嘱推呼吸机,踩脚刹	5	4	3	2	
	安装呼吸机管道,检查是否漏气	5	4	3	2	
	正确使用膜肺	3	2	1	0	
	使用支架保持稳定,固定妥当,保持伸直不弯曲	5	4	3	2	

续表

项目	技术操作要求	权重				实得分
		A	B	C	D	
操作步骤	调节呼吸机参数,知晓参数意义	5	4	3	2	
	保证活塞在中心位置	5	4	3	2	
	核对医嘱,了解治疗目的	3	2	1	0	
	卧位正确,保护皮肤	5	4	3	2	
	生命体征监测	4	3	2	1	
	保持静脉通路通畅,准备抢救药	5	4	3	2	
	使用中观察生命体征,胸廓起伏	5	4	3	2	
	了解并发症,警惕发生	5	4	3	2	
	保证温湿化	3	2	1	0	
	定时按期清理口鼻咽腔分泌物	2	1	0	0	
	专人看护,维护生命体征平稳	2	1	0	0	
	监测生命体征	2	1	0	0	
	加强监测血气	3	2	1	0	
	整理用物,洗手,记录	1	0	0	0	
评价	操作熟练	3	2	1	0	
	与医生沟通良好	2	1	0	0	
	病情观察及时	3	2	1	0	
	配合医生急救	2	1	0	0	
	记录准确、规范,签字清楚	2	1	0	0	
	注意事项(随机选择一项进行提问,根据考生回答的熟练程度酌情给分) 1. 警惕并发症如肺不张、低血压、低血容量、气胸、心包积气、纵隔积气、新生儿脑出血等的发生。 2. 应用呼吸机期间充分镇静,防止因躁动引起非计划性拔管。 3. 定时监测血气,调整呼吸机参数。 4. 保证温湿化。湿化不足易引起痰栓;湿化过量影响管路内的压力。 5. 开放气囊,定时清理口鼻腔分泌物。 6. 按需吸痰;吸痰时负压不可过大,动作轻柔,吸痰管不超过套管范围。 7. 出血严重时应按需吸痰,及时清理血块,保持呼吸道通畅。	3	2	1	0	
总分		100				

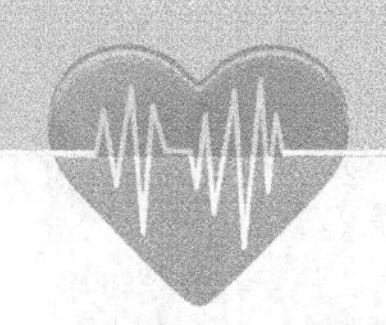

第四章　院内常用抢救技术

第一节　院内抢救心肺复苏技术配合

一、院内无监测下的心肺复苏

1. 目击者　医护人员及群众。

2. 发生地点　急诊、检查科室、普通病房、院内公共场所。

3. 现场条件　无心电监测，无静脉开放通路，有或无医护人员。

4. 重点问题　以基础 CPR 为导向的心肺复苏抢救，如有指征快速除颤。

5. 抢救流程（图 3-4-1-1）

二、心电监测下突发心搏骤停患者的心肺复苏

1. 第一目击者　医护人员。

2. 发生地点　急诊、普通病房和重症监护室。

3. 患者范围　住院患者和准备出院患者。

4. 现场条件　有心电监测、有遥测心电、有静脉通路、在医疗单元、可快速获得抢救设备、快速转运至床单位实施高级生命复苏抢救。

5. 重点问题　以心搏骤停为导向的复苏抢救——强调 CAB，如有指征快速除颤强调抢救站位：指挥、胸外按压、气道畅通（加压、插管、呼吸机）、除颤、给药、外部协调、准时记录、所有抢救操作复述 2 遍核对。

6. 抢救流程（图 3-4-1-2）

三、心电监测下呼吸衰竭所致心脏骤停患者的心肺复苏

呼吸衰竭：各种原因引起的肺通气和 / 或换气功能严重障碍，导致肺不能进行有效的气体交换，表现为缺氧伴或不伴二氧化碳潴留。

临床症状：如呼吸浅促，频率>30 次 /min，或伴随神志不清，口唇发绀，躁动不安，全身大汗等。临床体征可有鼻翼煽动，张口耸肩，严重呈现三凹征，或伴有呼吸频率、节律、深度异常或双肺布满啰音。实验室检查结果：$PaO_2 \leqslant 60mmHg$，或伴有 $PaCO_2 \geqslant 50mmHg$。

1. 第一目击者　医护人员。

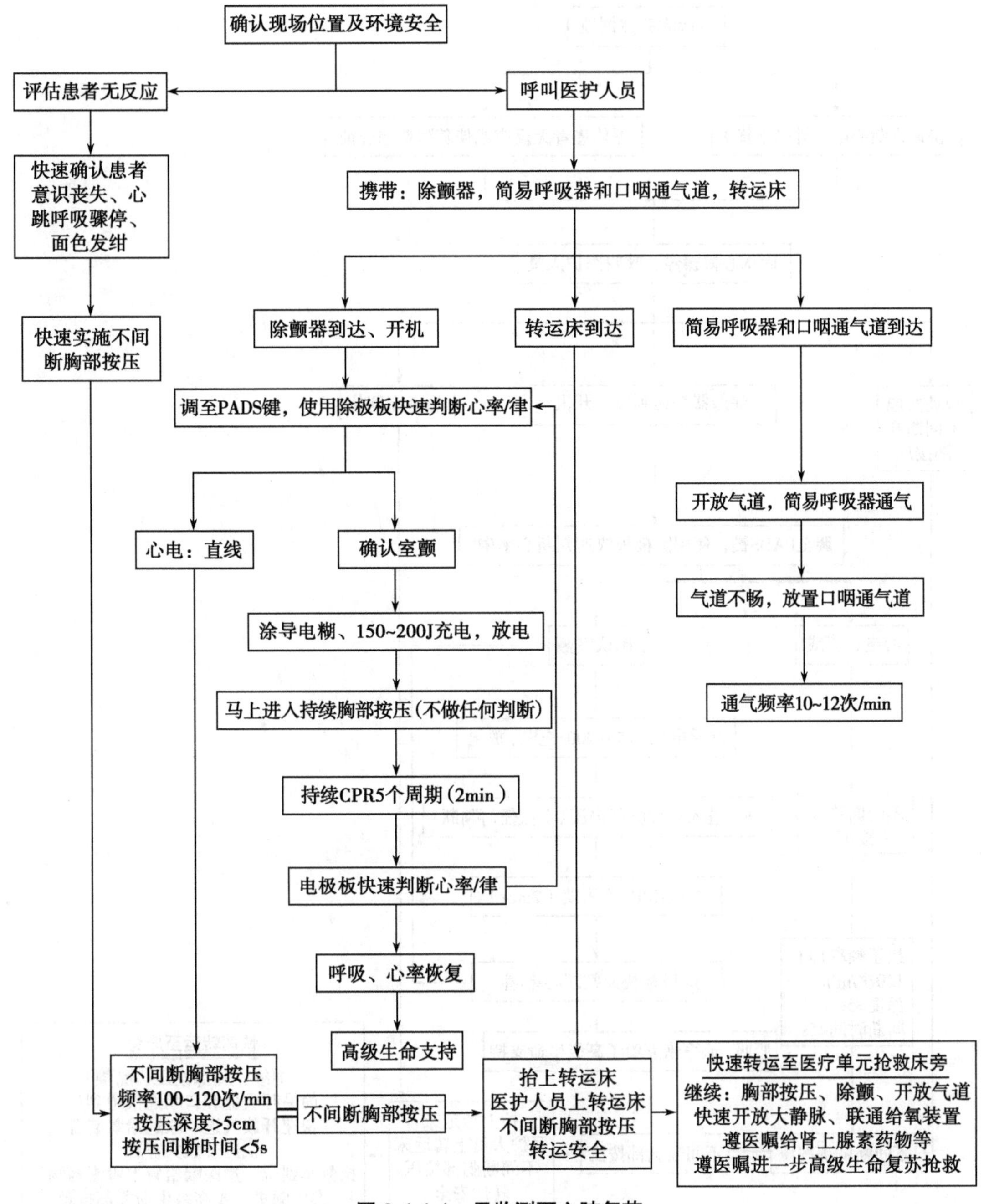

图 3-4-1-1　无监测下心肺复苏

2. 发生地点　急诊、普通病房和重症监护室。

3. 患者范围　急诊患者和住院患者。

4. 现场条件　有心电监测有遥测心电，有静脉通路，有氧疗，在医疗单元，可快速获得抢救设备、药物。

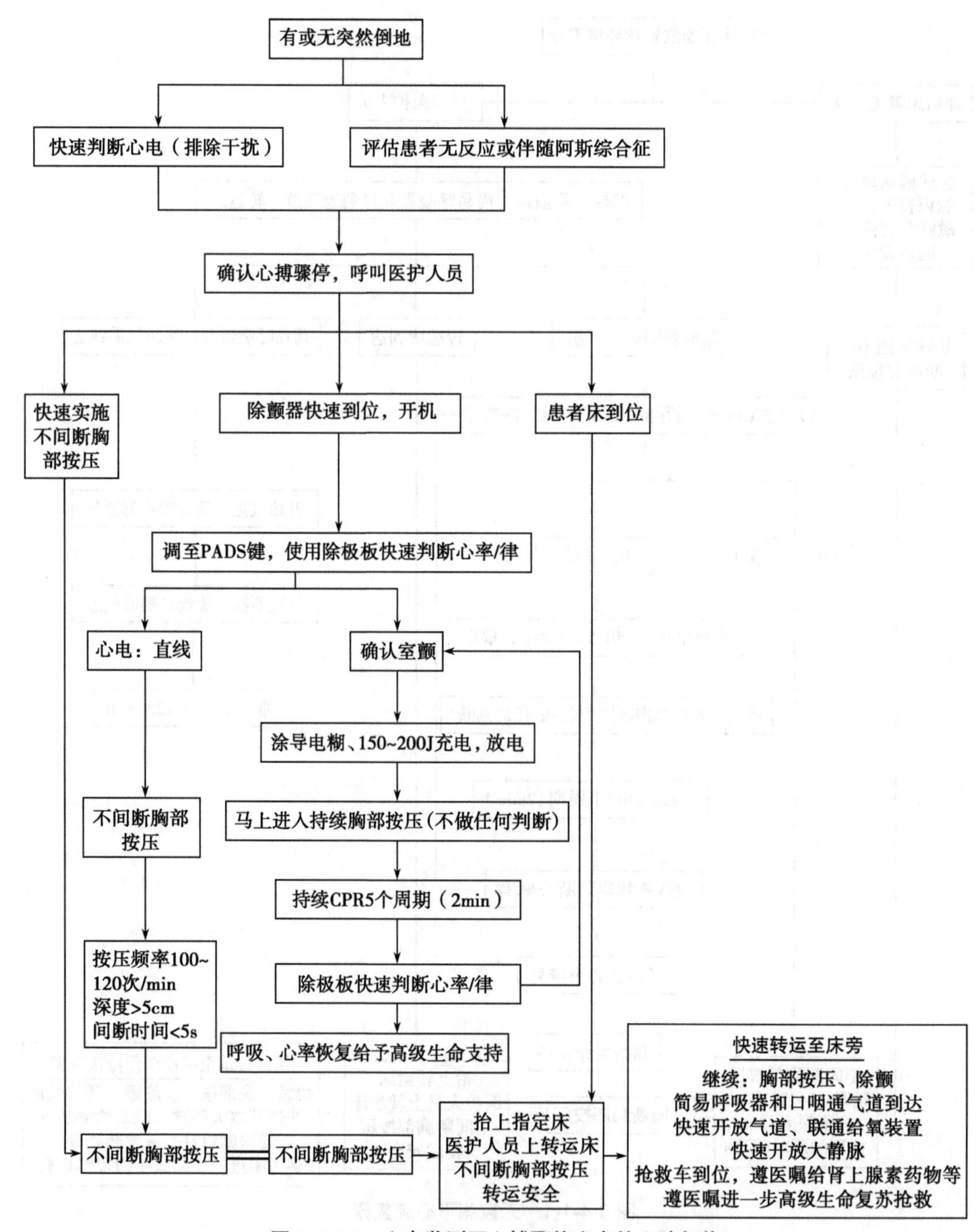

图 3-4-1-2　心电监测下心搏骤停患者的心肺复苏

5. 重点问题　以呼吸衰竭为导向的复苏抢救——强调 ABC。

6. 抢救流程(图 3-4-1-3)

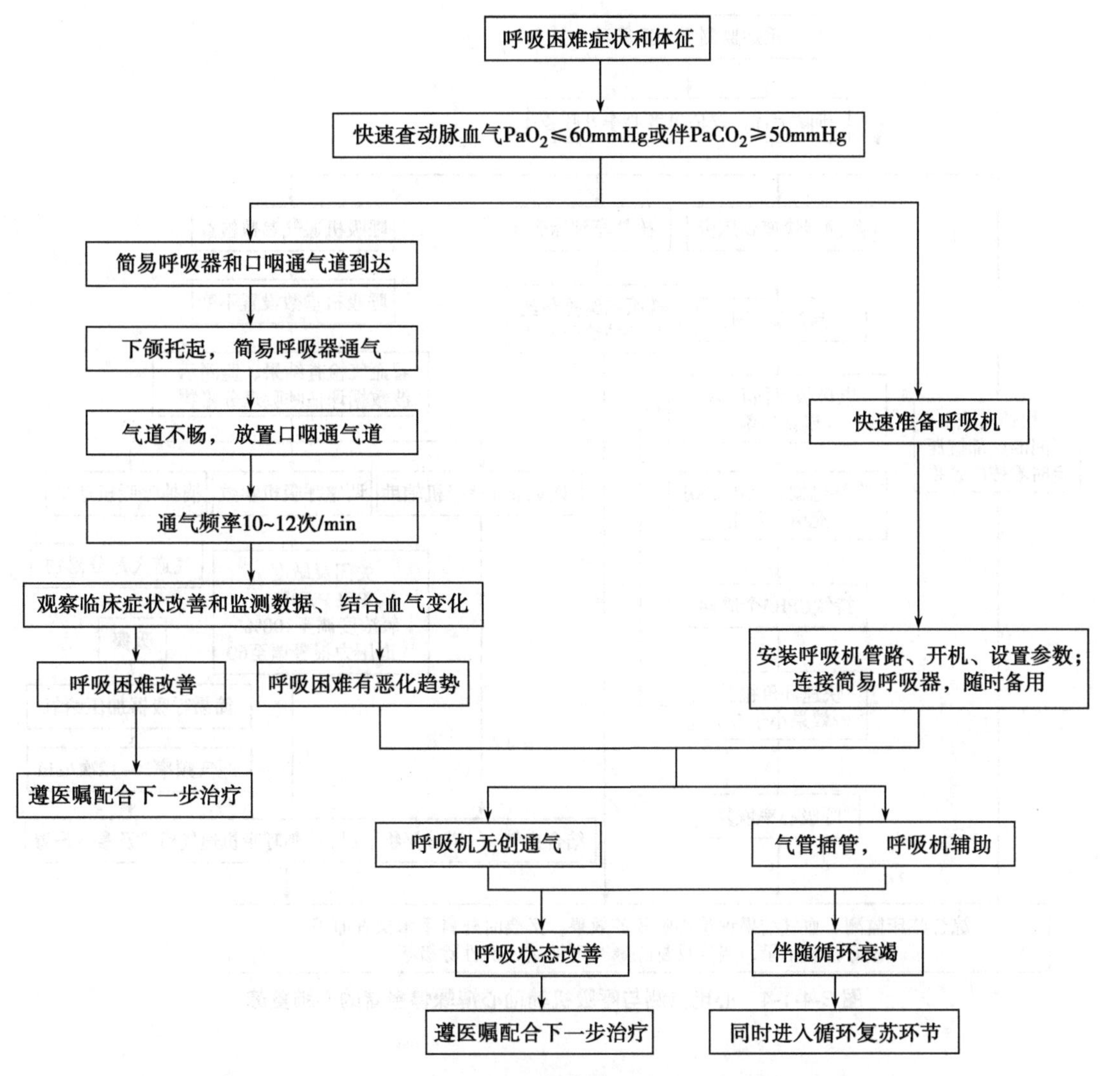

图 3-4-1-3　心电监测下呼吸衰竭所致心脏骤停患者的心肺复苏

四、心电监测与呼吸机辅助心脏骤停患者的心肺复苏

1. 第一目击者　医护人员。

2. 发生地点　急诊和重症监护室。

3. 患者范围　急重症监测下的患者。

4. 现场条件　有心电监测，有创动脉血压监测，有深静脉通路，有呼吸机辅助，在重症单元，可快速获得抢救设备、药物。

5. 重点问题　在重症监测下心室颤动的复苏抢救。

6. 抢救流程（图 3-4-1-4）

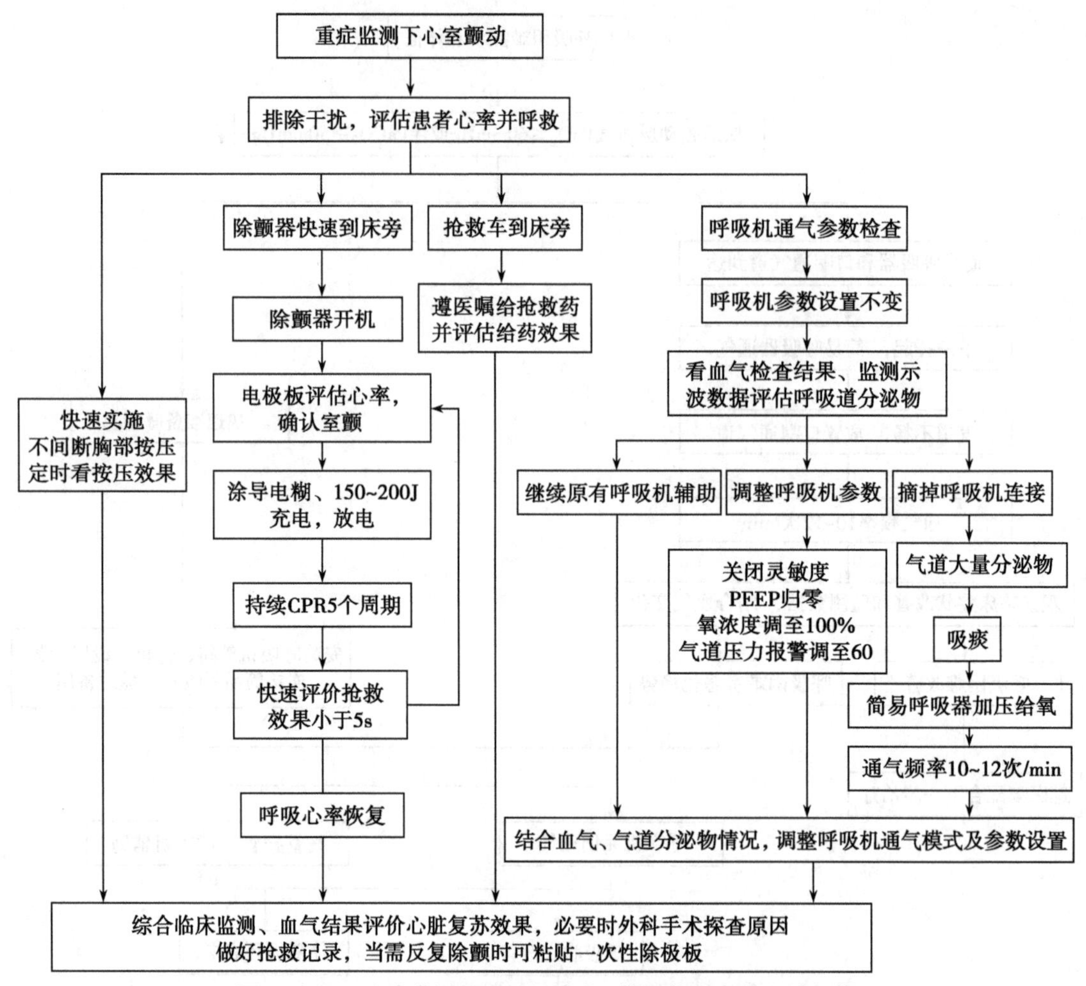

图 3-4-1-4　心电监测与呼吸机辅助心搏骤停患者的心肺复苏

第二节　气管插管的护理配合

气管插管是指将一特制的气管内导管经声门置入气管的技术。紧急气管插管技术已成为心肺复苏及伴有呼吸功能障碍的急危重症患者抢救过程中的重要措施，对抢救患者生命、降低病死率起到至关重要的作用。

一、目的

使呼吸心搏骤停、呼吸衰竭、呼吸肌麻痹等患者尽快使用机械通气，纠正缺氧。

二、评估

1. 患者病情　循环、呼吸状态、神志。

2. 有无义齿。

3. 环境 清洁宽敞。

三、用物

气管插管及管芯(成人:7 号或 8 号,儿童:3.5~5.5 号)、喉镜、简易呼吸器、氧气连接管、加压面罩、呼吸机(安装后根据患者情况调节呼吸机参数、处于备用状态)、5ml 注射器、胶布、寸带、套囊测压表、听诊器、负压吸引器、吸痰管、药物(肌松剂、镇静剂)、无菌手套。

四、操作步骤

1. 核对医嘱及患者信息。洗手、戴口罩。

2. 准备用物,简易呼吸器连接氧气源,无菌安装呼吸机管路并备用状态。

3. 床整体外移,取下床头挡板,摇平床头。协助患者去枕平卧,拉帘以保护患者隐私且避免造成其他患者的恐慌。

4. 如患者严重缺氧,气管插管前可通过简易呼吸器或麻醉机预给 100% 浓度氧气吸入 3~5min(必要时放至口咽通气道)。

5. 去除义齿,清除口腔内分泌物(经口鼻吸痰)。

6. 遵医嘱给予镇静剂和肌松剂,密切观察循环变化。

7. 协助医生使患者头部充分后仰,肩下垫软枕,略抬高 5~10cm,使口、咽、喉三点成一直线。

8. 医生行气管插管(过程略),插管成功后,确认气管插管距门齿的距离:

1)成人一般为(22 ± 2)cm;小儿为年龄 /2 +12cm。

2)判定气管插管的位置:连接简易呼吸器,挤压球囊,观察胸廓有无起伏,并听诊两肺呼吸音是否存在且对称。

3)听诊呼吸音是否对称,妥善固定气管插管。套囊充气,测套囊压维持在 25~30cmH_2O 之间。

4)连接呼吸机,观察胸廓起伏,观察呼吸机参数是否正常。

5)清除呼吸道内的分泌物。

6)摇高床头至 30°,给患者摆舒适体位。

7)插管后 15min 后复查血气,根据结果调节呼吸机参数。拍床旁胸片,再次确认气管插管的位置。

8)整理用物,垃圾分类处理。

9)洗手,签字、记录。

五、注意事项

1. 操作过程密切观察患者生命体征变化,如发生心搏骤停、心律失常等情况须立即进行抢救。

2. 密切观察患者意识状态的变化。

3. 待患者循环稳定后留置胃管,回抽胃液,防止误吸。

4. 躁动和牙关紧闭的患者可置牙垫,妥善固定,松紧以能放入两指为宜。

六、评分标准(表 3-4-2-1)

表 3-4-2-1　气管插管的护理操作评分标准

项目	技术操作要求	权重				实得分
		A	B	C	D	
目的	使呼吸心搏骤停、呼吸衰竭、呼吸肌麻痹等患者尽快使用机械通气,纠正缺氧	3	1	0	0	
评估	患者生命体征、氧合指标及呼吸状态	3	1	0	0	
	患者意识及瞳孔	3	1	0	0	
	患者有无义齿,气道有无阻塞	3	1	0	0	
用物	气管插管及管芯(成人 7 号或 8 号,小儿 3~5 号)、喉镜、简易呼吸器、氧气连接管、加压面罩、呼吸机(安装后根据患者情况调节呼吸机参数、处于备用状态)、5ml 注射器、胶布、寸带、套囊测压表、听诊器、负压吸引器、吸痰管、药物(肌松剂、镇静剂)、无菌手套	5	3	1	0	
操作步骤	核对医嘱及患者信息。洗手,戴口罩	3	1	0	0	
	呼吸机连接管道及调试参数,简易呼吸器连接氧源,翻牌为备用状态	3	2	1	0	
	对插管前严重缺氧的患者采取措施正确	5	3	1	0	
	保护患者隐私,将床头置于水平位置,协助患者取仰卧位,取下床头挡板,床头留有一定空间	5	3	1	0	
	取下义齿及清除口腔内分泌物	5	2	1	0	
	使患者头部充分后仰,肩部可垫软枕,略抬高 5~10cm	5	3	1	0	
	插管过程中护士应密切观察循环状态,及时清除气道分泌物	10	6	3	0	
	确认气管插管距离门齿距离,成人一般为(22 ± 2)cm;小儿为年龄 /2 +12 cm	5	2	1	0	
	判定气管插管位置:连接简易呼吸器,挤压球囊,观察胸廓有无起伏,听诊双肺呼吸音	6	3	2	0	
	气管插管固定方法正确,气囊充气压力 25~30cmH$_2$O	5	3	2	0	
	连接呼吸机,观察呼吸机参数,再次核对并评估患者生命体征和呼吸机工作情况,翻牌为使用中	5	2	1	0	
	及时清理呼吸道分泌物	5	3	2	0	
	整理用物、垃圾分类处理	3	1	0	0	
	洗手、记录、签字	3	1	0	0	
注意事项	操作过程密切观察患者生命体征,如发生心搏骤停、心律失常等情况须立即进行抢救	5	3	1	0	
	密切观察患者意识状态的变化	5	3	1	0	
	待患者循环稳定后留置胃管,回抽胃液,防止误吸	5	3	1	0	
合计		100				

第三节　气管切开的护理配合

气管切开术是切开颈段气管,放入气管套管,以解除喉源性呼吸困难、呼吸功能失常或下呼吸道分泌物潴留所致呼吸困难的一种常见手术。目前气管切开有4种方法:气管切开术、经皮气管切开术、环甲膜切开术、微创气管切开术,临床最常见的是环甲膜切开术。主要适用于患者因喉阻塞、胸腹大手术及肺部感染等引起的下呼吸道分泌物阻塞、无法经口或经鼻行气管插管等需要长时间机械通气的情况。

一、目的

1. 延长呼吸机使用时间,有效清洁下呼吸道分泌物。
2. 改善通气,解除由于上呼吸道梗阻引起的呼吸困难。
3. 便于气管内给药及治疗。

二、评估

1. 患者病情循环状态。
2. 患者凝血功能。
3. 评估患者呼吸状态、氧合指标。

三、用物

扩张器(直角钳)、经皮气管切开包、气管切开套管、敷料包、手术衣、口罩、帽子、无菌手套、碘伏、无菌纱布、拔管包、利多卡因、5ml注射器、250ml生理盐水、吸痰管、敷料贴、螺旋管、镇痛剂和镇静剂。

四、操作步骤

气管切开过程中需麻醉师及至少两名护士配合(一名护士负责吸痰,另一名护士负责传递用物和辅助切开配合)。

1. 核对医嘱及患者信息。洗手、戴口罩。
2. 携用物至患者床旁,向清醒患者解释操作目的,以取得配合。
3. 拉帘保护患者隐私,避免造成其他患者的不适。
4. 评估患者循环,清理呼吸道及口鼻咽腔,调节呼吸机氧浓度至100%。
5. 充分吸引气道及口腔分泌物。
6. 必要时遵医嘱给予镇静或肌松剂,使患者处于充分镇静状态。
7. 协助患者取平卧位,头部后仰,背部垫软枕,拉直气道保持下颌、喉及胸骨柄上切迹成一直线,充分暴露环状甲骨。
8. 一名护士站在操作者对侧负责吸痰。
9. 另一名护士配合医生进行消毒,戴无菌手套、穿手术衣、铺无菌操作台。配合医生进行无菌操作，遵医嘱给药，同时观察循环变化。

10. 在放置气管切开套管的同时，麻醉师松气管插管的气囊，配合医生退气管插管。

11. 当气管切开套管全部放至气管内，气囊充气，听诊呼吸音，并用寸带固定套管，固定套管时颈后贴敷料贴保护皮肤，颈两侧垫纱布，注意松紧度，以放入两横指为宜，切口处垫无菌纱布覆盖。

12. 测套囊压，维持套囊压至 25~30cmH_2O。

13. 将气管切开软管与气管套管和呼吸机连接，再次核对并观察呼吸机工作参数。

14. 再次清理呼吸道分泌物，观察痰液性质。

15. 清洁口腔、后鼻道及面部。

16. 抬高床头 30°，协助患者摆放舒适体位。

17. 整理用物，垃圾分类处理。

18. 洗手、签字、记录。

五、注意事项

1. 操作过程中观察患者生命体征，遵医嘱给药。
2. 观察痰液颜色是否为血性，切口处有无渗血。
3. 感染患者注意防护与隔离，避免交叉感染。
4. 15min 后复查血气，据血气结果调节呼吸机参数。

六、评分标准(表 3-4-3-1)

表 3-4-3-1 气管切开的护理操作评分标准

项目	技术操作要求	权重				实得分
		A	B	C	D	
目的	延长呼吸机使用时间，有效清洁下呼吸道分泌物	2	1	0	0	
	改善通气，解除由于上呼吸道梗阻引起的呼吸困难	2	1	0	0	
	便于气管内给药及治疗	2	1	0	0	
评估	评估患者循环状态	3	1	0	0	
	评估患者凝血功能	3	1	0	0	
	评估患者呼吸及缺氧状况	3	1	0	0	
用物	扩张器(直角钳)、经皮气管切开包、气管切开套管、敷料包、手术衣、口罩、帽子、无菌手套、碘伏、无菌纱布、拔管包、利多卡因、5ml 注射器、250ml 生理盐水、吸痰管、敷料贴、螺旋管、镇痛剂和镇静剂	5	3	1	0	
操作步骤	核对医嘱及患者信息。洗手、戴口罩	2	1	0	0	
	携用物至患者床旁，向清醒患者解释操作目的，以取得配合	2	1	0	0	
	拉帘保护患者隐私，避免造成其他患者的不适	2	1	0	0	

续表

项目	技术操作要求	权重				实得分
		A	B	C	D	
操作步骤	评估患者循环，清理呼吸道及口鼻咽腔，调节呼吸机氧浓度至100%	5	3	2	0	
	充分吸引气道及口腔分泌物	5	3	2	0	
	必要时遵医嘱给予镇静或肌松剂，使患者处于充分镇静状态	3	1	0	0	
	协助患者取平卧位，头部后仰，背部垫软枕，拉直气道保持下颌、喉及胸骨柄上切迹成一直线，充分暴露环状甲骨	5	2	1	0	
	一名护士站在操作者对侧负责吸痰，另一名护士配合医生进行消毒，戴无菌手套、穿手术衣、铺无菌操作台。配合医生进行无菌操作，遵医嘱给药，同时观察循环变化	6	4	2	0	
	在放置气管切开套管的同时，麻醉师松气管插管的气囊，配合医生退气管插管	5	1	0	0	
	当气管切开套管全部放至气管内，气囊充气，听诊呼吸音，并用寸带固定套管，固定套管时颈后贴敷料贴保护皮肤，颈两侧垫纱布，注意松紧度，以放入两横指为宜，切口处垫无菌纱布覆盖	5	3	1	0	
	测套囊压，维持套囊压至25~30cmH_2O	3	1	0	0	
	将气管切开软管与气管套管和呼吸机连接，再次核对并观察呼吸机工作参数	4	1	0	0	
	再次清理呼吸道分泌物，观察痰液性质	5	3	1	0	
	清洁口腔、后鼻道及面部	2	1	0	0	
	抬高床头30°，为患者摆放舒适体位	2	1	0	0	
	整理用物，垃圾分类处理	2	1	0	0	
	洗手、签字、记录	2	1	0	0	
注意事项	操作过程中观察患者生命体征，遵医嘱给药	5	3	2	0	
	观察痰液颜色是否为血性，切口处有无渗血	5	3	2	0	
	感染患者注意防护与隔离，避免交叉感染	5	3	2	0	
	15min后复查血气，据血气结果调节呼吸机参数	5	3	2	0	
合计		100				

第四节　床旁开胸的护理配合

一、目的

1. 心脏外科术后发生顽固性恶性心律失常，经适当的短暂体外心肺复苏仍不能恢复自主循环者，应尽快进行开胸心肺复苏，必要时行紧急体外循环术，以挽救患者生命。临床上广泛用于反复室性心动过速、室颤和心搏骤停等疾病的紧急抢救。

2. 心脏外科术后患者胸腔引流液突然急剧增多，循环无法维持时，需床旁开胸紧急止血。

二、评估

评估患者循环、引流等病情，确定治疗指征及相关危险因素。

三、用物

抢救车、除颤器、开胸包（62 件器械）、敷料包（8 件中单）、无菌手术衣、床旁开胸用物盒（电刀、负极板、无菌手套、长纱、小纱、吸引器管、2-0 纺织线、7 号丝线、临时起搏器导线、大圆针、皮肤保护膜、敷料等）、无影灯、0.5% 碘伏、胸腔引流管、钢丝等。

四、操作步骤

1. 开胸前的护理

（1）患者突发病情变化，循环难以维持，护士配合医生进行体外心肺复苏的同时启动应急预案，其他护士推抢救车、除颤器并准备除颤（反复室颤的患者粘贴体外一次性除颤电极板），避开胸前抢救位置；电话通知外科医生。

（2）外科医生评估后需要紧急床旁开胸，通知手术室、麻醉科、体外循环科配合抢救。

（3）护士准备抢救车、开胸包、敷料包、无菌手术衣、开胸用物盒、无影灯、碘伏到患者床前。

（4）无影灯置于床旁连接安全电源。

（5）将电刀负极板贴于患者肌肉丰富处，另一端连接主机。

（6）护士将开胸包外层包布打开，外科医生取出消毒碗，护士倒入 0.5% 碘伏，进行消毒（如果情况紧急，护士可直接将 0.5% 碘伏洒在待手术区域），医生继续胸外按压。

（7）洒 0.5% 碘伏后外科医生戴上无菌手套继续胸外按压。

2. 开胸时的护理

（1）护士打开无菌手术衣，协助外科医生穿手术衣，戴双层无菌手套（先戴手套再穿手术衣然后再戴第二层手套）。

（2）不间断胸外按压的同时，护士将敷料包外层包布打开，由外科医生铺巾，快速形成无菌区域。

（3）护士连接电刀（图 3-4-4-1）。

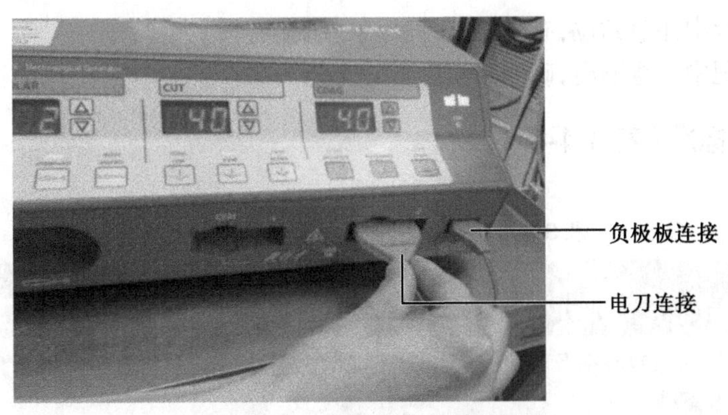

图 3-4-4-1　负极板、电刀连接位置

(4)手术室护士到达前，监护室护士穿无菌衣、戴无菌手套，上台配合开胸，打开开胸包，按顺序摆放器械，清点数目。

(5)护士拿出最上层的包布(开胸“八小件”)和牵开器配合开胸(图 3-4-4-2)。

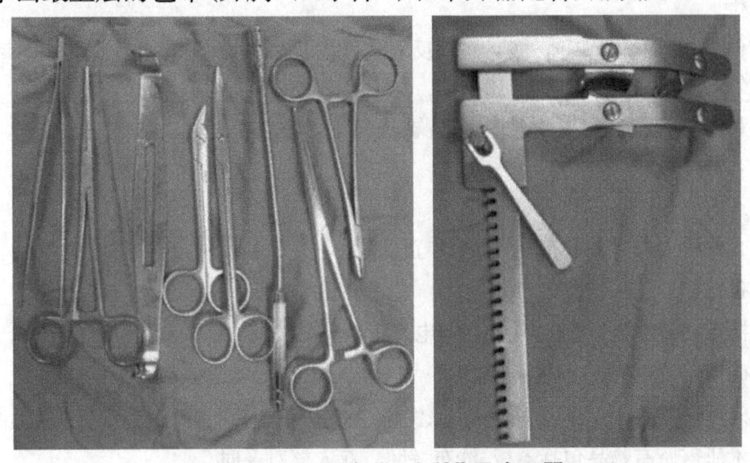

图 3-4-4-2　开胸“八小件”及牵开器

(6)再次碘伏消毒后，护士给予医生剪刀、平镊，剪开线结，暴露胸骨。

(7)给予医生钢丝剪断钢丝，用拧钢丝钳、扣扣钳将钢丝拔出，并清点取出的钢丝数目，妥善放置，同时台下护士连接吸引器管。

(8)给予胸部牵开器牵开胸骨，暴露心脏。

(9)如需体外循环，遵医嘱抽取 2 支肝素(每支 12 500U)，交给麻醉医生。

(10)手术室护士到达后，监护室护士与手术室护士进行交接，核对清点抢救物品。

(11)抢救过程中，手术所需所有用物(纱布、器械、针线等)必须做到双人核对，及时记录。

(12)抢救结束关胸时，再次与手术室护士共同清点显影纱布、器械、针线等所有手术用物。

3. 关胸后的护理　抢救结束后，整理抢救记录核对所有药品并完成电脑录入。抢救物品归位补齐，用后的物品送供应室消毒。整理患者床单位，继续观察。

五、注意事项

1. 严格执行无菌操作、查对制度，防止出错。

2. 抢救过程中注意站位，有条不紊，确保患者安全。
3. 抢救过程中注意隔离，确保其他患者的安全。

六、评分标准（表 3-4-4-1）

表 3-4-4-1　床旁开胸的护理操作评分标准

项目	技术操作要求	权重				实得分
		A	B	C	D	
评估	迅速评估患者心率及心律，有无室上性心动过速、心搏骤停和室颤	3	1	0	0	
	评估患者全身情况，有无相关危险因素	3	1	0	0	
用物准备	抢救车、开胸包、敷料包、无菌手术衣、开胸用物盒、无影灯、碘伏	5	3	1	0	
操作步骤	快速识别患者的突发情况、正确胸外按压并大声呼喊医生	4	2	0	0	
	其他护士推抢救车、体外除颤器（反复室颤的患者粘贴体外一次性除颤电极板），积极抢救	3	1	0	0	
	外科医生评估后需要紧急床旁开胸，通知手术室、麻醉科、体外循环科配合抢救	4	2	0	0	
	备齐所有开胸物品至床旁	3	1	0	0	
	配合外科大夫穿手术衣及消毒铺巾正确	5	3	1	0	
	准备无影灯，连接电源	3	1	0	0	
	负极板粘贴位置正确，连接并调节电刀正确	3	1	0	0	
	正确清点及放置拔出的钢丝数目	4	3	1	0	
	正确传递器械，主动配合医生抢救，快速建立体外循环	5	3	1	0	
	手术所需所有物品包括器械、纱布、针线，双人核对及时记录	5	3	1	0	
	无菌操作，台面整洁	5	3	1	0	
	关胸前双人核对清点纱布、器械、针线数目正确	5	3	1	0	
	加强病情观察，发现异常及时报告医生	5	3	1	0	
	术后整理床单位，协助患者摆舒适体位	5	3	1	0	
	抢救结束后，整理抢救记录核对所有药品并完成电脑录入	5	3	1	0	
	清点、整理用物，抢救物品归位补齐，用后的物品送供应室消毒	5	3	1	0	
	洗手、记录	5	3	1	0	
注意事项	严格执行无菌操作及查对制度	5	3	1	0	
	抢救过程中注意站位，有条不紊，确保患者安全	5	3	1	0	
	抢救过程中注意隔离，确保其他患者的安全	5	3	1	0	
合计		100				

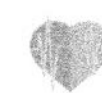

第五节　婴幼儿气胸应急流程

婴幼儿气胸应急流程见图 3-4-5-1。

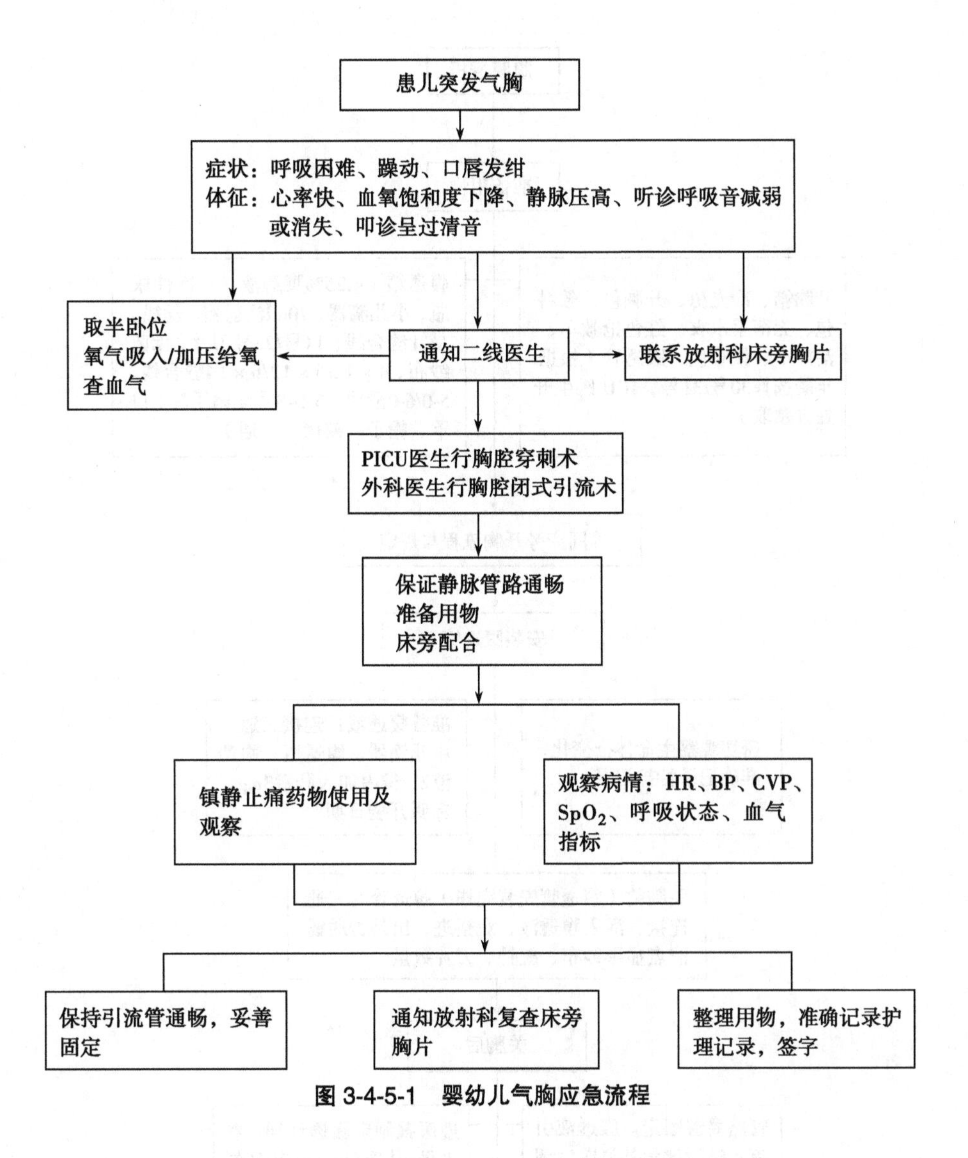

图 3-4-5-1　婴幼儿气胸应急流程

第六节　婴幼儿腹膜透析的流程

腹膜透析（经胸腔放置）流程见图 3-4-6-1。

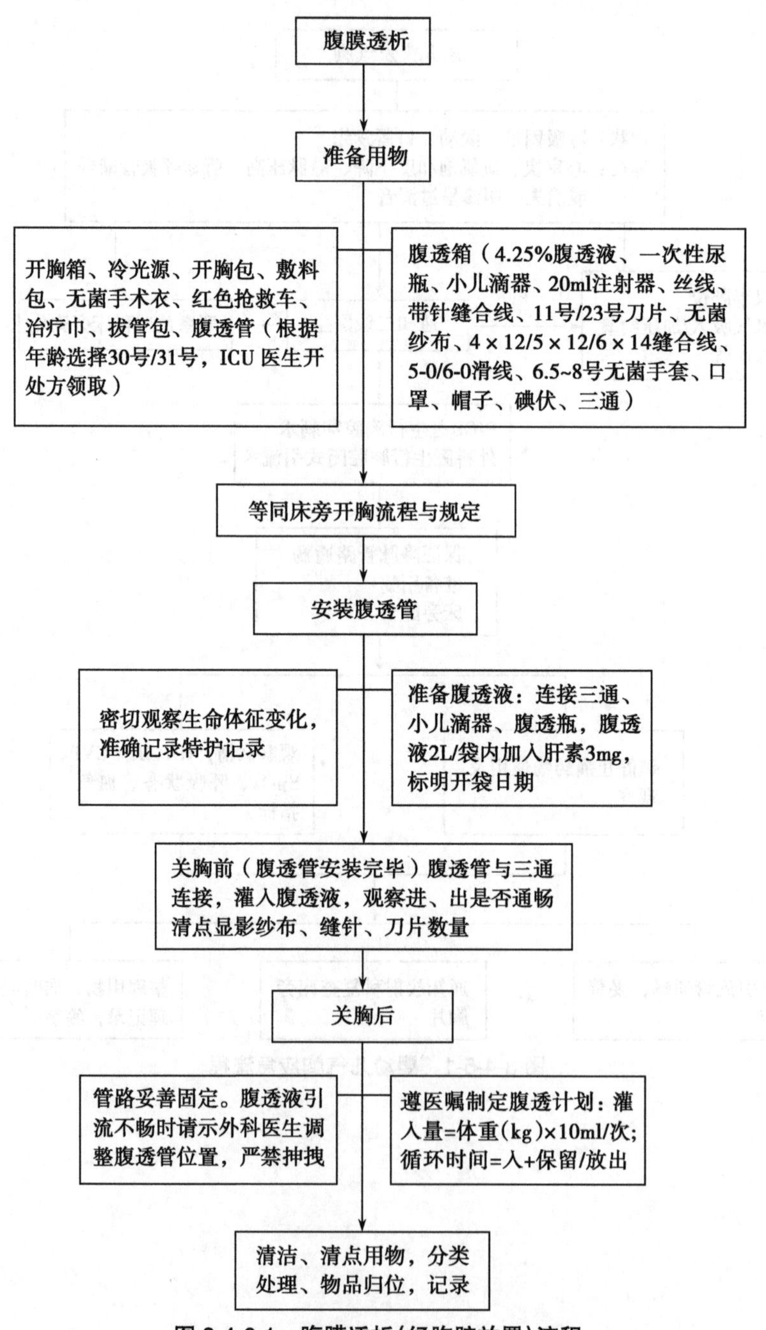

图 3-4-6-1　腹膜透析（经胸腔放置）流程

第四篇　心血管专科护士第四阶段规范化培训

心血管疾病患者具有患病年龄广、病程长、病情复杂、个性化护理需求多、急危重症患者较多等特点。因此心血管专科护士第四阶段规范化培训应在具有扎实医学基础和熟练操作技能的基础上(完成本书前三篇的能力培训),提升评判性思维和科研创新能力,解决临床疑难问题,特别是为危重患者专科护理问题制定个性化护理方案并督导下级护士完成,发挥心血管专科护士临床实践能力的最大潜力。

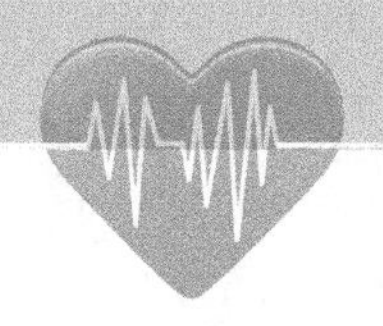

第一章　专科理论

第一节　体外膜肺的护理

ECMO 作为临床机械辅助循环的手段，专业团队的管理非常重要，护理在专业团队管理中扮演着重要角色，规范的安装前评估、安装后的监测及管理、并发症的识别与护理及撤机后的护理管理，对有效的医疗配合、患者抢救的成功和患者预后的改善都起到非常重要的作用。重点规范护理如下：

一、ECMO 安装的护理配合

1. 护理评估（图 4-1-1-1）

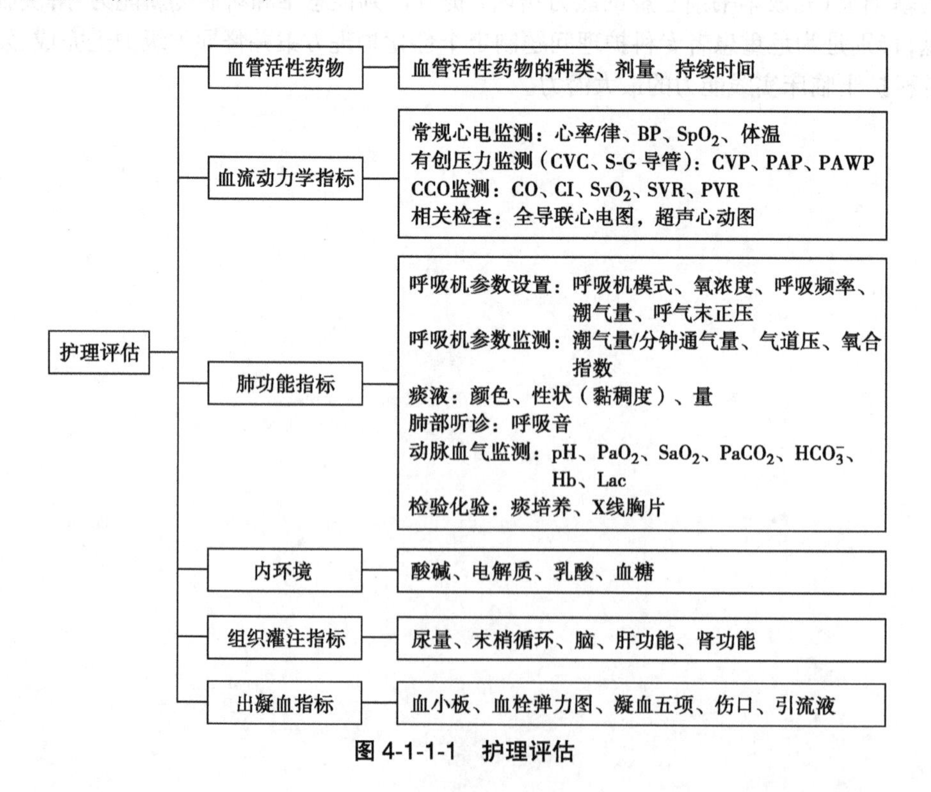

图 4-1-1-1　护理评估

2. 护理准备(图 4-1-1-2)

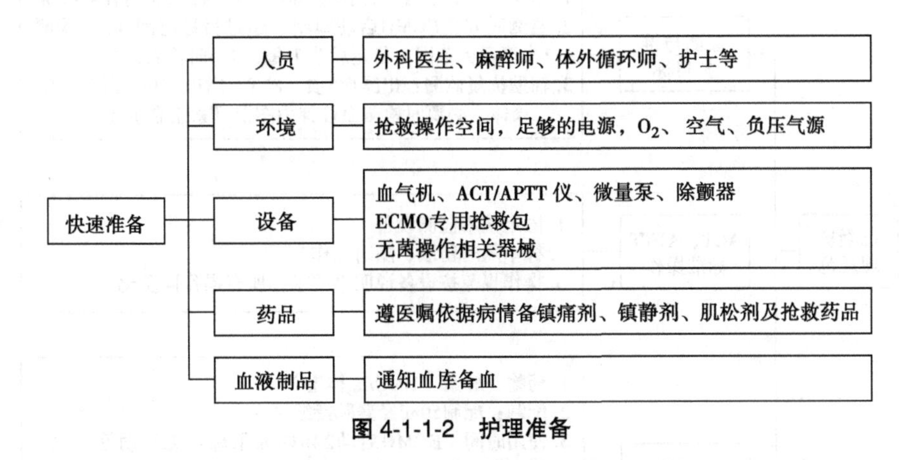

图 4-1-1-2 护理准备

二、ECMO 辅助过程中的护理监测规范

ECMO 辅助下的监测目标:① ECMO 全部或部分替代心肺功能,使患者心脏和肺脏得到充分休息,为患者心肺功能恢复赢得时间;②机械通气应为保护性肺通气,潮气量 6~8ml/kg,限制气道平台压,预防肺损伤,降低吸入氧浓度(FiO_2)与呼吸次数(R),增加呼气末正压(PEEP),预防肺萎陷,$PaO_2/FiO_2>200$,同时预防长期高氧吸入导致的氧中毒;③预防并监测 ECMO 辅助过程中的并发症。

1. 患者心肺功能监测(图 4-1-1-3)

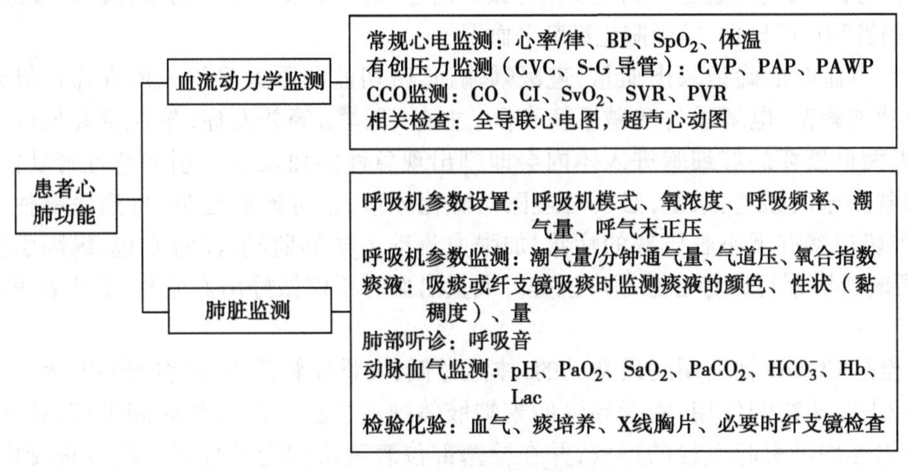

图 4-1-1-3 患者心肺功能监测

2. 抗凝及出凝血监测

(1)抗凝监测:ECMO 一旦启动,抗凝监测即刻开始;ECMO 管路及装置带有肝素涂层,常规 24h 内不抗凝;遵循高转速高流量给予低标准抗凝,低转速低流量给予高标准抗凝的原则。规范见图 4-1-1-4:

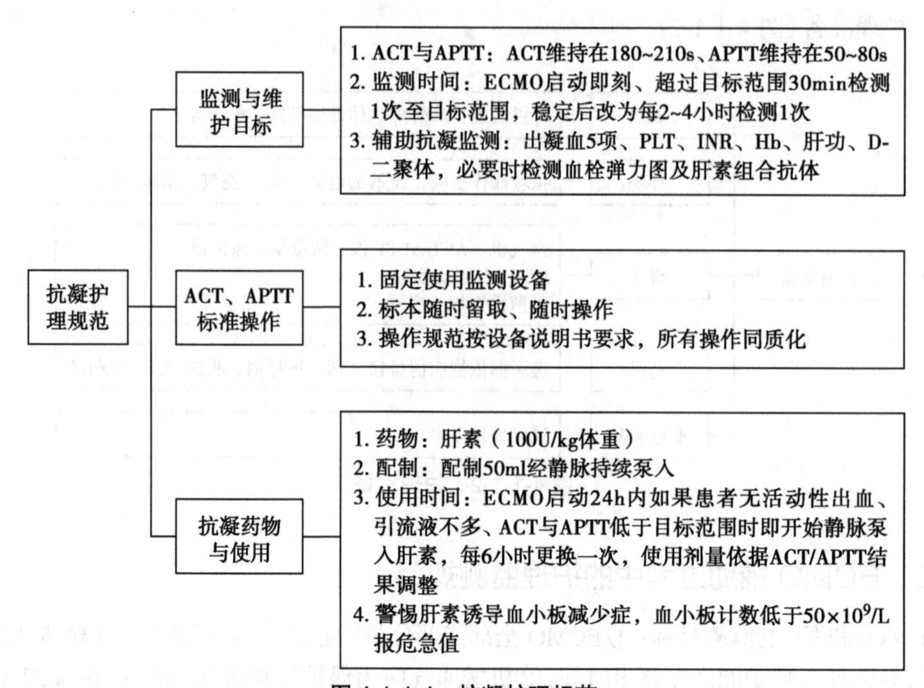

图 4-1-1-4　抗凝护理规范

(2) 出凝血监测：出血是 ECMO 辅助期间最常见、最具威胁、最难处理的，主要表现为凝血功能紊乱。围手术期危重症患者伴随肝脏功能不全和 / 或口服抗凝药物、术中凝血因子的消耗、术中肝素化、术后伤口等均是 ECMO 辅助期间出血的原因。应着重出血监测，同时要非常注意保护黏膜，避免因黏膜损伤导致的出血，进行护理操作时动作要轻柔，如吸痰、放置鼻胃肠管和口腔护理，尽量避免穿刺采血等。

大量出血时准确记录出血量，遵医嘱输血，密切监测因大量输入库存血而导致的机体凝血功能紊乱、电解质与酸碱平衡紊乱、过敏、低体温等并发症；输注反复回收的自体血时，因大量破坏的红细胞进入体内会即刻出现急性溶血反应并引起急性肾功能衰竭，应密切监测尿液颜色、尿量，必要时遵医嘱碱化尿液、查游离血红蛋白；遵医嘱使用止血药时，密切观察有无心脏压塞的症状，加强血流动力学的监测，注意心包、纵隔引流液的量，必要时遵医嘱行床旁心脏超声检查。大量出血时不仅做好出血监测，更应着重凝血的监测。

血栓是 ECMO 辅助期间最常见的，体温过低、大量血管活性药物的使用、大量血制品的输注、止血药物的使用、置管导致的末端肢体缺血、血流过缓、长时间卧床、肢体制动、循环恶化等均可引起血栓的形成，并在栓塞部位表现出相应的症状。应着重凝血监测，加强对 ACT、APTT、D- 二聚体与纤维蛋白原等出凝血的监测及反馈。加强肢体末梢的监测，观察下肢皮肤颜色、有无疼痛及肿胀，测量肢体周径，触摸肢体张力，触摸和 / 或多普勒超声监测双侧足背动脉搏动，同时与两侧肢体作对比，必要时行双下肢血管超声检查。加强患者肢体主动或被动的功能锻炼预防血栓的发生。出凝血临床护理监测规范见图 4-1-1-5：

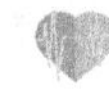

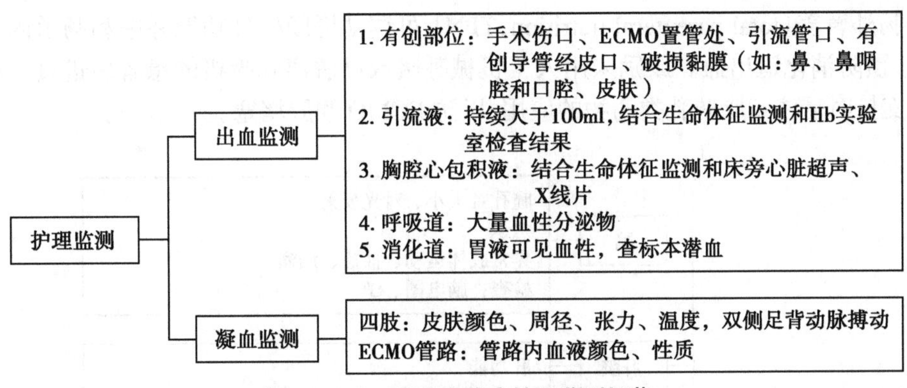

图 4-1-1-5　出凝血临床护理监测规范

3. 体温监测　ECMO 辅助期间中心体温一般维持在 35~36℃，体温太高，机体耗氧增加；温度太低，易发生凝血机制紊乱同时容易引起患者寒战。发生寒战时机体氧耗增加、血流动力学紊乱、ECMO 辅助效果降低，须及时通知医生，遵医嘱给予镇静或肌松剂，同时要与感染引起的寒战鉴别。体温太低时，大量血管活性药物应用、ECMO 辅助期间搏动血流的减弱和 / 或平流的增强均可导致机体凝血机制紊乱，应着重对出凝血功能进行监测。做好感控并预防感染的发生。

4. 内环境监测（图 4-1-1-6）　内环境的稳定是 ECMO 监测的关键。通过血气分析监测机体内环境的变化，也是判定 ECMO 系统工作状态及辅助效果的指标。每 2 小时监测 1 次血气，有病情变化、重大的循环呼吸支持参数调整时应随时检查血气，以便连续掌握机体内环境的变化情况。每日常规检查血浆胶体渗透压，遵医嘱补充晶、胶体，维持正常的胶体渗透压来维持血管内外水的平衡。

患者术前合并糖尿病、手术的应激、血管活性药物及激素的使用、ECMO 辅助下胰腺的缺血等都是引起 ECMO 辅助期间高血糖的原因，过高的血糖导致高渗性脱水、伤口感染等并发症的发生，遵医嘱使用胰岛素降低血糖的同时应注意大量胰岛素输注时造成的低钾血症，停用胰岛素后造成高钾血症，应密切监测血气中 K^+ 的浓度。

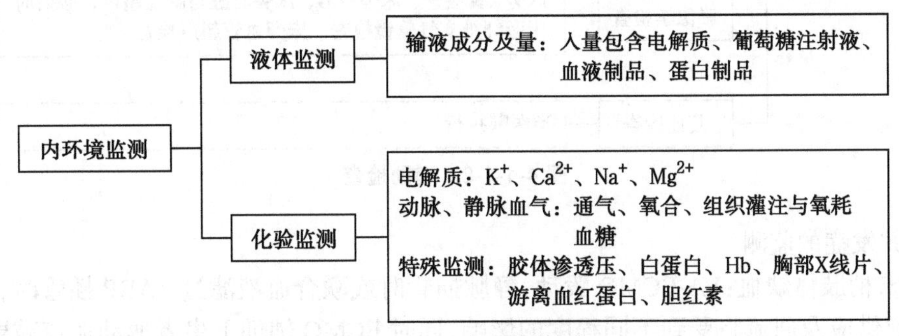

图 4-1-1-6　内环境监测

5. 其他脏器功能监测（图 4-1-1-7）　由于机械辅助镇静及肌松药物的应用可导致胃肠麻痹，同时大量缩血管药物的应用影响胃肠系统血供，术后可出现胃肠功能紊乱。需每日监测腹围，听诊肠鸣音，并评估胃肠吸收情况。加强营养支持，每日补充能量 57kcal/kg。持续

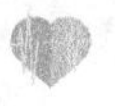

少量全肠外营养(total parenteral nutrition,TPN),可调动胃肠生理功能并中和肠道内的酸性消化液,预防消化道出血。鼓励未用人工机械呼吸或已脱离呼吸机的患者多进食。应用静脉营养支持时需注意脂肪乳类药物的应用,以防 ECMO 膜肺堵塞。

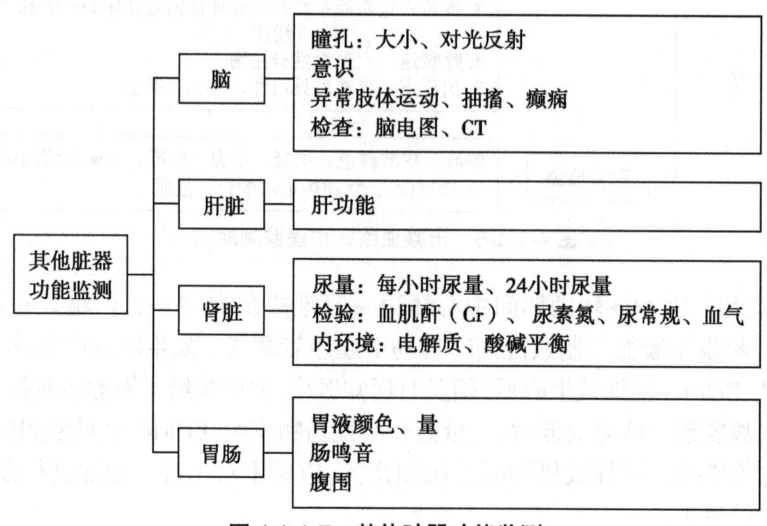

图 4-1-1-7　其他脏器功能监测

6. 辅助检查(图 4-1-1-8)

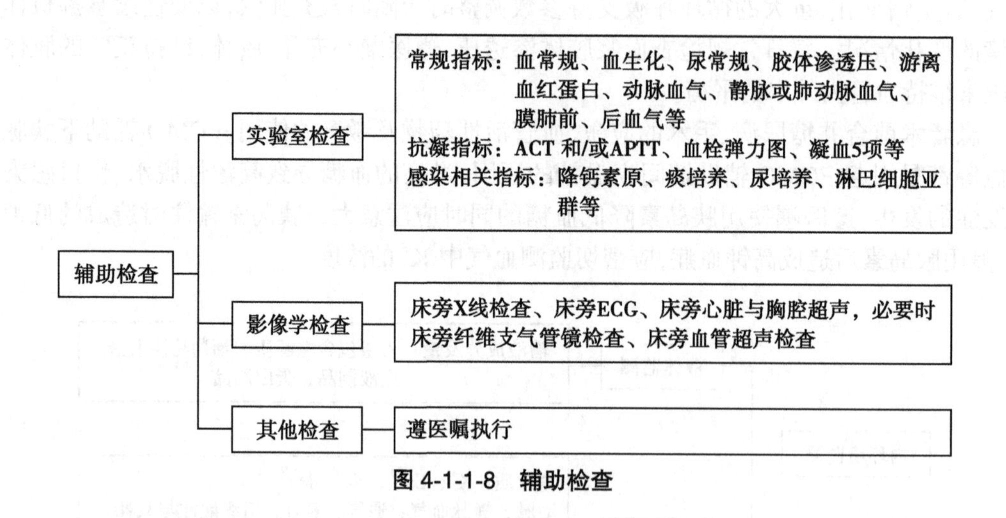

图 4-1-1-8　辅助检查

7. 并发症的监测

(1)末梢肢体缺血:VA-ECMO 股动、静脉插管时或联合血液滤过、IABP 插管时,插管侧下肢血液供应及回流将受到不同程度的影响,同时 ECMO 辅助下患者搏动血流减弱、血流过缓、低体温、大量血管活性药物的使用、血栓的形成等均会引起末端肢体缺血甚至导致肢体缺血性坏死。

护理:

1)密切、准确的抗凝监测、出凝血监测与体温监测。

2) 监护时密切观察四肢皮肤颜色、有无疼痛及肿胀，测量肢体周径，触摸肢体张力，触摸和/或多普勒超声监测双侧足背动脉搏动，同时与两侧肢体作对比，必要时行双下肢血管超声检查。

3) 加强患者肢体主动或被动的功能锻炼，预防血栓的发生。

4) 缺血肢体恢复血供后，局部积聚的代谢产物随之进入血液循环，可导致全身性毒性作用。应密切监测酸碱平衡、电解质、尿量、尿色、肌红蛋白及肾功能。

(2) 溶血：由于血泵转动等因素，ECMO 辅助可造成红细胞的破坏，表现为贫血、游离血红蛋白增高、血红蛋白尿以及继发性肺、肝、肾功能等多脏器损害。

护理：

1) 每日监测血常规(血红蛋白动态变化)、游离血红蛋白、血生化、尿常规(pH、尿胆红素、尿比重)等。

2) 监测尿色、皮肤、巩膜等有无黄染，结合患者肝功能(胆红素)、肾功能(肌酐)指标进行评估，做到早发现、早报告、早处理。

3) 出现溶血反应时，遵医嘱配合医生进行碱化尿液等处理，将溶血造成的危害降低到最低程度。

(3) 感染：感染是机械辅助期间严重的并发症之一，如呼吸机相关肺炎、肠道菌群移位、大量抗生素应用、过多的有创管路和操作、营养不良、褥疮的发生等均可导致感染的发生。感染的预防、监控与护理同等重要。

1) 感染的预防：

①严格、定时清洁消毒床单位和使用设备。

②严格各项无菌操作，动静脉有创管路实施封闭管理，按流程规定 5~7 天进行导管更换并同时进行管端培养。

③呼吸机管路按预防感染流程管理，未感染的患者管路一周更换，已感染的按呼吸管路全封闭管理，并做好相应的标识，强调床单位和所用设备的终末消毒管理。

④保持置管处、伤口处敷料干燥。

⑤胃肠减压观察胃肠功能恢复情况，及早恢复利用胃肠系统，预防菌群移位。

⑥加强皮肤观察与护理，适度翻身，保持皮肤清洁和干燥，应用防褥疮垫和药物预防治疗褥疮。

2) 感染的监控：每日留取痰培养、尿培养、X 线胸片，必要时查淋巴细胞亚群、G 实验、留取血培养、分泌物培养、导管尖端培养等，配合调整抗生素并观察使用效果。

三、ECMO 撤除的监测

1. 预撤机评估与准备(图 4-1-1-1、图 4-1-1-9、图 4-1-1-10) 逐步减低 ECMO 辅助流量(通常流量<1L/min)，流量减低时加强抗凝监测并遵医嘱提高抗凝指标，每小时监测 ACT、APTT，维持 ACT 在 200~300s，预防出血及栓塞。

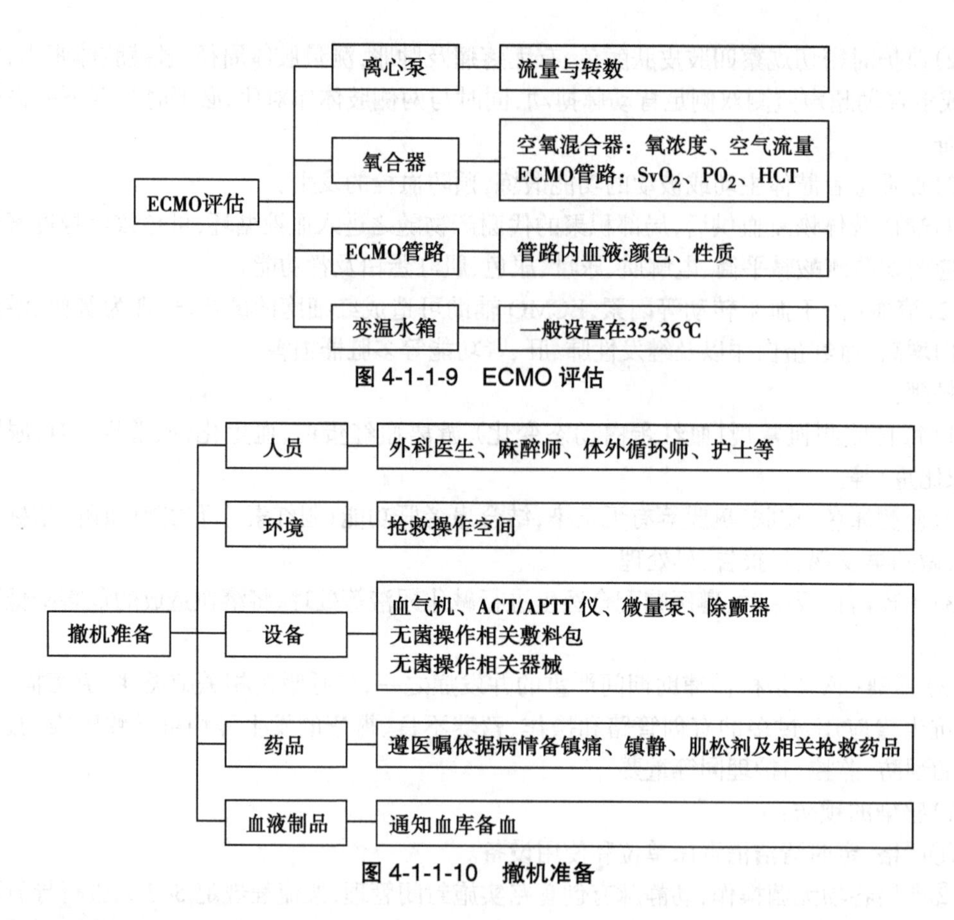

图 4-1-1-9　ECMO 评估

图 4-1-1-10　撤机准备

2. 撤机后的评估与监测

(1)监测目标

1)撤除 ECMO 辅助后,患者全身的氧供和血流动力学由自身心肺功能承担,维持水、电解质及酸碱平衡,维持内环境处于稳定的状态。

2)避免原有并发症加重或出现新并发症。

(2)撤机后的监护

1)着重患者自身心肺功能的监测,同时评估原有并发症是否加重或出现新的并发症。

2)ECMO 撤机后需无菌循环 24h,护士不得离开患者床旁,随时观察。

3)患者情况(图 4-1-1-1、图 4-1-1-11)。

4)ECMO 辅助期间,患者下肢多呈现缺血状态,ECMO 管道拆除后,缺血下肢的酸性代谢产物将随血运快速流入全身,血气可能呈酸中毒表现,应马上纠正并密切监测内环境。

5)ECMO 撤除后,6h 内每小时评估双下肢肢体情况(图 4-1-1-12),6h 后改为每 4 小时评估 1 次,直至 24h,评估内容包括:血流动力学是否稳定,穿刺处局部有无出血、血肿,双下肢足背动脉搏动是否良好,双侧大、小腿围及肌张力是否正常,皮肤温度、颜色是否正常;观察 ECMO 穿刺处伤口情况,是否有红肿、渗血、渗液,每日医生换药。

床号：　　　　　　　　　　　　姓名：　　　　　　病案号：

项目 时间	A端颜色	V端颜色	下肢供血端颜色	大腿中部围	小腿中部围	腹围	足背动脉左/右	ECMO流量L/min	ACT	APTT	肝素量ml/h	D-二聚体/PLT	SvO_2	游离血红蛋白	TBIL/DBIL	胶体渗透压	TP/ALB	血管活性药	备用

图 4-1-1-11　ECMO 特护观察表 1

姓名　　　　病案号　　　　年龄　　　　性别　　　　体重　　　kg　　　　术后　　天　　第　页

观察项 时间	大腿中部围	大腿张力	大腿温度	大腿颜色	小腿中部围度	小腿张力

图 4-1-1-12　ECMO 特护观察表 2

第二节　植入式左心室辅助系统护理规范

一、术前护理规范

1. 入院教育(图 4-1-2-1)
2. 术前护理评估(图 4-1-2-2)

二、术后护理规范

1. 早期左心辅助(LVAD)循环监测　通过床旁心电示波、深静脉导管(CVC、S-G)有创压力、CCO 和 SvO_2 仪、体位左心辅助监测系统数据，结合床旁全导联 ECG、心脏血管和胸腔超声、X 线胸片等检查，全面综合动态监测，目的依据监测数据调整早期左右心功能状态、评价肺循环高压对心肺循环的影响、使左心辅助泵达到最佳的辅助效果。循环监测见图 4-1-2-3。

2. 早期 LVAD 循环护理

(1)认识 LVAD 参数(图 4-1-2-4)

1)转速心室辅助装置的转速是由医生根据患者实际情况进行设定，由于自主心脏依然在工作，血泵的实际转速会以设定值为均值周期性波动。

2)功耗体外控制器上显示的功率为体外控制器和体内的血泵总计功率。转速、流量或生理需求的变化都会影响功率的变化。功率在数小时或数天内持续增加，通常提示血泵内

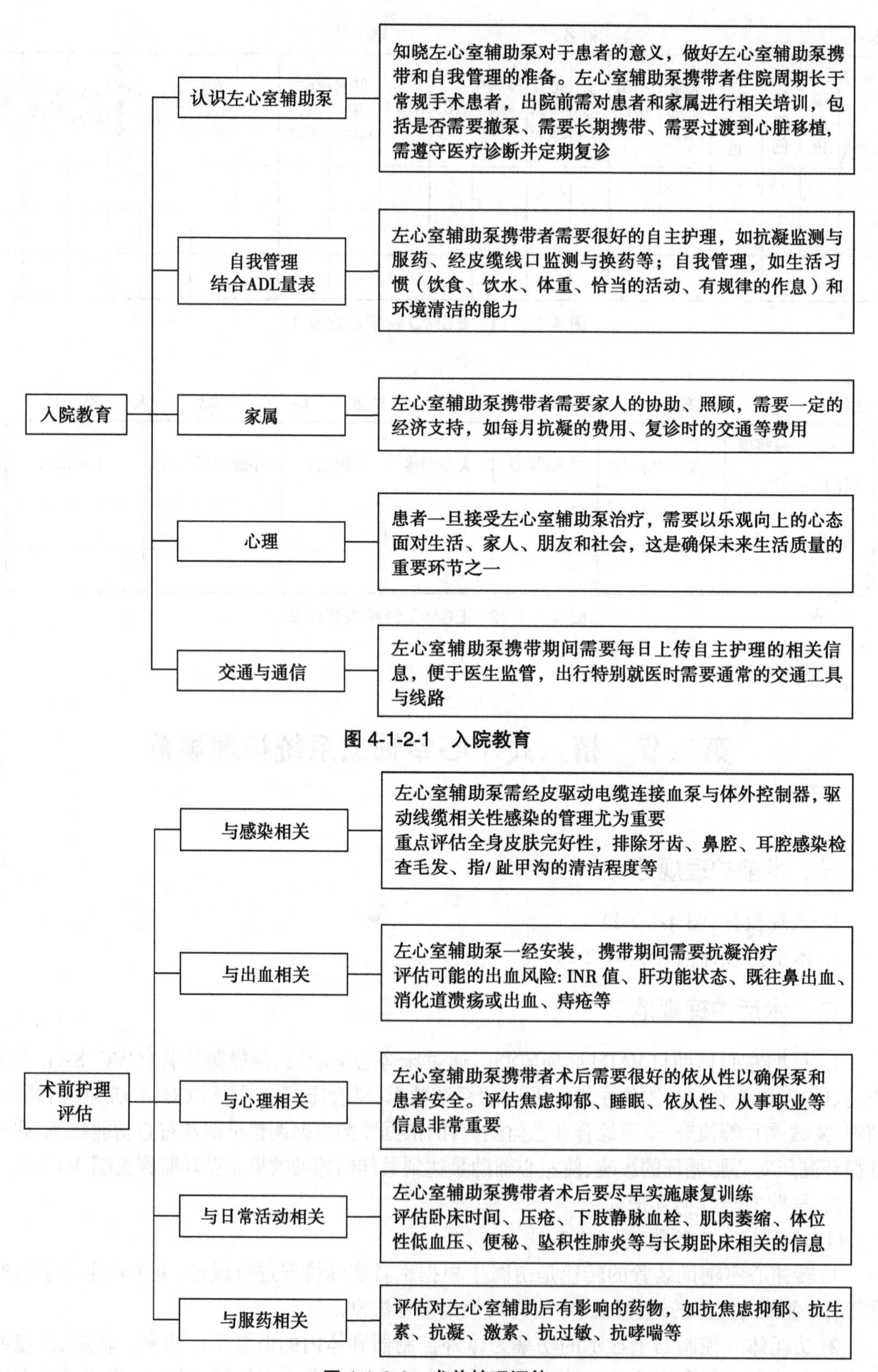

图 4-1-2-1 入院教育

图 4-1-2-2 术前护理评估

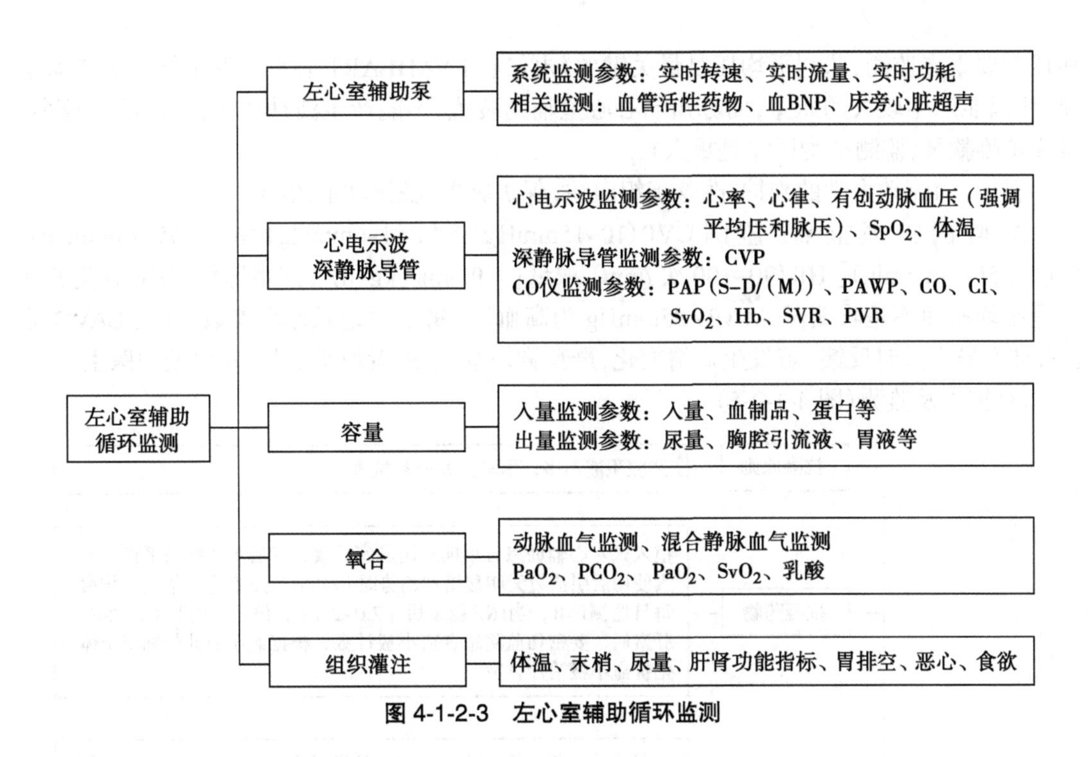

图 4-1-2-3 左心室辅助循环监测

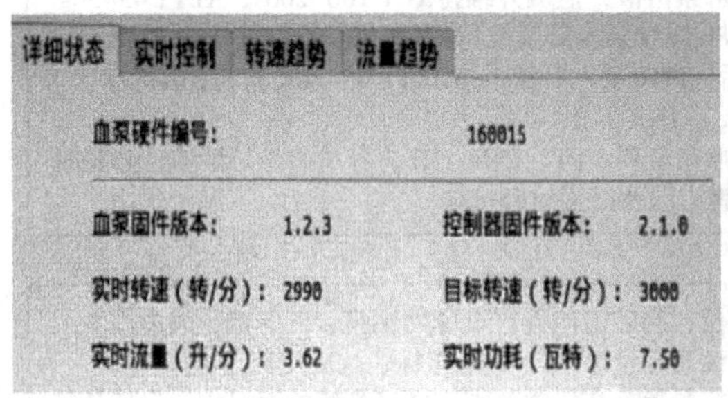

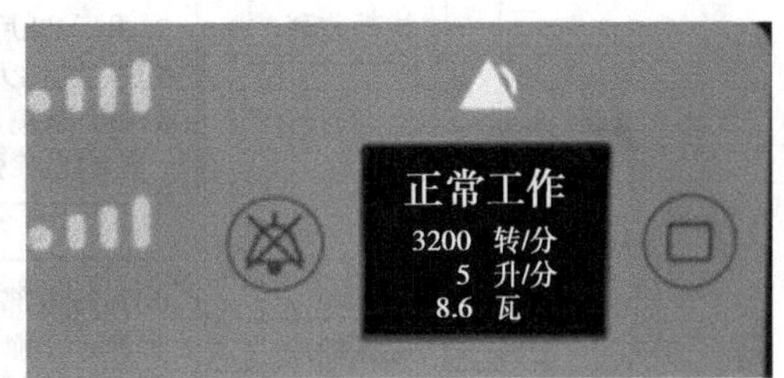

图 4-1-2-4 LVAD 参数

产生血栓，或主动脉关闭不全；功率逐渐降低表明血流受阻，应及时进行评估，分析原因，解决问题。

3）流量血泵的流量和功耗在设定转速条件下一般保持线性关系，但功耗是体外控制器直接测量出来的，而流量是基于功率得到的估算值，因此体外控制器上显示的流量是估算值（永仁心 EVAHEART 心室辅助泵，体外控制器上只显示转速和功率，无需监测流量；苏州同心心室辅助装置体外控制器显示转速、功率、流量，需要监测全部数值）。

4）护理措施：每小时记录 1 次上述参数，并与之前记录做对比；如有参数调整，实时记录，并注明原因；关注功耗与转速与流量之间的关系，若转速恒定而功率显著增加，则预示装置内可能有血栓；同理，功率增加并不代表流量增加，比如血栓；反之，梗阻可能导致流量下降，功耗也会随之下降；如遇上述变化，及时通知医生及相关技术人员。

（2）流量控制，循环支持

1）原则：保障患者足够的循环血容量，使心室辅助泵充盈，防止 SUCKING 现象的发生；

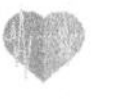

血压需要重点监测，监测平均压是最关键的（永仁心 EVAHEART 心室辅助泵能产生波动血流，所以能产生较大的压差，而苏州同心心室辅助装置，不能产生波动血流，所以压差较小，但无论哪款泵，监测平均压才是重点）。

目标：血流动力学的维护，改善组织灌注；保护脏器，脏器功能改善。

2）监测护理重点：监测 CVP（10~15mmHg）、LAP（4~6mmHg）、MAP（65~75mmHg）、CI［>2.5L/（m^2·min）］、HR（90~100 次 /min）、尿量［>0.5ml/（kg·h）］；患者脉压差小，故监护重点是平均压而不是收缩压，MAP>85mmHg 为高血压；每小时记录循环参数（详见 LAVD 监测），如有异常及时反馈；若发生病情变化，严禁胸外按压，患者取平卧位，及时通知医生。

（3）抗凝及监测（图 4-1-2-5）

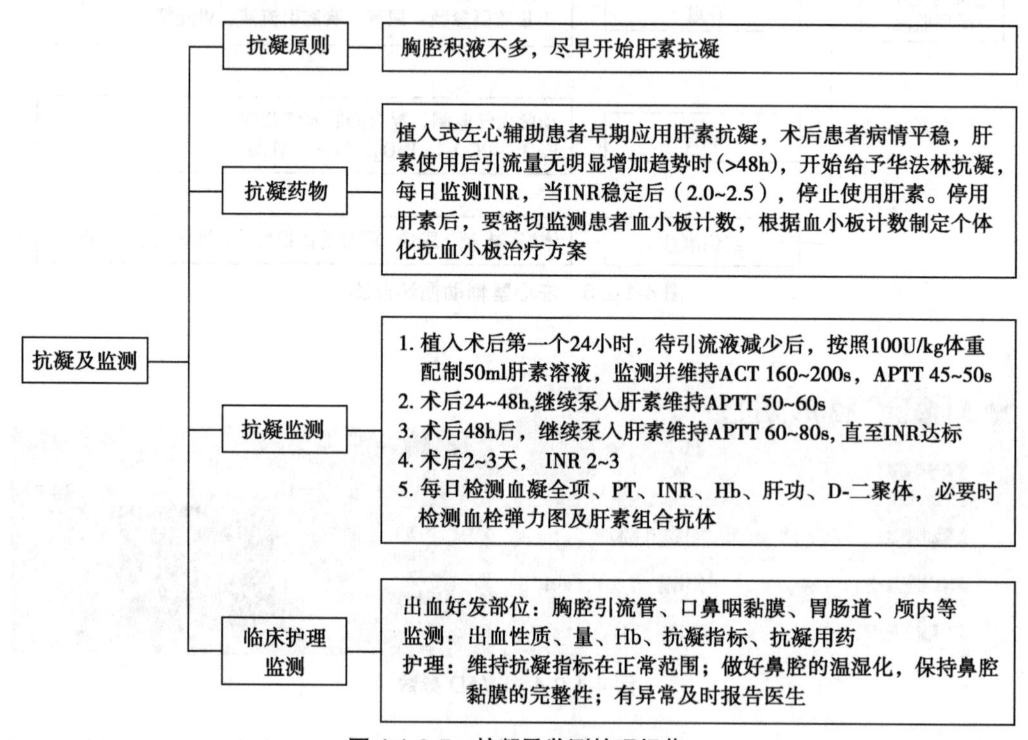

图 4-1-2-5　抗凝及监测护理规范

（4）溶血：植入式左心辅助装置及其控制过程无法避免不同程度的红细胞完整性破坏，临床主要表现为血红蛋白浓度下降、血浆中游离血红蛋白浓度水平上升（>100mg/dl）及血红蛋白尿等。

护理要密切监测溶血指标：游离血红蛋白，胶体渗透压，尿的颜色，尿胆红素，乳酸脱氢酶，血直接和间接胆红素，有异常及时报告医生。

3. 进入恢复期，患者参与的左心辅助系统相关护理操作规范

（1）CH-VAD 的经皮缆线（EVHEART 的驱动缆线）护理规范

1）认识经皮缆线（驱动缆线）及其重要性。

a. 血泵上的经皮缆线（驱动缆线）：连接血泵与体外控制器的重要“桥梁”，又称“生命线”。经皮缆线（驱动缆线）与血泵连接，经皮下穿出至体外，通过经皮缆线延长线（驱动缆线）与体外控制器连接。

b. CH-VAD 的体外控制器上的经皮缆线延长线：连接血泵的经皮电缆和体外控制器。

c. 经皮缆线或驱动缆线是植入式左心辅助患者的“生命线”，如果经皮电缆损坏程度严重，会导致血泵停止工作并危及生命，必须着重培养患者对保护经皮电缆重要性的认识，并教会患者对经皮缆线或驱动缆线按规范维护并管理。

2）经皮缆线或驱动缆线的固定方法：CH-VAD 的经皮缆线与经皮电缆延长线细且短，EVHEART 的驱动缆线粗且长，因此术后在驱动线缆的固定与维护上存在差异。固定时绝对禁止牵拉并拖拽到经皮缆线或驱动电缆，防止任何因素引起的经皮缆线或驱动电缆脱开并危及生命。

a. EVHEART 的固定方法（图 4-1-2-6）：固定件的位置在出口部位的 1 横指以上必须有弯点，不直接拉出，原则上倾斜 45°。

b. CH-VAD 的固定方法（图 4-1-2-7）。

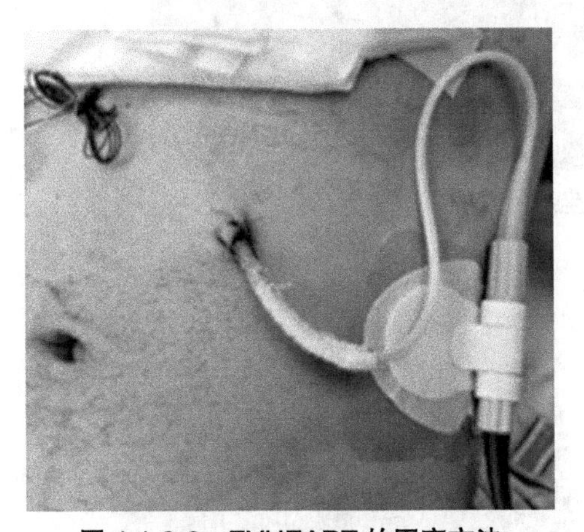

图 4-1-2-6 EVHEART 的固定方法

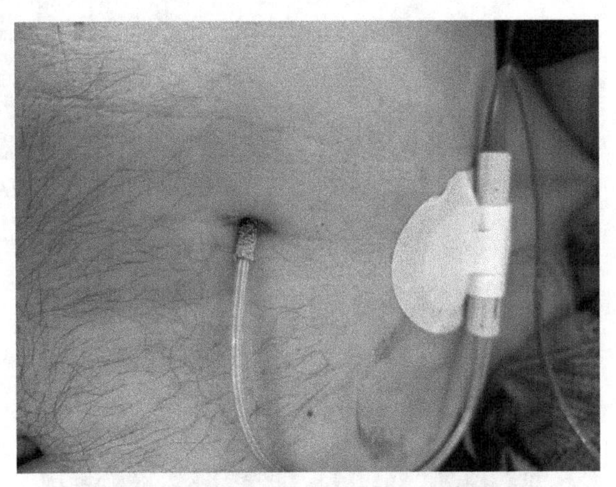

图 4-1-2-7 “中国心”的固定方法

（2）活动

1）坐起：应慢慢坐起，避免发生直立性低血压，如感觉头晕目眩、软弱无力应立即停止坐起，平卧休息，等待症状缓解。

2）确保体外控制器、经皮缆线或驱动缆线与患者之间的连接安全：CH-VAD 的患者坐起时为防止牵拉到经皮电缆应先双手抱住体外控制器后再慢慢坐起（图 4-1-2-8）。

3）固定：固定活动前必须按经皮缆线或驱动缆线的固定方法进行固定，检查确认后按体外控制器、经皮缆线或驱动缆线打包流程（图 4-1-2-9、图 4-1-2-10）打包后方可开始活动。

4）下床：活动时保持上身直立，不能做上举、上身大幅度的左右旋转、弯腰、含胸、双手提重物等动作。

5）如厕：大便必须选择坐便，避免含胸驼背。

6）洗澡：禁止泡澡，仅可淋浴。淋浴前使用防水无菌敷料将经皮线缆或驱动线缆皮肤出口粘贴，防止水经经皮线缆或驱动线缆进入到敷料内。淋浴时使用 2 个可充电锂电池供电，禁止使用适配器供电，避免体外控制器、电池和接头处接触水，同时要防止水沿经皮电缆延长线进入到控制器里。CH-CAD 体外控制器放入专用防水包（图 4-1-2-11）随身携带，EVHEART 的患者可以将控制器放置在淋浴花洒外围，但是要注意避免放置过远造成牵拉。

淋浴后立即检查体外控器参数与伤口情况并换药。

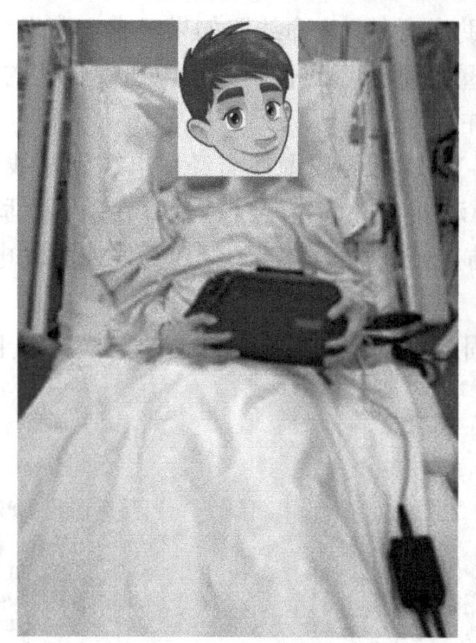
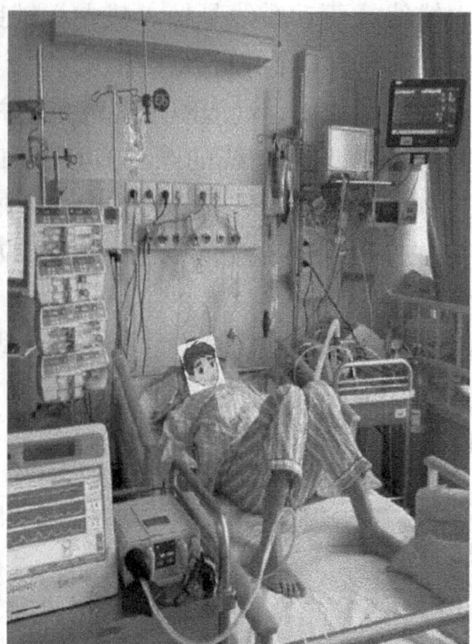

图 4-1-2-8　CH-VAD 坐起示意图

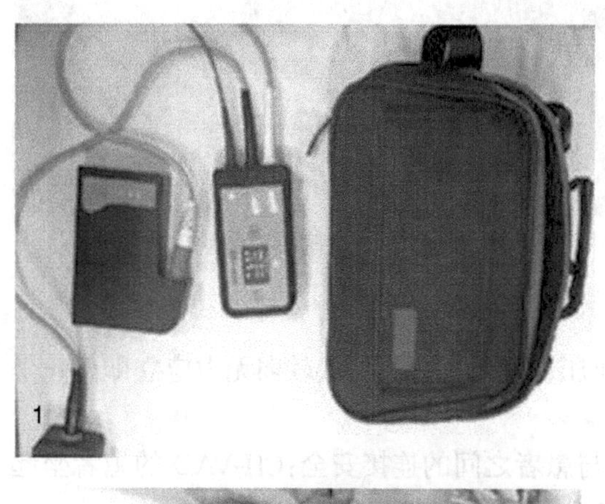

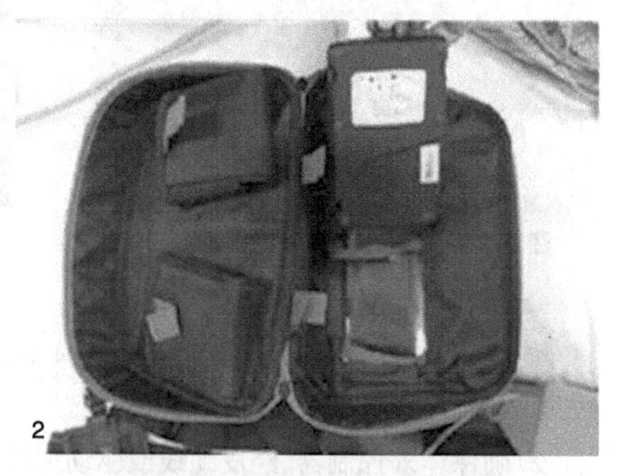

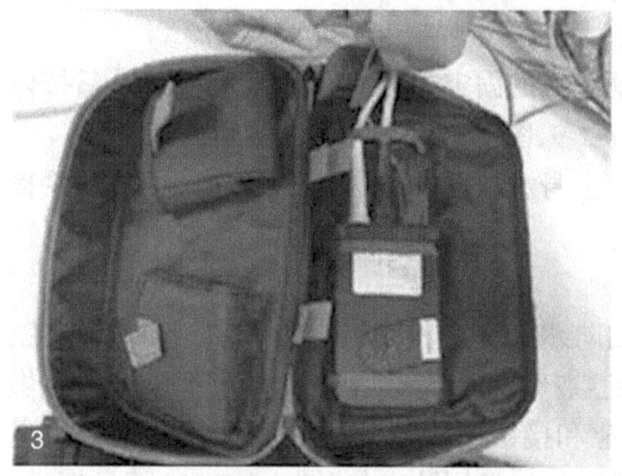

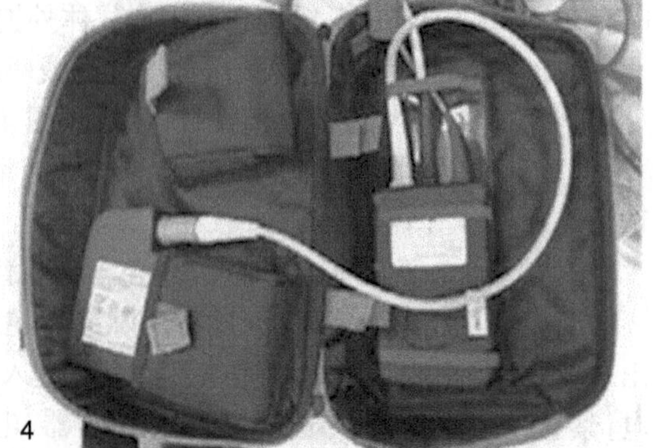

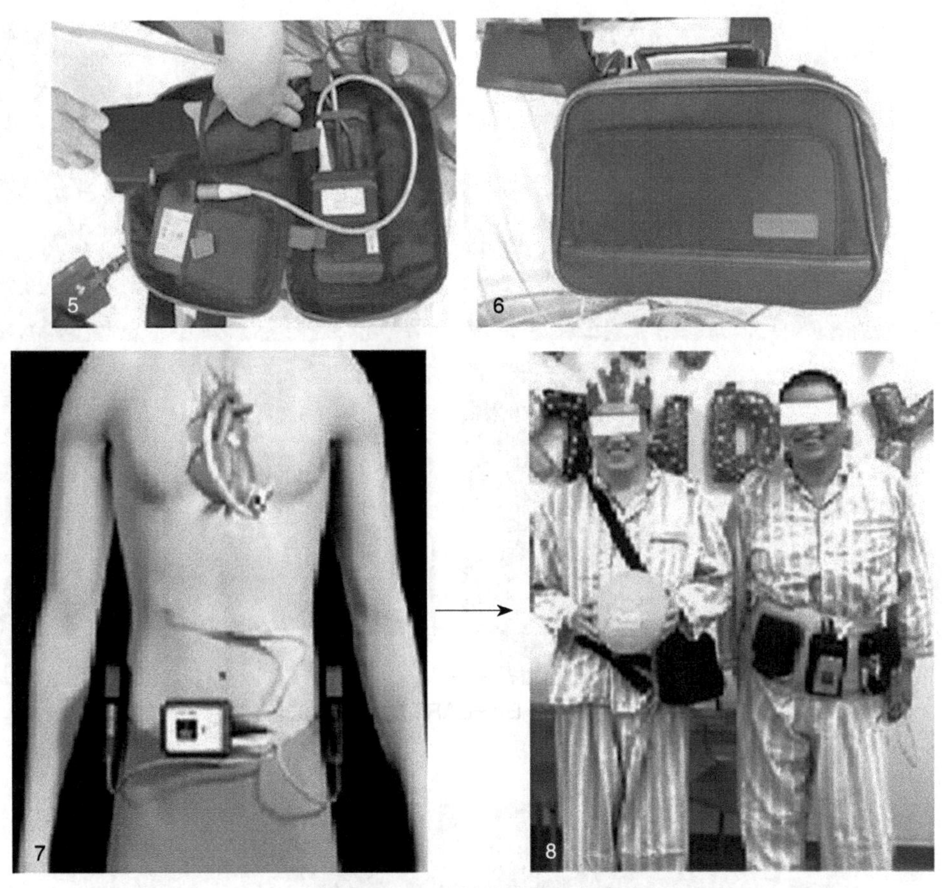

图 4-1-2-9 CH-VAD 的打包方法

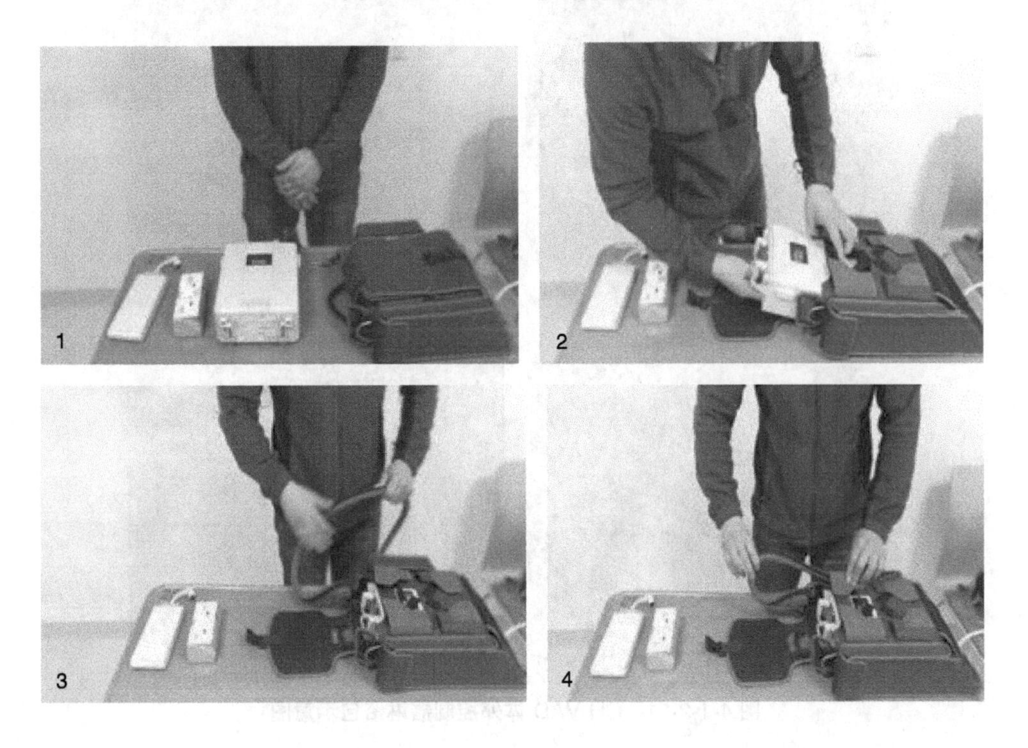

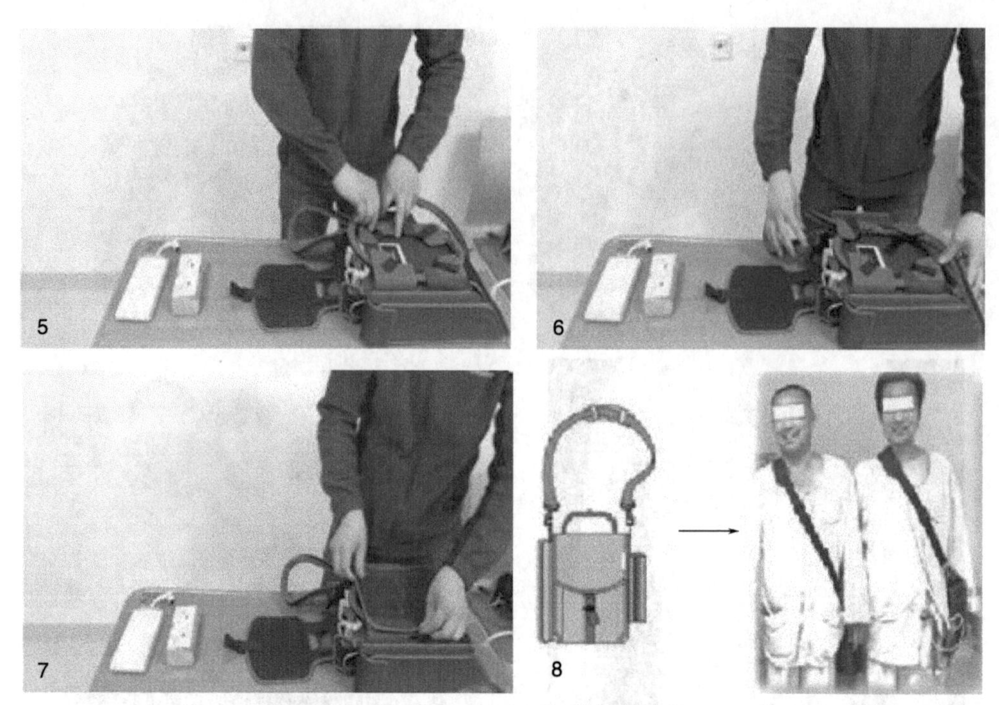

图 4-1-2-10　EVHEART 的打包方法

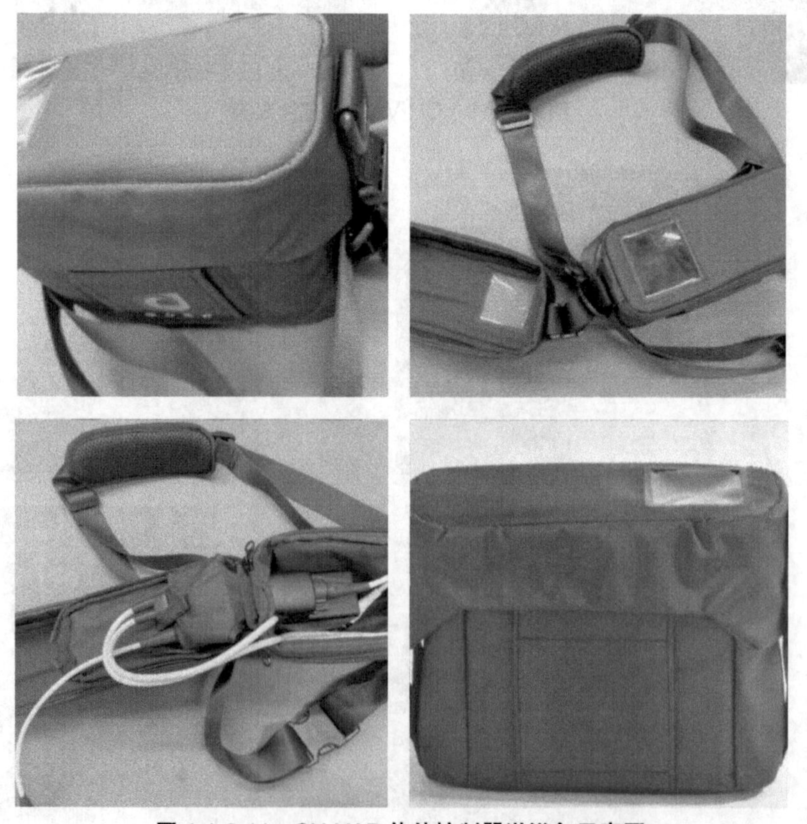

图 4-1-2-11　CH-VAD 体外控制器淋浴包示意图

(3)患者伤口管理：完成护士、家属、患者自身对经皮缆线或驱动线缆伤口的观察换药、培训与信息上传；对术后早期患者渗血、渗液较多的伤口，在医生指导下选用消毒敷料换药；每日换药按标准要求将伤口处情况拍照上传。规范见图 4-1-2-12：

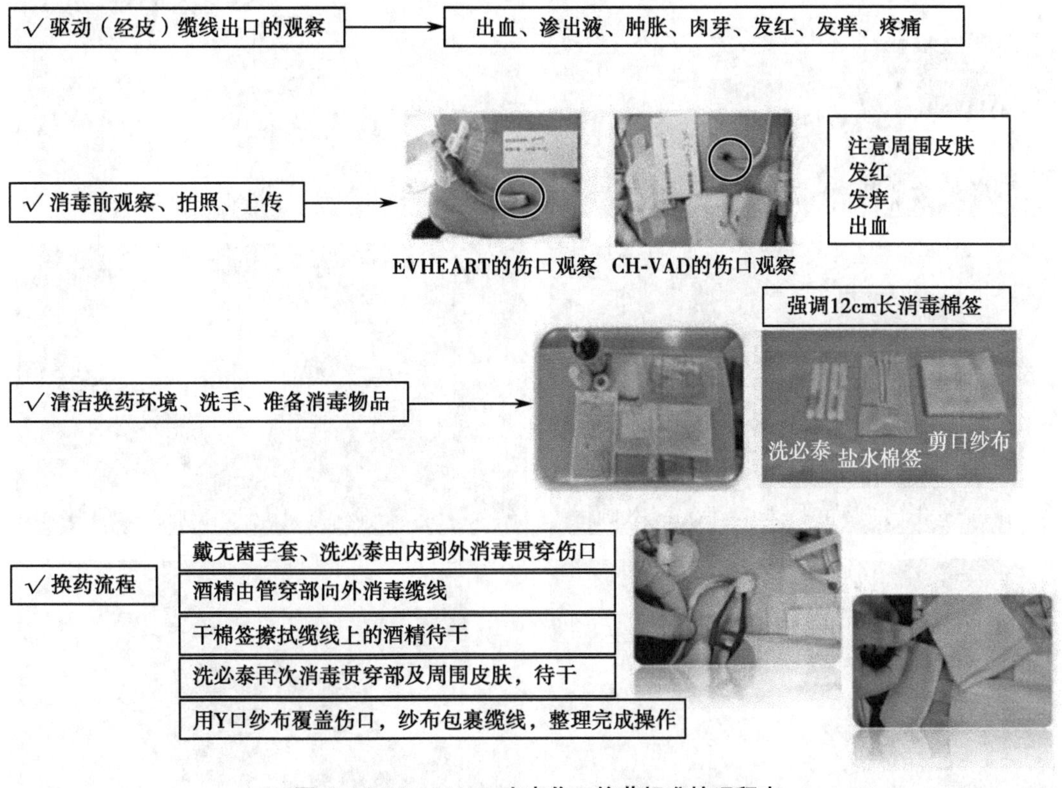

图 4-1-2-12 LVAD 患者伤口换药标准护理程序

(4)电池：从患者安全角度出发，植入式左心室辅助系统采取两种方式进行常规、长时间供电(2 个可充电锂电池、1 个可充电锂电池和 1 个适配器)，患者住院期间会接受电源安全使用、电池电量观察、正确充电更换电池、电池报警识别及电池的维护及保养的相关知识培训。患者应将电池做好标记，合理使用电池，熟知电池的电量情况。

(5)患者自我抗凝管理(图 4-1-2-13)：患者及家属须熟练掌握指尖 INR 检测方法，每日固定时间用相同仪器设备进行检测，并做好记录及时上传，保证结果的准确性。

三、出院指导

1. 出院前教育与培训

(1)出院前指导患者学会看循环 / 辅助参数、听报警并与医生沟通(图 4-1-2-14)：学会辅助泵管理包括缆线、电池、辅助泵包等；掌握自我抗凝管理、自我感染管理、如厕与洗浴管理、缆线口换药、信息上传畅通以及报警和紧急事件的应对。

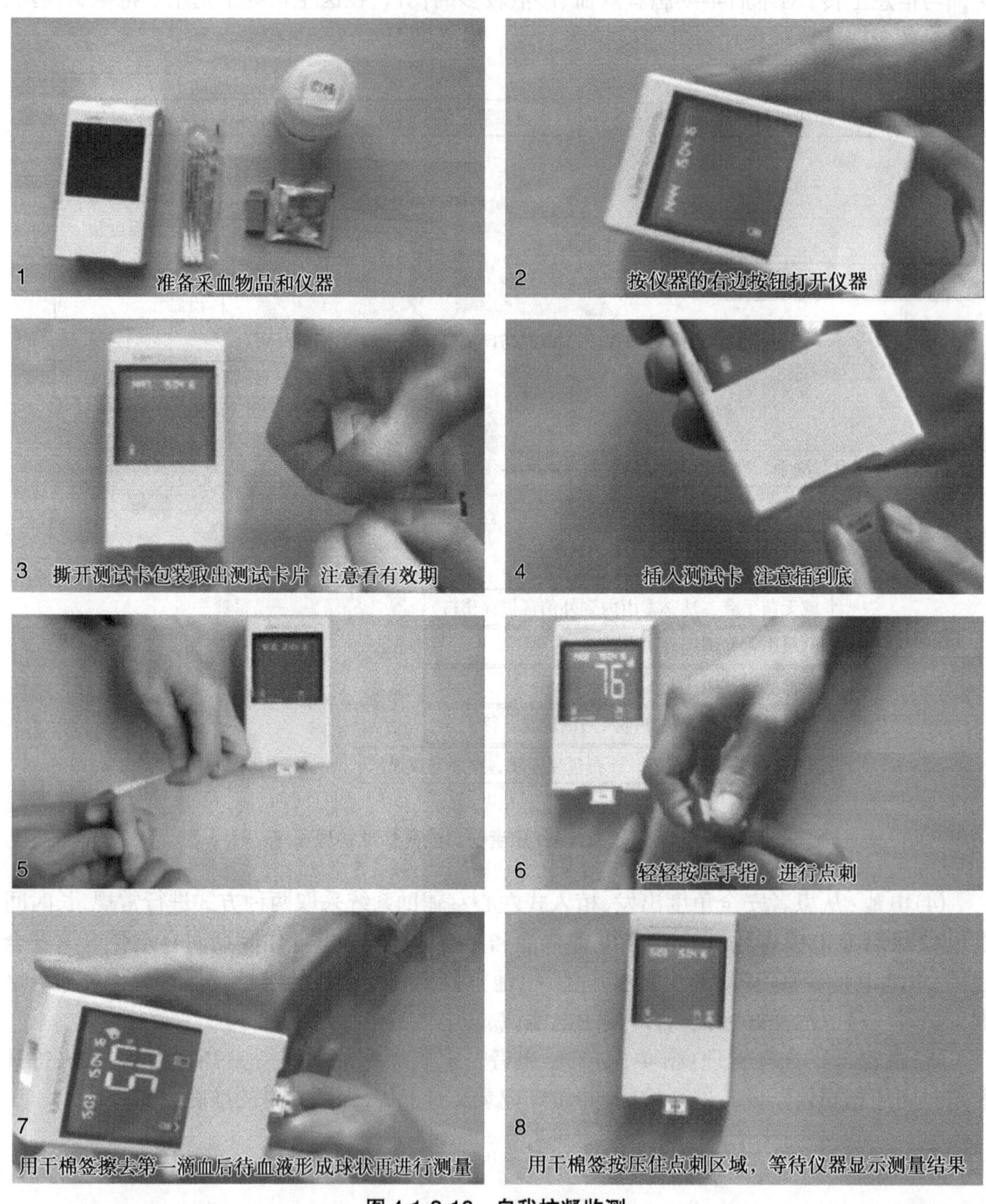

图 4-1-2-13　自我抗凝监测

(2)指导出院后日常生活按照患者作息时间指导表进行，并按照表格登记重要信息内容(表 4-1-2-1、图 4-1-2-15)。

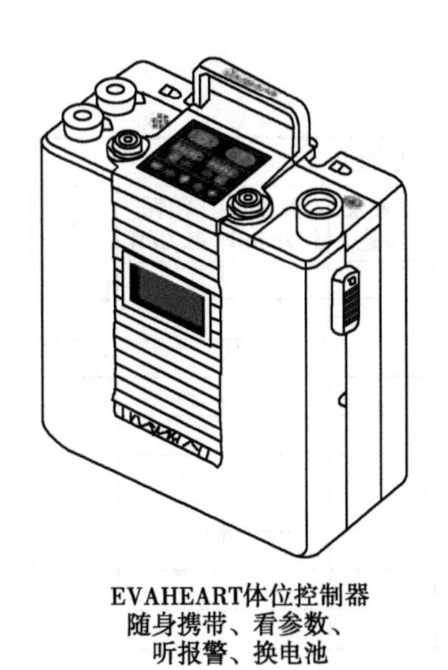

EVAHEART体位控制器
随身携带、看参数、
听报警、换电池

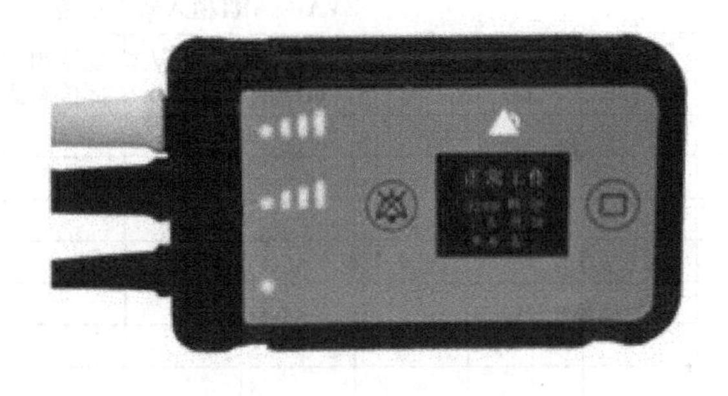

CH-VAD体位控制器
随身携带、看参数、
听报警、换电池

图 4-1-2-14 循环 / 辅助参数观察

表 4-1-2-1 以患者作息时间为路径的出院指导

行为	护理要求
起床	慢起慢坐(预防直立性低血压) 注:离床前检查充电设备、切换电池,妥善放置
	称体重:扣除按标准携带装置重量(1 泵 + 2 电池 =1.5kg)
	洗漱:预防牙龈出血
	二便:观察尿、便颜色,异常通报
查 INR	记录指尖 INR 结果并上传
早餐	精确用餐量(称重),餐后漱口 餐后坐位 15min,预防食管反流
日常	按规范要求操作,如外出要保证电池有充足电量,携带充满电的备用电池
夜间休息	保证充足睡眠(睡眠辅助用药请示医生)、预防鼻腔干燥 选用适配器供电

(3)指导按要求进行复诊,知晓复诊流程与紧急绿色通道流程。

1)联系定点医院(医生和工程师)。

2)与应急医院保持协作:事前与辖区救护站(120 或 999)商议紧急情况发生时的应对方法及搬送路线等。

2. 出院后随访与信息上报流程(图 4-1-2-16)

EVAHEART植入式左心室辅助系统专用											
日期	时间	体重/kg	体温/℃	血压/mmHg	心率/(次/min)	缆线出口部位有无	血液泵转速	流量/(L/min)	消耗电力/W	INR	华法林/mg
其他事项：											

图 4-1-2-15　植入式左心室辅助系统出院自我监测专用登记表格

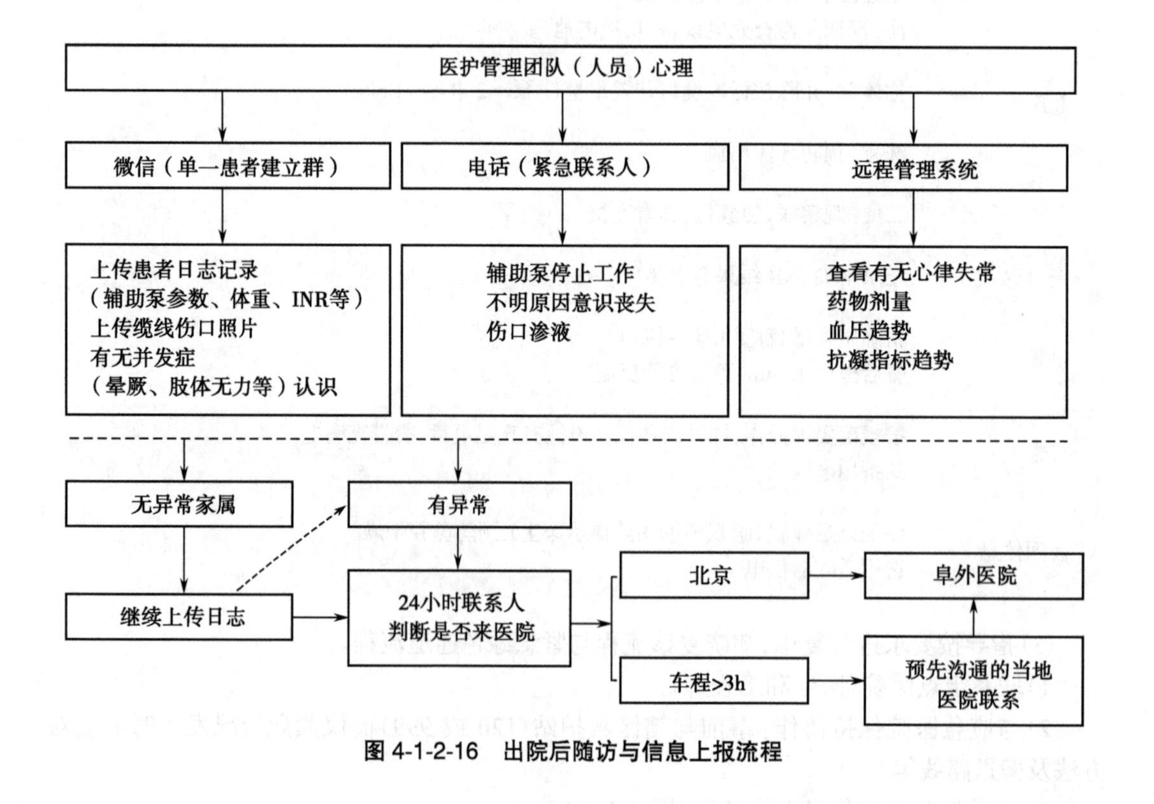

图 4-1-2-16　出院后随访与信息上报流程

第三节 心脏移植围手术期护理

一、心脏移植的概念

心脏疾病晚期经各种治疗无效的患者，采用供体心脏进行的原位移植或异位心脏移植，使患者术后存活时间延长，生活质量也有根本性的改变。原位心脏移植是指切除病变的心脏，在心脏原来的位置上植入供心。异位心脏移植是指并不切除病变心脏，将供心植入到胸腔内，辅助原有心脏工作。

二、心脏移植的适应证

1. 各类扩张性或限制性终末期心肌病患者。
2. 冠心病心肌缺血难以控制的心力衰竭或冠状动脉条件差，无法进行冠脉旁路移植术者。
3. 频发恶性室性心律失常，对心内膜切除或植入式除颤器无效者。
4. 末期的心脏瓣膜病或全心功能受损，心内、外科治疗均无效者。

三、心脏移植术前护理常规

1. 配合完成各项心脏移植前的检查工作

(1)心脏检查：胸部X线检查、超声心动图、12导心电图和24h动态心电图检查(3个月以内)，冠脉CT、心脏MRI、PET心肌代谢显像、睡眠呼吸监测、动态血压监测、右心导管检查或漂浮导管检查，测定肺血管阻力和肺动脉压力(判断手术适应证和预后的重要指标)。

(2)免疫学检查：ABO血型相容性试验、抗群体反应性抗体、混合淋巴细胞培养实验、人类白细胞抗原(human leukocgte antigen，HLA)分型。

(3)血液学检测：血型、血常规、凝血酶原时间和国际比值、纤维蛋白原和红细胞沉降率、超敏C反应蛋白(high-sensi tivity C-reactive protein，HS-CRP)、前BNP、内皮素、血气。

(4)实验室检查：肝肾功能和血电解质、血脂和心肌酶。

(5)内分泌检测：T_3、T_4、TSH、糖化血红蛋白和糖耐量试验。

(6)呼吸功能检查：静态与运动心肺功能检查、呼吸功能、肺血管增强CT、肺通气灌注显像(肺动脉高压患者)。

(7)病毒血清学检查：包括乙肝、丙肝、丁肝、HIV抗体，疱疹病毒抗体，柯萨奇病毒。

(8)胃肠道和泌尿系统：尿常规腹部B超、大便常规和大便潜血试验、尿常规、尿微量白蛋白、24h尿量、血/尿肌酐、甲胎蛋白、癌胚抗原等肿瘤标志物监测；大于45岁的男性，患者需查PSA、GFR。

(9)细菌学检查：咽部、中段尿及痰细胞培养、PPD试验(有结核病史者)。

(10)血管B超：包括双颈动脉、双下肢动静脉超声。

2. 受心者术前的维持治疗

(1)通过强心、利尿、抗心律失常控制患者严重的心力衰竭和恶性心律失常，必要时采取机械辅助治疗过渡至心脏移植，如：IABP、CRRT、ECMO、LVAD、ICD 等。

(2) 积极预防和控制感染。

(3) 改善患者的营养状态，纠正贫血和低蛋白血症等。

(4) 心理准备：终末期患者，对手术失去信心，对心脏移植有顾虑和不同程度的恐惧心理，有些患者因紧张过度产生失眠加重病情恶化，护理人员需耐心做好患者的心理辅导，耐心听取患者的意见和要求；依据患者不同的气质、性格、社会经济地位、对疾病的承受能力、反应方式等实施个性化沟通；用典型成功的病例、经验向患者宣教，以使其获得安全感，战胜恐惧心理，树立信心；依据不同的患者，选择恰当的语言交待术后必须承受的一些痛苦(疼痛、各种管道、ICU 的环境、保护性的隔离措施等)。

四、心脏移植术后 ICU 护理

1. 心脏移植术后供体心脏特点　无自主神经支配；经历了缺血性损害；术后早期要适应不同程度的高肺血管阻力状态；有偏小或偏大的可能。

2. 术后早期监测

(1) 血流动力学监测：应用 ECG、多参数、有创动脉、肺动脉漂浮导管(6 腔)、心排血量及混合静脉血氧饱和度进行连续监测；监测项目包括：心率及 ST-T 改变、心律，动脉血压(BP)，中心静脉压(CVP)，动脉血氧饱和度(SaO_2)，右心房压(RAP)，肺动脉压(PAP)，肺毛细血管楔压(PCWP)，心排血量(CO)，体循环阻力，肺循环阻力，右室功，左室功，静脉氧饱和度(SvO_2)等。监测目的：判断移植后的心脏功能状态，及时指导临床治疗用药，预测可能出现的并发症，做到防患于未然。

(2) 辅助心功能监测：每日做 X 线胸片、床旁超声心动、TNT、TNI、心肌酶，结合血流动力学监测为心肺功能变化提供依据。

(3) 其他检查：每日做血常规、尿常规、血生化、血气、电解质、血糖、肝肾功能、痰培养、尿中段培养等检查，必要时做血栓弹力图、胶体渗透压等检查。

3. 术后早期护理

(1) 心功能护理：了解心功能减低的可能因素。如心脏再灌注损伤、肺动脉高压导致的右心功能不全、心脏急性排异等。配合维护心功能的药物使用，如多巴胺、多巴酚丁胺、肾上腺素、去甲肾上腺素、硝酸甘油等。观察有无心律失常，及时纠正酸碱电解质紊乱，对心动过缓的配合应用起搏器护理。各种原因导致的循环衰竭配合按机械辅助护理。

(2) 肺功能护理：术前患有肺动脉高压的患者应严密观察肺动脉压的变化，及时调整用药，减轻右心负荷，按预防肺动脉高压的措施护理。带气管插管期间，预防 VAP 的发生，按其预防措施护理。病情稳定后尽早拔除气管插管，鼓励患者床上活动，协助体疗，预防肺膨胀不全等并发症。

(3) 尿量观察护理：结合监测数据给予利尿，通常术后 1~3d 维持负平衡。

(4) 胃肠功能观察护理：定时观察肠鸣音，预防腹胀，配合应用胃肠动力药物，循环稳定尽早实施胃肠营养。

(5) 出血的观察护理：由于手术创伤大，吻合口多，患者凝血功能障碍，术中止血困难，术后引流液多，根据血栓弹力图结果，给予鱼精蛋白中和肝素，输注血浆，补充凝血因子，护理上要保持引流管的通畅，防止引流不畅，引起心脏压塞。

(6)心理护理:营造良好的ICU环境;关注患者最渴望的问题,如戴气管插管时的难受感、口渴时的难以忍受感、最痛苦时不能见家人的孤独感,病情稳定后尽可能减少患者痛苦。

4. 术后早期并发症护理

(1)供心衰竭护理:主要是肺动脉高压和/或右心功能衰竭。术后早期供体心脏不能立即适应和耐受容量和阻力负荷的急剧增加,加之供心心肌缺血、心肌保护以及手术操作不当和血管活性物质释放等使肺血管阻力进一步增高,加重右心负担,表现为CVP升高、血压下降、尿量减少,血流动力学、X线片、床旁超声均可提示右心功能不全。护理配合控制肺动脉高压,纠正pH、PO_2、PCO_2,防止肺血管痉挛;静脉给予多巴酚丁胺,辅以吸入用伊洛前列素溶液等控制肺动脉压力;加强利尿减轻心脏负荷;对于上述无效者可选用CRRT、ECMO等支持。

(2)肾功能不全护理:密切观察尿量变化,定期查血肌酐、尿素氮、尿肌酐及尿比重。如发生尿少,肌酐超出参考值范围且有升高趋势,结合治疗配合CRRT护理。

(3)感染的护理:移植后易感因素包括术前长期卧床、多脏器功能不全、营养不良、恶病质;围手术期使用抗生素、免疫抑制剂等药物;医源性获得性感染。护理措施:所有有创导管及操作要求无菌消毒、无菌操作、终末培养制度;感染病原学检查包括细菌、病毒、真菌;合理使用抗生素,平衡菌群,预防二重感染;结合临床治疗效果,加强监测与结果反馈,综合评价;营养支持;加强体疗,预防各类并发症。

5. 心脏移植免疫抑制剂治疗护理

(1)抗免疫治疗方案:免疫诱导加三联免疫维持治疗;心肌活检。

(2)排异的观察

1)急性排斥反应:是由细胞免疫反应引起,移植受体的T淋巴细胞在移植抗原刺激下引起活化,从而导致细胞免疫反应,病理改变及心肌组织间质水肿,各种细胞浸润为特征,不治疗可导致心肌细胞坏死,产生不可逆损害。以2~10周发生率最高。

观察要点如下:

a. 临床症状。

b. 移植心脏的心功能、心胸比。

c. 心电图QRS波电压表现。

d. 生化和免疫血清学检查。

e. 超声心动图显示心室壁的厚度、心肌质量的改变。

f. 心内膜活检。

2)心脏排斥反应的护理

a. 症状观察:患者病情逐渐恢复继而重新出现乏力、周身不适、食欲不振、活动后心悸、气短;特别术后1个月内,病情趋于平稳时,突然出现上述症状,应高度怀疑急性排斥反应。

b. 体征观察:心脏扩大、心率增快,如伴有心律失常、血压降低及心功能不全的征象,应高度警惕急性排斥反应。

c. 检查:心电图、超声心动图、血液及免疫学检测。

d. 心内膜心肌活检:被视为检测心脏排斥反应最可靠的"金标准"。

3)免疫抑制剂的正确应用(表4-1-3-1)

表 4-1-3-1　免疫抑制剂的使用方法

药物名称	用法	主要副作用	漏服药物补救方案
吗替麦考酚酯胶囊(骁悉)	常用剂量 1~3g/d,温开水送服,术后 3~6 个月内逐渐减量至 0.75g/d,12 个月后逐渐减量至 0.5g/d	骨髓抑制、胃肠道反应、出血性胃炎、白细胞减少	漏服时间未超过 3h 补服此次药物,以后重新按照时间表执行,漏服时间超过 3h,须立即联系医师
环孢素 A	能口服者,剂量为 2~6mg/(kg·d);不能口服者采用静脉给药,需要减少剂量	肾毒性、高血压、肌肉及神经毒性作用、肝功能损害、高血脂	同上
硫唑嘌呤	每晚的同一时间服用	白细胞降低、肝功能损害	漏服时间超过 12h 与医师联系
皮质激素	早饭后 8：00 服用最好	消化道溃疡、骨质疏松、高血压、高血糖、失眠	如漏服及时与医师联系,因呕吐或其他原因不能口服者可调整为静脉用药

4)免疫抑制剂浓度监测(表 4-1-3-2)

表 4-1-3-2　免疫抑制剂浓度监测表

药物名称	监测时间	血药浓度
吗替麦考酚酯胶囊(骁悉)	术后 1 个月内 术后 1~3 个月内	18~22ng/ml 8~10ng/ml
环孢素 A(CsA)	术后 1 年内 术后 1 年以上	200~250ng/ml 180~200ng/ml
他克莫司(FK506)	术后 1 年内 术后 1 年以上	10~15ng/ml 8~10ng/ml

(3)心脏移植术后护理分级(表 4-1-3-3)

表 4-1-3-3　心脏移植术后的护理分级

护理级别	术后时间	患者状态	护理要求
特级护理	手术日及术后 5~7 日	生命体征不稳定,带有气管插管,使用有创检查导管,保留深静脉穿刺、有创动脉血压监测等,使用大剂量免疫抑制药物[巴利西单抗(舒莱),注射用甲泼尼龙琥珀酸钠(甲强龙),口服大剂量醋酸泼尼松片(强的松)等],血管活性药物等	严格无菌操作,室内严格消毒,隔离

续表

护理级别	术后时间	患者状态	护理要求
Ⅰ级护理	术后 8~14 日	生命体征基本平稳。撤除了气管插管、有创检查导管、深静脉穿刺导管、有创血压监测，拔除了尿管及胸腔引流管，免疫抑制剂已减量，无须血管活性药物支持。生活能自理，可床上运动，下地活动	护理人员严格无菌操作，进行操作时须穿手术衣，戴口罩、帽子，穿鞋套，接触患者时必须用消毒凝胶洗手，戴手套。可开窗通风(通风时隔离室与病房不相同)，室内保持清洁、干燥，用消毒液擦地，2 次 / 班。每日更换吸氧管，消毒湿化瓶。可以穿着隔离衣外出活动进行各项检查，外出时避免阳光直射，返回后更换衣裤
Ⅱ级护理	术后 15~21 日	生命体征平稳。免疫抑制剂减量，停止抗生素等静脉输液，可在房间内自由活动	护理人员严格无菌操作，进行操作时穿刷手服，接触患者时必须用消毒凝胶洗手，室内保持清洁，用消毒液擦地，1 次 /d，家属可以陪伴，但要经过简单培训，严格洗手，戴口罩、帽子，要遵守无菌操作原则，为出院后的继续治疗做好前期准备工作。患者可以穿病号服外出活动及进行各项检查，返回后更换衣裤

6. 心脏移植后期护理

(1)术后注意事项

1)注意观察穿刺部位出血、血肿情况，及时更换敷料。

2)喉返神经损伤导致的声嘶。

3)血肿压迫导致进食或呼吸困难，必要时应做好气管插管准备。

4)监测血压、心率，及时识别心脏压塞，必要时行超声心动图加以明确。

5)行床旁心电图并进行心电监测注意观察有无各种传导阻滞。

6)遵医嘱预防性应用口服抗生素。

7)及时书写记录、注意无菌操作。

(2)心内膜心肌活检的护理：严格无菌操作。

1)密切观察，注意及时识别、处理并发症。

2)加强宣教，耐心沟通，消除患者紧张情绪。

3)加强与术者及病房医生沟通，及时通告特殊情况。

(3)饮食护理

1)1 个月内：软食为主，蛋白质 1.2~1.5g/(kg·d)为宜，脂肪小于 40g/d。少食多餐。要注意控制动物脂肪，膳食中胆固醇每日小于 300mg，减少饱和脂肪酸的摄入，多摄入含 Ω-3 的不饱和脂肪酸，以减轻急性和慢性排斥反应的发生。丰富的维生素能改善心肌代谢和心肌功能。因此，维生素供给要充足，每天给予新鲜蔬菜>500g，水果 200g(冬天用 60℃温水温热后食用)，糖尿病患者暂不用。

2）1 个月以后：逐步过渡至正常饮食，注意营养丰富，忌生冷、产气、刺激性食物。

（4）康复训练

1）术后早期生活能力训练：病情平稳床上活动，如坐起、呼吸咳痰训练、肢体活动、吃饭饮水洗漱训练。

2）康复期生活能力训练：下床站立、协助走动、自己走动等。

3）患者所有的康复运动均在护理人员指导下完成。护理人员应鼓励患者早日下床活动，进行功能锻炼，这将有助于呼吸功能康复、加快胃肠蠕动，从而改善患者的一般情况，避免下肢静脉血栓形成等术后并发症。康复训练应循序渐进，根据患者的病情逐步增加活动量，减少多余的消耗，使其能尽早恢复自理能力，早日康复出院。

4）功能锻炼的注意事项

a. 注意血压、心率的变化：移植的心脏由于不受神经支配，加之药物的影响，在运动过程中具有一定的特殊性，容易出现直立性低血压，且常常在运动开始时心率增加缓慢，运动停止后心率恢复延迟。

b. 监测运动过程中的各项指标：如心率、呼吸、血压、血氧饱和度，注意观察肌肉有无震颤、痉挛。

c. 观察药物副作用的影响：有无水钠潴留、骨髓抑制情况、皮肤黏膜有无出血等。

7. 心脏移植术后的出院指导及随访

（1）告知心脏移植的现状和发展。

（2）预防感染与卫生常识。

（3）出院后日常生活注意事项。

（4）治疗原则：药物服用及保管知识；感染与排异征兆的比较；血糖的监测；活动与休息的安排；营养与饮食；禁烟酒以及性生活等方面的处理：叮嘱患者定时复查。及时发现有无冠状动脉硬化、肿瘤等并发症。

根据患者不同的知识层次采取示范和个别宣教形式，耐心解答患者提问，指导患者用药。定期复诊。

8. 出院标准　对于心脏移植术后的患者，活检结果 0~ Ⅱ级即可出院；若活检结果证实存在中 ~ 重度排异，需住院调整免疫抑制剂方案，待调整结束，经再次活检证实排异已获控制方可出院。

对于因其他原因进行心内膜心肌活检的患者，能否出院取决于原发病的控制情况。

9. 出院指导及随访　心脏移植术后的患者需要终身随访，主要内容简述如下：

（1）每月电话联系，及时了解患者生活、工作、用药情况以及血压、血糖控制情况，及时识别可疑排异的症状。

（2）每 1~2 个月复查血常规、肝肾功能、血药浓度。

（3）术后 1 年的患者需在术后 3 周、3 个月、6 个月、1 年返院复查心内膜心肌活检。

（4）出现可疑排异症状，或已经出现排异，在经过抗排异治疗之后，均需进行计划外的心内膜心肌活检。

（5）对于由于其他原因进行活检的患者，具体出院指导以及随访内容取决于原发病的情况。

第四节 联合辅助的护理

一、联合辅助前准备工作

1. 环境准备 相对独立、安静空间；无菌、层流病房。

2. 人员的准备 ICU 工作 5 年以上，具有熟练的临床技能和经验；熟练掌握各项工作流程，具有一定的带教能力；ECMO、IABP 培训考核合格者。

3. 床旁安装时的物品准备工作

(1) ECMO 床旁安装用物：无影灯、开胸包、敷料包、手术衣、碘伏、负压吸引装置、抢救药物及用物、除颤器、大功率电源、抢救车。

(2) IABP 床旁安装用物：IABP 仪（备用状态）、IABP 管道（根据身高选择）、IABP 压力套组、IABP 监护连接线、加压输液袋、动脉冲洗液、动脉穿刺用物、抢救用物、局麻药物、安全电源。

(3) 手术室返回时的物品准备工作：①安全电源（IABP 用）、大功率电源（ECMO 水箱用）、心排血量测量仪；②床单位消毒、凝胶海绵垫、约束带准备。

二、联合辅助中的护理

1. 辅助监测（图 4-1-4-1，见文末彩插）

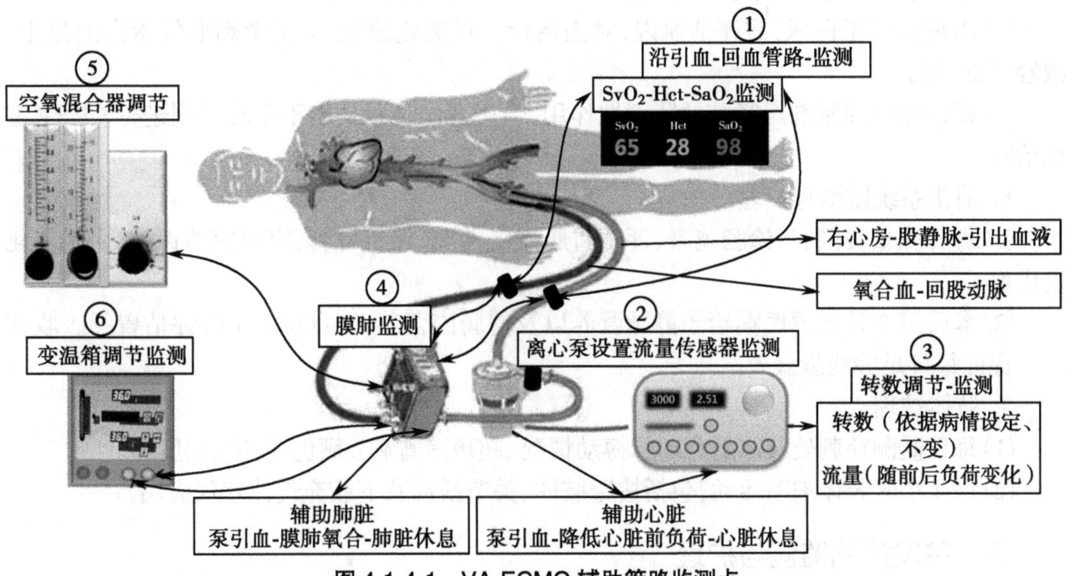

图 4-1-4-1 VA-ECMO 辅助管路监测点

(1) 每小时监测 ECMO 流量及转速，监测 IABP 反搏压波形及时相指标。辅助效果的观察：右心功能监测及血流动力学指标（血压、心率 / 律、CVP、肺动脉压、心排、外周阻力、混合静脉血氧饱和度等)、心电图变化、血气、血管活性药用量。

(2)辅助初期可高流量辅助,将血管活性药物剂量降至最低,让心脏充分休息。①维持心率 80~100 次 /min,避免心率过快及过慢。②保证有效循环血容量,维持血浆胶体渗透压 18~20mmHg。③维持 MBP 60 ~70mmHg 保证脏器灌注压、减少心肺负担。随着心肺功能的恢复,血管活性药物用量逐渐减少,可以逐渐降低 ECMO 的辅助流量。

(3)呼吸机辅助,低压低频通气,使肺充分休息。监测:血气、Lac、SvO_2、X 线胸片、痰液的性质和量。

(4)由 ECMO 水箱控制温度,维持体温在 35~36℃(清醒患者可维持 36.5℃),遵医嘱适当给予肌松剂防止低温寒战影响辅助效果,加强肢体末梢保暖,可应用远红外线理疗灯照射肢体末梢。

2. 抗凝的监测与护理

(1)抗凝方式:肝素抗凝,禁用肝素的患者,遵医嘱使用其他抗凝方式。

(2)普通肝素抗凝监测需在辅助后 30 min,检测活化凝血时间及活化部分凝血活酶时间,早期每 1~2 小时检测 1 次,稳定后每 3~6 小时检测 1 次。维持 ACT 在 180~200s,APTT 60~80s,抗凝需注意 ECMO 转速,当转速低时可给予较高抗凝标准。

(3)其他监测指标包括 Hb、游离血红蛋白、PLT、凝血酶原时间、肝素组合检测、D- 二聚体等。

3. 管道管理 IABP 管路和 ECMO 管路的护理。

4. 设备异常信息监测 ECMO 设备异常(详见 ECMO 的护理)和 IABP 设备异常信息监测(详见 IABP 的护理)。

5. 泌尿系统监测与护理

(1)每日监测 Cr、BUN、游离血红蛋白、WBC、尿量、尿色、尿常规。

(2)出现血红蛋白尿,需评估原因,对因治疗。可碱化尿液,促进游离血红蛋白的排出,减轻肾脏损伤。

(3)评估免疫抑制剂对肾脏的肾毒性作用,当患者出现肾功能不全时医嘱进行 CRRT 替代治疗。

6. 消化系统监测与护理

(1)每日测量腹围、听诊肠鸣音,评估胃肠恢复情况,保留胃管,定时回抽胃液,警惕消化道出血。

(2)术后第 2 日起遵医嘱给予静脉营养以及胃肠内营养,注意每 2 小时评估胃肠吸收情况。保证每日足够能量摄入。

7. 肢体护理

(1)每日监测穿刺处肢体足背动脉搏动情况(超声多普勒)、颜色、温度、围度等。

(2)每 4 小时肢体被动活动,包括按摩肢体、关节活动及下肢充气体疗仪应用。

三、并发症的监测与护理

1. 出血

(1)可能原因:止血不彻底;ECMO 及 IABP 管路置入导致凝血因子消耗;ECMO 离心泵运转对血液机械性破坏;肝素诱导血小板减少。

(2)护理监测

1)穿刺部位、牙龈、鼻腔、皮下黏膜是否有出血倾向;患者的精神状态;实验室检查指标[PT、INR、APTT、PLT(维持 PLT>5×10^9/L)、Hb、血栓弹力图、HCT、ACT];尽量采用动脉测压管近端三通处采集血标本,避免过多肝素冲洗液进入体内。

2)引流液观察:术后早期 24h 内观察胸腔及心包引流管的引流量,根据 ACT 数值及引流量,必要时遵医嘱给予鱼精蛋白中和肝素。

3)胃肠系统监测:长时间吸氧导致鼻腔黏膜干燥的患者,加强湿化,定时用棉签湿润鼻腔。带胃管的患者,胃肠减压观察胃液的颜色、量。观察患者大小便颜色。根据患者病情变化,遵医嘱留取胃液潜血,大便常规和潜血,尿常规检查。

4)当血小板计数急剧下降时,有可能出现肝素诱导的血小板减少症,应立即告知医生,建议检测肝素诱导血小板减少症抗体;停用肝素,使用非肝素抗凝剂。

2. 下肢缺血

(1)肢体观察:每 4 小时填写下肢肢体观察单,监测下肢肢体皮肤颜色、张力、温度及感觉(有无疼痛),测量双大、小腿围度,足背动脉搏动,下肢运动情况,可多普勒探测血流并双侧肢体对比,应用近红外光谱监测下肢循环饱和度。

(2)了解 IABP 置入是否有鞘管:IABP 使用的鞘管直径较粗(8F 或 9.5F),长时间放置于动脉内容易导致下肢缺血,导管无鞘置入可减少下肢栓塞。了解 ECMO 安装路径,是否有下肢分流,观察下肢分流流量是否匹配(流量不足,下肢低灌注缺血;流量过多,下肢高灌注)。

3. 血栓栓塞　护理监测指标:瞳孔、神志观察;下肢肢体观察(皮肤温度、颜色、感觉、足背动脉、胫后动脉搏动的变化);D- 二聚体、管道观察是否有血栓。护理措施包括合理抗凝,避免让 IABP 在患者体内停止工作超过 30min,选择适当的触发模式;ECMO 管路系统有血栓则通知体外循环医生更换 ECMO 管路。

4. 感染

(1)管理监控:严格遵守无菌技术操作规程,严格执行院级及科室相关感染隔离制度,加强护理人员手卫生概念。

(2)加强对 VAP 预防、导管相关性感染预防(CVC 导管、气管插管、胃管、尿管、胸腔引流管)、伤口感染预防(手术伤口、ECMO 及 IABP 穿刺伤口)。

(3)护理:监测动态体温变化、血常规、G 试验等;观察局部伤口及穿刺部位是否出现红肿、渗血或分泌物,必要时留取痰培养、分泌物培养、导管尖端培养、血培养;每日给予患者足够的蛋白质及热量摄入,增强个体抵抗力。

5. 压力性损伤

(1)气垫床及凝胶海绵垫保护皮肤,循环不稳定时禁止翻身,循环稳定后可遵医嘱每 2~3 小时给予体位变换,体位变换时需有医生评估管路情况,如需翻身应轴性翻身,并保证管路及机器运转安全。

(2)为患者做出相应的预防保护措施,包括减压敷料贴于骶尾、枕后皮肤受压处,足跟、肘部等处可应用凝胶海绵垫保护。预防管路相关性压力性损伤,管道与皮肤接触处进行纱布保护或气囊隔开。

四、联合辅助撤除时的护理配合

1. 撤除时评估　评估指标包括患者血流动力学、血气内环境、心电图、胸片、实验室检查(cTnI、BNP)、血管活性药物用量、超声结果。

2. ECMO 撤除时的准备(详见 ECMO 的护理)。

3. IABP 撤除时的准备及配合(详见 IABP 的护理)。

4. 联合辅助撤除后的观察

(1)撤除后,6h 内每小时评估,评估内容包括:血流动力学是否稳定,穿刺处局部有无出血、血肿,双下肢足背动脉搏动是否良好,双侧大、小腿围及肌张力是否正常,皮肤温度、颜色是否正常。6h 后改为每 4 小时评估 1 次,直至 24h。

(2)穿刺处切口弹力绷带局部加压包扎 24h 并沙袋(1kg)压迫 6h。撤除沙袋后协助患者主动和被动活动双下肢。

(3)机器的维护:ECMO 机器清洁后由体外循环科保管;IABP 机器由 ICU 保管。撤除 IABP 后需关闭机器,清洁机器及线路配件,归位。

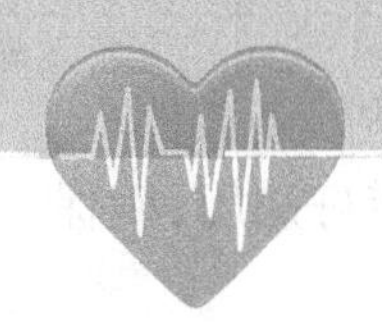

第二章　专科护理技能

第一节　带机械辅助患者转运

一、目的

确保患者安全转运到达目的地，保证患者转运途中机械辅助安全、有效，使患者获得及时有效的诊断和治疗。

二、评估

1. 患者评估　评估生命体征（心率、血压、血氧饱和度、体温、呼吸），意识状态与合作程度（躁动患者是否做好约束及使用镇静剂），血管活性药物使用情况，以及患者血气、内环境等循环指标，确定患者是否可以进行转运。

2. 设备评估　评估所需设备（便携式呼吸机、便携式监测仪、简易呼吸器、氧气瓶、微量泵、UPS、起搏器）性能是否完好，电量是否充足，氧气量是否充足，检查呼吸机管道并调试便携式呼吸机处于备用状态，检查起搏器是否需要携带备用电池。

3. 机械辅助仪器评估　血液滤过机、IABP、ECMO 辅助仪器工作状态是否完好，蓄电量是否充足，确保管路连接紧密无脱出。

三、用物

转运床、微量泵及电源线、便携式监测仪、便携式呼吸机和管道、氧气瓶、除颤器、外出急救盒、UPS、插线板、一次性尿袋；感染患者需准备一次性床罩和消毒纸巾。

四、操作步骤

1. 洗手、戴口罩。

2. 转运前的护理

(1) 人员准备

1) 转运前取得家属同意，告知家属转运目的、方法、可能出现的不适与并发症，取得理解与配合，签署知情同意书。

2) 确定相关科室或接收医院是否做好接收准备，确定转运时间，告知患者基本信息、用药、是否感染及注意事项，备好需要准备的特殊物品；院外转运应了解急救车内设备条件。

3）联系相关医生，ECMO转运需有体外循环医师陪同；确定转运时间，带好病历；确保人员配备充足。

4）联系转运电梯等候转运，并通知至少一名家属在电梯等候。

5）清醒患者告知转运目的和注意事项，取得配合；躁动患者适当约束及遵医嘱镇静，防止意外事件，保证患者安全；评估患者，清理呼吸道及口鼻咽腔分泌物，行胃肠减压。

⑵物品准备

1）床单位准备：合理简化床单位，停变温毯机器，必要时将变温毯取出放于床外；为患者戴一次性帽子并盖上被子（冬天加盖棉被）。

2）根据病情合理简化深静脉管路，检查药物余量是否充足，必要时提前配制并更换。

3）便携式监护仪只连接动脉压力线、血氧饱和度、心电监测线，置于患者床头。

4）便携式呼吸机及氧气瓶检查备用，挂于患者床头。

5）接线板连接于UPS上并置于患者两腿中间；胸腔引流瓶夹闭放至患者两腿中间。

6）除颤器、外出急救盒置于床尾。

7）微量泵固定于床头输液杆上，平行于床，电源线接到接线板上。

8）确保各辅助设备使用状态及性能完好，蓄电充足。

⑶转运前的确认

1）转出前再次评估患者病情，确认各通道通畅，确定用物准备放置妥当，各辅助设备性能完好，处于正常状态，检查科室及家属已做好准备。

2）转出时连接便携式呼吸机、便携式监测仪，撤除交流电源。

3）医务人员做好准备，合理站位：主管护士和麻醉医生站在床头，随时观察患者的生命体征变化；一名医生站在床尾IABP旁，负责IABP的安全及相关数据的观察；两名体外循环医生站在床尾ECMO旁，一名负责管路的安全及数据的观察，另一名负责安全转运ECMO；一名医务人员在床尾，确保转运通道通畅及转运安全。

⑷转运中的护理

1）转运过程中，主管护士始终站在患者头侧，随时观察患者的病情及生命体征的变化，一旦出现紧急事件进行紧急处理，保证患者安全并注意保护患者隐私。

2）各医护人员各司其职，保证各管路妥善固定、通畅，药物正常输注、仪器正常运转并随时观察相关数据的变化。

3）规划好各辅助设备转运顺序，保证转运途中转运床及各设备的平稳行驶及安全，避免剧烈震动。

⑸转运后的护理

1）到达目的地后，合理摆放各辅助设备；患者换床时，连同褥子搬运，注意各管路安全，各仪器妥善放置，保证其正常工作。

2）连接床旁呼吸机及监护仪，观察患者生命体征变化，必要时查相关实验室检查。

3）辅助设备连接床旁电源，确保工作状态完好，患者循环平稳无波动。

4）转院患者，与接收科室认真交接患者病情、管路、皮肤、治疗情况，交接双方签字，转运物品带回。

5）整理用物，检查仪器设备，清洁后充电备用，氧气瓶充满备用，便携式呼吸机管道送

消。外出急救盒如果打开使用，补齐备用。

6）患者原床单位按流程进行终末消毒或者重新整理备用。

3. 注意事项

⑴转运时主管护士应在患者头侧，以便观察病情变化，一旦发生呼吸、心搏骤停，应立即就地抢救。

⑵医护人员配比一定要充足，并各司其职，确保患者与各仪器设备的安全。

⑶转运途中患者头部应处于高位，推床时防止过快、过猛，避免剧烈震动。

⑷为患者做好保暖并保护好隐私。

五、评分标准（表 4-2-1-1）

表 4-2-1-1　带机械辅助患者转运的护理操作评分标准

项目	技术操作要求	权重				实得分
		A	B	C	D	
仪表	仪表端庄，服装整洁	3	2	1	0	
评估	患者评估：病情、生命体征、意识状态、合作程度及用药情况	5	3	1	0	
	设备评估：评估所需仪器设备性能及工作状态是否完好	5	3	1	0	
	机械辅助设备评估：血液滤过机、IABP 机、ECMO 工作状态是否完好，蓄电量是否充足，确保管路连接紧密无脱出	5	3	1	0	
用物	用物准备齐全	5	3	1	0	
人员准备	人员到位	5	3	1	0	
转运前	患者准备：评估患者意识，保证患者安全；清理患者呼吸道及口鼻咽腔分泌物，行胃肠减压	5	3	1	0	
	用药准备：简化药物及输液管路	5	3	1	0	
	仪器设备、物品摆放合理	8	5	2	0	
	转出前再次评估患者	7	3	2	0	
转运中	转运过程中观察患者的病情变化，保证各管路安全、仪器设备运转正常	8	5	2	0	
	一旦出现紧急事件立即处理，保证患者安全	5	3	1	0	
	到达目的地后，合理摆放各仪器、辅助设备；患者安置合理，交接清楚	5	3	1	0	
转运后	连接床旁呼吸机及监护仪，确认患者病情，观察生命体征变化，必要时查相关实验室检查	5	3	1	0	
	确认辅助设备工作状态完好，患者循环平稳无波动	5	3	1	0	
	整理用物，各仪器设备清洁备用	5	3	1	0	
	做好记录，做好交接	3	2	1	0	

续表

项目	技术操作要求	权重				实得分
		A	B	C	D	
注意事项	人员配比充足，各司其职	5	3	1	0	
	患者做好保暖并保护好隐私	3	2	1	0	
	转运途中患者头部应处于高位，推床时防止过快、过猛	3	1	0	0	
总分		100				

第二节　体外膜肺安装护理配合

ECMO是以体外循环系统为其基本设备，采用体外循环技术进行操作和管理的一种辅助治疗手段。其将静脉血液从体内引流至体外，经体外膜肺氧合后再由血泵将氧合血回输入体内，可全部或部分替代心肺功能，使患者的心脏和肺脏得到充分休息，为患者心肺功能恢复赢得时间。

一、目的

替代部分心肺做功，达到心肺充分休息，为其功能恢复或下一步治疗赢得时间。

二、评估

1. 评估患者神志，对清醒患者进行解释并遵医嘱适当给予镇静。
2. 评估患者生命体征，准确记录。
3. 评估环境，迅速清理床单位，保证操作空间宽敞、洁净。

三、用物

ECMO设备、手术器械、手术衣、开胸用物盒、无菌手套、帽子、口罩、碘伏、无菌敷料包、无菌显影纱布、氯化钠注射液、肝素、镇静剂或肌松剂、注射器、无影灯或头灯、操作台、大功率电源、空气源、氧气源、连接线、ACT仪、尿垫或中单、垃圾袋等。

四、操作步骤

1. 携用物至床旁，核对医嘱及患者信息。
2. 协助体外循环医生连接ECMO电源、气源。
3. 洗手、戴口罩。
4. 协助外科医生、手术室护士准备手术用物。
5. 遵医嘱留取血标本，配合完成各项检查，包括凝血指标、血气、电解质、血生化、血常规、ACT、APTT、游离血红蛋白、胶体渗透压、心电图、床旁X线片和超声心动图等。
6. 保持患者平卧，穿刺处下面垫尿垫或中单，配合手术室护士粘贴手术负极板，协助外科医生调整床单位高度。

7. 应用多参数监测仪、肺动脉导管、心排血量测量仪和多导联心电监测并记录心排、心率、血压、肺动脉压、肺毛细血管楔压、中心静脉压、血氧饱和度、体温等指标。

8. 记录安装 ECMO 前血管活性药物的用量。

9. 安装过程中遵医嘱给予镇静剂、肌松剂、抗凝剂，密切观察患者的血流动力学变化。

10. 安装完毕，评估循环支持效果，及时调整血管活性药物使用剂量。记录各项生命指征变化。

11. 与体外循环医生确认 ECMO 流量并做好记录及每班交接工作。

12. 收拾用物，整理床单位，垃圾分类处理。

13. 洗手、记录。

五、注意事项

1. 床旁 ECMO 安装应做到团队中各环节信息通畅，监护人员相对固定以确保监护工作具有连续性。保障机器正常运行，出现报警及时通知体外循环医生处理。

2. ECMO 是机械辅助，可造成红细胞破坏，表现为游离血红蛋白升高、血红蛋白尿，继发肺、肝、肾等多脏器损害。护理中要严密监测溶血指标，即游离血红蛋白、血生化、血常规、尿色、尿常规、皮肤有无黄染等，早发现，早报告，早处理，配合医生将溶血造成的并发症降到最低。定期观察管道、氧合器有无血栓形成，氧合器两端及下肢导管极易形成血栓。

3. 严密监测患者末梢血液循环，足背动脉搏动、下肢张力、皮温、颜色变化，填写 ECMO 肢体观察单。

4. 必要时遵医嘱给予患者持续镇静和肌松剂，减少患者躁动，防止管道移位或脱出。

5. 撤出 ECMO 时观察患者的血流动力学变化，重点关注心率、血压、血氧饱和度、肺动脉压、中心静脉压、血气等，遵医嘱调节呼吸机参数及血管活性药物用量，观察血管活性药物对循环的影响。观察血气及内环境的变化。

6. 加强体温监测，ECMO 运行时体温控制在 35~36℃。停机后体温极易反跳，需观察并实施干预。

六、评分标准(表 4-2-2-1)

表 4-2-2-1　体外膜肺安装的护理操作评分标准

项目	技术操作要求	权重				实得分
		A	B	C	D	
目的	替代部分心肺做功，达到心肺充分休息，为其功能恢复或下一步治疗赢得时间	3	2	1	0	
评估	评估患者神志，对清醒患者进行解释并遵医嘱适当给予镇静	3	2	1	0	
	评估生命体征，准确记录	3	2	1	0	
	评估环境，迅速清理床单位，保证操作空间宽敞、洁净	3	2	1	0	

续表

项目		技术操作要求	权重				实得分
			A	B	C	D	
用物准备		用物准备齐全，无菌物品有效期内	5	3	1	0	
操作步骤	操作前	洗手、戴口罩	5	3	1	0	
		核对患者信息，向清醒的患者做好解释工作	5	3	1	0	
		为患者摆好舒适体位	5	3	1	0	
		无菌操作，保持环境整洁	5	3	1	0	
	操作中	正确连接电源、气源	5	3	1	0	
		及时评估、记录患者生命体征变化	8	6	3	0	
		正确留取血标本	6	4	1	0	
		熟练使用多功能监护仪及连续心排监测仪	8	8	6	4	
	操作后	评估循环支持效果，及时调整血管活性药物使用剂量	4	0	0	0	
		准确记录各项生命体征变化	4	0	0	0	
		与体外循环医生确认、记录 ECMO 流量并每班交接	4	0	0	0	
		整理用物，整理床单位，垃圾分类处理	4	0	0	0	
		洗手、记录	2	0	0	0	
注意事项		保障机器正常运行，出现报警及时通知体外循环科处理	3	1	0	0	
		严密监测溶血指标，观察管道、氧合器等有无血栓形成	3	1	0	0	
		严密监测患者末梢血液循环，填写 ECMO 肢体观察单	3	1	0	0	
		必要时遵医嘱给予患者持续镇静和肌松剂，减少患者躁动，防止管道移位或脱出	3	1	0	0	
		撤除 ECMO 时观察患者的血流动力学、血气及内环境的变化	3	1	0	0	
		加强体温监测	3	1	0	0	
总分			100				

第三节　婴幼儿误吸的处理流程

婴幼儿误吸的处理流程见图 4-2-3-1。

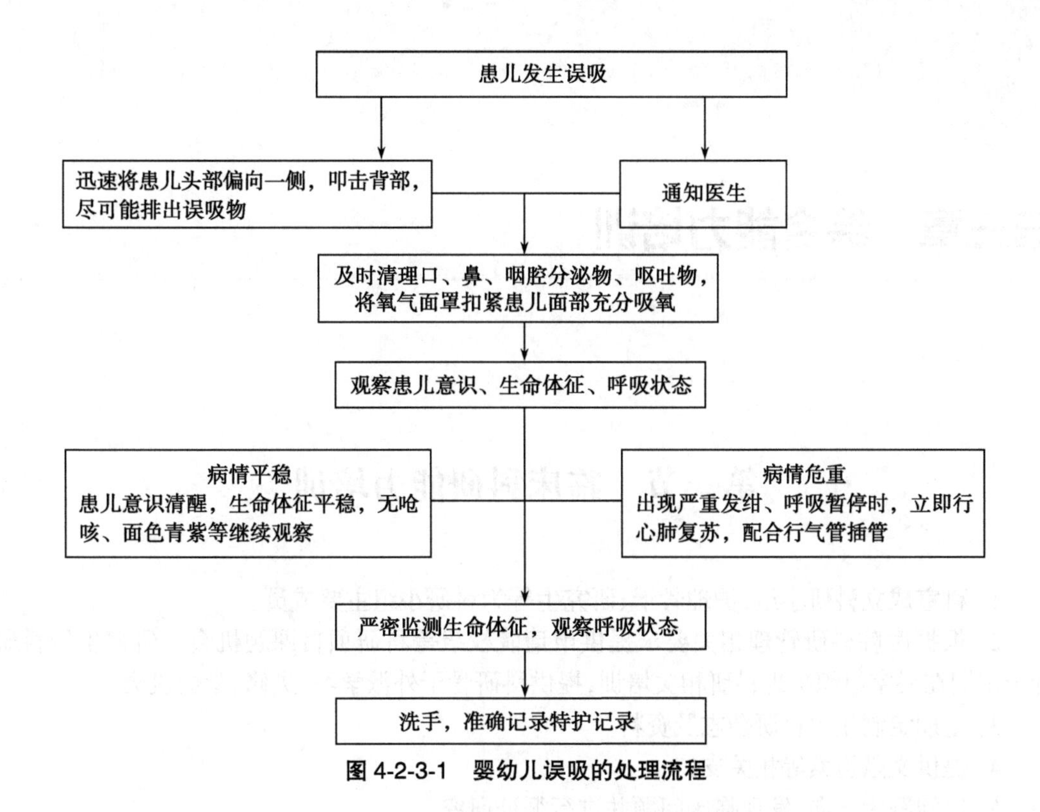

图 4-2-3-1　婴幼儿误吸的处理流程

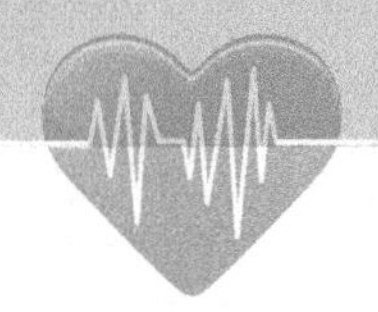

第三章 综合能力培训

第一节 临床科研能力培训

1. 科室成立科研小组，护理骨干、研究生等为科研小组主要成员。

2. 根据医院科研管理相关要求提供申请院校级等科研项目课题机会。研究生等科研骨干定期在科室组织护理科研相关培训，提供科研骨干外派学习、进修、参会机会。

3. 定期定制相关科研杂志及资料。

4. 提供文献检索等相关支持。

5. 以问题为导向，发现临床问题并进行循证研究。

6. 每2年撰写1篇科研文章。

第二节 临床管理能力培训

1. 部分参与管理工作，作为护理组长重点督导夜班护理安全质量。

2. 科室定期进行相关管理培训，包括管理理念、方法的应用。

3. 给予外派管理相关的培训机会。

4. 以临床问题为导向，进行小组管理讨论，发现问题进行整改。

第三节 综合案例的临床思维训练

1. 在科研、管理能力培训的基础上进行护理组长的临床思维训练。

2. 目标为能够应用“计划 - 实施 - 检查 - 改进”（plan-do-check-actin，PDCA）的方式处理临床问题。发现临床问题，能够采用有效手段进行循证分析，制定临床处理方案，进行方案实施，审查实施效果并进行反馈分析。

3. 定期进行科室小组培训，以案例的方式进行讨论。

4. 定期自我总结临床问题，根据工作中发生的案例进行总结。

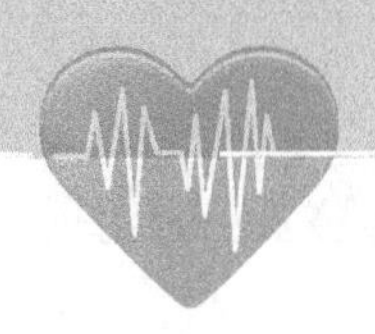

缩略词表

缩略词	英文全称	中文全称
AB	actual bicarbonate	实际碳酸氢盐
ABPM	ambulate blood pressure monitoring	动态血压监测
ACEI	angiotensin converting enzyme inhibitor	血管紧张素转换酶抑制剂
A-C-L	assess-clear-lock	评估 - 冲管 - 封管
ACT	activated clotting time	激活全血凝固时间
APA	aldosterone-producing adenoma	醛固酮瘤
ARB	angiotensin receptor blockers	血管紧张素Ⅱ受体拮抗剂
ARDS	acute respiratory distress syndrome	急性呼吸窘迫综合征
ASD	atrial septal defect	房间隔缺损
ATPP	activated partial thromboplastin time	活化部分凝血活酶时间
AVS	adrenal venous sampling	肾上腺静脉采血
AVSD	atrioventricular septal defect	房室间隔缺损
BE	base excess	碱剩余
BiPAP	bi-level positive airway pressure	双水平正压通气
BLS	basic life support	基础生命支持
BNP	brain natriuretic peptide	B 型利尿钠肽
BP	blood pressure	血压
BSA	body surface area	体表面积
B-T	blalock-taussing	体动脉 - 肺动脉转流
CABG	coronary artery bypass grafting	冠状动脉旁路移植术
cAMP	cyclic adenosine monophosphate	环磷酸腺苷
CAVH	continuous arterio-venous hemofiltration	连续性动 - 静脉血液滤过
CAVHD	continuous arterio-venous hemodialysis	连续性动 - 静脉血液透析
CAVHDF	continuous arterio-venous hemodiafiltration	连续性动 - 静脉血液透析滤过

续表

缩略词	英文全称	中文全称
CCB	calcium channel blockers	钙通道阻滞剂
CI	cardiac index	心指数
CMRI	cardiac magnetic resonance imaging	心脏磁共振成像
CO	cardiac output	心排血量
COA	coarctation of aorta	主动脉缩窄
CPAP	continuous positive airway pressure	持续气道正压通气
CPR	cardiopulmonary resuscitation	心肺复苏
CRRT	continuous renal replacement therapy	连续性肾脏替代治疗
CRT	cardiac resynchronization therapy	心脏再同步化治疗
cTnI	cardiac troponin I	心肌肌钙蛋白 I
cTnT	cardiac troponin T	心肌肌钙蛋白 T
CVC	central venous catheter	中心静脉导管
CVP	central venous pressure	中心静脉压
CVVH	continuous veno-venous hemofiltration	连续性静脉 - 静脉血液滤过
CVVHD	continuous veno-venous hemodialysis	连续性静脉 - 静脉血液透析
CVVHDF	continuous veno-venous hemodiafiltration	连续性静脉 - 静脉血液透析滤过
CVVHFD	continuous veno-venous high-flow hemodiafiltration	连续性静脉 - 静脉高流量透析
DBIL	direct bilirubin	直接胆红素
DBP	diastolic blood pressure	舒张压
DCM	dilated cardiomyopathy	扩张型心肌病
DKA	diabetic ketoacidosis	糖尿病酮症酸中毒
DORV	double outlet of right ventricle	右心室双出口
DPP	dipeptidyl peptidase	二肽基肽酶
ECG	electrocardiograph	心电图
ECMO	extracorporeal membrane oxygenation	体外膜氧合
EF	ejection fraction	射血分数
eGFR	estimated glomerular filtration rate	估算的肾小球滤过率
ESR	erythrocyte sedimentation rate	红细胞沉降率
GCS	glasgow coma score	格拉斯哥昏迷评分
GFR	glomerular filtration rate	肾小球滤过率
GLP-1	glucagon-like peptide-1	胰高血糖素样肽 -1
GRA	glucocorticoid-remediable aldosteronism	糖皮质激素可抑制型醛固酮增多症

续表

缩略词	英文全称	中文全称
HbA1c	hemoglobin a1c	糖化血红蛋白
HCM	hypertrophic cardiomyopathy	肥厚型心肌病
HD	hemodialysis	血液透析
HDF	hemodiafiltration	血液透析滤过
HF	hemofiltration	血液滤过
HFmrEF	heart failure with mid-range ejection fraction	射血分数中间范围型心力衰竭
HFNC	high-flow nasal cannula	经鼻高流量吸氧
HFOV	high-frequency oscillatory ventilation	高频振荡通气
HFpEF	heart failure with preserved ejection fraction	射血分数保留的心力衰竭
HFrEF	heart failure with reduced ejection fraction	射血分数降低的心力衰减
HIV	human immunodeficiency virus	人类免疫缺陷病毒
HLA	human leukocyte antigen	人类白细胞抗原
HR	heart rate	心率
HS-CRP	high-sensitivity C-reactive protein	超敏 C 反应蛋白
HT	height	身高
HVHF	high volume hemofiltration	高容量血液滤过
IAA	interrupted aortic arch	主动脉弓中断
IABP	intra-aortic balloon pump	主动脉球囊反搏
ICD	implanted cardioverter defibrillator	植入型心律转复除颤器
IE	infective endocarditis	感染性心内膜炎
IHA	idiopathic hyperaldosteronism	特发性醛固酮增多症
INR	international normalized ratio	国际标准化比值
IPAH	idiopathic pulmonary arterial hypertension	特发性肺动脉高压
IRRT	intermittent renal replacement therapy	间断性肾脏替代治疗
LAAC	left atrial appendage closure	经皮导管左心耳封堵术
LAC	lactic acid	乳酸
LAP	left atrial pressure	左心房压力
LVAD	left ventricular assist device	左室辅助装置
LVEF	left ventricular ejection fraction	左心室射血分数
LVSW	left ventricular stroke work	左室每搏功
LVSWI	left ventricular stroke work index	左心室做功指数
MAP	mean arterial pressure	平均动脉压

续表

缩略词	英文全称	中文全称
MDCT	multi detector computed tomography	多排螺旋计算机体层摄影
MPAP	mean pulmonary arterial pressure	平均肺动脉压
MRI	magnetic resonance imaging	磁共振成像
NCPAP	nasal continuous positive airway pressure	经鼻持续气道正压通气
NPH	neutral protamine hagedorn	中效人胰岛素
NT-proBNP	N-terminal brain natriuretic peptide precursor	N 末端 B 型利尿钠肽前体
OAC	oral anticoagulants	口服抗凝药
PA/IVS	pulmonary atresia with intact ventricular septum	室间隔完整的肺动脉闭锁
PAB	pulmonary artery banding	肺动脉环缩术
PAC	pulmonary arterial catheter	肺动脉导管
PAH	primary adrenal cortical hyperplasia	原发性肾上腺皮质增生
PAP	pulmonary artery pressure	肺动脉压力
PAWP	pulmonary artery wedge pressure	肺动脉楔压
PCI	percutaneous coronary intervention	经皮冠状动脉介入治疗
PCT	procalcitonin	降钙素原
PCWP	pulmonary capillary wedge pressure	肺毛细血管楔压
PDA	patent ductus arteriosus	动脉导管未闭
PDA	personal digital assistant	个人数字助理
PDCA	plan-do-check-action	计划 - 实施 - 检查 - 改进
PDE	phosphodiesterase	磷酸二酯酶
PE	pulmonary embolism	肺栓塞
PEEP	positive end expiratory pressure	呼气末正压
PET	positron emission tomography	正电子发射扫描
PGE1	prostaglandin E1	前列腺素 E1
PH	pulmonary hypertension	肺动脉高压
PICU	pediatric intensive care unit	儿科重症监护病房
POCT	point of care testing	即时检验
PPVI	percutaneous pulmonary valve implantation	经皮肺动脉瓣植入术
PR	pulmonary regurgitation	肺动脉瓣反流
PSA	prostate-specific antigen	前列腺特异性抗原
PT	prothrombin time	凝血酶原时间
PTA	persistent truncus arteriosus	永存动脉干

续表

缩略词	英文全称	中文全称
PVR	pulmonary vascular resistance	肺血管阻力
PVRI	pulmonary vascular resistance index	肺血管阻力指数
RAP	right atrial pressure	右心房压力
RASS	richmond agitation sedation scale	躁动镇静评分
RCM	restrictive cardiomyopathy	限制型心肌病
RRT	renal replacement therapy	肾脏代替治疗
rtPA	recombinant tissue plasminogen activator	重组组织型纤维蛋白溶酶原激活剂
RVOT	right ventricular outflow tract	右室流出道
RVSW	right ventricular stroke work	右室每搏功
RVSWI	right ventricular stroke work index	右室心搏做功指数
SB	standard bicarbonate	标准碳酸氢盐
SBP	systolic blood pressure	收缩压
SCUF	slow continuous ultrafiltration	缓慢连续超滤
SGLT2	sodium-glucose co-transporter 2	钠 - 葡萄糖 2 型转运体
SIMV	synchronized intermittent mandatory ventilation	同步间歇指令通气
SMBG	self-monitoring of blood glucose	自我血糖监测
STEMI	ST-elevation myocardial infarction	ST 段抬高心肌梗死
SV	stroke volume	心搏输出量
SVI	stroke volume index	心搏输出量指数
SVR	systemic vascular resistance	外周血管阻力
SVRI	systemic vascular resistance index	外周血管阻力指数
SW	stroke work	每搏功
TA	tricuspid atresia	三尖瓣闭锁
TAPVD	total anomalous pulmonary venous connection drainage	完全型肺静脉畸形引流
TAVR	transcatheter aortic valve replacement	经导管主动脉瓣置换术
TBIL	total bilirubin	总胆红素
TCPC	total cavo pulmonary connection	全腔静脉 - 肺动脉连接术
TGA	transposition of great arteries	完全型大动脉转位
TMP	transmembrane pressure	跨膜压力
TOF	tetralogy of Fallot	法洛四联症
TP	total protein	总蛋白
TPN	total parenteral nutrition	全胃肠外营养

续表

缩略词	英文全称	中文全称
TSH	thyroid stimulating hormone	促甲状腺激素
TTE	transesophageal echocardiography	经食管超声心动图
TZDs	thiazolidinediones	噻唑烷二酮类
UPS	uninterruptible power supply	不间断电源
USB	universal serial bus	通用串行总线
VE	minute ventilation at rest, VE	静息每分钟通气量
VHD	valvular heart disease	心脏瓣膜病
VSD	ventricular septal defect	室间隔缺损
VT	tidal volume	潮气量
WT	weight	体重

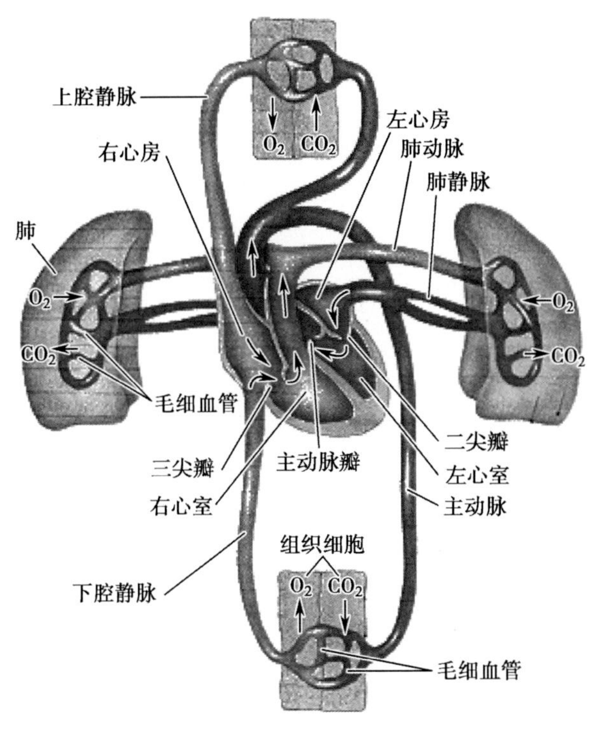

图 1-1-1-1　心脏血液循环

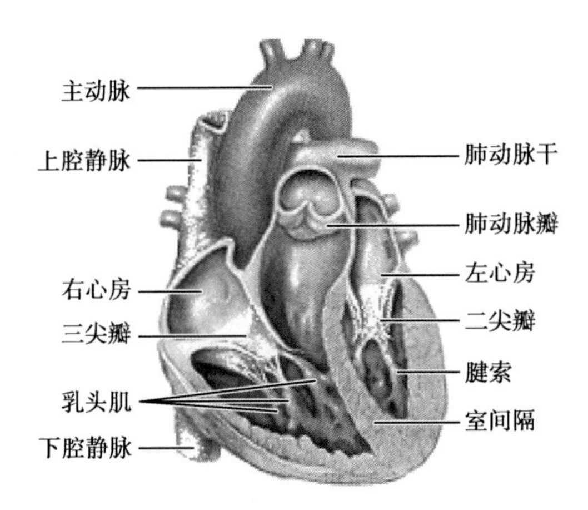

图 1-1-1-2　心脏的矢状切面示心脏的瓣膜

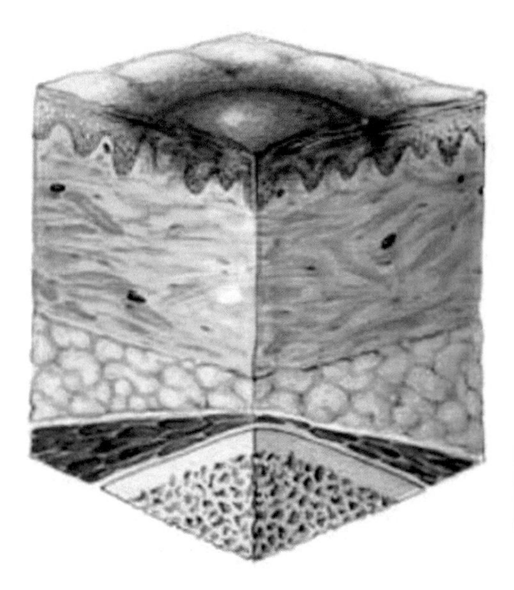

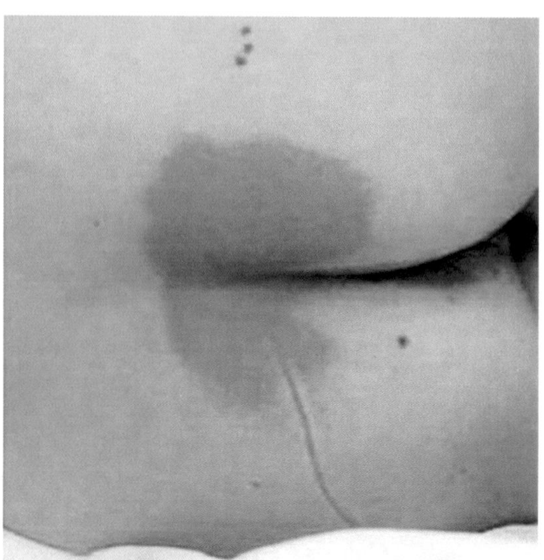

图 1-2-17-1　Ⅰ期

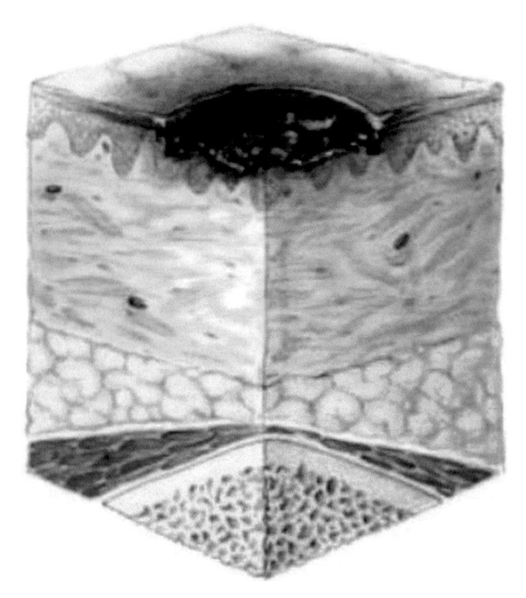

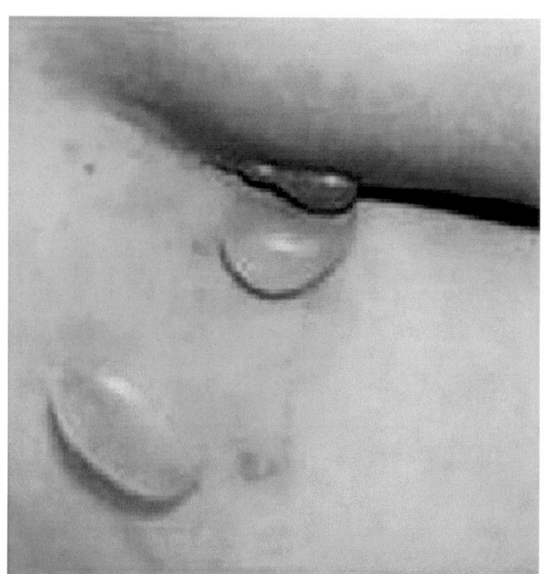

图 1-2-17-2　Ⅱ期

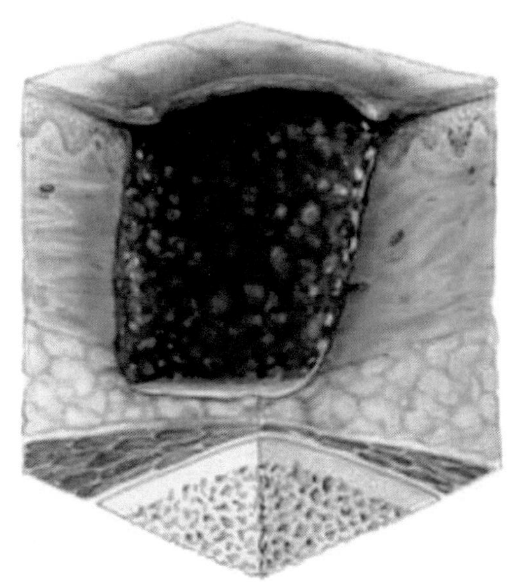

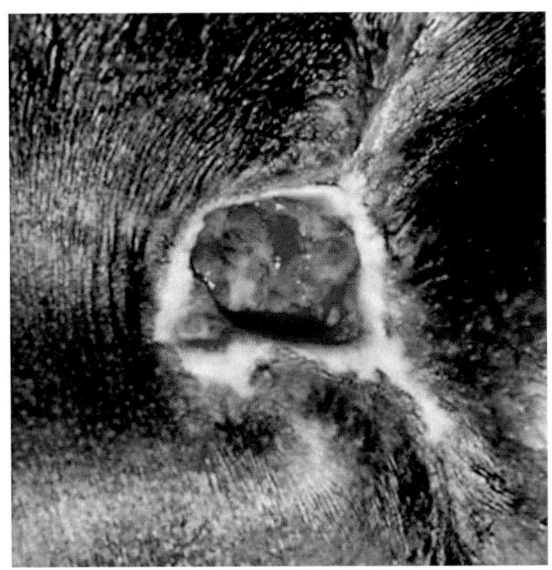

图 1-2-17-3　Ⅲ期

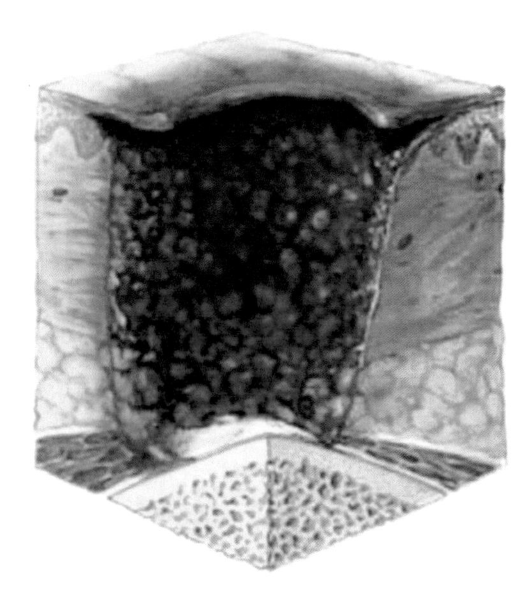

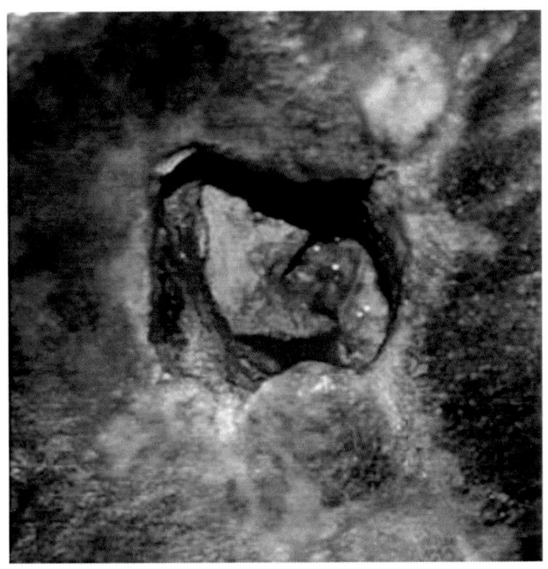

图 1-2-17-4　Ⅳ期

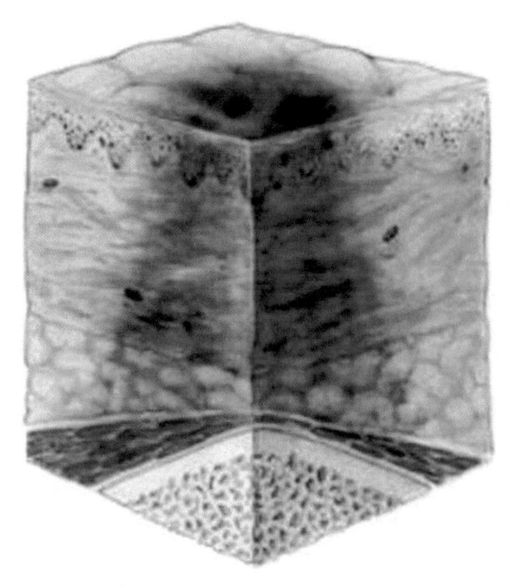
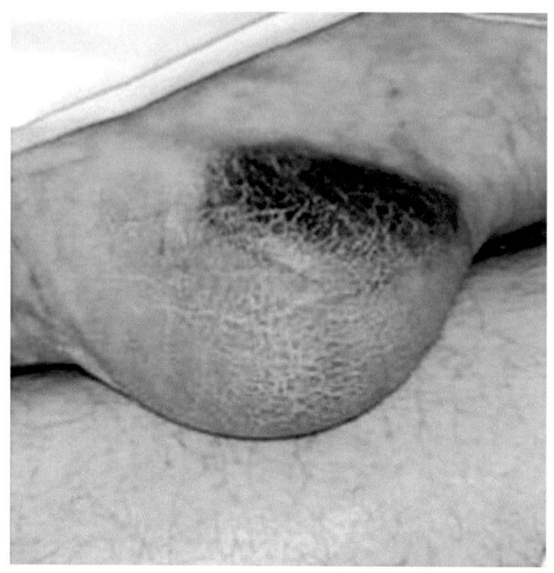

图 1-2-17-5　深部组织损伤期

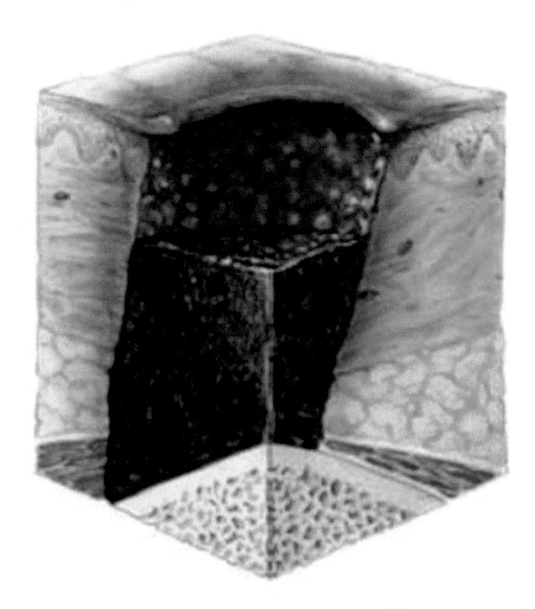
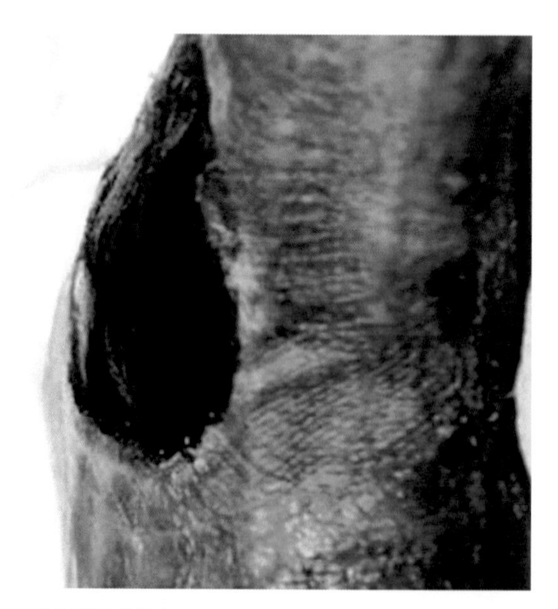

图 1-2-17-6　不可分期(黑痂期)

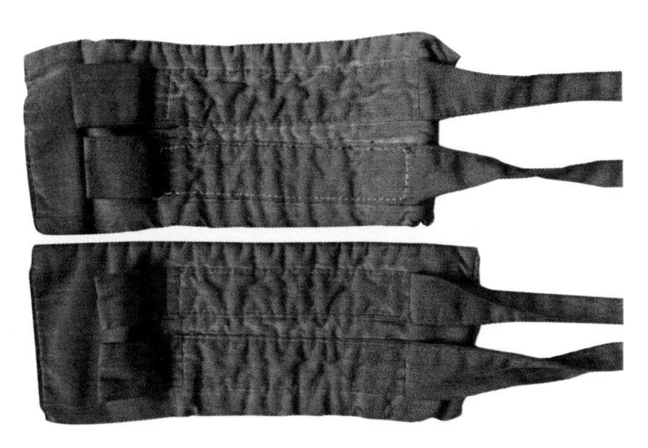

图 1-4-13-1　四肢约束带

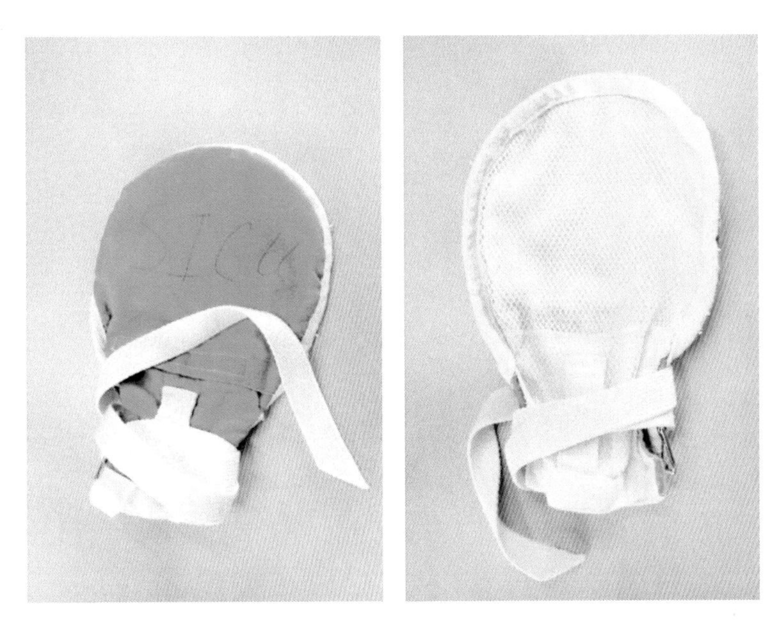

图 1-4-13-2　球拍手套

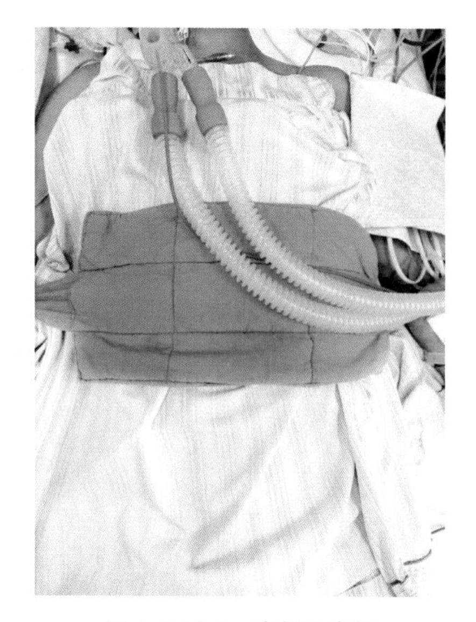

图 1-4-13-3　腹部约束带

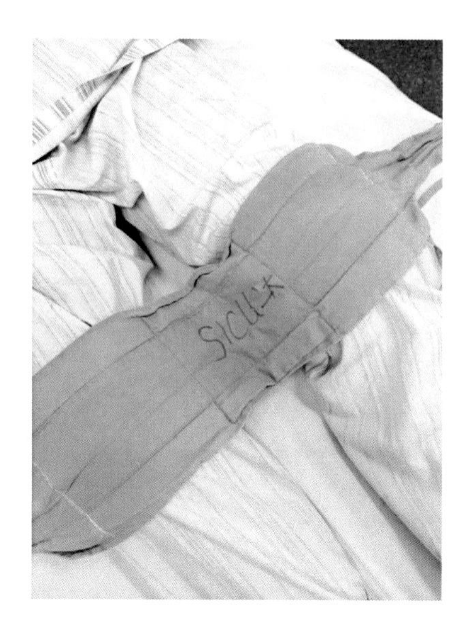

图 1-4-13-4　膝部约束带

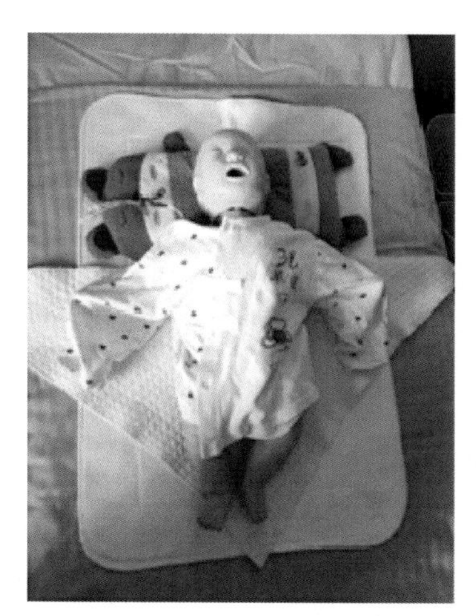

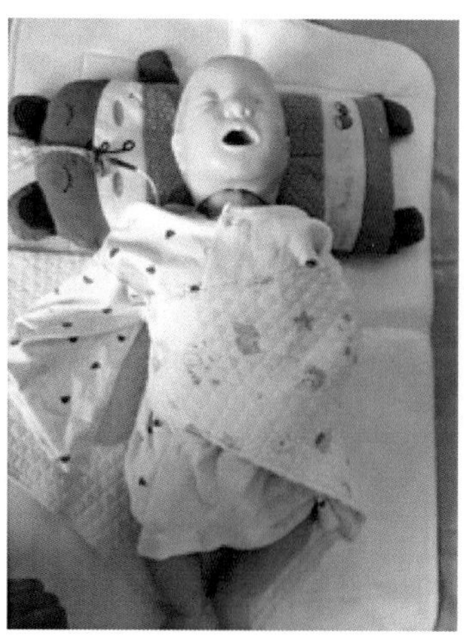

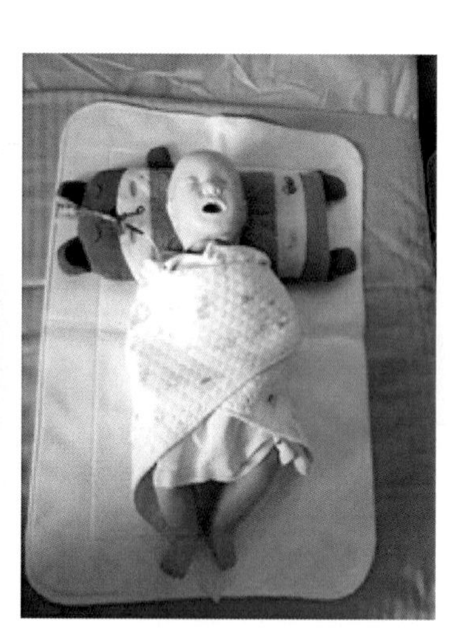

图 1-4-14-1　患儿三角巾约束

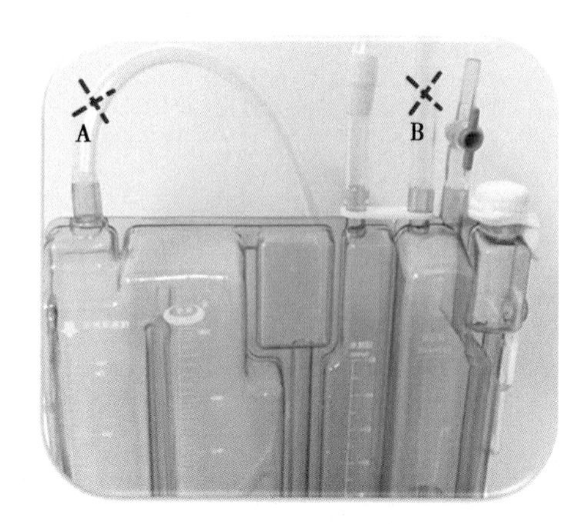

图 1-4-16-3　密封性检查

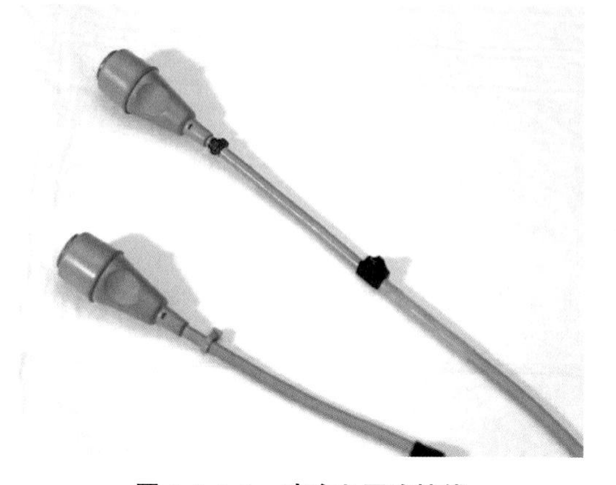

图 1-5-1-4　动脉血压连接线

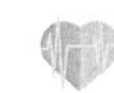

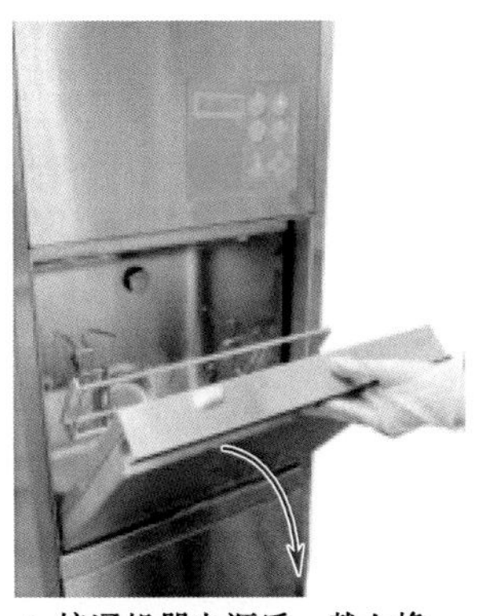

1. 接通机器电源后，戴上橡胶手套，打开清洗舱门

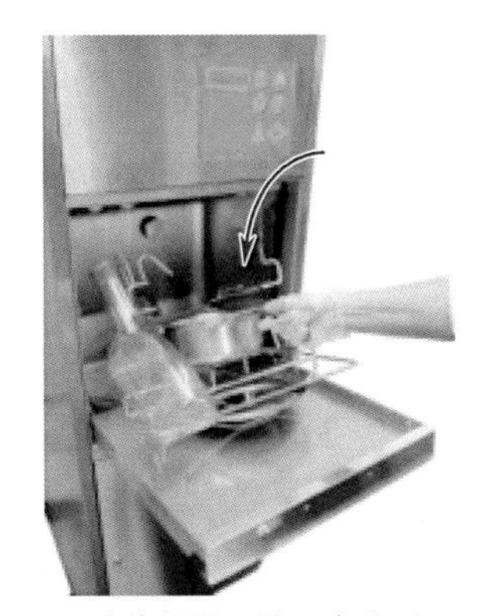

2. 将待洗器皿按要求放到固定架上合适的位置

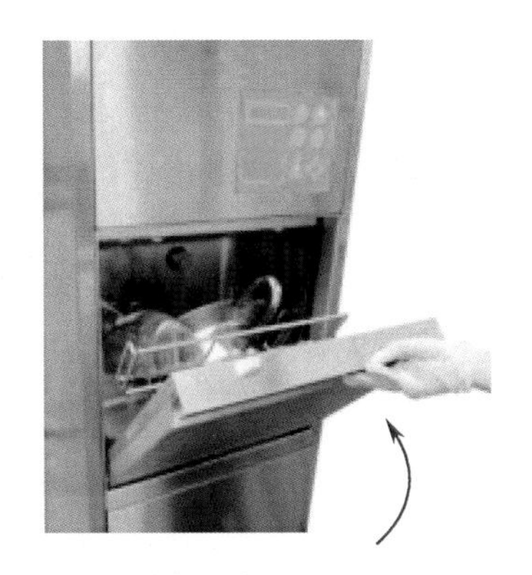

3. 关闭洗涤舱门

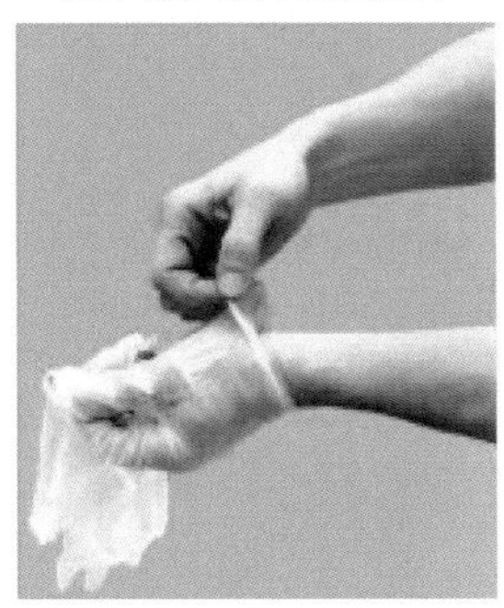

4. 脱下手套

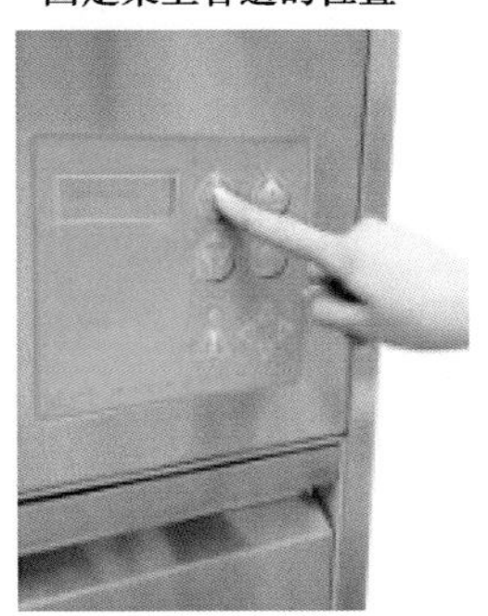

一般程序
加强程序
短时程序
自清洗程序

5. 根据器皿受污染程度选择合适的程序轻按按钮（按一下），程序键灯常亮，开始洗涤

设备此时自动运行直到整个程序结束。在此过程中，舱门保持被锁住状态

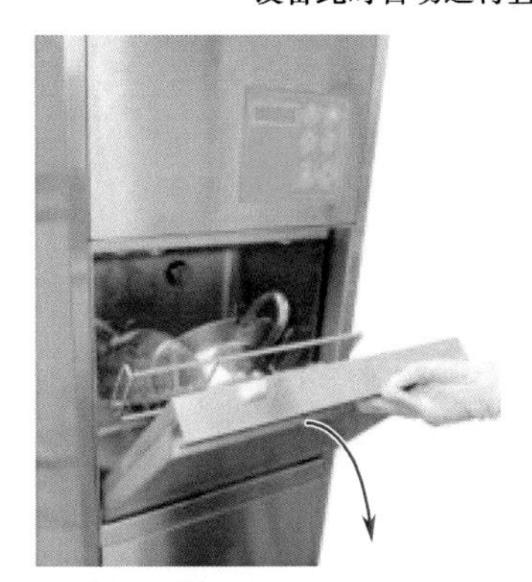

6. 程序灯熄灭后，机器提示器皿已清洗完毕，请戴上手套，打开清洗舱门

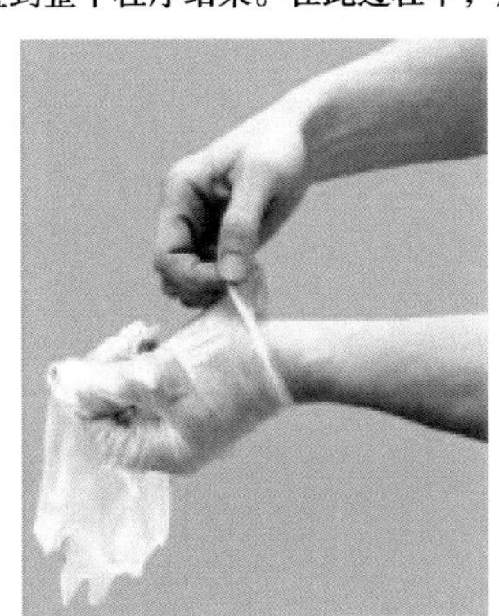

7. 脱掉手套

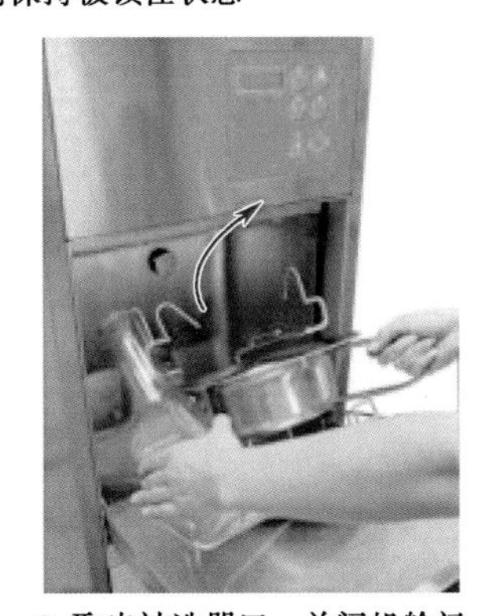

8. 取出被洗器皿。关闭机舱门

图 1-5-13-1　便器清洗消毒机使用示意

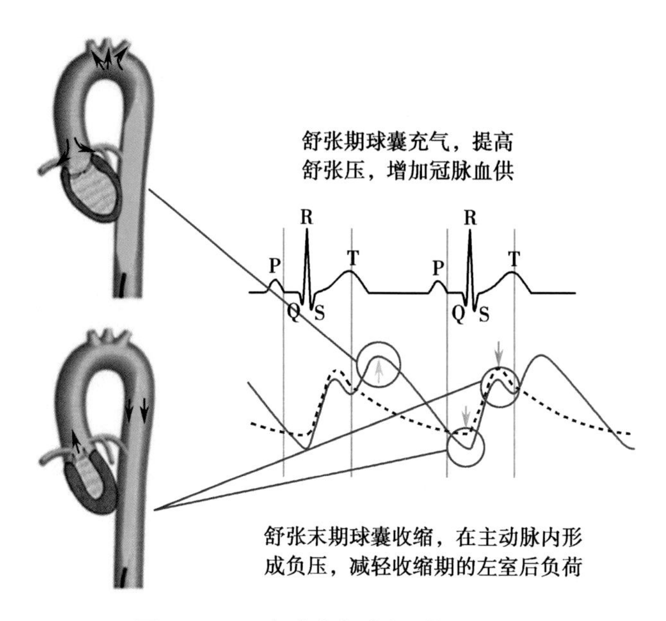

图 2-1-4-1　主动脉内球囊反搏的原理

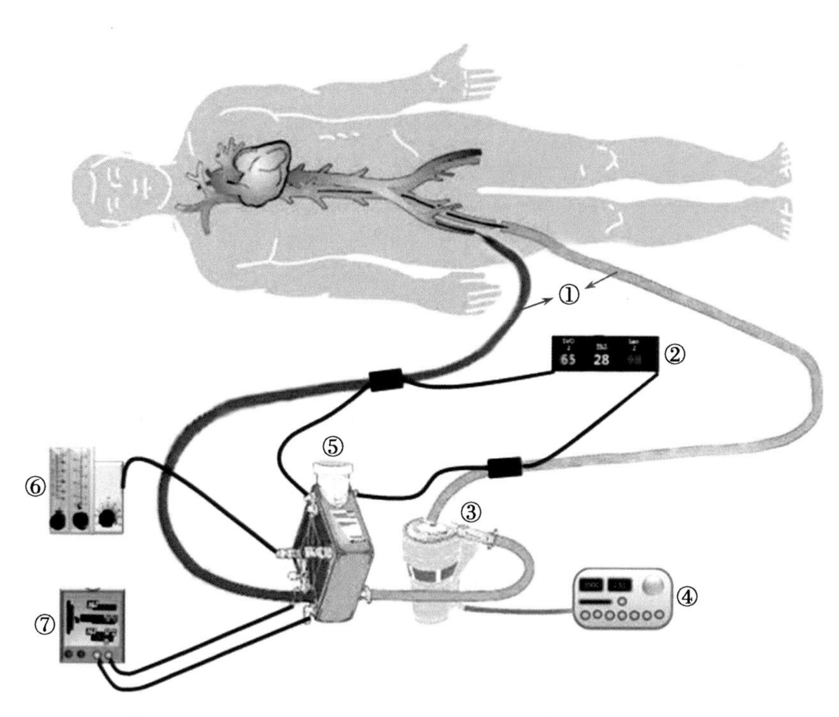

①患者与ECMO之间的连接管路　②氧饱和度仪　③离心泵
④监视器　⑤氧合器-膜肺　⑥空氧混合器　⑦变温水箱

图 2-1-5-1　VA-ECMO 模式

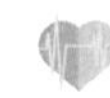

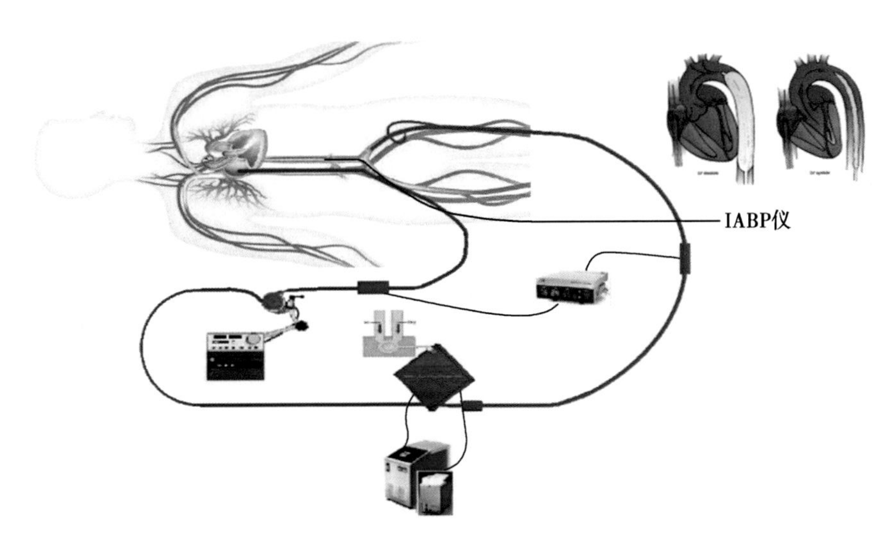

图 2-1-6-1　V-A ECMO 联合 IABP 辅助

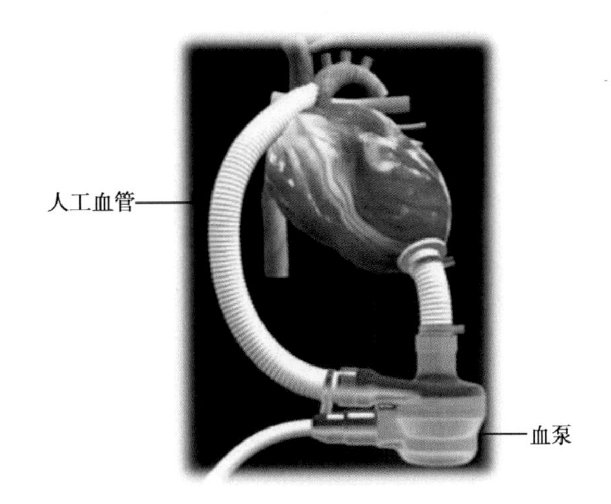

图 2-1-7-1　EVHEART

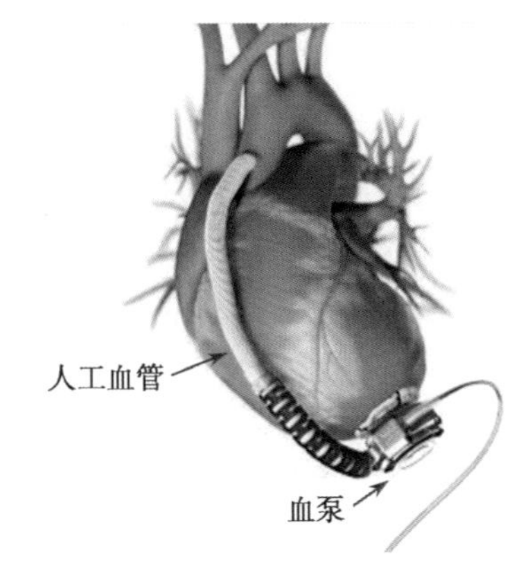

图 2-1-7-2　CH-VAD

P端：扩血管药物使用蓝色三通
（远心端侧孔）
M端：正性肌力药使用红色三通
（中间侧孔）
测CVP
静脉注射
D端：测CVP、给药使用白色三通
（近心端侧孔）

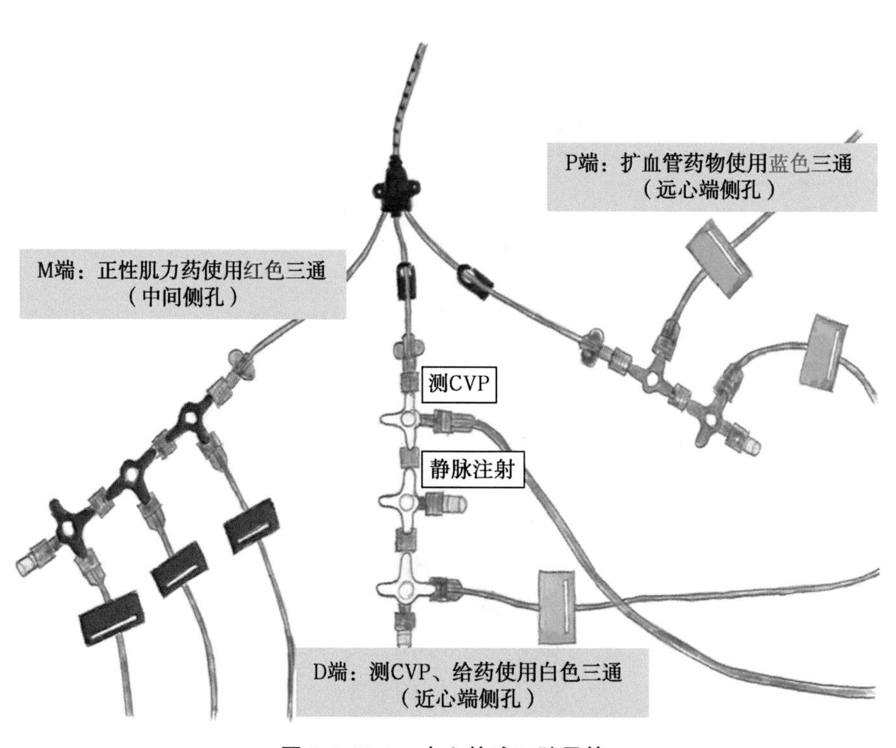

图 2-2-10-1　中心静脉三腔导管

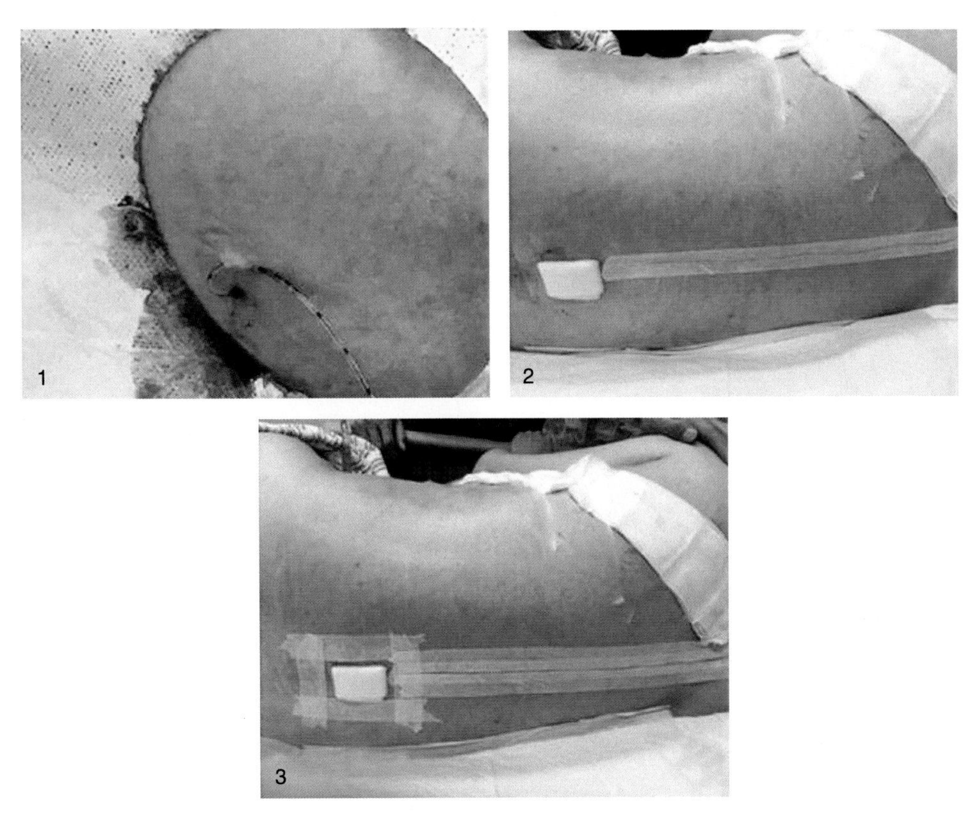

图 2-2-13-2　脑脊液管固定图

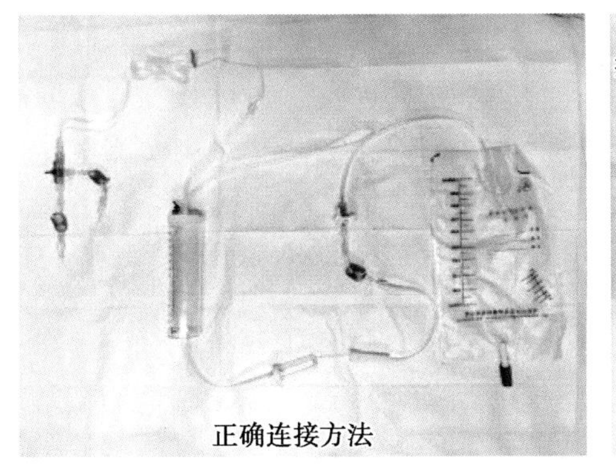

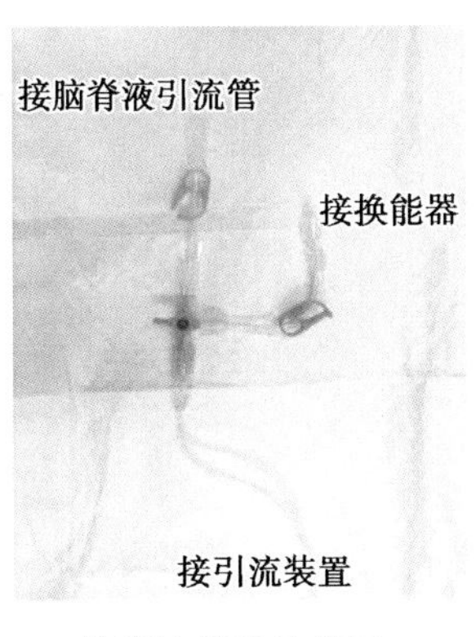

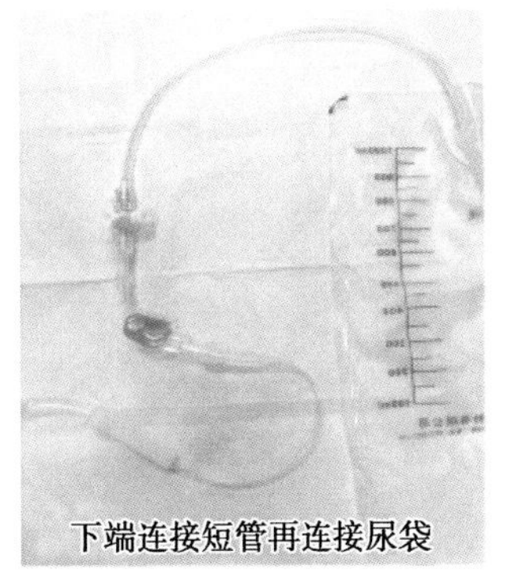

图 2-2-13-3　脑脊液管路连接图

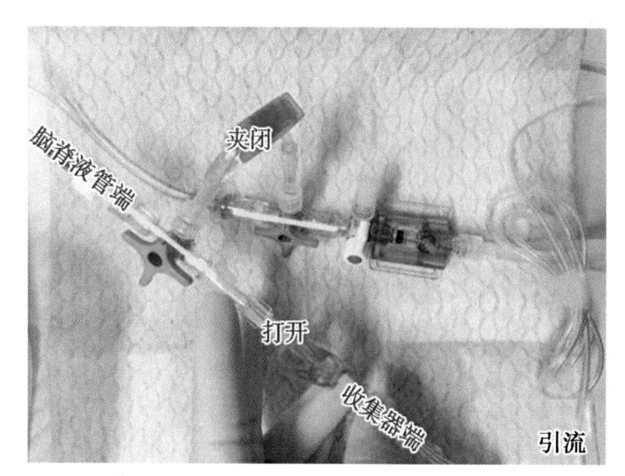

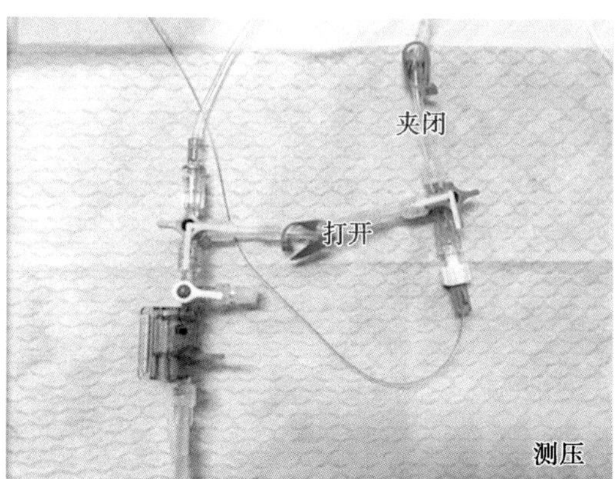

图 2-2-13-4 测压及引流示意图

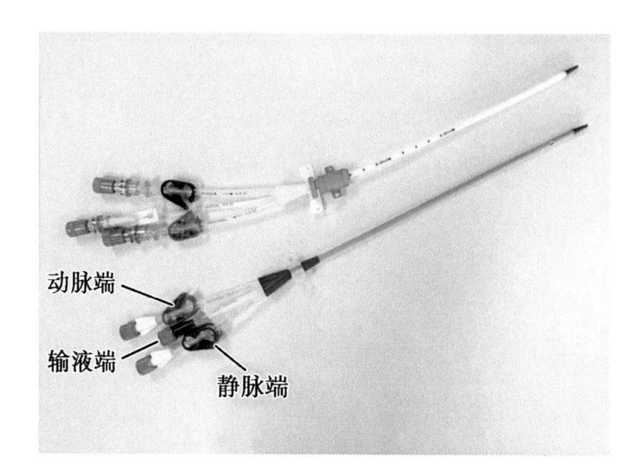

图 3-1-2-1 三腔静脉管

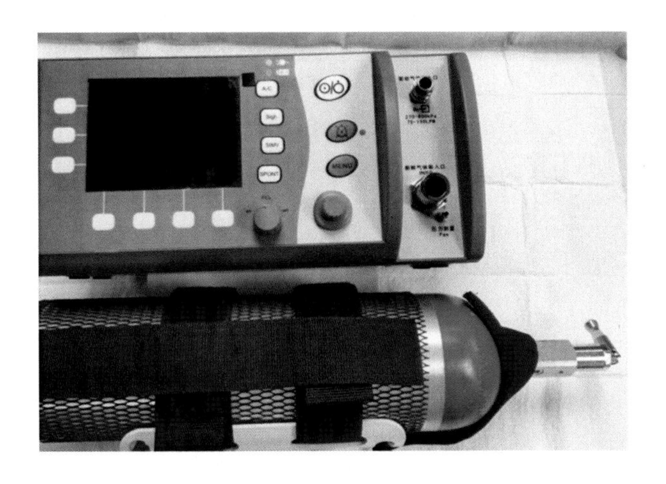

压力阀

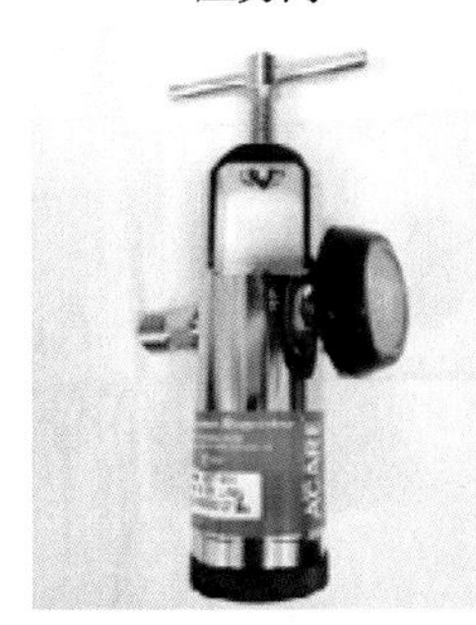

呼吸机接头

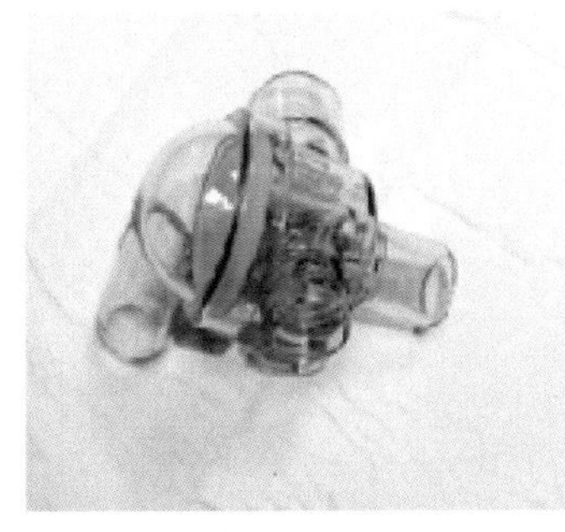

氧气连接管

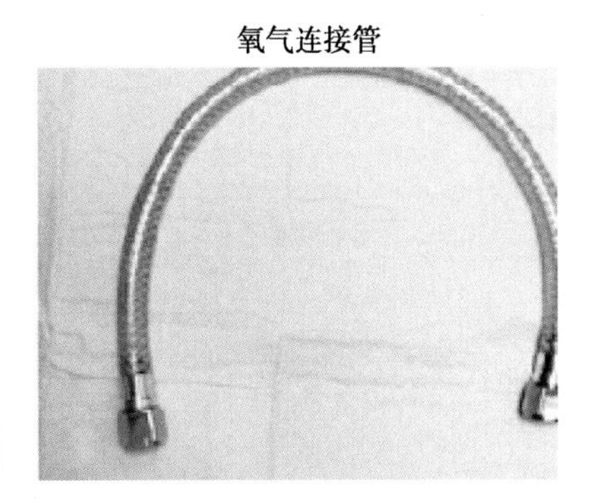

氧气瓶充气表头（只在氧气班充气时使用）

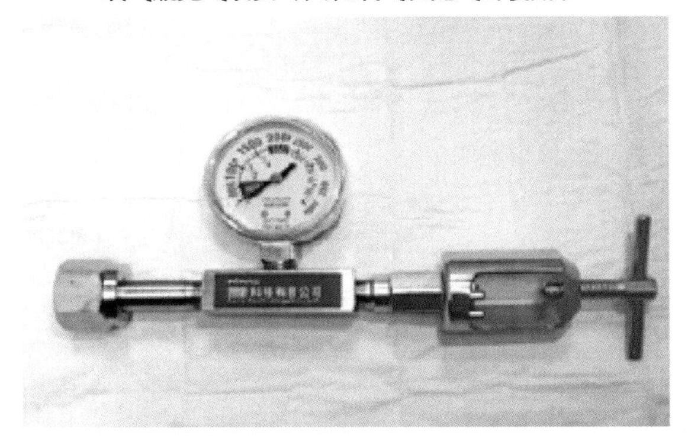

呼吸机管道

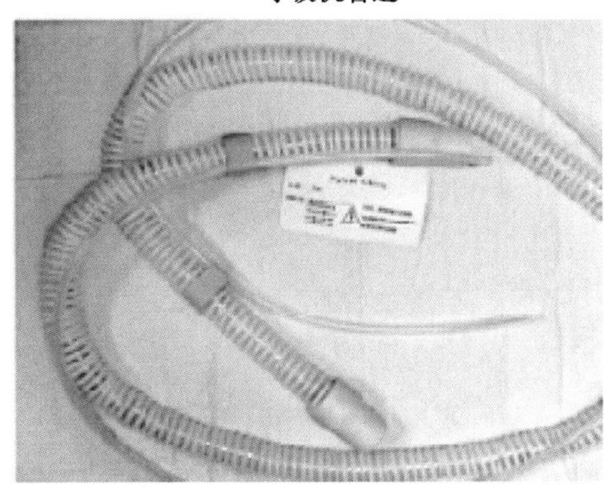

图 3-3-1-1　便携呼吸机及用物

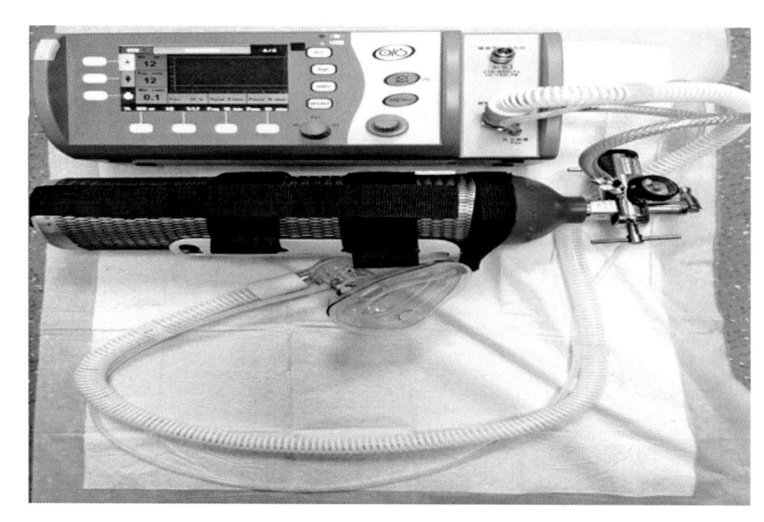
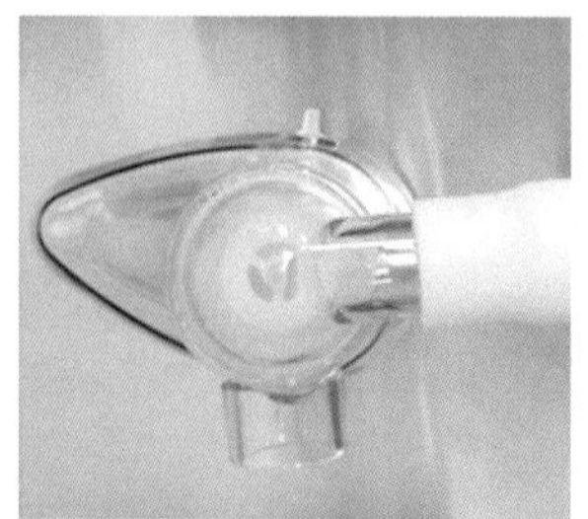
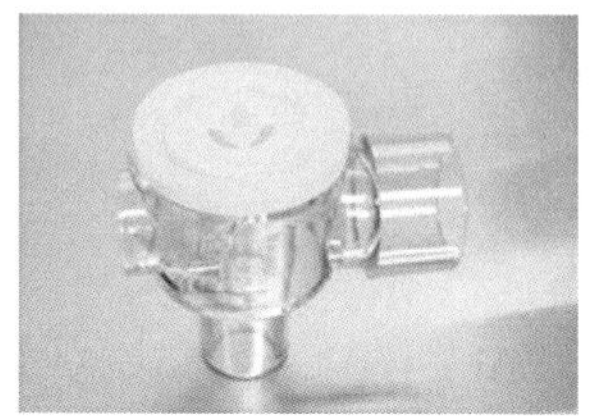

图 3-3-1-2 接口连接示意图

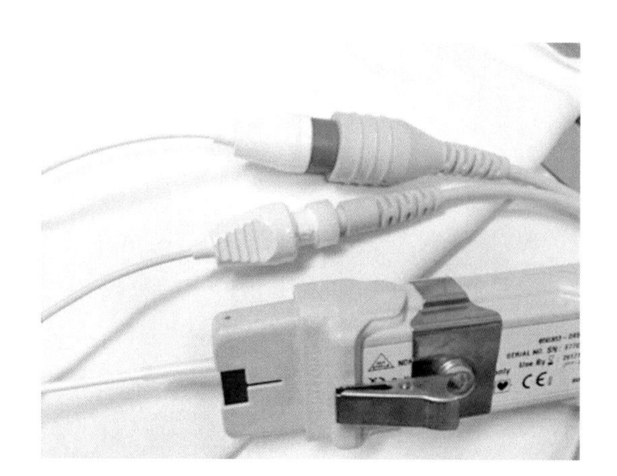

图 3-3-2-1 导管连接示意图

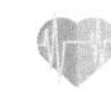

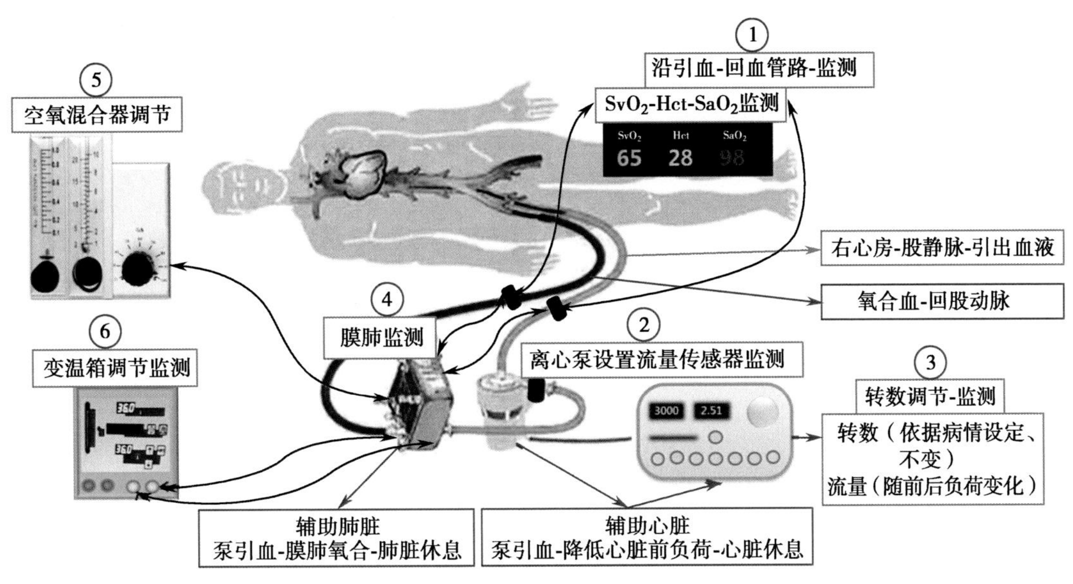

图 4-1-4-1　VA-ECMO 辅助管路监测点